浙江大学研究生教材

感染科临床必读

（第二版）

主　审　李兰娟　阮　冰
主　编　黄建荣　盛吉芳
副主编　喻成波　王晓燕

ZHEJIANG UNIVERSITY PRESS
浙江大学出版社

图书在版编目(CIP)数据

感染科临床必读 / 黄建荣,盛吉芳主编. — 2 版
. — 杭州: 浙江大学出版社,2022.6
ISBN 978-7-308-20978-6

Ⅰ. ①感… Ⅱ. ①黄… ②盛… Ⅲ. ①感染—疾病—诊疗 Ⅳ. ①R4

中国版本图书馆 CIP 数据核字(2020)第 252750 号

感染科临床必读(第二版)
黄建荣　盛吉芳　主编

责任编辑　张　鸽(zgzup@zju.edu.cn)
责任校对　季　峥
封面设计　刘依群
出版发行　浙江大学出版社
(杭州市天目山路 148 号　邮政编码 310007)
(网址:http://www.zjupress.com)
排　　版　杭州朝曦图文设计有限公司
印　　刷　浙江省邮电印刷股份有限公司
开　　本　889mm×1194mm　1/32
印　　张　15.375
字　　数　413 千
版 印 次　2022 年 6 月第 2 版　2022 年 6 月第 1 次印刷
书　　号　ISBN 978-7-308-20978-6
定　　价　78.00 元

浙江大学出版社市场运营中心联系方式:0571—88925591;http://zjdxcbs.tmall.com

《感染科临床必读(第二版)》

编委会

主　　审　李兰娟　阮　冰

主　　编　黄建荣　盛吉芳

副 主 编　喻成波　王晓燕

编委名单　（按姓名拼音排序）

包琼凌　曹　青　陈春雷　陈佳佳　程锦霖
郭永征　郝绍瑞　胡晨霞　胡飞枢　胡建华
胡　英　黄建荣　贾红宇　居红珍　李永涛
连江山　刘　骏　鹿　娟　瞿婷婷　邵丽芳
沈　恬　沈晓敏　盛吉芳　施　毓　陶晶晶
涂　盛　王　捷　王　婕　王晓燕　吴　炜
夏　琦　相代荣　解奕瑞　徐凯进　徐　敏
徐　燕　许利军　严　冬　杨美芳　易　萍
俞海英　俞　亮　俞美红　喻成波　张　旋
章华芬　章益民　赵　宏　钟百书　朱春侠

秘　　书　喻成波（兼）　包琼凌　章华芬

主审简介

李兰娟

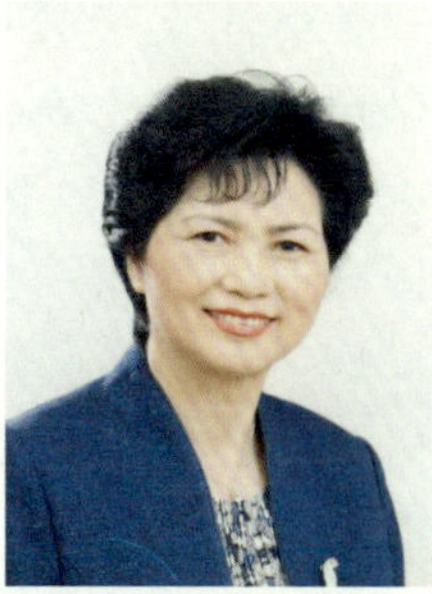

著名传染病学家，中国工程院院士，浙江大学教授，现任传染病诊治国家重点实验室主任，国家感染性疾病临床医学研究中心主任。长期耕耘在传染病教学、科研、临床一线，创建了独特有效的李氏人工肝系统，显著降低肝衰竭病死率；首次提出并不断丰富感染微生态学理论，引领国际微生态发展。面对SARS、H7N9、新型冠状病毒肺炎等历次来势汹汹的新突发传染病的威胁，不惧安危，深入一线，为我国成功应对各种传染病、保障社会稳定和经济发展做出了重要贡献。

担任“艾滋病和病毒性肝炎等重大传染病防治”科技重大专项技术副总师，中国医师协会感染科医师分会主任委员，《中华临床感染病杂志》、*Infectious Microbes & Diseases*、《中国微生态学杂志》《浙江医学》主编等学术职务。主编出版了我国第一部《人工肝脏》《感染微生态学》等专著和教育部规划教材《传染病学》等。在 *Nature*、*Lancet*、*NEJM* 等国际顶级期刊上发表 SCI 文章 300 余篇。荣获国家科技进步奖特等奖 1 项，国家科技进步奖一等奖、二等奖各 2 项，省部级奖励 16 项。获“全国优秀科技工作者”“全国杰出专业技术人才”“全国优秀共产党员”称号，何梁何利基金科学与技术进步奖、光华工程科技奖、谈家桢临床医学奖，全国创新争先奖章和全国抗击新冠肺炎疫情先进个人等荣誉。

主审简介

阮　冰

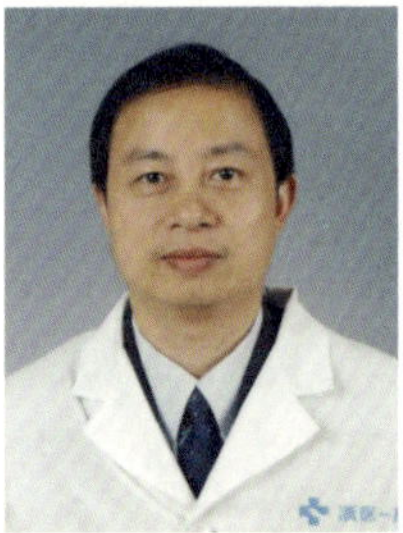

浙江大学教授，博士生导师，浙江大学传染病学教学委员会副主任，浙江大学医学院附属第一医院感染科副主任，兼任国家卫生健康委能力建设和继续教育传染病学专家委员会副主任委员，中国中西医结合学会肝病专业委员会副主任委员、浙江省主任委员。

从事教学工作40年，带领教学团队积极开展国家精品课程“传染病学”建设、国家精品资源共享课程“传染病学”建设。开辟研究生课程“感染病学进展”，上线教育部中国大学MOOC爱课程平台(https://www.icourse163.org)，被浙江省教育厅认定为2019年省级优秀研究生课程；负责本科生课程“传染病学”，上线人民卫生出版社MOOC课程平台(www.pmphmooc.com)，被教育部认定为2020年首批国家级一流本科课程。担任国家级规划教材《传染病学》副主编、全国高等医药院校英文原版改编教材《感染病学》副主编，先后获得浙江省2016年教学成果奖一等奖、浙江省研究生教育学会2018年教学成果奖特等奖、浙江大学优质教学奖、浙江大学陈小英医学教师奖。

主编简介

黄建荣

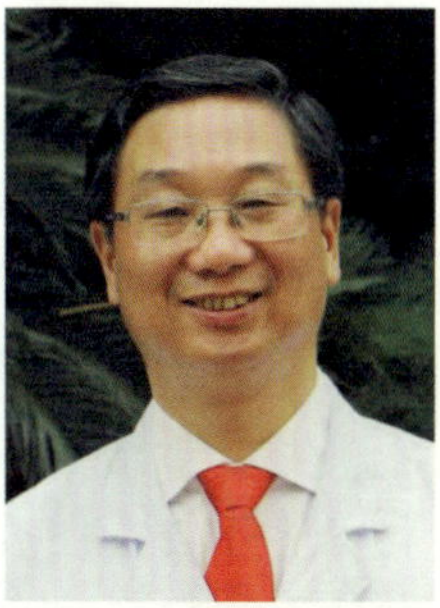

浙江大学教授，传染病诊治国家重点实验室综管委副主任，浙江大学医学院附属第一医院感染科副主任，《中华临床感染病杂志》副总编兼编辑部主任。兼任中国医促会理事兼血液净化治疗分会副主任，中华医学会寄生虫病学组组长，全国肝衰竭与人工肝专家委员会副主任，中华预防医学会感染病防治学会常委，中华医学会热带病与寄生虫分会委员，中国医师协会感染医师分会委员，中国医师协会整合医学感染医师分会常委，浙江省医学会热带病与寄生虫分会主任委员，浙江省医学会肝病学分会副主任委员等。

从事传染病与寄生虫病的医疗、教学、科研工作36年，擅长对重型肝炎、寄生虫病的诊治及人工肝治疗等。曾获得国家与省部级科技成果奖7项，主编《埃博拉病毒病》等著作，参加多本传染病、肝病相关的论著及教材编写，发表论文200多篇。获得中共中央、国务院、中央军委颁发的“庆祝中华人民共和国成立70周年”纪念章，被评为浙江省有突出贡献的中青年专家，2012年“科学中国人”年度人物，2015年“最美浙江人”年度人物，2019“健康卫士”致敬人物奖。

主编简介

盛吉芳

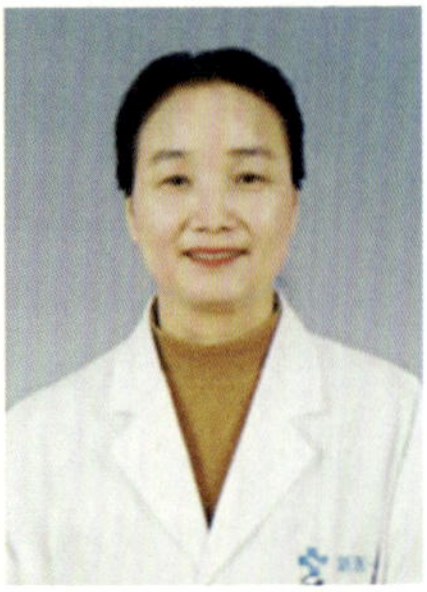

浙江大学教授，传染病诊治国家重点实验室副主任，浙江大学医学院附属第一医院感染科主任，中国医师协会感染病医师分会常务委员兼总干事，全国人工肝培训基地副主任，中华预防医学会微生态学分会常委，浙江省医学会感染病学分会主任委员，《中国微生态学杂志》副主编，及《中华传染病杂志》《中华肝脏病杂志》《中华临床感染病杂志》《浙江预防医学杂志》编委等学术职务。

从事传染病与寄生虫病的医疗、教学、科研工作30余年。擅长诊治各类病毒性肝炎，对长期发热原因未明疾病、结核病和各种细菌感染性疾病具有丰富的临床经验。尤其擅长救治危急重症肝病患者。承担的科研项目包括国家传染病诊治重大专项、国家自然科学基金等。在国际及国内刊物发表学术论文80余篇，SCI收录论文20余篇。主编医学专著《感染科疾病临床治疗与合理用药》《感染科临床必读》等。获国家科技进步奖二等奖1项、浙江省科技进步奖一等奖1项。

副主编简介

喻成波

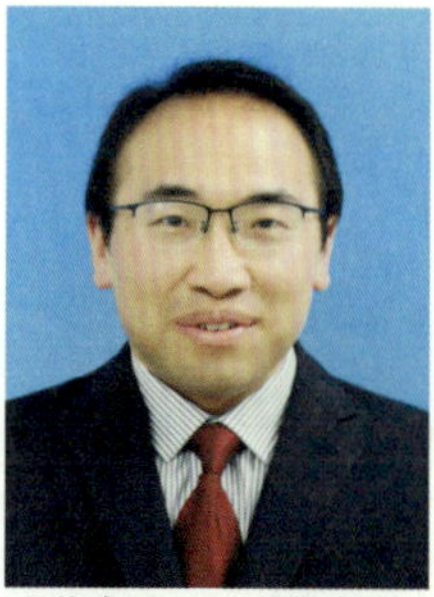

浙江大学医学院附属第一医院感染科主任医师，博士生导师。浙江大学医学院附属第一医院质量管理部副主任，传染病诊治国家重点实验室骨干成员，中国防痨协会临床专业委员会委员，浙江省医学会感染病分会青年委员。民进全国抗击新冠肺炎疫情先进个人。从事感染病临床科研教学10余年，承担“十一五”“十二五”“十三五”传染病重大专项子课题多项。担任《疾病预防通报》编委。获得浙江省科技进步奖一等奖1项，国家发明专利9项，国际发明专利1项。发表论文20余篇。

王晓燕

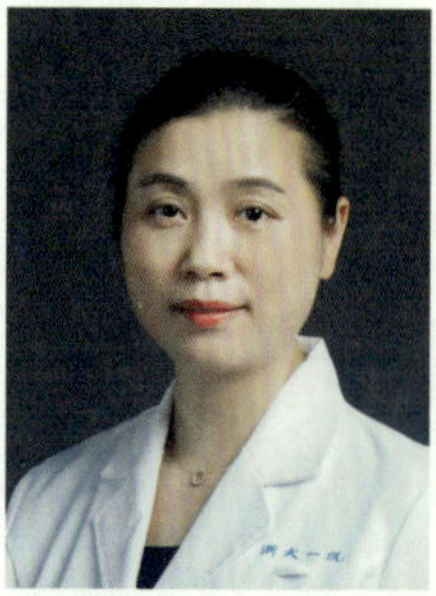

浙江大学医学院附属第一医院内科科护士长，副主任护师，中华护理学会全国传染病护理专业委员会副主任委员，浙江省护理学会感染性疾病学组组长，浙江省医学会感染病学分会护理学组组长。从事临床护理工作30年，在危急症护理、感染疾病护理及护理管理上有精湛技术及丰富经验。近年来主持和主要参与的有厅局级课题6项及传染病重大专项课题1项，以第一作者和通讯作者发表文章10余篇，参编《内科护理常规》。

再版说明

本书自 2013 年出版以来，受到广大临床工作者特别是感染科医生的欢迎。但是，近年来不断有新发突发传染病暴发流行，如 2014 年肆虐非洲的埃博拉病毒感染，2020 年席卷全球的新型冠状病毒感染。为更好地体现目前感染性疾病疾病谱的变化趋势，也为了全面提高本书的质量，协助指导感染科医护人员临床工作，我们此次对全书进行了一次修订。修订后的版本已进入浙江大学临床医学研究生教材目录，将会对感染科研究生的成长有很大的帮助。本次再版除了订正第一版的疏漏之外，还吸收了一些新的科研成果、技术应用，内容更充实。关于本书的具体再版修订工作，特作以下几点说明。

（1）基本保持原版的体系、结构不变，增加了“感染科常规及专科护理”的内容。为避免篇幅过大，本书简明扼要的编写风格依然没有改变。

（2）增加了近年来新出现或日渐受到关注的疾病、检验技术、治疗手段，如新型冠状病毒感染、登革热、新型布尼亚病毒感染、食源性寄生虫病的诊治以及高通量测序技术等。

（3）删除了部分目前在临床工作中鲜见的病种，如麻疹、流行性乙型脑炎、钩端螺旋体病。

我们本着对读者负责和精益求精的精神，对第一版通篇进行字斟句酌的思考、研究，力求防止、避免瑕疵和错误，但由于水平有限，书中难免还会存在缺点和错误，敬请读者批评指正。该书获浙江大学研究生教材出版资金资助，在此表示感谢。

黄建荣

2021 年 10 月

第一版前言

感染科独立于内科和外科，是临床医师在实习以及轮转阶段必须掌握的一门学科。相比较于其他学科，感染科包含的疾病有其特征，实习以及轮转医生如果只知道和熟悉教科书内容，而无临床经验，则其所掌握的知识明显是不足的。

首先是感染性疾病疾病谱的迁徙性。20 世纪 80 年代常见的麻疹、钩端螺旋体病、流行性出血热以及流行性腮腺炎等病毒性疾病，逐渐被乙肝、艾滋病等病毒性疾病所取代，其间又有新发病毒性疾病，比如 SARS、甲流以及禽流感等；细菌性疾病的常见致病菌从敏感细菌向多重耐药细菌转变，抗生素治疗的有效率逐步下降，新的抗生素不断被开发、应用。这就要求实习医生和轮转医生在看书的时候要了解哪些是目前最常见的感染性疾病，同时也要重视在轮转病房时遇到的疾病，要根据本医院或科室的细菌耐药情况来选择抗生素。

其次是感染性疾病与其他疾病的交叉性。感染性疾病可以累及多个系统，感染科医生要掌握机体各系统的相关知识。比如中枢神经系统感染、骨髓炎和感染性心内膜炎等均为感染科常见疾病，感染科医生在治疗这些疾病，选择敏感抗生素的同时要学会阅片，明确外科介入时机。另外，发热待查、黄疸待查、腹水待查以及淋巴结肿大待查等疾病，在确立诊断前都要做大量的鉴别诊断，这需要非常广泛的知识面以及一套成熟的诊断思路。对于实习医生和轮转医生来说，首诊这样的患者需要知道选择哪些检查，这些检查能确定或者排除哪些疾病，这才是最实际的，而这些是目前的感染性疾病教科书上所不能满足的。

因此，本书的目的就是给从事感染性疾病诊治工作的临床医生(如实习医生、轮转医生、住院医生)或攻读临床学位的研究生们提供一些“一看就懂,拿来就能用”的知识。全书分为“上岗必读”“值班必读”“复习必读”“临床专题必读”以及“基本操作及检查必读”五块内容。本书是理论与实践联系的“桥梁”。参与编写的编者均为在感染科一线工作的医生,他们经过严格的培养,又经历了长时间的临床锻炼,是临床的骨干力量。他们在日常的临床工作及带教中积累了大量的经验,知道哪些是感染科医生最需要掌握的疾病知识,哪些是实习医生和轮转医生最迫切想了解的知识。编者在参考大量医学专著和文献的同时,更注重将自己的临床经验融入书中。本书适用于临床教学,旨在帮助刚刚迈入感染科的医生建立正确的感染科诊断思维,提高解决临床实际问题的能力。

感染科疾病非常复杂,尽管我们已经做了很多努力,但仍难免存在错误和疏漏,恳切期望读者不吝赐教,予以批评和指正,我们会不断改进。

编　者

2013 年 8 月

目　录

第1章　上岗必读

消　毒

一、消毒与灭菌

消毒是指通过物理、化学或生物学方法，消除或杀灭体外环境中的病原微生物，但不一定能杀死细菌芽孢的方法。其目的在于通过切断传染途径，控制传染病的发生与蔓延。它可分为预防性消毒和疫源地消毒两种。

（一）预防性消毒

预防性消毒指在未发现传染源的情况下，对可能被病原体污染的物品、场所和人体所进行的消毒。如空气消毒、饮水消毒、餐具消毒、手术室及医务人员的手消毒等。

（二）疫源地消毒

疫源地消毒指对曾经存在传染源的地区进行消毒，目的是杀灭由传染源排到外界环境中的病原体。它又可分为终末消毒与随时消毒两种。

1.终末消毒

终末消毒指传染源住院隔离、痊愈或死亡后，对其原居地点进行的彻底消毒，以期将传染病遗留的病原微生物彻底消灭。在医院中，传染源停止隔离出院后，对物品及病房进行的消毒亦为终末消毒。尤其针对鼠疫、霍乱、炭疽、艾滋病、伤寒、痢疾、白喉和病毒性肝炎等，必须进行终末消毒。

2.随时消毒

随时消毒指对传染源的分泌物、排泄物及其污染物进行随时消毒。

灭菌指杀灭一切活的微生物(包括芽孢),通常用物理方法来达到灭菌的目的。

二、消毒与灭菌方法

(一)物理消毒法

1. 热力灭菌法

热力灭菌法是指通过高温使微生物的蛋白质及酶发生变性或凝固,失去正常代谢功能而死亡。主要包括煮沸消毒、火烧消毒、巴氏消毒、流动蒸汽消毒、高压蒸汽灭菌、真空型压力蒸汽灭菌及干热灭菌等。一般细菌经100℃热力消毒10分钟即可杀灭细菌繁殖体,但杀灭细菌芽孢需要数十分钟甚至数小时;乙肝病毒等病毒经100℃煮沸15～20分钟被灭活;炭疽芽孢需煮沸30分钟被灭活;破伤风芽孢需煮沸3小时被灭活;肉毒杆菌芽孢需煮沸6小时被灭活。

2. 辐射消毒法

辐射消毒法有非电离辐射与电离辐射两种。非电离辐射有紫外线、红外线和微波等,紫外线常用于室内空气、水和一般物品表面消毒,红外线和微波主要靠产热消毒。电离辐射有γ射线和β射线的高能电子束,它们具有较高的能量与强穿透力,用于常温下对不耐热物品的消毒灭菌。

(二)化学消毒法

根据消毒效能,化学消毒剂可以分为以下三类。

1. 高效消毒剂

高效消毒剂能杀灭包括细菌芽孢、真菌孢子在内的各种微生物。常用的有2%碘酊、戊二醛、过氧乙酸、过氧化氢、甲醛、环氧乙烷等。

2. 中效消毒剂

中效消毒剂能杀灭除芽孢以外的各种微生物。常用的有乙醇、部分含氯制剂、氧化剂、溴剂等消毒剂。含氯制剂和聚维酮碘溶液的效能居于高效与中效消毒剂之间。

3. 低效消毒剂

低效消毒剂只能杀灭细菌繁殖体和亲脂类病毒，对真菌有一定作用。如采用某些季铵盐类消毒剂（苯扎溴铵等）、双胍类消毒剂（氯己定）、汞等，对皮肤黏膜无刺激性，对金属和织物无腐蚀性，稳定性好。

常用消毒剂有以下几类。

1. 含氯消毒剂

含氯消毒剂是指溶于水时产生具有杀灭微生物活性的次氯酸的消毒剂，具有杀菌作用强、杀菌谱广、作用快、余氯毒性低以及价格便宜等特点，但对金属有腐蚀作用，适用于餐具、环境、水、疫源地等的消毒。常用的有漂白粉、次氯酸钠、二氯异氰尿酸钠、氯铵等。

2. 氧化消毒剂

氧化消毒剂主要利用其强大的氧化能力灭菌，其杀菌谱广、速效，但对金属、织物等有强腐蚀和强刺激作用。常用的有臭氧、过氧化氢、高锰酸钾、过氧乙酸等。

3. 醛类消毒剂

醛类消毒剂具有广谱、高效、快速杀菌作用，对金属、橡胶、塑料无腐蚀性，适用于精密仪器、内镜消毒，但对皮肤有刺激性。

4. 碘类消毒剂

碘类消毒剂有广谱、快速杀菌作用。常用的有 2%碘酊、0.5%聚维酮碘溶液（碘与表面活性剂、灭菌增效剂合成的新型消毒剂）。聚维酮碘溶液对有害细菌和繁殖体等具有较强杀灭作用，对皮肤及黏膜无刺激性，适用于皮肤黏膜消毒、医疗器皿消毒。

5. 醇类消毒剂

醇类消毒剂可凝固蛋白质，能迅速杀灭细菌繁殖体，破坏多数亲脂性病毒，如单纯疱疹病毒、乙型肝炎病毒、人类免疫缺陷病毒等，但对乙型肝炎病毒及细菌芽孢的作用较差。常用的有 75%乙醇溶液和 70%异丙醇。

6.杂环类气味消毒剂

杂环类气味消毒剂为广谱高效消毒剂，杀灭芽孢的作用强，对一般物品无损害，常用于电子设备、医疗器械、精密仪器及皮毛类消毒。常用的有环氧乙烷、环氧丙烷等。

7.其他消毒剂

其他消毒剂有：酚类，如来苏、苯酚等；季铵盐类，为阳离子表面活性剂，如新洁尔灭等。但这些消毒剂均不能杀灭细菌芽孢，属于低效消毒剂。

三、化学消毒剂使用原则

1.根据物品的性能及病原微生物的特性，选择合适的消毒剂。

2.严格掌握所用消毒剂的有效浓度、消毒时间及使用方法，比如温度不能低于16℃，否则消毒无效。

3.消毒液应新鲜配制。

4.待消毒的物品必须先洗刷干净，去除油脂及血、脓等有机物。浸泡时，物品的轴节要打开，管腔内要充满药液，使物品完全浸没在消毒液内，充分与药液接触。

5.消毒液应贮放于无菌容器中，挥发性的消毒液容器要加盖，并定期测量其比重，以保证浓度。

6.浸泡中途如果另加入物品，应重新计时。浸泡过的物品，使用前须用灭菌蒸馏水或生理盐水冲洗，以免刺激人体组织。

（贾红宇）

隔　离

一、隔　离

隔离是指将处于传染期的患者或病原携带者安置在特定医疗机构、病房或其他不能传染给别人的环境中，防止病原体向外扩散和传播，以便管理、消毒和治疗。隔离是预防和控制传染病的重要措施，一般应将传染源隔离至不再排出病原体为止。

二、隔离消毒的原则

1. 单独隔离传染源或同种患者住同一间大病房，避免传染周围人群尤其易感者。必须与传染源接触时，需采取防护措施，如戴口罩、帽子、穿隔离衣、手清洁与消毒等，还要严格执行探视和陪护制度。

2. 明确清洁与污染的概念，病室门口和病床要悬挂隔离标志。门口备有浸泡手的消毒液和洒有消毒液的擦鞋垫及专挂隔离衣用的衣钩等设置。

3. 进入隔离区按规定戴工作帽、口罩及穿隔离衣。穿隔离衣前，备齐所用物品，应将不易消毒的物品放入塑料袋内避污；穿隔离衣后，只能在规定范围内活动；离开隔离区时，必须把防护用品脱下，然后用抗菌皂液洗手或用快速手消毒剂擦手。

4. 患者周围环境、用品、医疗器材被污染或怀疑被污染时要进行清洁、消毒、灭菌后方可使用。尽可能使用一次性医疗用品，使用后彻底消毒并送至医疗废物暂存地。一般医疗器械（如听诊器、体温表或血压计等）应专用，每天消毒至少 1 次。出院后进行终末消毒。

5. 根据不同的传染病传播途径，采取相应的隔离与消毒措施。如隔离呼吸道传染病患者时，应注意对室内空气及痰液等呼吸道分泌物的消毒；对消化道传染病患者，应注意对水源、食物等的消毒。

6. 患者如果去其他部门检查，应有医务人员陪同，并向接收方说明必须采取接触传播预防措施，使用后的器械设备需清洁消毒。

7. 根据隔离期或连续多次病原检测结果（如每次间隔 24 小时以上且连续 3 个标本均未培养出 MRSA 等特殊耐药菌），确定隔离者不再排出病原体才能结束隔离。

三、隔离的种类及要求

一般传染病的隔离措施基本要求如下。

1. 接触患者时,戴口罩、手套和穿隔离衣。

2. 接触患者污染物后以及护理下一位患者之前均要手消毒。

3. 污染物品应彻底消毒后弃去,实施无害化处理。

我国大多数医院实施的是以传染病类别为特点的系统隔离法。该系统隔离法既重视了病原体的特性,又考虑到传播途径的切断,比以往采用的以发病为特点的隔离法有所改进。具体隔离方法如下。

1. 呼吸道隔离(蓝色标志)

呼吸道隔离适用于水痘、白喉、麻疹、流行性感冒等通过空气飞沫传播的传染病。同类患者可住同一室,关闭门窗;室内喷洒消毒液或用紫外线照射进行定期消毒;对患者口鼻、呼吸道分泌物应进行消毒;进入病室的医务人员戴口罩、帽子,穿隔离衣。

2. 消化道隔离(棕色标志)

消化道隔离适用于伤寒、细菌性痢疾、甲型肝炎等通过粪口途径传播的传染病。同类患者可住同一室;室内保持无蝇、无蟑螂;接触患者时穿隔离衣,换鞋,手清洗与消毒;患者粪便严格消毒,患者用品、餐具、便器等单独使用并定期消毒,地面喷洒消毒液。

3. 严密隔离(黄色标志)

严密隔离适用于霍乱、肺鼠疫、肺炭疽、SARS、人感染高致病性禽流感、咽白喉、狂犬病、新冠肺炎等甲类传染病或传染性极强的乙类传染病。患者住单间病室,关闭门窗,禁止陪伴和探视;患者的分泌物、排泄物、污染物品、敷料等严格消毒;进入病室的医务人员戴口罩、帽子,穿隔离衣,换鞋,注意手清洗与消毒,必要时戴手套;室内采用单向正压通气,室内的空气及地面定期喷洒消毒液或用紫外线照射。

4. 接触隔离(橙色标志)

接触隔离适用于破伤风、淋病、皮肤炭疽等经破损皮肤或黏膜传播的疾病。同类患者可住同一室;医务人员接触患者时穿隔离衣、戴口罩；患者用过的物品和敷料等严格消毒。

5. 血液/体液隔离（红色标志）

血液/体液隔离适用于乙型肝炎、丙型肝炎、艾滋病、钩体病等经血液、体液传播的疾病。同类患者可同住一室；为防止血溅污染，应戴口罩及护目镜；接触或可能接触血液、体液时需戴手套，注意手清洗与消毒；对于被血液、体液污染或可疑污染的敷料、被服等，应消毒灭菌。

6. 引流物/分泌物隔离（绿色标志）

弃去引流物/分泌物隔离污染物时，要装袋、贴标签、送消毒处理后丢弃。可不设隔离室，不戴口罩，污染工作服时才穿隔离衣，接触污染物时戴手套。

7. 结核杆菌隔离（AFB 隔离，灰色标志）

结核杆菌隔离的隔离室门窗关闭，有特别通风设备；同疗程者可住同一室；接触患者或污染后及护理下一位患者前应手消毒，可不戴手套。

8. 昆虫隔离

昆虫隔离适用于通过蚊子、蚤、虱、蜱、恙螨等昆虫叮咬传播的疾病，如疟疾、斑疹伤寒等。具体的隔离方法主要是病室内有完善防蚊设施，以预防叮咬及杀灭上述医学昆虫。

9. 保护性隔离

保护性隔离适用于抵抗力低或极易感染的患者，如长期使用免疫抑制剂、严重烧伤、脏器移植和免疫缺陷患者及早产儿等。患者住单间病室；进入病室应戴帽子、口罩、手套，穿隔离衣及拖鞋，做好手清洁和消毒；呼吸道疾病患者或咽部带菌者均应避免接触其他患者；未经消毒处理的物品不可带入隔离室；空气、地面、家具等均应严格消毒并通风换气。

（贾红宇）

洗　手

七步洗手法，具体操作如下。

第一步（内）：洗手掌，流水湿润双手，涂抹洗手液（或肥皂),掌心相对,手指并拢相互揉搓。

第二步(外):洗背侧指缝,手心对手背沿指缝相互揉搓,双手交换进行。

第三步(夹):洗掌侧指缝,掌心相对,双手交叉沿指缝相互揉搓。

第四步(弓):洗指背,弯曲各手指关节,半握拳把指背放在另一手掌心旋转揉搓,双手交换进行。

第五步(大):洗拇指,一手握另一手大拇指旋转揉搓,双手交换进行。

第六步(立):洗指尖,弯曲各手指关节,把指尖合拢在另一手掌心旋转揉搓,双手交换进行。

第七步(腕):洗手腕,揉搓手腕,双手交换进行。

洗手每一步揉搓时间均应大于15秒。

洗手液共分两大类,一类是普通洗手液,另一类是消毒洗手液。前者只起到清洁去污的作用,后者才含有抗菌、抑菌或杀菌的有效成分。两类洗手液在外包装上有区别,普通洗手液一般为“准”字号,消毒洗手液则多为“消”字号。

(贾红宇)

隔离病区

一、隔离病区的设置原则

1. 隔离病区应选择在较偏僻地点(远离水源、食堂和其他公共场所),与普通病区分开,在病区外围设置明显标志。

2. 传染病区应设有多个出入口,以便医务人员和患者分道进出,做到工作人员与患者分开进出,患者出院与入院分开。另外,医务人员进出口处应设更衣室。

3. 以患者为单位划分隔离单位,每位患者有单独的生活环境和用具,与其他患者隔开,如综合性医院普通病区的隔离患者。有的是以病种为单位,同种传染病的患者可住在同种病室,但应与其他病种的传染病患者相隔离。凡未确诊,发生混合感染或危重患者有强烈的传染性，应住单间隔离。

4. 隔离病区内应严格划分清洁区、半污染区和污染区，各交界处必须设擦脚垫并用消毒液保持湿润。

二、病区划分

1. 清洁区

凡未被病原微生物污染的区域称为清洁区，如医护人员的更衣室、值班室、配膳室、卫生间、浴室及库房等。

2. 半污染区

有可能被病原微生物污染的区域称为半污染区，如医护办公室、治疗室、化验室、内走廊及出院卫生处置室等。

3. 污染区

凡被病原微生物污染或被患者直接接触和间接接触的区域称为污染区，如病室、厕所、浴室等。污染区内的物品未经消毒不准带至他处。

（贾红宇）

查房制度

一、三级查房制度

三级查房制度是指患者住院期间，由不同级别的医师查房的形式，实施患者评估、制定与调整诊疗方案、观察诊疗效果等医疗活动的制度。

（一）基本要求

1. 医疗机构实行科主任领导下的三个不同级别医师查房的制度。三个不同级别医师可以包括但不限于主任医师或副主任医师—主治医师—住院医师。

2. 遵循下级医师服从上级医师，所有医师服从科主任的工作原则。

3. 医疗机构应当明确各级医师的医疗决策和实施权限。

4. 医疗机构应当严格明确查房周期。工作日每天至少查房2次,非工作日每天至少查房1次。三级医师中,最高级别的医师每周至少查房2次,中间级别的医师每周至少查房3次。手术医师必须亲自在术前和术后24小时内查房。

5.医疗机构应当明确医师查房行为规范,尊重患者、注意仪表、保护隐私、加强沟通、规范流程。开展护理、药师查房的可参照上述规定执行。

(二)具体要求

1.住院医师每天对所管床的患者查房不得少于2次,每天上午普遍查房1次,全面了解患者思想、病情和生活,每天下午、节假日或手术日应重点巡视。对危重患者应根据其病情需要,随时巡视,认真填写病情记录。

2.主治医师每周查房不少于3次。对新入院患者,详细检查并分析病情,初步制定该患者的诊断及治疗方案;对其他患者,重点访视待解决问题,审查病历记载,一般在上午10:30前结束。副主任医师、主任医师每周查房不少于2次,主要检查医疗护理质量(包括病历记录、知情告知手续及当前病情动态变化的观察与处理记录),解决疑难问题,并有计划地组织教学,决定重要的诊疗措施和患者出院或转院问题。对于危重患者,经管医师及上级医师应根据其病情需要,随时巡视。对于危重疑难患者,除医疗组知晓病情外,必要时向住院总医师说明或向科主任汇报。

3.每周由科主任组织1次全科大查房。大查房时,各级医师、护士长、进修生及实习生必须参加。大查房应以新入院、手术前后、病重、病危、诊断未明、病情有变化或治疗效果欠佳的患者为重点。

4.查房要求如下。①每天查房要按期准时,如因抢救危重患者、急诊或手术等不能按期查房,要改期补查。②查房前,主管医师要做好准备工作,如病历、X线片、CT片和检查器械等。③查房时,应携带病历(传染病除外),先由主管医师报告简要病历和现在病情,提出诊断治疗意见和要解决的问题,查房主持者要重点检诊和审查病历,核对阳性体征,确定治疗原则或进一步检查的方向。主管医师应将上级医师的指示记入病程记录。④查房时，要求严肃认真，态度和蔼，服装整齐，佩戴胸卡，注意保护性医疗制度，避免有碍患者情绪的言语和举动，做好患者思想工作，促使其早日恢复身心健康。

（三）住院医师职责

1. 住院医师查房每日至少 2 次，并于上午、下午下班前各巡视 1 次，对危重患者、新入院患者及手术患者重点查房并增加巡视次数，发现病情变化及时处理，并报告上级医师。

2. 对新入院患者应于 24 小时内完成大病历及首次病程记录；对危重、疑难的新入院患者和特别患者，除及时完成病历书写外，还应向上级医师汇报。

3. 有执业资格的住院医师应每天修改实习医生书写的各种医疗记录，并及时获准主治医师的签字，审查和签发实习医生处方、化验检查及会诊申请单等医疗文件。

4. 向实习医生传授疾病诊断、体检方法、治疗原则、疗效判定、诊疗操作要点、手术步骤及分析检查结果的临床意义。

5. 检查当日医嘱执行情况，尽快落实医嘱，查看患者饮食及生活情况，主动征求患者对医疗、护理和管理方面的意见，并主动与护理部沟通医护情况。

6. 做好上级医师查房的各项准备工作，介绍病情或报告病历。

二、医嘱开立与执行

医嘱必须由在本院拥有两证（医师资格证和执业证）和处方权的医师开具方可执行。医师应直接将医嘱写在医嘱本上或电脑上。为避免错误，护士不得代录医嘱。医嘱分长期医嘱和临时医嘱。长期医嘱要执行一段时期，为相对稳定的医疗措施，有效时间在 24 小时以上，医师注明停止时间后即失效；临时医嘱为临时处理的医疗措施，包括检查和治疗，有效时间在 24 小时以内，应在短时间内执行，需要时立即执行。

(一)长期医嘱

1. 护理常规,如呼吸科护理常规、传染科护理常规等。

2. 护理分级,如一级护理、二级护理、三级护理、特级护理等。

护理分级是指患者在住院期间,医护人员根据患者病情和(或)自理能力进行评定而确定的护理级别。各级护理对应的患者简列如下。

(1)特级护理:①维持生命,实施抢救性治疗的重症监护患者。②病情危重,随时可能发生病情变化而需要监护、抢救的患者。③各种复杂手术或大手术后、严重创伤或大面积烧伤的患者。

(2)一级护理:①病情趋向稳定的重症患者。②病情不稳定或随时可能发生变化的患者。③手术后或者治疗期间需要严格卧床的患者。④自理能力重度依赖的患者。

(3)二级护理:①病情趋于稳定或未明确诊断前仍需观察,且自理能力轻度依赖的患者。②病情稳定,仍需卧床,且自理能力轻度依赖的患者。③病情稳定或处于康复期,且自理能力中度依赖的患者。

(4)三级护理:病情稳定或处于康复期,且自理能力轻度依赖或无须依赖的患者。

3. 饮食,如流质、半流质、软食、普通饮食、糖尿病饮食、低胆固醇饮食或禁食等。

各种饮食的适应证如下。

(1)基本饮食:住院患者的基本饮食主要有普食、软食、半流质、流质四种。①普通饮食:适用于饮食上无特殊要求及不需要对任何营养素进行限制的患者。②软食:适用于溃疡病恢复期、胃肠手术后、口腔疾病等患者,及3～4岁幼儿和老年人。③半流质:适用于发热较高、各种手术后、消化道疾病、身体衰弱、缺少食欲的患者。④流质:适用于急性病、高热、胸或腹大手术后、口腔或耳鼻咽喉部手术后、消化道急性炎症或溃疡的患者。

(2)治疗饮食:包括低盐饮食、低脂饮食、低蛋白饮食等。①低盐饮食:适用于高血压、心力衰竭、急性肾炎、妊娠毒血症、腹水、浮肿及先兆子痫等各种原因引起的水、钠潴留患者。②低脂饮食:适用于急慢性肝炎、肝硬化、脂肪肝、胆囊疾患、胰腺炎、高脂血症、冠心病、高血压、肥胖、腹泻、肥胖症等患者。③低蛋白饮食:适用于肾脏疾病,如急性肾炎、急性肾功能衰竭、慢性肾功能衰竭、肾病综合征、尿毒症、肾透析,及肝脏疾病、肝性脑病各期等。④高能量高蛋白饮食:适用于严重营养缺乏的患者或手术前后的患者,凡处于分解代谢亢进状态下的患者等均可应用,如营养不良、大面积烧伤、创伤、高热及甲状腺功能亢进等疾病。⑤糖尿病饮食:适用于各种类型的糖尿病患者。⑥低嘌呤饮食:适用于高尿酸血症者。⑦低铜饮食:适用于肝豆状核变性及铜代谢异常者。

4.告病重或病危,如果是一般疾病则不写。

5.各种特殊卧位,如半卧位、侧卧位等。

6.特殊处理,如测量生命体征、记录出入量、体位引流、雾化吸入等。

7.注射用药,如头孢哌酮钠舒巴坦钠 2g # q12h 静滴;口服药,如氨氯地平 1 片 # qd 等。

(二)临时医嘱

1.检验,如三大常规(血、尿、大便)、肝肾功能、电解质、心肌酶谱、血清肌钙蛋白、甲状腺功能、常规四项、痰培养、痰涂片等。

2.无创检查,如心电图检查、超声检查、胸片、CT、MRI、PET-CT 等。

3.有创检查,如骨髓穿刺、腰椎穿刺、气管插管等。

4.需要紧急处理或临时处理时,如心功能不全需立即静注毛花苷 C。

(贾红宇)

突发公共卫生事件、传染病、慢性病等报告卡管理制度

一、突发公共卫生事件报告办法

1. 突发公共卫生事件指突然发生的,可能造成社会公众健康严重损害的重大传染病疫情、群体性不明原因疾病、重大食物和职业中毒以及其他严重影响公众健康的事件。如甲类与乙类传染病中SARS、人感染高致病性禽流感、肺炭疽的患者、病原携带者和疑似患者,及不明原因肺炎;某种传染病就诊数突然增多,有可能发生暴发、流行;新发或再发传染病的出现;传染病菌、毒种丢失等。

2. 首诊医生凡发现突然发生的,可能造成社会公众健康严重损害的重大传染病疫情、群体性不明原因疾病、重大食物和职业中毒以及其他严重影响公众健康的事件,应该及时接诊,不得推诿、拒绝,接诊医生应当书写详细、完整的病历记录;对需要转诊的患者,应书写转诊记录,并将病历复印件随患者转送到指定医疗机构,同时按规定程序进行报告。做到早发现、早报告、早隔离、早治疗,切断传播途径,防止扩散。

3. 保健科对需报告的病例,按照突发公共卫生事件预案的要求执行,并在2小时内以电话或传真等方式向属地卫生行政部门指定的专业机构报告,同时实行网络直报,直报的信息由指定的专业机构审核后进入国家数据库。

二、传染病法定报卡40种

1. 甲类传染病有鼠疫、霍乱。

2. 乙类传染病有传染性非典型肺炎、艾滋病、病毒性肝炎、脊髓灰质炎、人感染致病性禽流感、麻疹、肾综合性出血热、狂犬病、流行性乙型脑炎、登革热、炭疽、细菌性和阿米巴性痢疾、肺结核、伤寒和副伤寒、流行性脑脊髓膜炎、百日咳、白喉、新生儿破伤风、猩红热、布鲁菌病、淋病、梅毒、钩端螺旋体病、血吸虫病、疟疾、人感染H7N9禽流感、新型冠状病

毒感染的肺炎(2020 年新增)。

对乙类传染病中传染性非典型肺炎、炭疽中的肺炭疽、人感染高致病性禽流感和新型冠状病毒感染的肺炎,采取本传染病法所称甲类传染病的报告、控制措施。

3. 丙类传染病有流行性感冒(含甲型 H1N1 流感)、流行性腮腺炎、风疹、急性出血性结膜炎、麻风病、流行性和地方性斑疹伤寒、黑热病、棘球蚴病、丝虫病,除霍乱、细菌性和阿米巴性痢疾、伤寒和副伤寒以外的感染性腹泻病、手足口病。

三、结核病报卡

所有结核病均须报卡。其中,肺结核、疑似肺结核、结核性胸膜炎和疑似结核性胸膜炎应由定点医院治疗。肺结核病在填写传染病报告卡时,诊断必须分型,涂阳为确诊病例,其他均为疑似病例。

四、慢性病报卡 4 种

1. 肿瘤,包括确诊为新发恶性肿瘤和中枢神经系统良性肿瘤的病例。

2. 冠心病急性发作,包括急性心肌梗死(致死性和非致死性)、冠心性猝死及其他类型冠心病死亡。若 28 天后有再次发作,则须再报卡 1 次。

3. 脑卒中发作,包括致死性脑卒中和非致死性脑卒中(蛛网膜下腔出血、脑出血、脑血栓形成、脑梗死及未分类脑卒中),不包括一过性脑缺血发作以及慢性脑动脉硬化。若 28 天后有再次发作,则须再报卡 1 次。

4. 糖尿病,确诊为新发糖尿病的病例,非当年新发的老病例不需要报卡。

五、职业病报卡

报卡的职业病有职业性尘肺病、职业性化学中毒(有机磷农药中毒)、职业性放射性疾病(放射性肿瘤)、职业性皮肤病(光敏性皮炎)、职业性传染病(布氏杆菌病)、职业性肿瘤(砷所致肺癌)等。

六、报卡时限

1. 当发现甲类传染病，以及乙类中的肺炭疽、人感染高致病性禽流感、传染性非典型性肺炎(SARS)和新型冠状病毒感染的肺炎时，应立即电话通知保健科，同时报卡。保健科立即报告院领导及区疾控中心，同时要求在2小时内将传染病报告卡完成国家突发公共卫生事件及传染病信息网络直报。

2. 当发现其他乙类传染病和丙类传染病时，应于诊断后24小时内完成网络报告。

3. 急性职业病确诊后6小时内填卡报保健科，凡有死亡或同时发生3名及以上急性职业中毒及1名职业性炭疽，立即报告保健科及辖区卫生监督所。

4. 遇慢性病(如糖尿病、冠心病)急性发作、脑卒中发作及肿瘤，确诊以后7天内报保健科。

七、报卡中的注意事项

1. 填卡必须字迹清楚、项目齐全、内容详细，特别需注意地址应填写"现住址"，且精确到门牌号或村组；对14岁以下患儿，必须填写家长的姓名、联系电话；工人、干部、职员、民工等职业必须填写相应的工作单位；学生、幼托儿童填写其所在的学校或幼托机构；诊断时间精确到小时。

2. 报卡实行医生首诊负责制，由首诊医生填写报告卡，填写不全或字迹不清的要退卡重填。重填在当天完成，并送至保健科。

3. 住院患者转科时应由首诊科室报告保健科。如漏报，则罚款首诊科室。

4. 如同时发现两种或两种以上需报卡的疾病，则应分类、分别报卡。如为性病，应分别填写传染病报告卡和性病附卡。

(贾红宇)

参考文献

[1] 李兰娟，任红. 传染病学. 9版. 北京：人民卫生出版

社,2018.

[2] 医院感染预防与控制评价规范(WS/T 592—2018).中华人民共和国国家卫生健康委员会,2018.

[3] 中华人民共和国传染病防治法.中华人民共和国主席令(第15号).2013.

如何与上级医师相处

——为更好的学习营造内部环境

我个人理解,在医学生涯的不同阶段,与上级医师的相处方式是有不同的。因为随着你的职级或者资历的提升,你所面对的上级医师在变化,你们之间相互的对比也在变化,所以我们需要用动态发展的眼光来讨论如何与上级医师相处这个问题。在医学生阶段,你会遇到各种老师,他们有不同的性别、肤色、国籍,有不同的工作方式和人生哲学,然而你和他们首先是师生关系或者师徒关系。本质上,为了职业成长,你需要从上级医师那里学到的是执业技能,其他有关社会伦理的方面你都可以批判性地接受或者拒绝,唯有千锤百炼、薪火相传的执业技能是你难以鄙夷的部分。明白了这一点就可以确认,医学生与上级医师的相处之道要为学习执业技能服务。

接下来,我们来探讨医学生与上级医师的师徒关系。在临床见习、实习之前,你在象牙塔里接触的是纯粹意义上的师生关系。教授讲授课程,不管他们用传统的教学方法还是国际先进的教学方法,这个过程发生在课堂里,都没有与患方发生直接关系,这部分内容更贴近生物-医学-社会医学模式中的生物部分。到了实习阶段,这种师生关系发生了微妙的变化。首先,带教老师不是学校里的讲师、教授,而是医院的医生;你们也不能在模型或者课桌前高谈阔论,而是要面对或痛苦呻吟、贫病交加,或焦虑狂躁、乖戾刁钻,或恳切知性的患者。临床医学中的社会人文特性时时会占据上风。其次,临床实践中,上级医师的授权和实践传授主导了这种关系的实质。

而到了住院医师、规培阶段,有些年轻医生与上级医师相处非常不愉快,他们认为这是因为自己"太直率""太不懂人情世故""不够圆滑""太有棱角",是因为自己"不会来事儿",所以得不到上级医师的赏识,得不到锻炼的机会。如果你这么认为,那么很遗憾,你错了。如何与上级医师愉快地相处,给自己创造一个有利的成长环境呢?答案其实很简单,让你自己变得重要,甚至不可或缺。

我们必须清楚,年轻医生与上级医师的关系,首先是一种工作关系。住院医师虽然是最基层的医生,但却是医疗体系中不可缺少的一环。我们亦必须清楚,虽然我们在经验和资历上仍有不足,但是我们也有自己绝无仅有的优势。"住院医师"这个名称其实已经很明确地指出了我们的职责和优势。

上级医师往往有其他繁重的工作,比如教学、科研、外出会诊等,不可能守在患者床边去了解每一个细小的病情变化。谁对患者的病情最有发言权?那就是整天守在患者身边的医生,是对患者病情的每个细微变化都了如指掌的医生,而这恰恰是住院医师的职责和优势。

住院医师工作繁重而琐碎,但态度必须端正,必须对自己严格要求。首先,要遵守工作时间。按常规,每天早晨必须在交班前 15 分钟到病房,并且巡视一遍患者。有的低年资住院医师每天进病房时间比高年资医师还晚,这是很不正常的。其次,不要挑剔,不要怕那些所谓的"麻烦患者",无论是年老也好,重症也好,还是多种合并症也好,这样的患者对你的成长有很大的帮助,能帮助你尽可能地拓宽知识面,多角度地考虑诊断以及治疗问题。再次,要刻苦地学习专业理论。若没有足够的理论基础,你不可能真正读懂患者的病情变化。你必须清楚患者每天用多少药物,输液多少;必须清楚每种药物的使用指征、常见副作用以及对每种疾病的处理方法。最后,实践出真知。要对患者所有的病情变化了如指掌,所有重要的化验检查结果烂熟于心。必须了解患者的困难、要求以及经济能力。你要清楚自己开每条医嘱的依据,在上级医师和患者问起时,你要能清楚地说明,为什么给患者选用这样的药物和治疗,用了多久,效果怎么样。汇报病史时,应简明扼要地汇报目前你考虑的诊断和依据是什么,采取了何种措施,效果如何,患者目前还存在什么问题需要上级医师来解决等。如此,上级医师到病床边就能对患者的病情、下一步需要解决的问题有所了解。

你只有尽力地减轻上级医师的工作量,最大限度地让上级医师从繁杂的一般性临床工作中解脱出来,让他能够安心地做一些上级医师需要做的事情,你才能得到赏识和垂青。只有让你的上级医师感觉到跟你在一起工作很轻松,他可以放心地把患者交给你而不用提心吊胆,你才能得到足够的锻炼和学习机会。

你只要做到了以上这几点,就完全可以自己决定大部分的治疗。只有在遇到你拿不准的患者或者自己在做决定比较犹豫时,才需要请示上级医师,并且在请示时,你应该能拿出自己的备选方案,并且说明各方案的利弊,告诉上级医师你犹豫的原因,这样上级医师在做决定时会轻松很多。只要确信自己对病情足够了解,而且理论功底足够扎实,你就可以相信自己的思路是正确的。

当然,上级医师的意见也未必总是正确的。面对原则问题,如果上级医师的想法与我们不一致怎么办?我们应该先执行上级医师的指示,然后勇于发表自己的意见,只要有理有据,上级医师一定会考虑我们的建议。牢记,“一切从患者出发”才是临床工作的根本。既然我们是一个团队,就要互相配合,每个人都贡献自己全部的力量,为患者谋求最大的利益。

你要让自己变得对上级医师非常重要,让自己变得不可或缺，让自己成为上级医师的左膀右臂，而不是一个除了写病历、抄医嘱、做操作之外可有可无的人！而这一切，取决于你自己的努力！

（郝绍瑞）

如何与护士相处

——为更好的学习营造外部环境

年轻医师需要认真对待并且正确处理与护士之间的关系。那么应该如何与护士相处呢？我们可以总结为一句话——细节决定成败。

一、了解护理工作

试着了解护士的排班。护士的排班要比医生复杂，很多医生工作很多年也搞不清楚护士到底是怎么排班的，又是两头班，又是8－4班，又是前夜班，又是后夜班，经常还会有帮班。很多医生根本懒得去了解，似乎也觉得没必要——有事了在护士台大吼一声，自然会有护士接茬。但是这样的沟通注定只是表面上的，你不能最大限度地发挥护理力量。护士排班说简单也简单。浙江大学医学院附属第一医院采取的是小组包干制度，一层楼如果有两个医疗小组，护士就随医生分为两个小组，所管的患者与医生一致。一个小组由3名护士组成，分为责1、责2以及责3。责1是责任组长，由高年资护士担任，上两头班(上午8点上班，中午休息，下午继续上班，与医生一致，无须上夜班)，统管小组的患者，同时分管11名病情较重的患者；责2，上8－4班(从上午8点连续上到下午4点，中间不休息，她也就是中午要上班的护士，每组一名，所以我们会看到中午只有两名护士上班，而大部分护士休息)，分管6名患者，需要轮班；责3，两头班，分管3名患者，负责电脑输入以及其他公共事务，比如化液体、接药等，因公共事务比较多，所以分管的患者稍微少一些，也需要轮班。

了解了护士的排班，我们就知道医疗小组的事情主要找责1，很多需要拖到中午的事情可以拜托给责2。了解护士的排班以后，医护合作可以更加紧密，你的时间不会浪费在寻找某位责任护士上。

二、医　嘱

(一)注意开医嘱的时间

上午的医嘱尽量在11点之前开，这样药房可以在上午完成发药。下午的医嘱尽量在2点左右出，这时下午的各项化验已经返回，护理人员也全部到位，对于各种医嘱都能及时执行。夜间值班，如非必要，尽量少开医嘱。很多医生白天忙，晚上夜深人静时，开始回顾一天工作中的不足，一道道医嘱开出来，美其名曰查缺补漏；或者白天不见人影，下午4点以后来查房了，查好房已经5点了，开始开医嘱，这时候大部分护士已经下班，而夜间护士根本来不及处理这么多医嘱。因此，开医嘱也必须尊重护士的工作时间，同时也可促进整体临床工作的有序进行。

(二)开医嘱的注意事项

开医嘱需要注意如下几个小细节。

1.开医嘱时，注意护理级别的更改，以及量血压、测血糖的医嘱是否需要继续。适时地调整护理级别，并适时地停止量血压、测血糖等常规性医嘱。这些都是非常小的事情，但是体现的是对患者的负责，并且方便护士工作，让她们将有限的精力投入对病情更重患者的护理上。

2.在患者出院前1天，把患者的带药先开好，这样护士们知道哪名患者要出院，可以尽快做宣教，而且患者可以在第2天一早避开高峰结账。第2天开“今日结账出院”时，在该项医嘱后面直接写上该患者的第一诊断，方便护士输入。

3.报传染病卡或者肿瘤卡时开个医嘱。对于感染科，报卡是一件非常重要的事情，如果遗漏可能会造成很大的麻烦，这时很多医生会埋怨护士不提醒，护士会埋怨医生不上心,造成医护关系的不和谐。与其这样,不如直接在上午或者下午开医嘱时就将报卡的医嘱开进,提醒自己要报卡,也让质控护士知道医生已经报卡了。

三、医护配合

医护配合中,更需要大家多留心工作中的细节。比如努力记住自己组责任护士的名字,而这一点是很多轮转的住院医师或者实习医生所忽视的,他们往往只记得自己带教老师的名字,对所轮转科室的护士的名字并没有刻意去记。要记住责任护士的名字,这样在需要帮助时就不是"喂、喂",而可以叫"××老师"或者直呼其名。人们往往会对知道自己名字的陌生人下意识地保持尊敬,所以来到一个陌生的科室,只是记住护士的名字这样简单的事情,就能完成从陌生到融入的过程。另外,做完各项操作都要主动告诉护士;看过新患者,主动告诉护士新患者的主诉、阳性体征,方便护士记录,下次护士也会很愿意帮助你。抢救患者以后写抢救记录,记得跟护士核对,这会给你以后的工作带来极大的方便。如果你收住了一个传染病患者(比如艾滋病患者),第2天交班时应告诉所有人抽血或输液时要做好自我保护,对此护士们会心存感激。

如果护士找到你,让你发一下患者欠费的单子,请不要拒绝,不是她们偷懒不愿意发,而是有时候由医生出面发欠费单,患者的依从性会更好。

有一点值得提醒:不管多么棘手的医患问题,绝不可在患者面前相互指责或埋怨。还有一件事情非常小,却非常实际:上午下班或者下午下班,用5分钟把病历放回病历车,然后推回护士台。

医生和护士就是需要互相学习、互相促进、互相帮助。你的一小步是改善医护关系的一大步。

(郝绍瑞)

如何与患者相处

——可推心置腹的真诚与信任

提高医生与患者的沟通能力有助于融洽医患关系，减少医疗纠纷。住院医师与患者沟通能力的培养，与医疗专业技术的学习一样重要。只有具有良好的医患沟通能力，住院医师才能成长为一名合格的医生。我们要面对现实，重视存在的问题，学会解决方法。

一、住院医师在医患沟通中现存的问题

(一)心理问题

住院医师到临床，具有矛盾的两方面：一方面，他们具有强烈的独立意识、平等意识和自主意识；另一方面，受某些社会因素的影响，部分患者往往对住院医师缺乏信任感。面对患者的不合作，住院医师的自我期望值常无法实现，部分住院医师对不合作的患者会产生厌恶感，甚至干脆采取尽量不与患者说话的消极做法。同时，在医疗纠纷不断的形势下，因为怕说错话、做错事，住院医师也容易产生畏缩情绪。

(二)认识问题

有的住院医师对自己与患者沟通的重要性认识不足，认为医患沟通是上级医师的事，跟自己关系不大，上级医师让我做什么，我就做什么，不尝试主动与患者交流，查房也流于形式。有的住院医师则走向另一个极端，他们对当今医患关系认识不清，法律意识不强，对患者缺乏尊重或不该说的话随便乱说，当有关患者病情的言论与上级医师所说不符合时，容易引起患者误解，引起医疗纠纷。

(三)知识问题

有的住院医师专业知识薄弱，对患者提出的问题一问三不知，使患者对住院医师的信任感大打折扣，人为地加大了

医患沟通的难度。

(四)技巧问题

有些住院医师的人际交往能力较差,与患者的交流技能只停留在“询问病史”的阶段。由于语言表达能力及技巧欠佳,有些住院医师在与患者沟通时,往往概念模棱两可、内容含糊不清,使患者对医务人员不信任,对医疗行为产生疑问。

二、加强住院医师医患沟通能力培养的几点建议

(一)提高对现阶段医患关系的认识,明确自己的角色定位

医患关系是现阶段社会广为关注的焦点。随着社会的发展,医患关系已不单纯是一般意义上的人际关系,也有别于一般的消费关系,它涉及伦理、道德、法律法规等诸多方面。这就对医患双方,特别对医生提出了新的要求:在医患关系中,相对而言,医生是主动的,患者是被动的;在信息占有上,医生具备医学专业知识,患者不具备医学专业知识;在医患地位上,虽然从法律意义上讲,医患双方是平等的,但从技术上是不对等的,医生是处于优势的,患者是处于弱势的。因此,要充分认识到,在医患沟通中,医生是主体,是保持良好医患沟通的主导者。

这就要求住院医师充分认识自己的角色定位,一切以患者为中心,尊重患者。具体体现在:与患者交谈时要学会倾听,在你忙的时候可以少听,但要让对方知道你是在忙而不是不耐烦;在你不忙的时候要多倾听,可以在办公室,也可以在床边,甚至家属说的家长里短的事只要你有时间也要倾听,这样他会感觉你和他很近,让他信任你,同时还可以聊一些家长里短,对拉近距离都有好处;不随意打断患者对症状和内心痛苦的诉说,即使患者表达不切题,也不要不耐烦,要善于引导;注意多运用礼貌、鼓励、安慰性语言,使患者感觉你亲切、可信;查房的时候,每看一个患者,都要把他们的名字叫出来,不能简单地称呼床号;在与患者进行重要沟通时,应该与他们做眼神交流。

(二)体格检查的技巧

在做体格检查操作时，动作不宜太大，应尽量轻柔；冬天应注意保暖，尽量采取局部暴露法，不暴露与检查无关的部位，听诊器体件应先温暖后再进行听诊，双手应捂热后再进行触诊；对女性患者体检应有 2 人在场，并让其他无关人员回避；体检结束后应帮助患者盖好衣被并致谢。错误的做法：如在触诊肝硬化腹水患者腹部时，下意识地在触诊完以后拍拍患者膨隆的腹部。

(三)学会处理冲突，化解矛盾

与人沟通，不可避免地会遇到冲突和矛盾。学会处理冲突、化解矛盾是人与人沟通所必不可少的。首先，最佳的方法是就相关问题运用讨论的方式解决。其次，以理服人，运用说服的方式。逃避、忍让或对抗都不是解决问题的理想方法。退缩可能会使冲突更加严重；而攻击则常使矛盾激化，甚至导致不可预知的后果，而且不能解决根本的问题。如遭遇因患者的不信任而带来的不平等待遇或者冷言冷语时，正确的处理应该是，先让患者表达出内心真实的想法，即让他述说，然后把自己的做法、理由和愿望(希望患者康复)表达出来。在整个过程中，态度应不卑不亢，说话应细语柔声。热情关心的态度、适时的健康指导等通常会建立起与患者良好沟通的桥梁，加深患者的信任。患者对我们的信任不是一两天就能建立的，所以平时就要把工作做到位，避免各种可能的猜忌和质疑。最后，当患者家属对你的工作有质疑时，要及时向上级医师汇报，如果你做得对，就直接告诉上级医师，并给予适当的解释；如果你做得不对，也应向上级医师说清楚，避免上级医师处于被动的状态。

(四)采用类比法进行病情告知

病情告知是一个过程，也就是说，病情告知应当贯穿于医疗全过程的每一个环节，而不是一次完成的。病情告知应体现在诊治的各个环节，其中包括诊断、治疗、生活作息，乃至出院复查及医嘱。每个环节告知都与预后息息相关,不可忽视。病情告知是一门艺术,需要认真学习,反复琢磨。好的病情告知是医患关系的一味润滑剂,让患者乐于接受现状,安心治病;不好的病情告知,可能直接导致医患关系的恶化以及对抗情绪。如何让病情告知顺利进行,有很多技巧需要掌握。外科医生往往采取画图法,这种方法直观、简单且患者容易接受。内科医生可以采取类比法。所谓类比法是根据两个对象或两类事物的一些属性相同或相似,猜测另一些属性也可能相同或相似的思维方法。正如康德所说:"每当理智缺乏可靠论证的思路时,类比这个方法往往能指引我们前进。"类比法不仅可应用于科学研究之中,而且在临床医生与患者沟通方面也可以恰到好处地发挥作用。下面提供几个经典的类比法供参考。

1.有的患者问手术成功率多少:不好说,比如99%,但失败的话,对患者来说就是100%。

2.有的患者问操作或者治疗有无风险:应该首先告诉他,该操作或治疗对绝大多数人是安全的,但有极少数人存在风险,事先无法预测,就像走路时遇上车祸一样。

3.有的患者问疾病能不能治愈:就像玻璃碎了,粘得再怎么牢,都是有裂痕的。

4.对于肝硬化终末期的患者:就好像风中的一根蜡烛,结果可想而知。

最后提供几个常用的比喻。

1.病情和治疗是在赛跑,病情跑得快,人可能会死亡。

2.肝脏就是制造蛋白质的工厂,工厂不生产了,蛋白质从何而来?

3.如果患者向你抱怨基层医院治疗很久都没有好,你可以这样说,"吃一个馒头不饱,吃两个就饱,但不能由此认为第一个馒头就白吃了"。

(郝绍瑞)

参考文献

[1] 李兰娟,任红.传染病学.9版.北京:人民卫生出版

社,2018.

[2] 医院感染预防与控制评价规范(WS/T 592—2018).中华人民共和国国家卫生健康委员会,2018.

第2章　值班必读

医生交班

一、医疗小组交接制

医疗组间医生定期轮换部分人员，在换班之前均应对所有患者的情况在楼层进行书面与口头现场交接班。交班时，做到既全面交接经管患者，又突出重点，重点交接新患者、危重患者、疑难患者、手术患者、特殊治疗及病情变化患者等，做到书面交班写清楚、床旁交班看清楚、口头交班讲清楚、病历系统交班理清楚。凡新入院患者、危重患者、疑难患者、当日及次日手术患者、诊治意见尚未一致、医患意见仍需进一步沟通的患者和其他特殊患者，必须进行床前交接班。交班人员在完成交接班后，方可离岗。

二、值班交接制

各值班医师要将病情变化、危重患者、疑难患者及处理情况认真记录于交班本上，并妥善保存。记录要求字迹清楚，信息真实准确，重点突出，简明扼要。经治医生在下班前需将新入院患者、危重患者、抢救患者、手术患者及其他特殊患者的姓名、床号、诊断、已进行的主要治疗、应注意的事项和治疗均记入交接班记录本，并必须签字。若交接班时恰巧遇到抢救患者，在班医生均应积极投入抢救工作，待患者病情稳定后再行交接班手续和完善相关记录。

三、科室医疗动态集体早会制

科室实行每日集体早交接班制度，由科主任或科室相关负责人主持，住院总医师协助，在岗人员（出门诊）原则上均需参加，值班医师报告值班期间患者情况，重点是新入院患者、危重患者、手术患者等，以及尚待处理的工作和医患关系协调。科主任或相关负责人提出病房工作重点、传达医疗动态和注意事项。

值班医生

一、值班岗位

医生在接班前首先应穿好工作服，衣着整齐，提前 10～15 分钟到达接班现场（一般为医生办公室或护理站，特殊情况时在病房里）。接班一般应该包括：一线、二线和三线值班人员采取相应对等交接，即一线交一线等，其中一线医生必须在现场接班。交接班内容包括：急危重症患者的病情演变、处理经过及需要进一步处理的问题；新入院患者的病情介绍、已做的处理以及需要进一步处理的相关问题。接班时要签字表示已知并即办，注明接班日期和时间，备作病情分析。

二、值班时间

工作日值班时间为中午 11:30 至下午 2 时，下午 5:30 至次日上午 8 时。周末或节假日值班时间为上午 8 时至次日上午 8 时。

医生日常巡视及值班查房

一、日常巡视

全体医疗组医生由带组医生（责任医师）带领，每日上午查房一次。经管医生下午再查房一次。住院医师下班前必须查房一次，对需处理的患者及时开具医嘱，对危重症患者向值班医生交班。

二、值班查房

医生在接班后或当班期间要巡视病房，了解所管患者或整个病区患者的病情变化。值班医生于夜间休息前及次日晨起床后，必须巡视患者并做记录。

巡视的作用：增强对患者情况的了解和掌握；加强与患者的沟通；加强与护理当班人员沟通；能够及时发现问题及病情变化；随时实施健康教育。

巡视的方式：看、问、讲、查。

巡视内容：认真观察病情；观察重点患者，及时解决现存的问题及可预见的潜在风险。

巡视病房注意事项：关心体贴患者；若发现问题，及时解决，减轻患者痛苦，及时进行对症处理；如果遇到不能解决的问题，应及时向上级医师汇报；对患者提出的问题，都要及时予以反馈。

医生值班及请示

一、三线岗位

病区值班需有一线、二线和三线值班人员共同参与。一线值班人员为取得医师资格的住院医师或主治医师，二线值班人员为高年资主治医师或副主任医师，三线值班人员为主任医师或副主任医师。进修医师值班时应与本院医师相互学习，协商进行医疗工作。

二、请示制度

一线值班人员在诊疗活动中遇到困难或疑问时，应及时请示二线值班医师，二线值班医师应及时予以指导和处理。二线值班医师在遇到不能解决的困难时，应请三线值班医师或科主任指导处理。遇到需经主管医师协同处理的特殊问题时，主管医师必须积极主动配合。遇到需要行政领导解决的问题时，应及时报告医院总值班或医务科。值班人员必须坚守岗位、履行职责，保证各项医疗工作不间断进行。值班医师不能“一岗双责”，如既值班又坐门诊。

三、值班职责

值班医师接班后必须认真总览查看病历，巡视病房，了解患者情况。凡有交班记录者，值班医师应将值班期间发生的情况记录在交班簿上并签字，必要时做好病程记录。其他医师不在时，病房值班医师负责全病区的各项临时性医疗工作、急诊手术、急会诊和对危重患者的观察治疗；处理临时医嘱，观察治疗患者并完成病程记录，初步处理新入院者，开出医嘱，并写入院记录及首次病程记录；在患者病情发生变化、护理人员传叫时，应立即前往诊查，不得延误。值班医师如有院内公事暂时离开，必须向值班护士说明去向且留下联系方式，并尽早返回工作岗位。值班医师夜间必须在值班室留宿，不得擅自离开。

（喻成波）

急诊常用药品及使用

一、中枢神经兴奋药

尼可刹米(可拉明)

【药理作用及应用】直接兴奋延髓呼吸中枢，使呼吸加深、加快。对血管运动中枢也有微弱兴奋作用。用于中枢性呼吸抑制及循环衰竭，麻醉药及其他中枢抑制药的中毒。

【用法】常用量：肌注或静注，0.25～0.5g/次，必要时 1～2 小时重复。极量：1.25g/次。

【注意】大剂量可引起血压升高、心悸、出汗、呕吐、心律失常、震颤及惊厥。

山梗菜碱(洛贝林)

【药理作用及应用】兴奋颈动脉窦和主动脉体化学感受器而反射性兴奋呼吸中枢。用于新生儿窒息，吸入麻醉药及其他中枢抑制药的中毒,一氧化碳中毒以及肺炎引起的呼吸衰竭。

【用法】常用量:肌注或静注,3mg/次,必要时半小时重复。极量:20mg/d。

【注意】不良反应有恶心、呕吐、腹泻、头痛和眩晕;大剂量可引起心动过速、呼吸抑制、血压下降甚至惊厥。

二、抗休克血管活性药

多巴胺

【药理作用及应用】直接激动 α 受体和 β 受体,也激动多巴胺受体,对不同受体的作用与剂量有关:低速滴注小剂量[2~5μg/(kg·min)]时,兴奋多巴胺受体,使内脏血管扩张,增加血流量及尿量。中等剂量[5~10μg/(kg·min)]时,可明显激动 β_1 受体而兴奋心脏,加强心肌收缩力。大剂量[10~20μg /(kg·min)]时,正性肌力和血管收缩作用更明显,肾血管扩张作用消失。在中、小剂量的抗休克治疗中,正性肌力和肾血管扩张作用占优势。其可用于各种类型休克,特别对伴有肾功能不全、心排血量降低、周围血管阻力增高而已补足血容量的患者更有意义。

【用法】常用量:静滴,20mg/次,溶于 250mL 5%葡萄糖溶液中,开始以 20 滴/min(75~100μg)的速度静滴,根据需要调整滴速,滴速最大不超过 0.5mg/min;或浓度为 10~20mg/100mL,滴速为 2~5μg/(kg·min)。

【注意】①不良反应有恶心、呕吐、头痛及中枢神经系统兴奋等;大剂量或过量时可造成呼吸加速和快速型心律失常。②高血压、心肌梗死、甲亢及糖尿病患者禁用。③使用前应补充血容量及纠正酸中毒。④输注时药液不能外溢。

肾上腺素(副肾素)

【药理作用及应用】可兴奋 α 受体和 β 受体。兴奋心脏 β_1 受体,使心肌收缩力增强,心率加快,心肌耗氧量增加;兴奋 α 受体,可使皮肤、黏膜血管及内脏小血管收缩,使血压升高;

兴奋β_2受体可使支气管平滑肌松弛，解除支气管痉挛。用于过敏性休克、心搏骤停、支气管哮喘、黏膜或齿龈的局部止血等。

【用法】①抢救过敏性休克：肌注0.5～1mg/次，或以0.1～0.5mg肾上腺素溶于0.9%氯化钠溶液10mL用以缓慢静注。如效果不好，可改用2～4mg溶于5%葡萄糖溶液500～1000mL中静滴。②抢救心搏骤停：0.25～0.5mg肾上腺素，心内注射，同时予以心外按压、人工呼吸，纠正酸中毒。③与局麻药合用：加少量[约1∶(200000～500000)]于局麻药内(每次<300μg)。

【注意】①不良反应有心悸、头痛、血压升高；用量过大或皮下注射时误入血管后，可引起血压突然上升、心律失常，严重的可致室颤而致死。②高血压、器质性心脏病、糖尿病、甲亢、洋地黄中毒、低血容量性休克及心源性哮喘等患者慎用。

备选药：间羟胺(阿拉明)每支10mg，静滴，如以15～100mg加入0.9%氯化钠注射液或5%～10%葡萄糖溶液250～500mL中静滴，20～30滴/min，随血压及时调整滴速。

三、强心药

乙酰毛花苷

【药理作用及应用】速效强心苷，作用同地高辛。用于急性心力衰竭、心房颤动和心房扑动。

【用法】常用量：初次量0.4mg，用5%葡萄糖溶液20mL稀释后缓注，必要时2～4小时再注半量。饱和量1～1.2mg。

【注意】①不良反应有恶心、呕吐、食欲不振、腹泻、头痛、幻觉、绿黄视、心律失常及房室传导阻滞。②急性心肌炎、心肌梗死(心梗)患者禁用；禁与钙剂同用。

四、抗心律失常药

利多卡因

【药理作用及应用】作用于蒲氏纤维和心室肌，促进心肌细胞内K^+外流，降低心肌传导纤维的自律性，而具有抗室性心律失常作用。用于心肌梗死、洋地黄中毒等所致室性心动过速和室性期前收缩。

【用法】静注:1～1.5mg/(kg·次)(一般用50～100mg/次)继以0.1%利多卡因溶液滴注,每小时不超过100mg。

【注意】①不良反应主要为头晕、嗜睡、感觉异常、烦躁不安等,超量可引起惊厥、昏迷及心搏骤停等。②阿斯氏综合征、预激综合征及传导阻滞患者禁用。肝功能不全、充血性心力衰竭、青光眼、癫痫及休克等患者慎用。

普罗帕酮(心律平)

【药理作用及应用】延长动作电位的时间及有效不应期,降低心肌的自发兴奋性,降低自律性,减慢传导速度。此外,亦阻断β受体及L型钙通道,具有轻度负性肌力作用。用于室上性及室性心动过速和期前收缩(早搏)。

【用法】首次70mg稀释后3～5分钟静注,或1次静注后继以静滴(20～40mg/h)维持。24小时总量<350mg。

【注意】①不良反应有恶心、呕吐、便秘、味觉改变、头痛、眩晕等,严重时可致心律失常,如传导阻滞、窦房结功能障碍。②病窦综合征、Ⅱ～Ⅲ度房室传导阻滞、肝肾功能障碍、心源性休克、低血压及心力衰竭患者禁用。③心肌严重损害、严重心动过速、肝肾功能不全及明显低血压者慎用。

五、血管扩张药

硝酸甘油

【药理作用及应用】具有松弛血管平滑肌的作用,舒张全身静脉和动脉,对毛细血管后静脉(容量血管)的舒张作用比小动脉明显。对冠状血管也有明显舒张作用,降低外周阻力,减轻心脏负荷。其可用于治疗及预防冠心病、心绞痛,也可用于降低血压或治疗充血性心力衰竭。

【用法】注射剂1mL:5mg,静滴,5～10mg/次,用0.9%氯化钠溶液或5%葡萄糖溶液稀释至100μg/mL,初始滴速5μg/min,最好用输液泵恒速输入。患者对本药反应的个体差异性很大，静脉滴注无固定合适剂量，应根据个体的血压、心率和其他血流动力学参数来调整用量。

【注意】①常见不良反应有头痛、眩晕、面部潮红、心悸、体位性低血压及晕厥等。②严重低血压及心动过速时的心肌梗死早期患者禁用，严重贫血、严重肝肾损害、青光眼及颅内压增高患者禁用。

六、利尿剂

呋塞米（呋喃苯胺酸），又称速尿，每支 20mg：2mL。

【药理作用及应用】抑制髓袢升支的髓质部对钠、氯的重吸收，促进钠、氯、钾的排泄，影响肾髓质高渗透压的形成，从而干扰尿的浓缩过程，利尿作用强。用于治疗各种水肿，降低颅内压，促进药物中毒的排泄以及辅助治疗高血压危象。

【用法】肌注或静注，20～40mg/d，隔日或每日 1～2 次。从小剂量开始，适宜用 0.9％氯化钠溶液稀释后缓慢静注。

【注意】长期用药会致水电解质紊乱（低血钾、低血钠、低血氯）而引起恶心、呕吐、腹泻、口渴、头晕及肌痉挛等；偶见皮疹、瘙痒及视力模糊；有时可产生体位性低血压、听力障碍、白细胞减少及血小板减少等。应用本品可引起低钠、低钾、低钙，长期用药可引起低氯性碱中毒。应用本品可引起高尿酸血症、高糖，少数病例可引起胰腺炎、中性粒细胞减少及肝损害性黄疸。老年人应用本品可导致低血压、电解质紊乱、血栓形成和肾损害。使用本品时应检查电解质、肝肾功能、血糖、尿酸、酸碱平衡和听力。

七、脱水药

甘露醇

【药理作用及应用】由于极少由肾小管重吸收，造成高渗透压，减少电解质离子和溶质重吸收而利尿；同时，增加血液胶体渗透压，可使组织脱水而降低颅内压。另外，本品使肾髓袢对水、钠的重吸收增加，使髓质内尿素和钠流失增多。可用于治疗脑水肿及青光眼，亦用于早期肾衰竭及防止急性少尿症。

【用法】①利尿:1～2g/kg,20%溶液250～500mL静滴,使尿量维持在30～50mL/h。②治疗脑水肿:1.5～2g/kg,配成15%～20%溶液,于1小时内静滴完。③预防急性肾小管坏死:先给予12.5～25g,10分钟内静滴;若无特殊情况,再给50g,1小时内静滴;若尿量达50mL/h以上,可继续予以5%溶液静滴;如无效,立即停药。④鉴别肾前性少尿和肾性少尿:按0.2g/kg,以20%浓度于5分钟内静滴;如3小时后尿量仍少于30～50mL/h,则应停药。

【注意】①不良反应有水电解质失调,其他尚有头痛、视力模糊、眩晕,大剂量久用可引起肾小管损害及血尿。②心功能不全、脑出血、肾衰竭或因脱水而尿少患者以及妊娠期妇女禁用。

八、镇静药

地西泮(安定)

【药理作用及应用】具有镇静催眠、抗焦虑、抗惊厥和骨骼肌松弛作用。用于焦虑症、各种功能性神经症、失眠、癫痫及缓解炎症引起的反射性肌肉痉挛等。

【用法】常用量:肌肉注射或缓慢静脉注射,10～20mg/次,必要时4小时重复一次。

【注意】①不良反应有嗜睡、眩晕、运动失调等,偶有呼吸抑制和低血压。②急性酒精中毒、重症肌无力、青光眼、低蛋白血症及慢性阻塞性肺疾病患者慎用。哺乳期及妊娠期妇女禁用。老年人剂量减半。

九、镇痛药

哌替啶(杜冷丁)

【药理作用及应用】作用于中枢神经系统的阿片受体而产生镇静、镇痛作用。用于各种剧痛、心源性哮喘及麻醉前给药。

【用法】常用量:肌注25～100mg/次,100～400mg/d。极

量:150mg/次,600mg/d。两次用药间隔不宜少于 4 小时。

【注意】本品具有依赖性。不良反应有恶心、呕吐、头昏、头痛、出汗及口干等。过量可致瞳孔散大、血压下降、心动过速、呼吸抑制、幻觉、惊厥及昏迷等。

十、平喘药

氨茶碱

【药理作用及应用】属于磷酸二酯酶抑制剂,对支气管平滑肌有舒张作用,间断抑制组胺等过敏物质的释放,缓解气管黏膜充血水肿;还有松弛胆管平滑肌、扩张冠状动脉、轻度利尿、强心和中枢兴奋作用。用于支气管哮喘,也可用于心源性哮喘及胆绞痛等。

【用法】常用量:静注/静滴,0.25～0.5g/次,1g/d,用 5%葡萄糖溶液 20～40mL 稀释后缓慢静注(不得少于 10 分钟)。极量:0.5g/次。

【注意】静注过快或浓度过高可致恶心、呕吐、心悸、血压下降和惊厥。急性心肌梗死、低血压、严重心律失常及活动性消化性溃疡患者禁用。

十一、止吐药

甲氧氯普胺(胃复安),又称灭吐灵

【药理作用及应用】通过阻断多巴胺受体,抑制延脑的催吐化学感受器而发挥止吐作用,并促进胃蠕动,加快胃内容物的排空。用于肿瘤化疗、放疗引起的呕吐,及慢性功能性消化不良引起的胃肠运动障碍。

【用法】常用量:肌注,10～20mg/次,每日不超过 0.5mg/kg,否则可引起锥体外系反应。

【注意】①不良反应有倦怠、嗜睡、头晕、体位性低血压及便秘等。大剂量可致锥体外系反应、肌肉震颤、帕金森症、头后倾、斜颈、双眼上翻、发音困难、共济失调等,也可引起高泌乳血症。②嗜铬细胞瘤、癫痫、进行放射性治疗或化疗的乳腺癌患者禁用。妊娠期妇女禁用。

十二、促凝血药

6-氨基己酸

【药理作用及应用】通过抑制纤维蛋白酶原而发挥止血作用。用于纤维蛋白溶酶活性升高所致的出血,如产后出血,及前列腺、肝、胰、肺等术后出血。可用于治疗肺出血、肝硬化出血及上消化道出血。

【用法】常用量:初始用量为4~6g,用5%葡萄糖溶液或0.9%氯化钠溶液100mL稀释后静滴,维持量1g/h,维持时间依病情而定,但每日量不超过20g。

【注意】①不良反应有恶心、腹泻、头晕、皮疹及肌肉痛等;静滴过快可引起低血压、心律失常;过量可发生血栓。②有血栓形成倾向或有血栓性血管疾病病史者禁用;心、肝、肾功能不全者减量或慎用。

十三、抗胆碱药

山莨菪碱(654-2)

【药理作用及应用】拮抗M胆碱受体。抢救中毒性休克。

【用法】成年人静脉注射10~40mg,每隔10~30分钟重复,病情好转后延长间隔时间。

十四、激素药

地塞米松(氟美松)

每支地塞米松磷酸钠注射液2mg(1mL)或5mg(1mL)。

【药理作用及应用】有抗炎、抗毒、抗过敏、抗休克及免疫抑制作用。多用于治疗结缔组织病、活动性风湿性关节炎、红斑狼疮、严重支气管哮喘,也用于治疗严重感染及中毒。其抗炎作用和控制皮肤过敏反应比泼尼松显著,水钠潴留较轻微,对垂体肾上腺皮质轴的抑制作用较强。

【用法】肌注/静注,2~20mg/次。静滴,以5%葡萄糖溶液稀释,可2~6小时重复,大剂量连续给药不超过72小时。

【注意】长期使用时,易引起精神症状(失眠、激动、欣快感)及精神病等不良反应。有精神病病史者禁用。溃疡病、血栓性静脉炎、活动性肺结核及肠吻合术后患者禁用。

甲强龙(甲泼尼龙,美卓乐)

每片 2mg 或 4mg,每支 40mg(甲泼尼龙琥珀酸钠注射液)。

【药理作用及应用】抗炎、免疫抑制、治疗血液疾病及肿瘤;治疗休克;抗过敏等。用于抗各类炎症及变态反应。抗炎作用较强,而引起钠潴留的作用较弱。

【用法】肌注/静滴,15～30mg/kg,静脉注射应至少 30 分钟。根据临床需要,此剂量可在 48 小时内每隔 4～6 小时重复一次。冲击疗法:1g/d,静脉注射,用 1～4 天,用于疾病严重恶化和(或)对常规治疗(如非甾体抗炎药、金盐及青霉胺)无反应的疾病。

【注意】不良反应有诱发或加重感染,特别是全身性真菌感染。其他见皮质激素应用事项。

十五、水电酸碱平衡药

碳酸氢钠

【药理作用及应用】能增加机体碱贮备。用于防治和纠正代谢性酸中毒、感染性休克等。

【用法】代谢性酸中毒:一般成年人以 5%碳酸氢钠溶液 100～200mL,静滴;感染性休克酸中毒:每次以 5%碳酸氢钠溶液 5mL/kg 静注。以 5%碳酸氢钠溶液用量为 0.5mL/kg,可提高 1 个体积百分比(0.44mmol/L)的 CO_2 结合力,分次纠正,至症状消失。

静脉补碱方法:对输液量不宜太多者,用 4%或 5%碳酸氢钠溶液;对有失水、需补液量较多者,可用 1.25%碳酸氢钠溶液。

静脉补碱计算方法如下。

(1)按 CO_2 结合力:补碱量(mmol)=(25－测得 CO_2 结合力)(mmol/L)×体重(kg)×0.3。

(2)按 BE 值:补碱量(mmol)=[(－2.3)－测得 BE 值]

(mmol/L)×体重(kg)×0.3。

从上述公式换算出所需碳酸氢钠毫升数=[所需碳酸氢钠量(mmol)×84]÷(N×10)(N为碳酸氢钠的浓度,84即碳酸氢钠的相对分子质量)。

紧急情况下,先用5%碳酸氢钠溶液按3mL/kg静滴,以后再按CO_2结合力计算。

【注意】短时间内大量静注碳酸氢钠溶液可致代谢性碱中毒、低钾血症及低钙血症。充血性心力衰竭及肾功能不全患者慎用。

十六、抗过敏药

西替利嗪(仙特敏)

【药理作用及应用】本品为选择性组胺H_1受体拮抗剂,并有稳定肥大细胞的作用,无明显抗胆碱或中枢抑制作用。用于季节性或常年性过敏性鼻炎,由过敏原引起的荨麻疹及皮肤瘙痒。

【用法和用量】口服:成年人或12岁以上儿童,一次10mg,一日1次。如出现不良反应,可改为早、晚各5mg。

【注意】①肾功能损害者用量应减半。②酒后避免使用。③司机、机器操作或高空作业人员慎用。④妊娠期及哺乳期妇女禁用。

急救车里有什么?

药品:去甲肾上腺素、异丙肾上腺素、肾上腺素、阿托品、利多卡因、间羟胺、多巴胺、多巴酚丁胺、地西泮、地塞米松、二羟丙茶碱、呋塞米、乙酰毛花苷、酚妥拉明、硝酸甘油、尼可刹米、洛贝林、苯巴比妥、氨茶碱、氯丙嗪及异丙嗪。

物品:听诊器、血压计、手电筒、5mL注射器、20mL注射器、30mL注射器、50mL注射器、压舌板、开口器、舌钳、吸氧管、特护单及砂轮。

(喻成波)

感染性疾病常见职业暴露应急预案

一、简　述

感染性疾病职业暴露是指医务人员在医院工作中意外被可疑感染病患者的体液（包括血液、腹水、胸水、脓液、分泌物等）、呕吐物、排泄物等污染皮肤黏膜，被体液污染的锐器损伤皮肤黏膜，吸入开放性呼吸道传染病患者分泌物等，导致可能被感染的情况。临床上，感染科常见的职业暴露包括皮肤黏膜接触性暴露和呼吸系统暴露，其中皮肤接触性暴露包括接触患者体液或被体液污染的器械导致的乙型病毒性肝炎、丙型病毒性肝炎、艾滋病、梅毒等，呼吸道传染相关职业暴露包括开放性肺结核、新型冠状病毒性肺炎等。做好感染性疾病常见职业暴露的预防和处理，有利于保障医护人员的身体健康和维护医务人员的职业安全。

二、医务人员常见感染性疾病职业暴露的预防

医务人员做好感染性疾病职业暴露的预防，首先要求医务人员在临床诊疗过程中严格遵照标准预防原则，在接触所有患者体液、分泌物、排泄物等具有传染性的病原物质时做好严格防护措施。

（一）接触性感染性疾病的职业暴露的预防

1. 医务人员在接触患者的体液、呕吐物、排泄物时，要求戴手套；操作完毕，脱去手套后立即洗手；必要时进行手消毒。

2. 在有可能发生体液、分泌物和排泄物飞溅或其他方式污染医务人员身体的诊疗操作过程中，除佩戴手套外，还需要穿隔离衣；在可能飞溅到面部的诊疗操作过程中需要佩戴具有防渗透性的口罩、防护眼镜。

3. 若医务人员手部皮肤发生破损，在接触患者的体液、分泌物、排泄物等时需要戴双层手套。

4. 医务人员在进行侵入性操作时，要注意光线充足，操作视野充足；操作过程中，需要防止被针头、刀片等锐器刺伤或者划伤；操作结束后，将锐器直接放入利器盒，禁止将用后的针头套上针头套，禁止用手直接接触使用后的针头、刀片等锐器。有条件的尽可能使用具有安全性能的采血针或注射器等医用锐器，减少刺伤。

(二)开放性呼吸道传染病的职业暴露的预防

在接触开放性肺结核等呼吸道传染病患者时，要求医务人员在接触性感染性疾病的职业暴露的预防措施的基础上戴外科口罩、穿隔离衣和佩戴 N95 口罩。在接触一般季节性流感患者时，佩戴外科口罩；在接触开放性肺结核患者时，需要穿隔离衣和佩戴 N95 口罩。

(三)高致病性传染病的职业暴露的预防

在接触 H7N9 高致病性禽流感、COVID-19 等高致病性传染病患者时，需要穿防护服，佩戴面罩和 N95 口罩；在进行气管插管、气管镜检查、气管切开等可能产生气溶胶的高危操作时，需要佩戴正压外科头套。

三、医务人员常见感染性疾病职业暴露后的处理

医务人员发生职业暴露后，正确的处理流程能有效减少暴露后对医务人员的损害。

(一)接触性感染性疾病职业暴露后的处理

1. 乙肝/丙肝患者或携带者职业暴露后的处理

(1)局部处理：如果被乙型肝炎病毒、丙型肝炎病毒携带者或者患者的体液、排泄物等污染皮肤，则用肥皂水和流动清水清洗，污染黏膜用生理盐水冲洗；如果被患者污染的锐器刺伤或划伤，则在伤口近心端轻轻挤压，尽可能挤出损伤处的血液，再用肥皂水和流动水局部冲洗，禁止进行伤口的局部挤压。在冲洗受伤部位伤口后，用 0.5％聚维酮碘溶液或 75％的酒精进行消毒，并包扎伤口。被暴露的黏膜应用生理盐水反复冲洗干净。

(2)暴露后处理:

1)被乙肝患者体液或排泄物污染皮肤黏膜,而医务人员皮肤黏膜结构完整时,局部处理后不需要药物预防。若医务人员皮肤黏膜有破损或者被患者体液污染的锐器损伤出血时:如果医务人员为乙肝携带者或乙肝患者,可以不需要特别处理;如果医务人员乙肝表面抗体阳性,可以局部处理后不予以特殊处理;如果医务人员乙肝表面抗体阴性,局部处理后尽快注射易感免疫球蛋白(HBIG)200U 和乙肝疫苗,乙肝疫苗接种时间按 0—1—2—12 月执行,并分别在暴露后的即刻、4 周、8 周、12 周检测乙肝三系加 HBV-DNA。需要上报医院保健科,对职业暴露情况进行登记。同时请感染科、精神卫生科等相关专科医师予以指导和人文、心理关怀。

如果医务人员不知道自己乙肝表面抗原和抗体情况,建议局部处理后立即采血查乙肝三系定量,尽快注射乙肝免疫球蛋白 200U,根据乙肝三系检查结果再定是否需要注射乙肝免疫疫苗。

2)被丙肝患者体液或排泄物污染皮肤黏膜,而医务人员皮肤黏膜结构完整时,局部处理后不需要药物预防。如果医务人员皮肤黏膜有破损或者被患者体液污染的锐器损伤出血,则在局部处理后立即完善丙肝抗体检查:若丙肝抗体阴性,不建议预防性服用抗丙肝病毒药物;若丙肝抗体阳性,予以直接抗病毒药物(如索磷布韦/帕拉米韦等)口服,疗程 8 周。需要上报医院保健科,对职业暴露情况进行登记。同时请感染科、精神卫生科等相关专科医师予以指导和人文、心理关怀。

2. 艾滋病/HIV 感染患者职业暴露后的处理

(1)局部处理:被艾滋病/HIV 感染患者体液、排泄物等污染皮肤,用肥皂水和流动清水清洗,污染黏膜用生理盐水冲洗;如果被患者污染的锐器刺伤或划伤,则在伤口近心端轻轻挤压,尽可能挤出损伤处的血液,再用肥皂水和流动清水局部冲洗,禁止进行伤口的局部挤压。在冲洗受伤部位伤

感染性疾病常见职业暴露应急预案

口后,用0.5%聚维酮碘溶液或75%的酒精进行消毒,并包扎伤口。被暴露的黏膜应用生理盐水反复冲洗干净。

(2)暴露后风险评估及处理:

1)被体液或排泄物污染皮肤黏膜,而医务人员皮肤黏膜结构完整时,局部处理后不需要药物预防。如果医务人员皮肤黏膜有破损,但患者的 HIV 水平低且患者免疫功能正常,无临床症状时,医务人员暴露量少且时间短,局部处理后可以不需要药物预防性治疗,但需要上报医院保健科,对职业暴露情况进行登记。同时请感染科、精神卫生科等相关专科医师予以指导和人文、心理关怀。并在暴露后的第 4 周、第 8 周、第 12 周和第 6 个月进行 HIV 抗体检测。

2)在医务人员皮肤黏膜破损且暴露量多、时间长,或者被污染的锐器刺破皮肤黏膜引发出血时,需要在局部处理的基础上加用药物预防。临床常用齐多夫定、拉米夫定、茚地那韦口服 28 天。药物预防越早越好,尽量不要超过暴露后 24 小时。在特殊情况下,即使超过 24 小时没有服用药物,仍建议服药预防。服药后还需要上报医院保健科,对职业暴露情况进行登记。同时请感染科、精神卫生科等相关专科医师予以指导和人文、心理关怀。并在暴露后的第 4 周、第 8 周、第 12 周和第 6 个月进行 HIV 抗体检测。

3. 梅毒患者职业暴露后的处理

被梅毒阳性患者体液或排泄物污染皮肤黏膜,而医务人员皮肤黏膜结构完整时,局部处理后不需要药物预防。如果医务人员皮肤黏膜有破损或者医务人员被患者体液污染的锐器损伤出血,局部处理后建议予以长效青霉素 240 万 U(分左右臀部,各 120 万 U)肌肉注射,每周 1 次,连续注射 2 周,停药 1 个月、3 个月分别进行梅毒抗体检测。如果青霉素过敏,可选用红霉素等。

(二)开放性呼吸道传染病患者职业暴露后处理

开放性呼吸道传染病职业暴露后,建议完善 PPD 检查、胸部 X 片检查,免疫功能正常的医务人员不建议预防性服用抗病毒或抗结核药物。对于免疫功能低下的医务人员，若PPD 强阳性或者 TSPOT 阳性，建议予以异烟肼口服 9 个月，或利福平联合异烟肼口服 3～4 个月。

（三）高致病性传染病的职业暴露后的处理

医务人员暴露后建议立即就地隔离，上报所在科室、保健科，到集中隔离观察点隔离观察，完善病毒核酸和抗体检查，隔离期间每天自行监测体温。隔离时间为 2 周。隔离期满后再次复查病毒核酸和抗体。若隔离期间无发热，病毒核酸、抗体阴性，可解除隔离。

（赵宏）

参考文献

［1］ WHO consolidated guidelines on tuberculosis: tuberculosis preventive treatment. Geneva, World Health Organization. 2020. https://apps. who. int/iris/bitstream/handle/10665/331170/9789240001503－eng. pdf.

［2］ Polo Rodriguez R, Lozano F, González de Castro P, et al. Executive summary of the consensus document on post-exposure prophylaxis against HIV, HBV and HCV in adults and children. Enferm Infecc Microbiol Clin, 2016, 34(2): 122-131.

［3］ Moorman AC, Perio MAD, Goldschmidt R, et al. Testing and clinical management of health care personnel potentially exposed to hepatitis C virus-CDC guidance, United States, 2020. MMWR Recomm Rep, 2020, 69(6): 1-8.

第3章　复习必读

肝细胞受损待查的诊断思路

一、概　述

肝脏是重要的消化代谢器官，有“机体化工厂”之称，其参与糖类、脂肪、蛋白质及维生素的代谢，并负责合成人体大部分的功能蛋白。因为这些蛋白涉及物质运输、凝血、免疫及激素等的调控，所以肝功能受损可导致机体代谢与内环境紊乱。根据受损程度不同，临床表现迥异，轻者仅表现为肝酶轻微升高，重者可累及多个系统甚至危及生命。肝细胞是肝脏的实质细胞，也是关键功能细胞。肝功能损害常常是由肝细胞损害所致的。因为谷丙转氨酶（ALT）、谷草转氨酶（AST）是能反映肝细胞受损的最常用、最敏感的生化指标，所以临床习惯上把 ALT 和 AST 升高但原因未明的诊断简称为“肝损待查”，此称谓在临床上并非严格意义上的病理生理学概念。本章节仍遵循临床习惯，着重讨论 ALT 和 AST 升高待查的诊断思路。

二、诊断原则

因为血清中的 AST、ALT 可来源于肝细胞、骨骼肌及肾脏，所以诊断时我们首先需要明确其来源于肝脏还是肝外器官。由肝脏病变导致 AST、ALT 升高的原因有病毒性肝炎、自身免疫性肝病、代谢性肝病、药物性肝炎、遗传性肝病、酒精性肝炎、肝外病变累及肝脏等，诊断时可遵循先考虑常见病和多发病、把握关键指标的原则进行排查。肝外脏器导致的 AST、ALT 升高多见于各类肌病。

三、处理方法

(一)肝外器官病变导致的 AST、ALT 升高

骨骼肌、心肌、肾脏等肝外器官病变亦可导致 AST、ALT 升高，常见疾患有各类炎症性肌炎、遗传性肌病及心肌梗死等。由肌炎或肌病所致的肝酶升高的特点是：以 AST 升高为主，同时有肌酸磷酸激酶、肌钙蛋白升高，病史中往往有肌肉酸痛、皮疹、肌无力等表现；与心梗相关的 AST 升高一般同时伴有胸痛、胸闷、心悸等症状。

(二)肝脏病变导致的 AST、ALT 升高

1. 病毒性肝炎是最常见的导致肝酶升高的原因，通常由 HAV、HBV、HCV、HDV、HEV 等嗜肝病毒感染所致，偶也可由肠道病毒、巨细胞病毒、EB 病毒及疱疹病毒等引起。诊断上主要通过检查相应的病毒核酸或血清学标志物（抗原或抗体）来明确是否有病毒感染，必要时可通过肝活检免疫组化检查来协助诊断。

2. 自身免疫性肝病包括自身免疫性肝炎、原发性胆汁性肝硬化及硬化性胆管炎三大类。此类疾病通常采用排他性诊断方法，需依靠病史、实验室检查及影像学检查进行综合分析。提倡通过肝组织病理活检而确诊，病理上可发现特异性改变，如：自身免疫性肝炎常为界面性肝炎表现；原发性胆汁性肝硬化的特点是毛细胆管洋葱皮样改变；硬化性胆管炎的特点是叶间胆管及其以上胆管的枯枝样纤维化改变。临床上，对于病毒学指标阴性、球蛋白升高的女性病例，需要排除自身免疫性肝炎的可能，可进一步行抗核抗体、抗线粒体 M_2、抗中性粒细胞胞浆抗体、抗平滑肌抗体及抗肝肾微粒体抗体等检查协助诊断。对于中年女性，有皮肤瘙痒、ALP 显著升高的肝损者，需警惕原发性胆汁性肝硬化，可查抗线粒体抗体协助排查。对于老年男性，特别是合并结肠炎的病例，需要排查硬化性胆管炎，可行 MRCP、ERCP 及胆管造影等协助诊断。

3. 代谢性肝病中，最常见的是脂肪肝。根据饮酒情况，脂肪肝可进一步分为酒精性脂肪肝和非酒精性脂肪肝。值得注意的是，只有出现炎症改变的脂肪肝，即脂肪性肝炎，才会引起 AST、ALT 升高。临床上，通过 B 超等影像学检查即可明确是否存在脂肪肝，但要确定脂肪肝与 AST、ALT 升高的因果关系是比较困难的，有时只有肝组织活检发现有肝炎活动才得到两者相关的直接证据，而肝活检并未在此类疾病的诊断中普遍采用，所以临床中两者的因果关系常是通过排他性诊断确立的。

4. 药物性肝炎是由药物的毒副反应或宿主的过敏体质造成的。肝脏是药物的重要代谢器官，而有相当部分药物有致肝损的可能。比较常见的可致肝损的药物有大环内酯类抗生素、抗结核药物、化疗药物、降糖药、甲亢药及非甾体类解热镇痛药等。另外，有些中药(如土三七、千里光、何首乌、半夏、雷公藤及一叶秋等)也可引起药物性肝炎。据统计，大约 40%的药物性肝损是由中草药引起的。对于发现肝损前有用药史的(特别是有肝损记录的药物)，就需排除药物性肝炎的可能。药物性肝炎的最可靠的诊断办法是药物再投试验，即对已康复的患者再次使用可疑药物后可使原来的肝炎复发，这样就可证实此药可导致药物性肝炎。但此方法在临床上通常只适用于回顾病史时来帮助确立诊断，而不能进行主动的、前瞻性的操作。

5. 遗传性肝病。中国人比较常见的遗传性肝病主要有肝豆状核变性、糖原累积病、半乳糖血症及血色素病。对于儿童起病，特别是儿童的慢性肝病和肝硬化，需要特别注意排除遗传性疾病的可能。各类遗传性肝病均有相对特异的临床表现和检查异常，如：肝豆状核变性患者常伴有锥体外系症状，有 K-F 环，辅助检查表现为低铜蓝蛋白血症，肝活检组织中的铜含量显著增加；糖原累积病的儿童存在生长发育滞后、显著的肝大，肝活检可发现大量糖原沉积；半乳糖血症的儿童存在智力障碍、白内障，肝活检可发现大结节性肝硬化；血色素病患者的肤色加深，肝脏 MRI 可发现在 T_1 和 T_2 相均有组织信号减低表现，活检可发现肝脏的含铁量显著增加。

6. 肝外疾病累及肝脏，多见于全身系统性疾病，如系统性红斑狼疮、白血病肝脏浸润、中毒、肿瘤的肝转移及菌血症等，这时需要对机体的基础疾病进行评估，通过肝脏影像学和病理学检查来协助诊断。此外，累及肝脏的血管和胆管疾病，如右心衰致肝脏瘀血、胆管梗阻致肝脏瘀血，均可引起肝细胞的继发性受损，导致 AST、ALT 水平升高。因此，在寻找肝酶升高的原因时，有时需要进行 B 超、MRA、MRCP 等检查，评估肝脏血运和胆管情况，以免漏诊。

（徐凯进）

参考文献

[1] McMillan HJ, Gregas M, Darras BT, et al. Serum transaminase levels in boys with duchenne and becker muscular dystrophy. Pediatrics, 2011, 127(1): e132－e136.

[2] Czaja AJ. Autoantibodies as prognostic markers in autoimmune liver disease. Dig Dis Sci, 2010, 55(8): 2144－2161.

[3] Geonzon Gonzales MR. Primary sclerosing cholantitis. Gastroenterol Nurs, 2007, 30(2): 102－105.

[4] Björnsson E, Talwalkar J, Treeprasertsuk S, et al. Drug induced autoimmune hepatitis: clinical characteristics and prognosis. Hepatology, 2010, 51(6): 2040－2048.

黄疸待查的诊断思路

血清总胆红素超过正常水平（17.1μmol/L）即为高胆红素血症；17.1～34.2μmol/L 时为隐性黄疸；如超过正常值两倍（34.2μmol/L）出现临床体征称，则为显性黄疸。

一、黄疸的分类

根据病因不同，可以将黄疸分为溶血性黄疸、肝细胞性黄疸、胆汁淤积性黄疸及先天性黄疸四大类。通过观察实验室检查指标、伴随症状、体征及病史,大部分黄疸可以被归类到上述四类黄疸中。不同黄疸类型的实验室检查特点见表3-1。

表 3-1 不同黄疸类型的实验室检查特点类型

项目 \ 类型	溶血性	肝细胞性	胆汁淤积性	先天性
TBil	增加	增加	增加	增加
DBil	正常	增加	增加	可增加
D/T	<15%～20%	30%～40%	50%～60%	不定
尿胆红素	正常	增加	增加	不定
尿胆原	增加	增加	明显增加	不定
粪胆原	增加	增加	明显减少	不定
AST、ALT	正常	显著升高	可升高	正常
ALP	正常	可升高	升高或显著升高	正常
GGT	正常	可升高	升高或显著升高	正常
PT	正常	正常或延长	可延长	正常
胆固醇	正常	可下降	增加	正常
网织红细胞	增加	正常	正常	正常
游离血红蛋白	增加	正常	正常	正常

二、诊断思路

对于黄疸患者,首先需要检查肝功能,明确胆红素水平,排除假性黄疸(如胡萝卜素血症、老年人胆固醇球巩膜沉积等),并结合病史与其他辅助检查初步判断黄疸的类型,再根据分类来寻找病因。

(一)溶血性黄疸

溶血性黄疸的特点是以间接胆红素(IBil)升高为主,通常 IBil/TBil>80%,而总胆红素水平一般不超过正常的5倍

(85.5μmol/L)。其病因是:红细胞大量破坏,进入网状内皮系统的含铁血红素增多,使胆红素的产量增加,由于肝细胞对 IBil 摄取和转化(结合葡萄糖醛酸等后形成结合胆红素)的限速作用,导致血清中出现以 IBil 升高为主的高胆红素血症。导致溶血的原因有:红细胞自身缺陷,如遗传性球形红细胞增多症、6-磷酸葡萄糖脱氢酶缺乏及珠蛋白异常等;红细胞外因素,如人工瓣膜导致机械性溶血、自身免疫性溶血及异型输血等。在诊断过程中,首先需询问是否存在溶血相关的病史和症状,结合血红细胞数、血红蛋白、网织红细胞检查结果,来明确是否存在溶血,并可根据需要选择红细胞形态、血清铁含量、Coombs 试验、酸溶血试验(Ham 试验)、蔗糖溶血试验、血红蛋白电泳及骨髓常规等检查,进一步明确溶血原因。

(二)肝细胞性黄疸

肝细胞性黄疸是最常见的一种黄疸类型,是由各种因素(病毒、毒物、代谢、免疫及创伤等)引起肝细胞大量受损,导致肝脏转化胆红素的能力下降,进而使血清胆红素含量升高的一类疾病。临床上引起肝细胞性黄疸的常见疾病有病毒性肝炎、药物性肝炎、自身免疫性肝炎、急性酒精性肝炎、妊娠急性脂肪肝、肝豆状核变性及瘀血性肝病等。其黄疸的特点是合并肝细胞损伤的其他证据,如:ALT、AST 显著升高,PT 可延长,肝大或肝硬化,有显著的消化道和全身症状等。病毒性肝炎可通过检查 HAV、HBV、HCV、HDV、HEV 等病毒血清学标志物来协助诊断;药物性肝炎主要通过结合肝毒性药物服用史和排除其他可能因素后确立诊断;自身免疫性肝炎可通过查抗核抗体、抗线粒体抗体、抗平滑肌抗体等协助诊断;急性酒精性肝炎需要有明确的短期内大量饮酒史;妊娠合并急性脂肪肝除肝脏 B 超提示脂肪肝外,常合并肾功能异常;肝豆状核变性患者常有家族史,可合并椎体外系症状、铜蓝蛋白降低、虹膜 K-F 环;瘀血性肝病主要见于严重右心衰、缩窄性心包炎及布加氏综合征(肝后型)。遇到病因不明的肝细胞性黄疸,可考虑进行肝穿刺活检,通常可明确诊断。

(三)胆汁淤积性黄疸

胆汁淤积性黄疸的特点是以 DBil 升高为主,常伴有皮肤瘙痒、大便颜色变浅、ALP 和(或)GGT 升高等,患者的一般症状通常较同一胆红素水平的肝细胞性黄疸患者轻。此类黄疸诊断时需区分是淤积性黄疸还是梗阻性黄疸。淤积性黄疸通常指毛细胆管水平以上病变导致的高 DBil 血症,多由病毒性肝炎、药物性肝炎、原发性胆汁性肝硬化、妊娠合并胆汁淤积等疾病引起;梗阻性黄疸为胆管或胆管阻塞引起的黄疸,多由肝内外胆管结石、寄生虫、肿瘤及炎症等引起。大部分阻塞性黄疸可通过 B 超、CT、MRCP 及胆管造影等影像学检查发现肝内外胆管扩张,需要手术来解决梗阻问题,所以临床上常将此类黄疸称为外科性黄疸。

(四)先天性黄疸

先天性黄疸是一类由遗传因素导致肝细胞对胆红素摄取、结合和排泄障碍的疾病。其共同特点是有家族史,黄疸持续存在,肝酶基本正常,无明显临床症状或仅伴随轻微症状。Gilbert 综合征和 Crigle-Najjar 综合征表现为 IBil 升高;两者的发病机制均为葡萄糖醛酸转移酶缺乏或功能低下,使得将 IBil 转化为 DBil 的能力不足而致发病。其中,Gilbert 综合征为临床上最多见的先天性黄疸。Dubin-Johnson 综合征和 Rotor 综合征表现为 DBil 升高,两者均为常染色体隐性遗传。Dubin-Johnson 综合征为肝细胞对结合胆红素及其他有机阴离子(如磺溴酞钠、X 线造影剂)的排泄功能障碍,肝脏活检可发现肝细胞内大量棕黑色的脂褐素沉积。Rotor 综合征与 Dubin-Johnson 综合征表现类似,但相对少见,不同之处为前者肝细胞内无大量脂褐素沉积。对于难以明确病因的遗传性胆汁淤积性黄疸及高胆红素血症,可考虑行相关基因检测以明确诊断。

(徐凯进　朱春侠)

参考文献

[1] Hass PL. Differentiation and diagnosis of jaundice. AACN Clin Issues，1999，10(4)：433－441.

[2] Strassburg CP. Hyperbilirubinemia syndromes (Gilbert-Meulengracht，Crigler-Najjar，Dubin-Johnson，and Rotor syndrome). Best Pract Res Clin Gastroenterol，2010，24(5):555－557.

颅内感染的诊断思路

一、概　述

颅内感染(也称中枢神经系统感染)是指各种病原体侵犯脑实质、脑膜所引起的感染。主要侵犯脑膜的，称为脑膜炎；主要侵犯脑实质的，称为脑炎；脑膜和脑实质均有侵犯的，则称为脑膜脑炎。病原主要包括病毒、细菌(一般细菌)、结核杆菌、真菌、寄生虫等。

二、诊断思路

各种病原体引起的中枢感染患者均可有发热、头痛、呕吐、脑膜刺激征、不同程度意识障碍、抽搐及脑神经障碍等症状，临床表现多无特异性。病毒感染尤其乙脑病毒感染以脑炎多见；细菌感染和隐球菌感染则以脑膜炎更为常见；结核感染则往往有侵犯，形成脑膜脑炎。病毒性和细菌性脑膜脑炎往往起病较急，急性多见；而结核性和隐球菌性脑膜脑炎则起病较缓，表现为亚急性或慢性过程。隐球菌感染常发生于艾滋病和其他免疫功能低下人群，但也可发生于免疫功能正常者。

全面的病史采集对于诊断是至关重要的。应详细询问患者的意识状态改变、认知、行为或性格改变、癫痫发作、运动障碍、感觉异常等症状的起病和进展情况，并记录发病部位。详细记录患者近期的发热、头痛、皮疹或其他任何前驱疾病和症状，呼吸道或胃肠道症状可能为病因诊断提供线索。详细追问患者的暴露史,包括疾病接触史、免疫接种史、旅游史、蚊虫叮咬史、动物暴露史(包括野生动物、家畜、宠物等)、职业和户外活动史(如远足、野营、水上运动等)。危险因素包括年龄、免疫接种史和免疫状态,如免疫抑制治疗、免疫缺陷病毒(HIV)感染等。

体格检查应包括对意识水平的客观评估,查找癫痫发作尤其微小癫痫发作、脑膜刺激征、异常运动(如舞蹈病、帕金森综合征样表现)、肌无力、感觉缺失和颅神经受累(包括耳聋和嗅觉丧失),注意任何局灶性发现和提示其他诊断的特征性表现,监测体温等生命体征,评估有无颅内压升高或自主神经功能障碍。还应记录有无异常的心理精神状态,特别是精神异常(如幻觉和妄想),记录皮疹或其他皮肤病变,如咬痕、焦痂、口/上腭溃疡、淋巴结肿大和带状疱疹等。

对所有疑似或可能的颅内感染患者,均需进行必要的辅助检查以帮助诊断。在给予经验性抗生素之前,应抽取血培养。如没有禁忌证,应进行腰椎穿刺,观察脑脊液压力,并获取足够的脑脊液进一步检查,包括脑脊液细胞计数和分类、墨汁染色、生化、细菌真菌培养、抗酸染色、革兰染色等,必要时还可进行 PCR、抗原及抗体等检查。所有患者应留取血清进行 HIV、梅毒(成年人)、EB 病毒(儿童)血清学检查。有条件的,应收集患者的呼吸道分泌物和粪便进行病毒学检查,还应收集皮肤病变部位拭子进行病毒和细菌学检查。应尽可能完善中枢神经系统影像学检查,包括颅脑 MRI(序列包括 T_1 和 T_2)、液体衰减反转恢复(FLAIR)、扩散加权成像(DWI)、梯度回波成像、钆对比剂成像等。如难以进行颅脑 MRI,则可行颅脑增强 CT 扫描。胸部 CT 或 X 线检查,对于识别相关的肺部疾病(如肺结核和肺隐球菌感染)是非常重要的。脑电图(EEG)对于诊断脑炎高度敏感,但缺乏特异性。EEG 对于有慢性颅脑症状者和有精神病表现者特别重要,可识别脑病或诊断微小癫痫发作以及非惊厥性癫痫持续状态。局部 EEG 活动可提示特定的病因。

三、诊　断

(一)临床表现

1. 病毒性脑(膜)炎

(1)病毒种类很多,一般起病较急。

(2)流行性乙型脑炎大多分布在亚洲的温带及亚热带地区,与蚊虫的繁殖相关,以蚊虫为媒介传播,流行于夏秋季。人被带病毒的蚊虫叮咬后感染,症状相差悬殊,大多数呈隐性感染,只有少数人发病,主要表现为发热、抽搐、意识障碍等,重症者可能发生中枢性呼吸衰竭而死亡,存活者可能留有后遗症。乙脑急性期的三联症包括高热、抽搐及呼吸衰竭。

(3)某些病毒性脑炎(如疱疹病毒性脑炎、虫媒病毒性脑炎)的病死率很高,幸存者常有精神神经系统后遗症。

(4)其他散发性病毒性脑(膜)炎患者的临床表现相对较轻。

2. 细菌性脑(膜)炎

细菌性脑(膜)炎,也称化脓性脑(膜)炎,包括脑膜炎奈瑟菌所引起的流行性脑脊髓膜炎和其他细菌性脑(膜)炎。

(1)流行性脑脊髓膜炎:①以婴幼儿发病率最高。②常表现为突起发热、头痛、呕吐。③有皮肤瘀点、瘀斑及颈项强直等脑膜刺激征。④病情复杂多变,轻重不一,可分为普通型、暴发型和慢性败血症三个临床类型。

(2)其他细菌性脑(膜)炎:①因患者的年龄及病原菌的不同而表现不一,但一般起病急,有畏寒、发热、头痛、呕吐、惊厥、抽搐及神志改变等表现。②多有脑膜刺激征。③病情严重者可有血压下降、脉搏细弱等休克症状。④还应注意寻找原发感染灶,如败血症、心内膜炎、中耳炎和鼻旁窦炎。

3. 结核性脑(膜)炎

(1)起病急缓不一,以慢性及亚急性起病者居多。常以非特异症状起病,包括头痛、发热、畏寒、乏力、精神萎靡、恶心、呕吐、食欲减退、体重下降等。

(2)有脑膜刺激征及颅内压增高的表现。

(3)有的有脑神经障碍,以外展神经麻痹多见,表现为眼内斜视及复视;眼神经损害则表现为视力减退甚至失明;动眼神经麻痹则表现为眼睑下垂、眼球向外下斜视、复视。

(4)严重者有意识障碍、瘫痪或癫痫发作。

4.隐球菌性脑(膜)炎

(1)多见于成年人,起病常为慢性或亚急性过程,起病前可有上呼吸道感染史;少数患者可表现为急性起病,常为免疫缺陷或免疫抑制。约一半患者可有发热,且以低热和中等度热多见。

(2)颅内压增高往往比较明显,头痛、恶心、呕吐较剧烈,头痛常为最早或唯一的症状,初起为间歇性;然后为持续性并进行性加重;后期头痛剧烈,难以忍受,以前额、颞区明显。免疫缺陷或免疫力严重低下者早期头痛可不明显。

(3)病情进展可能累及脑神经(动眼神经、外展神经、视神经等),出现脑神经麻痹(表现为听觉异常或失聪、复视或视物模糊、眼球外展受限等)和视神经盘水肿,脑实质受累可出现运动、感觉障碍,脑功能障碍,癫痫发作和痴呆等临床表现。

(二)实验室检查

1.病毒性脑(膜)炎

(1)脑脊液压力常轻度升高,外观清亮;白细胞计数轻度增加,很少超过 $0.5\times10^9/L$,以淋巴细胞为主,但早期也可为中性粒细胞;其中,流行性乙型脑炎患者的脑脊液嗜中性粒细胞比例升高比较常见;单纯疱疹病毒脑炎由于脑组织可有出血坏死性病变,所以部分病例脑脊液中可出现较多的红细胞;蛋白质轻度增高,糖和氯化物常正常。

(2)血清学检查有助于判断病毒种类。国际最新统计显示,单纯疱疹病毒是最常见的病原体,其次是水痘-带状疱疹病毒和肠道病毒。特定时间检出脑脊液特异性抗体阳性与颅内感染的因果关系强于血清中检出特异性抗体。而病毒学检测则是诊断本病的金标准。但病原学诊断是病毒性脑（膜）炎的难点，在检测手段有限的情况下，需结合流行病学、临床特点、脑脊液检查和影像学检查综合做出初步判断。近几年，二代测序在病原学检测方面的应用也得到重视，可用于检测脑脊液和组织，对少见病原或常规方法不易检测到的病原检测优势明显。

（3）脑电图等检查也有助于诊断。特别是单纯疱疹病毒脑炎，损害常以颞叶最严重，早期即可出现脑电图异常，典型改变为弥漫性高波幅慢波背景上的局灶性周期性尖波，颞叶、额叶常呈周期性棘波和慢波。

（4）脑 CT 及 MRI 检查可显示颞叶、额叶低密度病灶，伴点状出血灶及脑水肿，可见脑室受压和移位。

2. 细菌性脑（膜）炎

（1）流行性脑脊髓膜炎实验室检查如下：①患者血白细胞总数明显增高，一般在 20×10^9/L 左右，中性粒细胞百分比为 80%～90%。②疾病初起或为暴发休克型时，脑脊液往往澄清，在细胞数、蛋白质和糖尚无变化时，压力往往已增高。至典型脑膜炎期，压力常明显增高，脑脊液外观呈浑浊米汤样甚至脓样，白细胞数常明显增高，绝大多数为中性粒细胞，蛋白质显著增高，糖显著降低甚至为 0。接受葡萄糖输液者和糖尿病患者需同时做血糖测定，血糖常高出脑脊液糖 1.5～2 倍以上。若经抗菌药物不规范治疗，脑脊液可不典型，与结核性脑膜炎或病毒性脑炎不易区别。③细菌学检查为诊断本病的金标准，包括皮肤瘀点、脑脊液涂片检查、血培养和脑脊液培养。皮肤瘀点和脑脊液涂片检查阳性率可高达 60%～70%，因此为诊断本病的不可缺少的检查步骤。④其他检查方法还包括免疫血清学检查和分子生物学技术等。

（2）其他细菌所致的细菌性脑（膜）炎实验室检查如下：①主要由肺炎球菌、流感嗜血杆菌、葡萄球菌、链球菌、大肠埃希菌、克雷伯菌属、铜绿假单胞菌及李斯特菌等感染引起。院外感染多由肺炎球菌和流感嗜血杆菌引起；院内感染多由革兰阴性杆菌及葡萄球菌所致。②脑脊液表现与流行性脑脊髓膜炎类似。脑脊液白细胞数显著增加，可达 1×10^9/L 以上，脑脊液细胞学改变可分为下述 3 期。(ⅰ)渗出期：急性期以嗜中性粒细胞反应为主。嗜中性粒细胞比例可达 90% 以上，此外尚可见少量淋巴细胞、浆细胞、嗜酸性粒细胞和单核细胞。(ⅱ)增殖期：抗生素起效后，脑脊液嗜中性粒细胞迅速减少，而以淋巴细胞与单核吞噬细胞为主。(ⅲ)恢复期：以淋巴细胞和单核细胞为主，两者比例日趋正常，嗜中性粒细胞消失。单核细胞增生李斯特菌感染常累及脑实质，呈嗜中性粒细胞和淋巴细胞并存的混合细胞反应。在布鲁菌感染导致的神经布鲁病中，脑脊液呈现混合型细胞反应或者淋巴细胞反应。③CT 或 MRI 早期可无异常发现；病变进展可显示基底节、侧裂池内密度增高，脑池内明显强化，脑膜脑炎者大脑皮质区可出现不规则低密度区，脑血管受累可形成脑梗死，晚期形成脑积水、脑软化和脑萎缩。

3. 结核性脑(膜)炎

(1)患者血白细胞计数在早期可中度增高，中性粒细胞增加，血沉增高，PPD 呈阳性反应。

(2)脑脊液压力增高，常在 220～380mmH_2O；晚期，脑脊液压力因炎性粘连、椎管梗阻而偏低。脑脊液早期无色透明，中晚期为微浊或毛玻璃样，少数可呈血性，静置 24 小时形成典型漏斗状薄膜。白细胞数为 $(0.1\sim0.5)\times10^9$/L，淋巴细胞为主，急性期或恶化期以中性粒细胞为主，并发脑膜、脑血管结核性脉管炎者存在一定数量的红细胞。少数急性粟粒型结核所致结核性脑膜炎者的脑脊液白细胞数可达 1×10^9/L 以上，以中性粒细胞为主。结脑脑脊液蛋白质为 0.5～5g/L，多在 1～3g/L，潘氏试验阳性；脑脊液糖/血糖比值低于 1/2，随病情好转逐渐恢复，经治疗而该比值仍较低者，提示预后不良；氯化物水平常低于 115mmol/L，随病情进展而呈进行性下降，较糖减低更为灵敏，也是结核性脑膜炎复发时的重要指征。

(3)脑脊液腺苷脱氨酶水平增高，常大于 10U/L。此外，结核性脑膜炎患者脑脊液中抗结核抗体水平也显著增高。

(4)结核菌涂片及培养为结核性脑膜炎诊断的金标准。抗酸染色阳性时，需注意排除奴卡菌及非结核分枝杆菌。在临床中，应用最普遍的是罗氏培养法。通常，分枝杆菌生长需 4～8 周，不利于早期确诊。部分快速核酸检测技术通过检测结核分枝杆菌特有 rpoB 基因中的利福平耐药相关片段核心区域，数小时内可回报结果，在评估检测效能后可考虑作为结核性脑膜炎的确诊试验。

(5)外周血 γ 干扰素释放试验主要用于结核感染的诊断。因国内普遍接种卡介苗，故 γ 干扰素释放试验诊断活动性结核的价值优于结核菌素皮肤试验，但在中枢神经系统结核病的诊断中存在一定的假阳性。脑脊液样本中的淋巴细胞数常高低不一，脑脊液 γ 干扰素释放试验诊断中枢神经系统结核病的灵敏性和特异性均受到影响，应慎重看待其在中枢神经系统结核病诊断中的辅助作用。其他抗原、抗体检测的灵敏度和特异度均不理想，尚不适合作为中枢神经系统结核病的诊断和排除依据。

(6)头颅 CT 和 MRI 可见明显渗出、脑水肿、结核瘤、脑梗死和脑积水表现等。中枢神经系统结核病的主要影像学特征有基底池脑膜强化、脑积水、脑梗死和结核瘤等，可单独或联合发生。颅底脑膜强化伴或不伴结核瘤是结核性脑膜炎最常见的征象，其诊断特异性高。约 20％的患者因闭塞性血管炎出现脑梗死，常累及基底节、内侧豆纹动脉和丘脑动脉的供血区域。MRI 增强检查对软脑膜病灶的显示优于 CT 检查。弥散加权成像(DWI)有助于发现新近的梗死，特别是基底节区的新近梗死提示结核脑膜炎。

(7)眼底检查可发现脉络膜结核结节、视神经盘水肿。

(8)如有机会取得脑和脊髓实质占位的新鲜标本进行活组织检查，可通过病原核酸检测获得结核病的确诊依据。

4. 隐球菌性脑(膜)炎

(1)患者血白细胞计数正常或轻度增高，在个别患者可呈明显增高，且以中性粒细胞计数增多为主。

(2)脑脊液压力明显增高，绝大多数高于 $200mmH_2O$，甚至超过 $400mmH_2O$。脑脊液外观清亮或微浑，白细胞数轻中度增高，多在 $(0.1\sim0.5)\times10^9/L$，以淋巴细胞为主，早期可以中性粒细胞为主。偶可见嗜酸性粒细胞比例升高。蛋白质多呈轻中度增高，但个别可高达 4g/L 以上。糖大多显著下降，甚至为 0。在免疫缺陷或严重低下者，脑脊液检查结果可正常或轻度异常。

(3)脑脊液墨汁染色涂片是诊断本病最简便、迅速的方法；培养则是确诊的金标准。

(4)免疫学检测隐球菌荚膜多糖抗原(包括乳胶凝集试验、胶体金免疫层析法)已作为临床重要的诊断方法之一，对涂片、培养均为阴性的患者更具有诊断价值，但可以出现假阳性，特别是血清标本，可与肿瘤、慢性脑膜炎、系统性红斑狼疮(systemic lupus erythematosus，SLE)及结节病等患者发生交叉反应。隐球菌荚膜多糖抗原阳性提示隐球菌感染，滴度的高低提示疾病的严重程度，但抗原检测是否转阴不能作为隐球菌病是否治愈的指标。

(5)隐球菌性脑膜炎患者头颅 CT 或 MRI 表现多种多样，缺乏一定的特征性，可见颅内弥散性脑水肿、脑实质片状影、脑积水、脑萎缩、脑室内隐球菌病及假性囊肿等。

(刘骏)

参考文献

[1] 中华医学会儿科学分会神经学组. 儿童中枢神经系统感染治疗疗程与腰椎穿刺检查系列建议之一——病毒性脑(膜)炎治疗疗程与腰椎穿刺检查建议. 中国实用儿科杂志，2020，35：1－4.

[2] 中华医学会结核病学分会结核性脑膜炎专业委员会. 2019 中国中枢神经系统结核病诊疗指南. 中华传染病杂志，2020，38：400－408.

［3］中华医学会感染病学分会.隐球菌性脑膜炎诊治专家共识.中华内科杂志,2018,57:317－323.

［4］中华医学会神经病学分会感染性疾病与脑脊液细胞学学组.脑脊液细胞学临床规范应用专家共识.中华神经科杂志,2020,53:875－881.

脾大的鉴别诊断

一、简　述

脾脏位于人体左上腹,左侧第 9～11 肋的深面,肋弓包绕,一般情况下很少触及;但在儿童、女性及其他瘦弱人群偶尔能触及脾脏边缘,质地柔软,无压痛。除上述情况外,若取仰卧位或侧卧位能摸到脾脏边缘,可考虑脾大。脾大是一种常见的影像学表现,可能与多种疾病相关。B 超检查示脾脏厚度超过4.0cm 或脾最长直径大于 13cm,或肝脏 CT 提示脾脏大于 5 个肋单元或长度大于 11cm,则考虑脾大。

二、常见原因

脾大可能是生理性的,也可能是病理性的。此处讲的脾大主要指病理性脾大。病理性脾大常见的原因可以是感染性脾大和非感染性脾大。

(一)感染性脾大

1. 急性感染性脾大

急性感染性脾大时,脾脏多为轻度反应性肿大,肿大程度一般较轻,脾区可有轻度叩击痛,脾脏质软,轻度压痛。在原发病灶被控制后,脾脏可逐渐恢复正常。其常见原因包括病毒性肝炎、伤寒、副伤寒、败血症、亚急性感染性心内膜炎、传染性单核细胞增多症、巨细胞病毒感染、恙虫病、钩体病、流行性出血热、登革热和回归热等。

2. 慢性感染性脾大

慢性感染性脾大有慢性基础疾病,长期低热,部分可有畏寒、高热、腹痛等明显症状。某些慢性感染可致肝硬化,继发门脉高压也可引起脾大,病情反复,脾脏可持续性增大,质地偏硬,部分可伴随脾脏功能亢进而出现相应症状。其常见病因包括结核、血吸虫病、真菌病、黑热病、疟疾、梅毒和布鲁菌病等。少数情况可见脾脏脓肿或肉芽肿形成。

(二)非感染性脾大

1.溶血性脾大

溶血性脾大一般为轻、中度肿大,有贫血、黄疸等临床表现,实验室检查可见网织红细胞增高、骨髓幼红系细胞明显增生活跃、血清非结合胆红素(间接胆红素)水平增高及尿胆原水平增高。应用^{51}Cr标记红细胞检测红细胞半衰期小于15天。

2.瘀血性脾大

早期脾脏质软,不易触及;后期脾脏质韧。瘀血性脾大的常见原因包括慢性心力衰竭、肝硬化、慢性缩窄性心包炎、门静脉或脾静脉血栓形成及斑替氏综合征等。

3.结缔组织病

结缔组织病的常见原因包括系统性红斑狼疮、播散性红斑狼疮、皮肌炎、嗜酸性肉芽肿、结节性多动脉炎、幼年类风湿性关节炎及结节病等。

4.代谢性疾病

代谢性疾病的常见原因包括脂肪肝、黄脂瘤综合征、戈雪氏病及勒雪氏病。

5.肿瘤性脾大

肿瘤性脾大的常见原因包括良性肿瘤和恶性肿瘤。其中,良性肿瘤包括囊肿、血管瘤、错构瘤及淋巴管瘤等;恶性肿瘤包括实质性肿瘤和血液系统疾病。实质性肿瘤包括原发性恶性肿瘤、转移性肿瘤。其中,原发性恶性肿瘤非常罕见。转移性肿瘤的原发灶可以是全身各个器官的,以血行播散为主的主要有肺癌、乳腺癌、卵巢癌、大肠癌、胃癌、前列腺癌、肾癌、宫颈癌和恶性黑色素瘤等,而以淋巴播散为主要途径的多见于腹腔脏器，常伴腹主动脉旁或脾周淋巴结肿大。

血液系统疾病包括恶性淋巴瘤、白血病和恶性组织细胞疾病。其中尤以恶性淋巴瘤多见，临床表现为发热、无痛性淋巴结肿大，脾脏多见轻、中度肿大，淋巴结活组织病理检查以及骨髓涂片可发现 R-S 细胞或淋巴瘤细胞。而白血病又有急性白血病和慢性白血病之分。急性白血病多为急性起病，表现为感染、贫血、出血等症状，脾脏多呈轻度增大；而慢性白血病起病缓慢，随着病情发展，可见巨脾。外周血检查可见未成熟早期白细胞，骨髓象可见大量原始细胞或幼稚白细胞。一般根据外周血象及骨髓穿刺检查结果可区分各型白血病。

三、脾大的临床分度

临床上，脾大常分为轻、中、重三度。脾下缘不超过肋下 2cm 为轻度脾大；超过 2cm 而在脐水平线以上为中度脾大；超过脐水平线或前正中线为重度脾大，又称为巨脾。轻度脾大常见于急慢性肝炎、伤寒、急性疟疾、感染性心内膜炎和败血症等；中度脾大常见于肝硬化、疟疾后遗症、慢性淋巴细胞性白血病、慢性溶血、黑热病、慢性疟疾和骨髓纤维化等；巨脾表面光滑的常见于慢性粒细胞性白血病，表面不光滑的可见于淋巴肉瘤、恶性组织细胞病、脾囊肿和脓肿等。

四、脾大的影像学检查

脾脏位于右上腹后外上，属于单核吞噬细胞系统脏器，是超声、CT、MRI 容易显示的器官。常规检查技术包括 X 线、超声、CT 和 MRI。

对脾大的检查以超声为首选。脾脏厚度超过 4cm 或长度超过 11cm 为脾大。在 CT 下，正常情况下，脾脏小于 5 个肋单元；若大于 5 个肋单元，考虑脾大。同时，CT 下脾脏长度大于 10cm，也考虑脾大。在钙化、气体、脂肪组织等方面，超声、CT 和 MRI 检查三者的敏感性相当；但在某些细节方面，CT 和 MRI 是超声检查的重要补充。

五、常见感染性脾大疾病的诊断方法

除依据临床表现外,常见感染性脾大疾病的诊断可做下列检查。

1. 疟疾

目前,国内本土疟疾基本清楚,但仍有输入性疟疾散发,多为非洲输入。如果反复发生疟疾感染,可以诱发高反应疟疾性脾大(hyper-reactive malarial splenomegaly, HMS),又称为热带脾大综合征(tropical splenomegaly syndrome, TSS)。该类患者独有疟疾抗原 IgM 持续阳性,而血涂片或者培养多为阴性。HMS 抗原水平高于正常上限的 2 倍,抗原水平高低与脾大呈正相关,脾多在肋下 10cm。该类患者多伴有巨球蛋白血症,尤其是免疫球蛋白明显增多。通过抗疟疾治疗,抗原水平降低,脾脏可逐渐缩小。如果长期抗疟疾治疗后,脾脏缩小不明显,要注意是否在 HMS 基础上继发脾性淋巴瘤、慢性淋巴细胞白血病或者其他引起脾大的疾病。因此,对于非洲等疟疾疫区人群出现脾大、免疫球蛋白 IgM 水平升高等的,要考虑 HMS 的可能,可以做疟疾核酸检查以进一步明确是否存在疟疾感染的依据。若临床考虑 HMS,可以考虑抗疟疾治疗。若是 HMS,抗疟疾治疗后患者脾脏能缩小。

2. 伤寒

伤寒的肥达试验反应在发热第 1 周末即呈阳性,结合稽留热、缓脉、中毒表现、玫瑰疹、白细胞减少及嗜酸性粒细胞减少等。但部分老年人、胆石症患者、女性患者若未经治疗或疗程不够,可转化为慢性伤寒沙门菌携带者,病原菌可持续存在数月到数年。传统治疗伤寒的药物有氨苄西林、SMZ、氯霉素等,耐药率可高达 50%以上,部分三代头孢菌素、阿奇霉素也可出现耐药,第四代喹诺酮类药物可作为治疗首选。

3. 布鲁菌病

在布鲁菌病发病前,患者与家禽或畜产品、布鲁菌培养

物有接触史，或生活在疫区。临床表现为发热，多汗，肌肉关节酸痛，肝、脾、淋巴结肿大，睾丸肿大等。本病玻片虎红平板凝集试验阳性。血液或体液分离到布鲁菌，血清学标准试管凝集试验(SIA)滴度 1∶100(＋＋)，即可确诊。

4. 传染性单核细胞增多症

传染性单核细胞增多症表现为发热，持续肝炎，广泛淋巴结病，肝、脾大，全血细胞减少，葡萄膜炎，间质性肺炎，组织或周围血测到 EB 病毒 DNA，HIV 检测阴性。

5. 脾结核

脾结核早期无症状；随脾大，左季肋部有深重感，疼痛伴贫血、血小板减少、皮肤黏膜出血、胃肠道出血，少数有类白血病样反应。重症脾结核高热呈疟疾样发作，部分表现为多血症，故有人称脾大、发绀和多血症是脾结核的三主症。血沉多加快，血三系减少，伴脾亢时骨髓增生，PPD 阳性；CT 平扫见稍低密度或等密度且高于水密度的病灶，增强后不强化。肝门、胰周及邻近大血管周围见多发淋巴结肿大，呈融合趋势。结核性淋巴结肿大的特征是淋巴结增强环状强化，内缘光滑，中央无强化，脾内散在性斑点样或小结节状钙化灶。

6. 噬血细胞综合征

噬血细胞综合征的表现有高热，肝、脾、淋巴结肿大，肺炎，皮疹。血常规提示白细胞计数减少、ALT 升高、甘油三酯正常及凝血功能异常。骨髓涂片成熟红细胞或较成熟组织细胞增多，有吞噬现象，吞噬白细胞、红细胞或血小板，粒系、红系和细胞三系比值大致正常。继发感染相关的噬血细胞综合征患者外周血细胞因子中 IL-6 水平明显升高，而与肿瘤等非感染相关的噬血细胞综合征患者 IL-6 水平多轻度升高，而 IL-10 和 INF-γ 水平明显升高。

（赵宏）

参考文献

[1] Rashidi A, Courville E. Massive splenomegaly. N

Engl J Med,2019,381:e11.

[2] Sjoberg BP, Menias CO, Lubner MG, et al. Splenomegaly: a combined clinical and radiologic approach to the differential diagnosis. Gastroenterol Clin North Am, 2018,47:643－666.

[3] Tack B, Phoba MF, Van Puyvelde S, et al. Salmonella typhi from blood cultures in the Democratic Republic of the Congo: a 10-year surveillance. Clin Infect Dis,2019,68:S130－S137.

腹水的鉴别诊断

一、定　义

正常状态下,人体腹腔内有少量液体(一般少于200mL),对肠道蠕动起润滑作用。任何病理状态下导致腹腔内液体量大于200mL,称为腹水(ascites)。

二、诊断步骤

(一)确定腹水的存在

1. 体格检查:当腹水量达500mL时,可用肘膝位叩诊法证实;腹水量在1000mL以上,呈移动性浊音阳性;腹水量在3000～4000mL及以上时,两侧肋腹膨出如蛙腹,检查可有液波震颤。"水坑征"属于搔弹音的一种,主要用于协助检查微量腹水(120mL以上)。

2. B超:是诊断腹水的敏感简便的方法。腹腔内有300mL左右液体一般便可用B超探查出。通过B超检查,可鉴定腹水是游离状还是分隔状,排除卵巢囊肿、腹部脓肿等,同时还可发现腹腔脏器其他病变,对腹水病因诊断有很大帮助。此外,B超还可指导腹腔穿刺定位。

3. 计算机X线体层扫描(CT):CT对腹水诊断的敏感性与B超类似,但特异性比B超高。

4. 淋巴管核素显像：作为乳糜性腹水的必要检测方法，创伤小，利用^{99}mTc 标记的人血白蛋白显示腹腔内淋巴液积聚情况，同时可以提示淋巴液动力学特点。

（二）诊断性穿刺（diagnostic paracentesis），了解腹水性质

根据腹水外观及常规化验（比重、蛋白质定性和定量、细胞计数和分类）结果，可分为漏出液、渗出液、血性及乳糜样腹水。其中，大部分的腹水为渗出液或漏出液，主要鉴别要点见表 3-2。

表 3-2 漏出液和渗出液鉴别

类别	漏出液	渗出液
原因	非炎症所致	炎症、肿瘤或物理、化学刺激
外观	淡黄，透明或微浊、浆液性	黄色、血色、脓性或乳糜性
比重	<1.018	>1.018
凝固性	不易凝固	易凝固
蛋白定量	<30g/L	>30g/L
糖定量	近似血糖量	多低于血糖量
李凡他试验（黏蛋白定性）	阴性	阳性
蛋白电泳	以白蛋白为主，球蛋白比例低于血浆	电泳图谱近似血浆
细胞总数	白细胞计数<0.3×10^9/L	白细胞计数>0.5×10^9/L
细胞分类	以淋巴、间皮细胞为主，中性粒细胞比例<25%	急性感染以中性粒细胞为主，中性粒细胞比例>50%；慢性感染以淋巴细胞为主

1. 漏出液（transudate）

漏出液常呈淡黄、清亮，比重低于 1.018，李凡他试验阴性，蛋白质定量在 30g/L 以下，白细胞计数常低于 0.3×

10^9/L。

漏出液为非炎性积液,其形成的主要原因如下。

(1)血浆胶体渗透压减低,常见于肝硬化、肾病综合征及重度营养不良等。

(2)毛细血管内压力增高,常见于慢性心力衰竭。

(3)淋巴管阻塞,常见于肿瘤压迫或丝虫病引起的淋巴回流受阻。

2.渗出液(exudate)

渗出液常混浊或呈脓黏性,比重高于1.018,李凡他试验阳性,蛋白质定量大于30g/L,白细胞计数常在0.5×10^9/L以上。渗出液为炎性积液,多由细菌感染引起,如化脓性及结核性腹膜炎等;也可由非感染性原因引起,如腹腔恶性肿瘤,此外也可见于腹部外伤、化学性刺激(胆汁、胰液、尿素)等。

3.血性腹水(hemorrhage ascites)

血性腹水呈暗红或淡红色,红细胞计数常在20×10^9/L以上,比重及蛋白质含量均较高。血性腹水最常见于肝细胞癌及卵巢癌有腹膜转移,其他癌侵犯腹膜也可引起血性腹水。结核性腹膜炎仅小部分有血性腹水。肝硬化可有一过性血性腹水,但很少持续,除非有肠系膜静脉曲张破裂。也有少数布加(Budd-Chiari)综合征病例有血性腹水。血性腹水也可在腹水的基础上合并腹部实质性脏器破裂而形成。

4.乳糜腹水(chylous ascites)

(1)真性乳糜腹水:呈乳白色,混浊,直立分层,比重为1.012~1.024,pH约为7.4,以淋巴细胞为主,总蛋白30~80g/L,脂肪9~48g/L,乳糜试验阳性。这是由肿瘤、炎症、结核等引起淋巴管阻塞、渗出增多而形成的。60%的儿童患者与先天性淋巴管异常有关;而在成年人中,最常见的原因是癌症,约占87%。乳糜腹水的另一类主要原因是淋巴管炎症,如结核、胰腺炎、门脉血栓形成和肠系膜淋巴结炎。

(2)假性乳糜腹水:可见于慢性腹腔化脓性感染、结核性腹膜炎及腹膜肿瘤等情况，由坏死降解肿瘤或炎性细胞碎片形成，呈混浊云雾状，放置后可分层，甘油三酯含量不高，而磷脂蛋白含量高，乳糜试验阴性。

5. 血腹(blood belly)

血腹根据腹腔穿刺获得不凝固的血液而诊断。腹部实质性脏器破裂可致血腹。常见原因有腹部外伤、肝细胞癌结节破裂、自发性脾破裂、宫外孕、黄体破裂、经产妇妊娠期自发性肝破裂等。

(三)除常规化验外的进一步检查

1. 腹水培养、革兰染色：如怀疑有感染发生，病原体种类的获取有助于后续的治疗。

2. 腹水细胞学：对恶性病因引起的腹水有重要意义。

3. 腹水结核分枝杆菌培养和 PCR：在高危患者或在临床上强烈怀疑有结核病时，有助于诊断。

4. 乳酸脱氢酶(LDH)：如腹水/血清 LDH 比值＞1 时，应怀疑为癌肿，但需排除血性腹水的影响。

5. 腹水淀粉酶同工酶：如以唾液型增加为主，则提示卵巢癌及肺癌；如以胰腺型增加为主，则提示胰腺癌。

6. 腺苷脱氨酶(ADA)：结核性腹膜炎患者的 ADA 活性显著增高，10 倍于其他腹水和癌性腹水，因为结核性腹膜炎腹水与癌性腹水有不少相似之处，所以进行 ADA 活性测定对两者的鉴别诊断有重要意义。

7. 铁蛋白与溶菌酶联合检测：在恶性腹水时，铁蛋白升高，而溶菌酶则降低，两者呈分离关系；在结核性腹水时，两者则呈平行关系。

8. ASLR(腹水/血清 LDH 比值)与 SAAG(血清腹水白蛋白梯度)联合检测：肝硬化腹水时，SAAG 升高；恶性腹水时，SAAG 降低。结合 ASLR 测定，可提高鉴别率。

9. 腹水染色体核型分析：是近些年发展较快的诊断恶性腹水的方法，对恶性腹水的诊断敏感性约为 80%。

(四)根据病史及体征选择适当的化验和检查进行鉴别诊断,以明确腹水病因

根据病因,腹水可分为肝源性、心源性、结核性、肿瘤性、肾源性及胰源性腹水等。常见疾病为肝硬化,其次为恶性肿瘤(如原发性肝癌、胰腺癌和胃癌等转移癌),第三位为结核性腹膜炎,遇到腹水患者应首先想到这三种疾病。排除这三种疾病后,后续可通过一些特殊检查,如抗自身抗体检测、妇科检查及心血管系统检查等,以明确诊断。嗜酸性腹水、胰源性腹水等已逐渐为人们所认识,有关报道有逐渐增多的趋势。下面就几种常见的腹水病因鉴别诊断作一阐述。

1. 肝硬化腹水

(1)肝硬化腹水是肝功能失代偿的重要表现。

(2)肝硬化腹水的性质一般为漏出性。

(3)肝硬化腹水并发自发性腹膜炎(SBP)是肝硬化的严重并发症,其腹水呈渗出性。

(4)由于肝癌常在肝硬化基础上发展而来,所以肝硬化腹水患者应做必要检查以排除肝癌性腹水。

2. 结核性腹水

(1)儿童、青少年患者常伴有腹膜外结核病灶。

(2)符合结核的临床症状。

(3)腹水为渗出液,细菌培养一般呈阴性,如发现结核杆菌,则诊断价值更高。

(4)PPD试验强阳性,血沉显著增快。

(5)X线胃肠钡餐检查发现肠粘连等征象。

(6)腹腔镜检查见到脏腹膜、壁腹膜散在白色小结节,相邻脏器互相粘连,活检为干酪样肉芽肿。

(7)抗结核治疗效果良好。需与腹膜癌所致腹水相鉴别。

3. 布加综合征引起的腹水

(1)一般为漏出性腹水。

(2)有肝大、脾大、腹水及其特征性胸腹壁皮肤浅表静脉曲张。

(3)胃肠钡餐和胃镜检查可示食管和胃底静脉曲张。

(4)超声和CT检查见肝静脉内血栓、下腔静脉狭窄、尾叶肥大,及奇静脉、半奇静脉的侧支循环;通过下腔静脉或选择性肝静脉造影以及MRI,可判断阻塞部位与范围。

需与肝小静脉闭塞综合征(veno-occlusion disease, VOD)引起的腹水相鉴别。VOD临床表现与布加综合征相似;但在肝静脉造影时,布加综合征有肝静脉梗阻现象,而VOD则无此现象。

4. 慢性充血性右心衰竭

(1)有心功能衰竭表现。

(2)腹水表现为漏出液。

(3)与肾性水肿、心包疾患、肝硬化腹水相鉴别。

5. 肾源性腹水

慢性肾炎肾病型及肾病综合征可有明显的腹水,为全身性水肿的局部表现。腹水为漏出液,常伴有大量蛋白尿、低蛋白血症及血清胆固醇水平增高等。

6. 营养不良性腹水

(1)各种原因的营养障碍均可由于低蛋白血症而引起全身性水肿,严重时出现腹水。

(2)腹水为漏出液。

(3)营养改善后,症状迅速消失。

7. 胰源性腹水

(1)胰源性腹水是指在慢性胰腺疾病时,由于胰管破裂、胰液漏入小网膜囊或游离于腹腔而导致的腹水。

(2)腹水通常澄清,呈淡黄色,偶呈乳糜状或血性,腹水中淀粉酶几乎全部升高,一般可达到数千单位。

(3)内镜下逆行胰胆管造影(ERCP)可显示胰液从胰管漏入腹腔,既是诊断的重要手段,也为手术提供正确定位。

8. 梅格斯(Meigs)综合征

(1)本病具有盆腔肿瘤(绝大多数为卵巢纤维瘤)、腹水与胸水三大特征。

(2)腹水常为渗出液。

(3)可误诊为结核性腹膜炎、腹膜癌等。确诊后,手术治疗效果良好。

(4)腹水、胸水患者做妇科检查、B超、CT等发现盆腔肿瘤,可考虑本病。

9. 嗜酸性腹水

(1)腹水表现为渗出性,腹水中有大量的嗜酸性粒细胞。

(2)血中嗜酸性粒细胞增多。

(3)本病为自限性疾病,用肾上腺皮质激素治疗,病情可很快缓解,但易复发。

(章益民)

参考文献

[1] European Association for the Study of the Liver. EASL clinical practice guidelines on the management of ascites, spontaneous bacterial peritonitis, and hepatorenal syndrome in cirrhosis. Journal of Hepatology, 2010, 53: 397－417.

[2] Pericleous M, Sarnowski A, Moore A, et al. The clinical management of abdominal ascites, spontaneous bacterial peritonitis and hepatorenal syndrome: a review of current guidelines and recommendations. Eur J Gastroenterol Hepatol, 2016, 28(3): e10－e18.

淋巴结肿大的鉴别

一、淋巴系统以及人体主要的淋巴结群分布

淋巴系统由淋巴液、淋巴管道以及淋巴器官组成。淋巴器官包括淋巴结、脾、胸腺、腭扁桃体、舌扁桃体和咽扁桃体等。淋巴结是淋巴通路上的“驿站”,可以滤过淋巴液、产生

淋巴细胞和参与免疫反应。人体主要的淋巴结群有头颈部、上肢、胸部、腹部、盆部、下肢的淋巴结群。

二、淋巴结肿大的原因

(一)炎性肿大

病原微生物感染可引起淋巴结充血、水肿,淋巴细胞和巨噬细胞增生,中性粒细胞、单核细胞及浆细胞浸润,甚至发生坏死和形成肉芽肿,促使淋巴结增大,并往往伴有疼痛。经有效的抗生素治疗后,炎性肿大可缩小。

(二)癌性肿大

淋巴组织原发性肿瘤或淋巴系统之外的转移性肿瘤均可以浸润淋巴结,并在淋巴结内大量增殖,使淋巴结肿大。肿瘤细胞还会破坏正常淋巴组织,引起淋巴结内纤维组织增生及炎性细胞浸润,从而导致淋巴结肿大。肿瘤细胞可先侵袭淋巴结,再穿破被膜侵袭周围组织,因此癌性淋巴结往往质地较硬,且位置相对固定。

(三)反应性肿大

物理、化学和生物等刺激因素作用,可引起淋巴结内淋巴细胞和单核-巨噬细胞反应性大量增生,表现为淋巴滤泡增大、滤泡旁淋巴细胞增生,从而导致淋巴结肿大。

(四)组织细胞增生性肿大

在结节病、脂质沉积病等组织代谢异常以及组织细胞增生症等疾病中,淋巴结内大量组织细胞增生,可有肉芽肿形成,出现淋巴结肿大。

三、淋巴结肿大的鉴别

(一)病　史

了解与淋巴结肿大有关的详细情况,如发生部位、发展范围、发展速度、自觉症状及伴随症状等。一个区域淋巴结肿大称为局限淋巴结肿大,多见于引流部位的炎症、淋巴结结核及恶性肿瘤转移等。两个或多个区域的淋巴结肿大,要考虑血液系统炎症、血液系统肿瘤以及风湿免疫性疾病。全身性淋巴结肿大初期可只表现为一个区域的淋巴结肿大,以后其他区域淋巴结才相继肿大。淋巴结肿大既可单独出现,也可伴随相应症状,应格外注意,因为伴随症状往往是疾病诊断的线索甚至是直接的依据。

(二)体　检

观察触诊部位的淋巴结有无红肿、破溃、瘢痕及色素沉着等情况,并注意肿大淋巴结周围组织和器官的伴随情况。淋巴结触诊时按一定顺序进行,触诊时应注意淋巴结的大小、质地、数目、活动度、压痛情况及粘连情况等。

(三)辅助检查

1. 血常规

外周血白细胞总数及分类对淋巴结肿大的原因判断有一定参考价值。如淋巴结肿大伴白细胞总数及中性粒细胞增多,常见于细菌感染;也有些细菌感染虽然有淋巴结肿大,但白细胞总数正常或者仅中性粒细胞计数升高;淋巴结肿大伴有外周血幼稚细胞多提示血液系统肿瘤。

2. 骨髓检查

骨髓常规涂片、培养、免疫组织化学、骨髓病理学检查、骨髓流式细胞学检查等常对淋巴结肿大的鉴别诊断有决定性意义。骨髓活检是诊断血液系统肿瘤的最重要依据。

3. 免疫学检查

血清免疫学检查对于淋巴结肿大的鉴别诊断具有重要的价值,特别对感染性疾病造成的淋巴结肿大具有重要的诊断价值。

4. 病理学检查

对淋巴结肿大较明显且病因不明者,无手术禁忌的,应该积极行淋巴结活检或穿刺,病理结果往往是诊断疾病的最重要的参考依据。

5. 淋巴管造影

深部淋巴结不易触及,可以借助淋巴管造影协助诊断。

淋巴管炎时，常显示淋巴结增多、增大、边缘光滑；恶性淋巴瘤时，则表现为增大的淋巴结内部结构被破坏，淋巴结显影呈泡沫状；淋巴结转移癌则显示淋巴结边缘不规则，呈虫蚀状，结内有充盈缺损或淋巴管阻塞。

6. 超声检查

超声检查作为一种无创伤检查，是鉴别淋巴结肿大疾病时应用最广泛的检查手段。炎性肿大的淋巴结的长径/短径(L/S)≥2，淋巴门居中，彩色多普勒血流显像(CDFI)血流走行规则，分布均匀，多呈水草形和规则树枝状，并与肿大程度成正比。淋巴瘤及转移癌多表现为 L/S<2，淋巴门多消失或偏心。癌性肿大淋巴结内血流分布不均匀，呈不规则树枝状和紊乱型。癌性肿大淋巴结相互重叠挤压成串珠状或融合成团块，淋巴结边界显示不清，多为包膜外浸润的可靠征象。

7. CT 检查

CT 扫描能很好地显示肿大淋巴结的形态、部位及分布，是胸腔和腹腔淋巴结肿大的首选检查方法。

8. MRI 检查

磁共振扩散加权成像(diffusion weighted imaging, DWI)在临床上可用来鉴别淋巴肿大。恶性肿瘤细胞密度增高，细胞外容积减小，限制了恶性肿瘤组织内水分子的扩散运动，导致在 MRI 上表观扩散系数(apparent diffusion coefficient, ADC)值降低。

9. PET 检查

PET-CT 以淋巴结糖代谢水平为依据。癌性淋巴结肿大时，^{18}F-脱氧葡萄糖(FDG)摄取量明显增高；而良性病变时，FDG 摄取多正常或仅轻度升高。因此，在影像学上可以区别良、恶性病变。

(解奕瑞)

参考文献

[1] 李兰娟，任红. 传染病学. 9 版. 北京：人民卫生出版

淋巴结肿大的鉴别

社,2018.

[2] Maini R, Nagalli S. Lymphadenopathy. In: StatPearls [Internet]. Treasure Island (FL): StatPearls Publishing, 2020.

病毒性肝炎的诊治要点

一、简　述

病毒性肝炎是由多种肝炎病毒引起的以肝脏炎症及坏死病变为主的感染性疾病。根据其病原学的差异,病毒性肝炎至少可分为甲型、乙型、丙型、丁型及戊型,其临床表现基本相似。除肝炎病毒外,很多其他已知非嗜肝病毒(如巨细胞病毒、单纯疱疹病毒、EB 病毒及柯萨奇病毒等)也可引起肝脏炎症,但其所致肝损害为继发性,故不包括在本病范围内。关于庚型肝炎病毒及输血传染的病毒(TTV)的致病性问题尚有争议,它们与病毒性肝炎的关系尚在研究中,此外,可能还存在尚未被发现的新型肝炎病毒。

二、诊断要点

(一)临床诊断

1. 急性肝炎

(1)急性无黄疸型肝炎:根据流行病学史、临床症状、体征、肝功能指标及病原学检测等实验室检查结果综合判断,并排除其他疾病。①流行病学史:如与确诊病毒性肝炎患者(特别是急性期)密切接触史;半年内曾接受输血、血液制品及用未经严格消毒的器具注射药物、免疫接种和针刺治疗等注射史。②症状:近期内出现的、持续几天且无其他原因可解释的症状,如乏力、食欲减退、恶心等。③体征:肝大并有压痛、肝区叩痛,部分患者可有轻度脾大。④化验:主要指血清丙氨酸氨基转移酶(ALT)水平升高。⑤病原学检测阳性。

(2)急性黄疸型肝炎:符合急性肝炎诊断条件,血清胆红素>17.1μmol/L 或尿胆红素阳性,并排除其他原因引起的黄疸。

2. 慢性肝炎

急性肝炎病程超过半年，或原有乙型、丙型、丁型肝炎或 HBsAg 携带史，本次又因同一病原再次出现肝炎症状、体征及肝功能异常，可诊断为慢性肝炎。发病日期不明或虽无肝炎病史，但根据症状、体征、实验室检查、影像学检查及肝组织病理学检查等进行综合分析，也可做出相应诊断。

慢性肝炎可分为轻度、中度和重度：轻度者临床症状轻微或缺如，肝功能指标仅 1 或 2 项轻度异常；重度者有明显或持续的肝炎症状，伴有肝病面容、肝掌、蜘蛛痣、脾大且无门脉高压症，实验室检查指标明显异常；中度者症状、体征及实验室检查结果介于轻度与重度之间。此外，凡以下 4 项中有 1 项达到者即可诊为重度：白蛋白≤32g/L，胆红素水平为正常值上限的 5 倍以上，凝血酶原活动度为 60%～40%，胆碱酯酶<4500U/L。慢性肝炎的实验室检查异常程度参考指标见表 3-3。

表 3-3　慢性肝炎的实验室检查异常程度参考指标

	轻度	中度	重度
ALT 和(或)(AST)	≤正常值的 3 倍	>正常值的 3 倍	>正常值的 3 倍
T. BIL(μmo/L)	≤正常值的 2 倍	正常值的 2～5 倍	>正常值的 5 倍
A(g/L)	≥35	32～35	≤32
A/G	≥1.4	1.0～1.4	<1.0
γ-球蛋白(%)	≤21	21～26	≥26
PTA(%)*	>70	70～60	40～60
胆碱酯酶	>5400	4500～5400	≤4500

注：T. BIL：血清胆红素；A：白蛋白；G：球蛋白。

*凝血酶原活动度(PTA)=[对照 PT－(对照 PT×0.6)]/[患者 PT－(对照 PT×0.6)]×100%或(正常值对照 PT－8.7)/(患者实测 PT－8.7)×100%或 303/(患者 PT－8.7)×100%

3. 肝衰竭(亦称重症肝炎)

见“肝功能衰竭的诊治要点”中的“诊断要点”。

4. 瘀胆型肝炎

瘀胆型肝炎起病类似于急性黄疸型肝炎,但自觉症状常较轻,有皮肤瘙痒,大便灰白,常有明显肝大,血清胆红素明显增高,以结合胆红素为主,凝血酶原活动度>60%或应用维生素K 1周可升至60%以上,血清胆汁酸、γ-谷氨酰转肽酶、碱性磷酸酶及胆固醇水平可明显升高,黄疸持续3周以上,并排除其他原因引起的肝内外梗阻性黄疸。在慢性肝炎基础上发生上述临床表现者,可诊断为慢性瘀胆型肝炎。

5. 肝炎肝硬化

(1)肝炎肝纤维化:主要根据肝组织病理学检查结果进行诊断,B超检查结果可供参考。

(2)肝炎肝硬化:肝组织病理学表现为弥漫性肝纤维化及结节形成,两者必须同时具备才能诊断。其可分为以下两种情况。①代偿性肝硬化:指早期肝硬化,一般属于Child-Pugh A级,可有轻度乏力、食欲减少或腹胀症状,但无明显肝衰竭表现,可有门脉高压症(如轻度食管静脉曲张),但无腹水、肝性脑病或上消化道出血。②失代偿性肝硬化:指中晚期肝硬化,一般属于Child-Pugh B或C级,有明显肝功能异常及失代偿征象(如人血白蛋白<35g/L,A/G<1.0,胆红素>35μmol/L,凝血酶原活动度<60%),患者可出现腹水、肝性脑病及门脉高压症引起的食管、胃底静脉明显曲张或破裂出血。

根据肝脏炎症活动情况,肝硬化还可分为以下两型。①活动性肝硬化:在肝硬化基础上,慢性肝炎的临床表现依然存在,特别是ALT水平升高,黄疸、白蛋白水平下降,肝质地变硬,脾进行性增大等。②静止性肝硬化:有肝质地硬、脾大等肝硬化表现,但ALT水平正常,无明显黄疸。

(二)病原学诊断(血清学检查)

1. 甲型肝炎

急性肝炎患者血清抗 HAV IgM 阳性,可诊断为甲型肝炎。

2. 乙型肝炎

有以下任何一项阳性,可诊断为现症乙型肝炎病毒(HBV)感染:①血清 HBsAg 阳性;②血清 HBV DNA 阳性;③血清抗 HBc IgM 阳性;④肝内 HBcAg 和(或)HBsAg 阳性,或 HBV DNA 阳性。

(1)急性乙型肝炎:①HBsAg 滴度由高到低,HBsAg 消失后抗 HBs 转阳;②急性期抗 HBc IgM 滴度高,抗 HBc IgG 阴性或低滴度。

(2)慢性乙型肝炎:现症 HBV 感染,临床症状符合慢性肝炎。

(3)慢性 HBsAg 携带者:无任何临床症状和体征,肝功能正常,HBsAg 持续阳性 6 个月以上。

3. 丙型肝炎

丙型肝炎在临床上符合急性或慢性肝炎表现,血清或肝内 HCV RNA 阳性,或抗 HCV 阳性,除外其他型肝炎。

4. 丁型肝炎

(1)急性 HDV、HBV 同时感染:除有急性 HBV 感染表现外,血清抗 HDV IgM 阳性,抗 HDV IgG 低滴度阳性;或血清和(或)肝内 HDV Ag 及 HDV RNA 阳性。

(2)HDV、HBV 重叠感染:慢性乙肝患者或慢性 HBsAg 携带者,血清 HDV RNA 和(或)HDV Ag 阳性,或抗 HDV IgM 和抗 HDV IgG 阳性,肝内 HDV RNA 和(或)肝内 HDV Ag 阳性。

(3)慢性丁型肝炎:临床上符合慢性肝炎表现,血清抗 HDV IgG 持续高滴度,HDV RNA 持续阳性;肝内 HDV RNA 和(或)HDV Ag 阳性。

5. 戊型肝炎

急性肝炎患者血清抗 HEV 阳性且滴度较高(1∶40 以上),或抗 HEV IgG 有动态变化(由阴转阳或滴度升高 4 倍以上),或血清和(或)粪便 HEV RNA 阳性。目前,抗 HEV IgM 的检测试剂尚未标准化,且急性戊型肝炎患者抗 HEV IgM 消失太快,故抗 HEV IgM 检测可作为急性戊型肝炎诊断的参考。

(三)确立诊断

凡临床诊断为急性、慢性、重型、瘀胆型肝炎或肝炎肝硬化的病例,经病原学确定为某一型肝炎时即可确诊。两种或两种以上肝炎病毒同时感染,称为同时感染;在已有一种肝炎病毒感染的基础上,又感染另一种肝炎病毒,称为重叠感染。

确诊的肝炎病例以临床分型与病原学分型相结合的方法进行命名,肝组织病理学检查结果附后。例如:

1. 病毒性肝炎,甲型,急性黄疸型。
2. 病毒性肝炎,乙型,慢性(重度),G4S3。
3. 病毒性肝炎,丙型,慢性重型,肝性脑病型,中期。
4. 病毒性肝炎,乙型和丁型重叠感染,慢性(中度)。
5. 病毒性肝炎,戊型,急性瘀胆型。
6. 肝炎肝硬化,乙型,失代偿期(活动性)。

对甲、乙、丙、丁、戊五型肝炎病毒标志均为阴性者,可诊断为病原未定,例如:急性肝炎,病原未定;慢性肝炎,病原未定。

(易萍)

参考文献

[1] 中华医学会传染病与寄生虫病学分会、肝病学分会. 病毒性肝炎防治方案. 中华传染病杂志,2001,19(1):56-62.

[2] 李兰娟. 感染病学. 北京:人民卫生出版社,2015.

肝功能衰竭的诊治要点

一、简　述

(一)定　义

肝衰竭是由多种因素引起的严重肝脏损害,导致合成、解毒、代谢和生物转化功能严重障碍或失代偿,出现以黄疸、凝血功能障碍、肝肾综合征、肝性脑病、腹水等为主要表现的一组临床症候群。

(二)病　因

在我国,肝衰竭的主要病因是肝炎病毒（主要是乙型肝炎病毒),其次是药物及肝毒性物质（如乙醇、化学制剂等)。儿童肝衰竭还可见于遗传代谢性疾病。肝衰竭的常见病因见表 3-4。

表 3-4　肝衰竭的常见病因

病因	常见分类
肝炎病毒	甲型、乙型、丙型、丁型、戊型肝炎病毒(HAV、HBV、HCV、HDV、HEV)
其他病毒	巨细胞病毒(CMV)、EB 病毒(EBV)、肠道病毒、疱疹病毒、黄热病毒等
药物	对乙酰氨基酚、抗结核药物、抗肿瘤药物、部分中草药、抗风湿病药物、抗代谢药物等
肝毒性物质	酒精、毒蕈、有毒的化学物质等
细菌及寄生虫等	严重或持续感染(如脓毒症、血吸虫病等)
肝脏其他疾病	肝脏肿瘤、肝脏手术、妊娠急性脂肪肝、自身免疫性肝病、肝移植术后等
胆道疾病	先天性胆道闭锁、胆汁淤积性肝病等
代谢异常	肝豆状核变性、遗传性糖代谢障碍等
循环衰竭	缺血、缺氧、休克、充血性心力衰竭等
其他	创伤、热射病等
原因不明	—

注:“—”表示无相关数据

(三)分　类

基于病史、起病特点及病情进展速度，肝衰竭可分为四类，即急性肝衰竭(acute liver failure，ALF)、亚急性肝衰竭(subacute liver failure，SALF)、慢加急性(亚急性)肝衰竭[acute(subacute)-on-chronic liver failure，ACLF 或 SACLF]和慢性肝衰竭(chronic liver failure，CLF)，具体分类见表3-5。

表 3-5　肝衰竭的分类与定义

分类	定义
急性肝衰竭	急性起病，无基础肝病史，2 周内出现以Ⅱ度以上肝性脑病为特征的肝衰竭
亚急性肝衰竭	起病较急，无基础肝病史，2～26 周出现肝功能衰竭的临床表现
慢加急性(亚急性)肝衰竭	在慢性肝病基础上，短期内出现急性肝功能失代偿和肝功能衰竭的临床表现
慢性肝衰竭	在肝硬化基础上，缓慢出现肝功能进行性减退导致的以反复腹水和(或)肝性脑病等为主要表现的慢性肝功能失代偿

二、诊断要点

(一)临床诊断

肝衰竭的临床诊断需要根据病史、临床表现和辅助检查等综合分析而确定。

1. 急性肝衰竭

急性起病，2 周内出现Ⅱ度及以上肝性脑病(按Ⅳ度分类法划分)并有以下表现。

(1)极度乏力，并有明显厌食、腹胀、恶心及呕吐等严重消化道症状。

(2)短期内黄疸进行性加深，血清总胆红素(T. BIL)大于正常值上限的 10 倍(ULN)或每日上升≥17.1μmol/L。

(3)出血倾向明显，凝血酶原活动度(PTA)≤40%，或国际标准化比值(INR)≥1.5，且排除其他原因。

(4)肝脏进行性缩小。

2. 亚急性肝衰竭

起病较急,2~26周出现以下表现。

(1)极度乏力,有明显的消化道症状。

(2)黄疸迅速加深,血清T.BIL大于正常值上限的10倍或每日上升值≥17.1μmol/L。

(3)伴或不伴肝性脑病。

(4)有出血表现,PTA≤40%(或INR≥1.5)并排除其他原因者。

3. 慢加急性(亚急性)肝衰竭

慢加急性(亚急性)肝衰竭是在慢性肝病基础上,由各种诱因引起的以急性黄疸加深、凝血功能障碍为肝衰竭表现的综合征,可合并肝性脑病、腹水、电解质紊乱、感染、肝肾综合征、肝肺综合征等并发症,以及肝外器官功能衰竭。患者黄疸迅速加深,血清T.BIL≥10×ULN或每日上升≥17.1μmol/L;有出血表现,PTA≤40%(或INR≥1.5)。根据不同慢性肝病基础,慢加急性(亚急性)肝衰竭分为3型。A型:在慢性非肝硬化肝病基础上发生的慢加急性肝衰竭;B型:在代偿期肝硬化基础上发生的慢加急性肝衰竭,通常在4周内发生;C型:在失代偿期肝硬化基础上发生的慢加急性肝衰竭。

4. 慢性肝衰竭

在肝硬化基础上,缓慢出现肝功能进行性减退和失代偿。诊断要点如下。

(1)血清T.BIL升高,常<10×ULN。

(2)白蛋白(Alb)明显降低。

(3)血小板明显下降,PTA≤40%(或INR≥1.5),并排除其他原因者。

(4)有顽固性腹水或门静脉高压等表现。

(5)肝性脑病。

(二)临床分期

根据临床表现的严重程度,亚急性肝衰竭和慢加急性

(亚急性)肝衰竭可分为早期、中期和晚期三期。在未达到标准时的前期要提高警惕,须密切关注病情发展。

1. 前期

(1)极度乏力,并有明显厌食、呕吐和腹胀等严重消化道症状。

(2)丙氨酸转氨酶(ALT)和(或)天冬氨酸转氨酶(AST)大幅升高,黄疸进行性加深(85.5μmol/L≤T.BIL<171μmol/L或每日上升≥17.1μmol/L)。

(3)有出血倾向,40%<PTA≤50%(INR<1.5)。

2. 早期

(1)极度乏力,并有明显厌食、呕吐和腹胀等严重消化道症状。

(2)ALT和(或)AST继续大幅升高,黄疸进行性加深(T.BIL≥171μmol/L或每日上升≥17.1μmol/L)。

(3)有出血倾向,30%<PTA≤40%(或1.5≤INR<1.9)。

(4)无并发症及其他肝外器官衰竭。

3. 中期

(1)在肝衰竭早期表现的基础上,病情进一步发展。

(2)ALT和(或)AST快速下降,T.BIL持续上升。

(3)出血表现明显(有出血点或瘀斑),20%<PTA≤30%(或1.9≤INR<2.6)。

(4)伴有1项并发症和(或)1个肝外器官功能衰竭。

4. 晚期

(1)在肝衰竭中期表现的基础上,病情进一步加重。

(2)有严重出血倾向(注射部位瘀斑等),PTA≤20%(或INR≥2.6)。

(3)出现2个以上并发症和(或)2个以上肝外器官功能衰竭。

肝衰竭是连续演变的过程,各临床分期的时间长短不一,且临床分期实际上是连贯发展的,根据诱因和个体体质不同而不同，与疾病发生机制密切相关，如及时有效治疗，疾病可进入相对稳定的平台期，或者缓解，症状逐渐好转，生命体征逐渐稳定，各项生化指标得以改善。

三、治疗要点

目前，肝衰竭的内科治疗尚缺乏特效药物和手段。原则上强调早期诊断、早期治疗，采取相应的病因治疗和综合治疗措施，并积极防治并发症。肝衰竭诊断明确后，应动态评估病情，加强监护和治疗。

(一)内科综合治疗

1. 一般支持治疗

(1)卧床休息，减少体力消耗，减轻肝脏负担。

(2)加强病情监护，评估神经状态，监测生命体征，包括心率、呼吸、血压、血氧饱和度等；监测实验室器官功能指标及影像学变化，包括肝肾功能、凝血功能、血气分析、电解质、血氨、腹部超声检查、肺部 CT、心电图等；积极完善病因相关检查，包括常见肝炎病毒、自身抗体等检测。

(3)推荐肠内营养，包括高碳水化合物、低脂、适量蛋白饮食。有关肝性脑详见“肝性脑病”部分。进食不足者，每日静脉补给热量、液体、维生素及微量元素，推荐夜间加餐补充能量。

(4)积极纠正低蛋白血症和凝血功能紊乱，补充白蛋白或新鲜血浆，并酌情补充凝血因子。

(5)进行血气监测，注意纠正水电解质及酸碱平衡紊乱，特别要注意纠正低钠、低氯、低镁、低钾血症。

(6)注意消毒隔离，加强口腔护理、肺部及肠道管理，预防医院内感染的发生。

2. 针对不同病因的治疗

(1)病毒感染：①对 HBV DNA 阳性的肝衰竭患者，不论其检测出的 HBV DNA 载量高低，建议立即使用核苷(酸)类药物抗病毒治疗。抗病毒药物应选择快速强效的核苷(酸)类药物，如恩替卡韦、替诺福韦。②对 HCV RNA 阳性的肝衰竭患者,可根据肝衰竭发展情况选择抗病毒时机及药物治疗。若 MELD 评分<18～20 分,可在移植术前尽快开始抗病毒治疗,部分患者经治疗后可从移植列表中退出;若 MELD 评分≥18～20 分,可先行移植术,术后再行抗病毒治疗。如果等待移植时间超过 6 个月,则可在移植术前行抗病毒治疗。对所有移植术后 HCV 再感染的患者,应在移植术后早期开始治疗,理想的情况是患者情况稳定后(通常在移植术后前 3 个月)尽早开始。抗病毒治疗首选无干扰素的直接抗病毒药物(direct-acting antiviral agent,DAA)治疗方案,并根据 HCV 基因型、患者耐受情况等进行个体化治疗。失代偿期肝硬化是蛋白酶抑制剂的禁忌证。③其他病毒感染:对于甲型、戊型病毒性肝炎引起的急性肝衰竭,目前尚未证明病毒特异性治疗有效;对确诊或疑似疱疹病毒或水痘-带状疱疹病毒感染导致急性肝衰竭的患者,应使用阿昔洛韦(5～10mg/kg,1 次/8 小时,静脉滴注)治疗,且对危重者可考虑肝移植。

(2)药物性肝损伤:对药物性肝衰竭患者,首先应停用所有可疑的药物。追溯过去 6 个月服用的处方药、某些中草药、非处方药、膳食补充剂的详细信息(包括服用数量和最后一次服用的时间)。确诊或疑似对乙酰氨基酚(APAP)过量引起急性肝衰竭的患者,如摄入 APAP 的时间在 4 小时内,则在给予 NAC 之前应先口服活性肽。摄入大量 APAP 的患者,血清药物浓度或转氨酶升高提示即将或已经发生了肝损伤,应立即给予 NAC。对怀疑 APAP 中毒的急性肝衰竭患者,也可应用 NAC,必要时进行人工肝治疗。对确诊或疑似毒蕈中毒的急性肝衰竭患者,可考虑应用青霉素 G 和水飞蓟素。

(3)急性妊娠期脂肪肝/HELLP 综合征导致的肝衰竭:建议立即终止妊娠,如果终止妊娠后,病情仍继续进展,需考虑人工肝和肝移植治疗。

(4)自身免疫性肝炎:建议应用肾上腺皮质激素治疗,泼尼松起始量为 1.0～1.5mg/(kg·h)。但与一般病情的自身免疫性肝炎患者相比，急性肝衰竭患者更容易治疗失败，治疗过程应密切监测患者有无感染等并发症。如果患者病情继续恶化，则需要考虑肝移植。

(5)肝豆状核变性：采用血浆置换、白蛋白透析、血液滤过，以及各种血液净化方法组合的人工肝支持治疗，可以在较短时间内改善病情。

3. 对症治疗

(1)护肝治疗：①降酶护肝：复方甘草酸苷(含甘草酸苷 40mg)80～200mg/d，静脉滴注；甘草酸二铵 50～150mg/d，静脉滴注；异甘草酸镁 100～200mg/d，静脉滴注；门冬氨酸钾镁 10～20mL/d，静脉滴注。②保护肝细胞膜：多烯磷脂酰胆碱 10～20mL/d，加入葡萄糖溶液中静脉滴注。③加强肝脏代谢功能：硫普罗宁 0.2g/d，静脉滴注。④退黄：腺苷蛋氨酸 1～2g/d，静脉滴注；苦黄 30～50mL/d，静脉滴注；前列地尔 20μg/d，静脉滴注；熊去氧胆酸，15mg/kg 体重，分 3 次口服。

(2)微生态调节治疗：可应用肠道微生态调节剂(地衣芽孢杆菌活菌胶囊 2 粒 tid、酪酸梭菌活菌片 2 片 tid、双歧杆菌三联活菌胶囊 2 粒 tid)、乳果糖(起始剂量 30～50mL，tid，维持剂量应调至每日最多 2～3 次软便，大便 pH 值 5.0～5.5)等，以减少肠道细菌易位或内毒素血症发生。

(3)免疫调节剂的应用：①对于糖皮质激素在肝衰竭治疗中的应用，尚存在不同意见。非病毒感染性肝衰竭，如自身免疫性肝炎及急性酒精中毒(重症酒精性肝炎)等，可考虑肾上腺皮质激素治疗，如甲强龙 1.0～1.5mg/(kg·d)，治疗中需密切监测，及时评估疗效与并发症。其他原因所致的肝衰竭前期或早期，若病情发展迅速且无严重感染、出血等并发症者，可酌情短期使用。②胸腺肽 α_1 单独或联合乌司他丁治疗肝病合并感染患者可能有助于降低 28 天病死率。胸腺肽 α_1 用于慢性肝衰竭、肝硬化合并自发性腹膜炎、肝硬化患者,有助于降低病死率和继发感染发生率。对肝衰竭合并感染患者建议早期应用。

4. 防治并发症

(1)脑水肿:①对颅内压增高者,给予渗透性脱水剂,如甘露醇 0.5～1.0g/kg q8h 或 q6h;或者襻利尿剂,如呋塞米 20～40mg q8h 或 q6h,可与渗透性脱水剂交替使用。②应用人血白蛋白,特别是肝硬化、白蛋白水平偏低的患者,提高胶体渗透压,可能有助于降低颅内压,减轻脑水肿症状。③人工肝支持治疗。④肾上腺皮质激素不推荐用于控制颅内高压。⑤对于存在难以控制的颅内高压的急性肝衰竭患者,可考虑应用轻度低温疗法和吲哚美辛,后者只能用于大脑高血流灌注的情况。

(2)肝性脑病:①去除诱因,如严重感染、出血及电解质紊乱等。②调整蛋白质摄入及营养支持。一般情况下,蛋白质摄入量维持在 1.2～1.5g/(kg · d),Ⅲ度以上肝性脑病者蛋白质摄入量为 0.5～1.2g/(kg · d);营养支持能量摄入在危重期推荐 25～35kcal/(kg · d),病情稳定后推荐 35～40kcal/(kg · d)。一旦病情得到改善,可给予标准饮食。告知患者在白天少食多餐,夜间也加餐复合碳水化合物,仅严重蛋白质不耐受患者需要补充支链氨基酸(BCAA)。③应用乳果糖或拉克替醇,口服或高位灌肠,酸化肠道,促进氨的排出,减少肠源性毒素的吸收。④酌情选择精氨酸(15～20g/d,静脉滴注)、门冬氨酸鸟氨酸(10～40g/d,静脉滴注,浓度不超过 2%)及乙酰谷酰胺(0.1～0.6g/d,静脉滴注)等降氨药物。⑤酌情使用支链氨基酸(250～500mL,静脉滴注)以纠正氨基酸失衡。⑥对颅内压增高者,给予高渗性脱水剂(如 20%甘露醇或甘油果糖)或利尿剂。⑦对Ⅲ度以上肝性脑病患者,建议气管插管。⑧对抽搐患者,可酌情使用半衰期短的苯妥英或苯二氮䓬类镇静药物。⑨人工肝支持治疗。

(3)顽固性腹水:①应用托伐普坦;②特利加压素 1～2mg/次,1 次/12h;③腹腔穿刺放腹水或人工肝腹水浓缩回输术；④输注白蛋白。

(4)急性肾功能损伤(AKI)：预防 AKI 的发生，纠正低血容量，积极控制感染，避免肾毒性药物，需用静脉造影剂的检查者需权衡利弊后选择。

AKI 早期治疗：①减少或停用利尿治疗，停用可能造成肾损伤的药物，血管扩张剂或非甾体抗炎药。②扩充血容量，可使用晶体、白蛋白或血浆。③当怀疑细菌感染时，应早期控制感染。

AKI 后期治疗：停用利尿剂或按照 1g/(kg・d)剂量连续 2 天静脉使用白蛋白扩充血容量，无效者需考虑是否有肝肾综合征，可使用血管收缩剂(特利加压素或去甲肾上腺素)。

肝肾综合征：①可用特利加压素[1mg/(4～6)h]联合白蛋白(20～40g/d)，治疗 3 天后，若血肌酐下降小于 25%，则特利加压素可逐步增加至 2mg/4h。若有效，疗程为 7～14 天；若无效，则停用特利加压素。②对 1 型或 2 型肝肾综合征，去甲肾上腺素(0.5～3.0mg/h)联合白蛋白(10～20g/L)有与特利加压素类似的效果。③对急性肝衰竭患者慎用特利加压素，以免因脑血流量增加而加重脑水肿。④人工肝支持治疗。

(5)感染：常规进行血液和体液的病原学检查。除肝移植前围手术期患者外，不推荐常规预防性使用抗感染药物。一旦发现感染，首先予以经验性用药，并根据病原学检测及药敏试验结果及时调整用药。应用广谱抗感染药物，联合应用多个抗感染药物，以及在应用糖皮质激素类药物等治疗时，应注意防治继发真菌感染。

(6)出血：①常规推荐预防性使用 H_2 受体阻滞剂或质子泵抑制剂。②对门脉高压性出血患者，为降低门脉压，首选生长抑素类似物(负荷剂量 250μg，即刻予以 250μg/h 静脉维持)，或予以奥曲肽(以 25～50μg/h 静脉维持，最多应用 5 天)。可用三腔管压迫止血或行内镜下套扎、硬化剂注射或组织黏合剂治疗止血；也可行介入治疗，如经颈静脉肝内门体支架分流术(TIPS)。③对弥散性血管内凝血患者,可给予新鲜血浆、凝血酶原复合物和纤维蛋白原等补充凝血因子;对血小板显著减少者,可输注血小板,酌情给予小剂量低分子肝素或普通肝素;对有纤溶亢进证据者,可应用氨甲环酸或氨甲苯酸等抗纤溶药物。④在明确维生素 K_1 缺乏后,可短期使用维生素 K_1(5～10mg)。

(7)酸碱失衡、电解质紊乱:①根据不同诱因选择药物。如对频繁呕吐所致的代谢性碱中毒合并低钾血症患者,除补钾治疗外,需同时补充精氨酸纠正酸碱失衡。对利尿药物过量使用引起的,需根据不同利尿机制调整药物。如在螺内酯使用过程中血钾升高,则药物需减量或停用。呼吸抑制引起的呼吸性酸中毒通过调整吸氧流量等措施来纠正。②水钠潴留、容量过多时,应将钠盐摄入量控制在 5～6g/d,24 小时总入量不超过尿量加 500～700mL;但存在严重低钠血症时,应增加钠盐补充,停止补充水和低钠溶液,促进水的排泄,给予袢利尿剂治疗。钠需要量(mmol)=(目标血清 Na^+ 浓度－实际血清 Na^+ 浓度)×体重×0.6(女 0.5),即每升高血清 Na^+ 浓度 1mmol/L,需钠 0.6(女性 0.5)mmol/kg 体重,约合氯化钠 0.03g/kg 体重。目标第一步为 6 小时内使血 Na^+ 浓度升高近 10mmol/L 或升高至近 120～125mmol/L;第二步在随后的 24～48 小时或更长时间,使血清 Na^+ 浓度逐渐恢复正常。③对于无症状的轻度低钾血症患者,可给予富含钾的食物,如菠菜、花菜、豆类、西红柿等蔬菜,香蕉、橘子、杧果等水果,花生及动物瘦肉等。当血钾低于 3.0mmol/L 或有肝性脑病、肌麻痹、心脏病、糖尿病酮症酸中毒等危险因素时,应补钾使血钾维持在4.0mmol/L 或更高。补钾种类包括:氯化钾,含钾 13.4mmol/g;枸橼酸钾,含钾 9mmol/g;谷氨酸钾,含钾4.5mmol/g;门冬氨酸钾镁注射液,含钾 3.0mmol/10mL 和镁 1.5～1.9mmol/10mL。口服补钾 75mmol 可在 60～90 分钟内使血钾升高 40～60mmol/L。一般补钾浓度为氯化钾 1.5～3.0g/L;严重低钾血症尤其补液量受限制时,氯化钾浓度可提高到 3.0～4.5g/L。在呼吸肌麻痹或严重心律失常等危重情况下，补钾速度应加快，可在心电图等的密切监护下予以 5～10mmol 氯化钾于 15～20 分钟内快速滴注，使血清 K^+ 浓度上升至 3.0mmol/L，随后减慢补钾速度并密切随访。④当低钾血症补钾效果不佳时，需考虑低镁血症的可能，因 Na^+-K^+-ATP 酶活性有赖于 Mg^{2+}。⑤血液净化疗法。可根据情况选择连续性肾脏替代疗法(continuous renal replacement therapy, CRRT)及血液透析滤过(hemodiafiltration, HDF)等。

(8)肝肺综合征：PaO_2＜80mmHg(1mmHg＝0.133kPa)时给予氧疗，通过鼻导管或面罩给予低流量氧(2～4L/min)；对于氧气量需求增加的患者，可以予以加压面罩给氧或者气管插管。

(二)非生物人工肝支持治疗

根据不同病情，确定人工肝治疗肝衰竭的方案，选择个体化治疗方案，注意规范化操作。组合式人工肝常用模式包括血浆透析滤过(plasma diafiltration, PDF)、血浆置换联合血液滤过(plasma exchange with hemofiltration, PERT)、配对血浆置换吸附滤过(coupled plasma exchange filtration adsorption, CPEFA)、双重血浆分子吸附系统(double plasma molecules adsorption system, DPMAS)，其他还有分子吸附再循环系统(molecular absorbent recycling system, MARS)、连续白蛋白净化治疗(continuous albumin purification system, CAPS)、成分血浆分离吸附(fractional plasma separation and absorption, FPSA)等。

(三)肝移植

肝移植是治疗晚期肝衰竭的最有效手段。各种原因所致的中晚期肝衰竭，经内科和(或)人工肝积极治疗效果欠佳者，以及各种类型的终末期肝硬化，均为肝移植的适应证。

(陈佳佳)

参考文献

[1] 中华医学会感染病学分会肝衰竭与人工肝学组,中华医学会肝病学分会重型肝病与人工肝学组. 肝衰竭诊疗指南. 中华肝脏病杂志,2006,14(9):643-646.

[2] European Association for the Study of the Liver. EASL clinical practical guidelines on the management of acute (fulminant) liver failure. J Hepatol,2017,66(5):1047-1081.

[3] European Association for the Study of the Liver. EASL recommendations on treatment of hepatitis C 2018. J Hepatol,2018,69(2):461-511.

肝硬化上消化道出血的诊治要点

上消化道出血是指屈氏韧带以上的消化道,包括食管、胃、十二指肠或胰胆等病变引起的出血,胃空肠吻合术后的空肠病变出血亦属这一范围。大量出血是指在数小时内失血量超出 1000mL 或出血量达循环血容量的 20%,其临床表现主要有呕血和(或)黑便,往往伴有血容量减少引起的急性周围循环衰竭。这是常见的急症,病死率高达 8%~13.7%。上消化道大量出血的病因很多,常见的有消化性溃疡、急性胃黏膜损害、食管胃底静脉曲张和胃癌。食管胃底静脉曲张是肝硬化患者最常见的出血原因。

一、临床表现

1. 呕血和黑便

呕血和黑便是上消化道出血的特征性表现。出血部位在幽门以上者常有呕血和黑便,在幽门以下者可仅表现黑便。但是出血量少而速度慢的幽门以上病变可仅见黑便,而出血量大、速度快的幽门以下的病变可因血液反流入胃,引起呕血。呕血和黑便的颜色、性质还与出血量和速度有关。如呕血呈现红色或血块,提示出血量大且速度快,血液在胃内停留时间短,未经胃酸充分混合即呕出;如呕血呈棕褐色咖啡渣样，则表明血液在胃内停留时间长，经胃酸作用形成正铁血红素所致。柏油样黑便，黏稠而发亮，是由血红蛋白中铁与肠内硫化物作用形成硫化铁所致的；当出血量大且速度快时，血液在肠内推进快，粪便可呈暗红色甚至鲜红色，需要与下消化道出血鉴别；反之，空肠、回肠的出血如出血量不大，在肠内停留时间较长，也可表现为黑便，需与上消化道出血鉴别。

2. 出血量

出血量在 500mL 以内可无症状，出血量中等可引起贫血或进行性贫血，表现为头晕、软弱无力，突然起立可产生晕厥、口渴、肢体冷感及血压偏低等。大量出血达 1000mL 以上或达全身血量的 30%～50%，即可发生休克，表现为烦躁不安或神志不清、面色苍白、四肢湿冷、口唇发绀、呼吸困难、血压下降、脉压缩小及脉搏快而弱（脉率大于 120 次/分）等，甚至危及生命。

3. 发热

中度或大量出血病例，于 24 小时内发热，体温多在 38.5℃以下，持续数日至一周不等。继发肺部感染、自发性腹膜炎是肝硬化消化道出血的常见并发症，往往也会表现为发热。

4. 腹胀、尿少

肝硬化合并消化道出血导致蛋白大量丢失，胶体渗透压下降，导致腹水短期内大量增加引起腹胀，腹腔感染往往会导致腹水的进一步加剧。感染、有效循环血量不足会诱发肝肾综合征，导致少尿、无尿等表现。

5. 肝性脑病

消化道出血导致肠道内毒素及含氮物质增多，常常会诱发肝性脑病，轻者表现为定向力障碍、睡眠规律倒错，严重者出现嗜睡、昏迷。

6. 体征

可有肝掌、蜘蛛痣、脾大、移动性浊音阳性等体征，合并其他疾病可有其他体征。

7. 氮质血症

由于肠内积血导致肠内含氮物质增加，会导致氮质血症，但尿素氮较少超过 14.3mmol/L，3～4 天后降至正常，故肌酐水平往往正常。

二、诊　断

上消化道出血诊断的关键在于明确出血部位、病因，判断出血量。

1. 出血部位的判断

见呕血和黑便的临床表现。

2. 出血量的判断

出血量的估计：粪便隐血试验阳性者提示每日出血量在 5～10mL。出现黑便，则每日出血量一般在 50～100mL。胃内储积血量在 250～300mL 可引起呕血。一次出血量不超过 400mL 不会引起全身症状。上消化道大量出血(1000mL)，特别是出血较快者可有头昏、乏力、心悸、心动过速和血压偏低等表现。随着出血量增多，症状更为明显，可引起出血性休克。

3. 出血是否停止的判断

(1)患者呕血、便血停止，排便次数减少，大便由鲜红色变为暗红色或柏油样便，或几日无排便。

(2)血压、脉搏稳定在正常范围。

(3)如红细胞计数及血红蛋白、红细胞压积不断下降或网织红细胞持续升高或尿素氮持续升高都提示出血继续。

三、治　疗

1. 一般治疗

大出血患者宜取平卧位并将下肢抬高、头侧位，以免大量呕血时呕吐物反流引起窒息，必要时吸氧、禁食。少量出血可适当进流食。应加强护理，记录血压、脉搏、出血量及每小时尿量，保持静脉通路，必要时进行中心静脉压测定和心电图监护。

2. 补充血容量

当血红蛋白水平低于70g/L，收缩压低于90mmHg时，应立即输入适量红细胞或全血。如血源困难，可给予生理盐水、林格液、右旋糖酐或其他血浆代用品（如万汶等）。

3. 药物治疗

（1）制酸剂：首选质子泵抑制剂，如奥美拉唑40mg静注，2次/日，其他制酸剂有潘妥拉唑、兰索拉唑。

（2）生长抑素：食管、胃底静脉曲张破裂出血时，生长抑素（somatostatin）是首选药物，可以显著减少内脏血流，降低门静脉压力，降低侧支循环的血流和压力，减少肝脏血流量。目前有生长抑素十四肽、生长抑素八肽。如用生长抑素，首剂静注250μg，继之每小时250μg持续静滴[可参照用生理盐水48mL＋生长抑素十四肽3mg微泵静滴（每毫升62.5μg），每小时4mL（250μg）]，一般用3～5天，该药半衰期短，若间断超过3分钟，应追加250μg。另如奥曲肽（octreotide）首剂100μg，静注，继之以25～50μg/h静滴[可参考生理盐水48mL＋奥曲肽0.3μg/微泵静滴（每毫升为6.25μg），每小时4mL（25μg）]，建议用3～5天。

（3）特利加压素：为赖氨酸加压素的前体物质，自身无活性，在体内缓慢转化为赖氨酸加压素后获得加压素的生理活性。注射入血后，其分子中的甘氨酰基被酶催化水解而持续产生低水平的加压素。可以降低门脉压力。

（4）并发症的预防：对感染和肝性脑病的预防如下。①感染的预防：由于呕吐导致误吸以及三腔二囊管的使用，所以肺部感染是肝硬化合并上消化道出血最常见的并发症。另外，消化道出血会导致肠道环境的紊乱及肠道屏障功能的破坏，容易导致自发性腹膜炎。因此，出血量大的患者需常规使用抗生素预防感染，可使用第3代头孢菌素类、青霉素复合制剂或左氧氟沙星进行预防，对出血量小的患者可不予以抗生素预防。②肝性脑病的预防：消化道出血是肝性脑病的常见诱发原因，可给予门冬氨酸鸟氨酸等药物预防。

4. 三腔气囊管压迫止血

三腔气囊管压迫止血适用于食管、胃底静脉曲张破裂出血。即时止血效果明显,但必须严格遵守技术操作规程以保证止血效果,并防止窒息、吸入性肺炎等并发症的发生。

5. 纤维内镜直视下止血

纤维内镜直视下止血包括应用硬化剂、套扎、黏合剂。

6. 经颈静脉肝内门体分流术

经颈静脉肝内门体分流术(transjugular intrahepatic portosystemic shunt,TIPS)用于经内科药物治疗和内镜治疗失败的急性EV出血,覆膜支架TIPS可以作为食管静脉曲张出血的挽救治疗措施。

7. 经皮肝胃冠状静脉栓塞术

经皮肝胃冠状静脉栓塞术(percutaneous transhepatic varies embolization PTVE)用于胃底静脉曲张破裂出血经垂体后叶素或三腔气囊管压迫止血失败的患者。

8. 手术治疗

经上述处理后,大多数上消化道大出血可停止,如内科治疗效果不佳,可请外科医生会诊,确定能否行手术治疗。

(严冬)

参考文献

[1] 谢灿茂. 内科急症治疗学. 5版. 上海:上海科技出版社,2009.

[2] 杨冬. 消化系统疾病治疗学. 1版. 北京:人民卫生出版社,2005.

肝硬化自发性腹膜炎的诊治要点

一、腹膜炎概述

腹膜炎(peritonitis)是由病原体、化学性物质(如胃液、肠液、胆汁、胰液等)或损伤腹膜引起的炎症,其中以细菌感染引起的最常见。传统上,把腹膜炎分为原发性腹膜炎、继发性腹膜炎和腹腔脓肿。Wittmann 根据 Rosfein 和 Meakins 提出的“第三类腹膜炎”的概念,把腹膜炎分为原发性腹膜炎、继发性腹膜炎、第三类腹膜炎和腹腔脓肿。

原发性腹膜炎,又称自发性腹膜炎(spontaneous bacterial peritonitis,SBP),是指无腹腔脏器穿孔、炎症(如脓肿、急性胰腺炎、胆囊炎)等感染而发生的急性弥漫性细菌性感染,是失代偿期肝硬化患者常见的并发症。住院肝硬化患者的 SBP 发病率为 10%～30%。自发性腹膜炎发生、发展与门脉高压时肠道菌群紊乱、肠黏膜屏障功能减弱、肠道细菌移位以及机体免疫功能低下等多种因素有关。

二、临床表现

肝硬化并发自发性腹膜炎患者大多临床症状不典型,且变化多样,多数患者仅表现为发热或腹痛,仅有小部分患者同时出现发热、腹痛、腹部压痛与反跳痛等症状。自发性腹膜炎也可以无临床症状,特别是门诊患者。肝硬化患者若出现下列情况,应考虑自发性腹膜炎的可能:①不明原因发热和腹痛;②短期内腹水明显增加;③不明诱因的肝性脑病、肝肾综合征及电解质紊乱;④外周血白细胞总数升高或不升高但中性粒细胞增高,腹水白细胞计数$>0.5\times10^9$/L 或中性粒细胞计数$>0.25\times10^9$/L;⑤中毒性休克,体检有腹膜刺激症状或者肠麻痹,腹水检查提示渗出性病变。

三、诊　断

(一)诊断性腹腔穿刺术

自发性腹膜炎的诊断基于诊断性腹腔穿刺术。所有肝硬化腹水患者均有发生自发性腹膜炎的风险,住院患者为10%。近半数自发性腹膜炎发作是在入院时,其余的是在住院期间发生。故对所有肝硬化腹水患者,在入院时均宜行诊断性腹腔穿刺术以排除SBP。

(二)腹水细胞学分析

腹腔感染产生炎症反应可导致腹水中性粒细胞数量增加。尽管采用了敏感的方法,但多达60%的临床表现提示自发性腹膜炎和腹水中性粒细胞计数增加的患者,腹水培养仍可为阴性。诊断自发性腹膜炎敏感性最高的界限值是中性粒细胞绝对计数达到$250/mm^3$($0.25\times10^9/L$),而特异性最高的界限值是中性粒细胞绝对计数达到$500/mm^3$($0.5\times10^9/L$)。对细菌性腹水(中性粒细胞计数$<250/mm^3$但细菌培养阳性)且伴有系统性感染征象的患者,应采用抗生素治疗。

(三)腹水培养

当腹水培养阳性时,最常见的病原菌包括革兰阴性菌(GNB),通常为大肠杆菌和革兰阳性球菌(主要为链球菌和肠球菌)。

因为腹水培养常常为假阴性,甚至标本在血培养瓶中培养亦如此,所以腹水培养并不是自发性腹膜炎诊断所必需的,但其在指导抗生素治疗中却很重要。在开始抗生素治疗之前,对所有疑诊自发性腹膜炎的患者均应行腹水培养。如培养阳性,对治疗有指导作用。

四、鉴别诊断

由于腹腔内器官可能穿孔或炎症,所以少数肝硬化患者可发生腹膜炎,而这种腹膜炎被称为继发性细菌性腹膜炎。其与自发性腹膜炎的鉴别十分重要。对有局部腹部症状或体征，腹水培养发现多种细菌，腹水中性粒细胞计数非常高和(或)腹水蛋白浓度高的患者，或者对治疗不能充分应答的患者，应疑诊继发性细菌性腹膜炎。对这些患者应行恰当的放射学检查，如 CT 扫描。如为腹腔内脏器穿孔，腹膜增厚，大网膜向患处转移，渗出液被大网膜或者纤维包裹形成腹腔脓肿。如为产气菌感染，可见不相融合的多发性气泡。如小肠肠壁增厚，肠系膜充血模糊或者伴腹腔脓肿，提示小肠坏死穿孔。右下腹脓肿提示阑尾脓肿。也建议应用其他检查，如腹水葡萄糖或乳酸脱氢酶测定，有利于继发性细菌性腹膜炎的诊断。

五、治　疗

(一)经验性抗生素治疗

一旦诊断自发性腹膜炎，就应开始经验性静脉应用抗生素治疗。不强调等待腹水培养结果。一般不应将有潜在肾毒性的抗生素(如氨基糖苷类)作为经验性治疗药物。根据环境因素(院内与社区获得性感染)以及当地细菌耐药谱和感染严重程度，可指导抗生素的经验性选择。在细菌耐药率较低的国家，第 3 代头孢菌素为社区获得性自发性腹膜炎的一线治疗用药，首选头孢噻肟，这是由于头孢噻肟可覆盖大多数致病菌，并且在治疗期间腹水中药物浓度高。有资料显示，4g/d 与 8g/d 的疗效相似。在细菌耐药率较高的国家，则应考虑使用哌拉西林/他唑巴坦或碳青霉烯类药物。医院获得性自发性腹膜炎更易对抗生素产生耐药性，在多重耐药率较低的地区应使用哌拉西林/他唑巴坦；而在产超广谱 β-内酰胺酶(ESBL)的肠杆菌的高发地区，则应使用碳青霉烯类药物抗感染治疗。在革兰阳性耐多药细菌高发区，建议联合应用碳青霉烯类与糖肽/达托霉素/利奈唑胺进行治疗。在肝硬化患者中，对广泛耐药菌所致严重感染可能需要使用万古霉素或氨基糖苷类等高度肾毒性的抗生素，此时应根据当地的阈值监测患者的血浆药物浓度。建议根据阳性培养物的细菌敏感性进行药物降级治疗，以最大限度地减少细菌耐药。应在开始治疗48小时后进行第二次腹腔穿刺检查以评估抗生素的疗效,若临床体征和症状恶化和(或)48小时内腹水白细胞计数增加或无显著减少(至少25%),则应怀疑一线抗生素治疗失败,应该调整抗生素。抗生素疗程应至少5~7天。

大约90%的患者经抗生素治疗可消除自发性腹膜炎。通过确定腹水中性粒细胞计数下降[$<250/mm^3$(0.25×10^9/L)],如果培养为阴性,则只需要中性粒细胞计数下降,即可证实腹膜炎消除;如培养为阳性,则仍需复查细菌培养,直到阴性,以证实自发性腹膜炎消除。抗生素治疗失败的原因通常是细菌耐药或发生继发性细菌性腹膜炎。一旦继发性细菌性腹膜炎被排除,就应根据体外分离的细菌药敏试验调整抗生素,或改用备选的经验性广谱抗生素。

(二)无感染性休克的自发性腹膜炎患者白蛋白输注

有资料显示,大约30%经单独抗生素治疗的自发性腹膜炎患者可发生1型肝肾综合征,其生存率低。使用白蛋白(诊断时,1.5g/kg;第3天,1g/kg)治疗可降低1型肝肾综合征的发病率(从30%降到10%),并提高生存率。推荐对所有发生自发性腹膜炎的患者均应使用广谱抗生素和静脉白蛋白治疗。

六、预　防

1. 对有消化道出血和严重肝脏疾病的患者,预防性抗生素首选头孢曲松;而对肝脏疾病较轻的患者,可选择口服利福昔明、诺氟沙星或可供替代的口服喹诺酮类药物,以预防自发性腹膜炎的发生。

2. 在严重肝脏疾病并腹水蛋白<15g/L,且既往无自发性腹膜炎病史的患者,诺氟沙星(400mg/d)可降低发生自发性腹膜炎的风险和改善生存率。因此,对这些患者应考虑间断性使用诺氟沙星预防性治疗。

3. 自发性腹膜炎发作后康复的患者再发自发性腹膜炎的风险高,对这些患者预防性使用抗生素治疗可降低自发性腹膜炎复发风险，首选治疗是诺氟沙星(400mg/d，口服)，可供替代的抗生素有环丙沙星(750mg/周，口服)。对于已使用利福昔明预防再发性肝性脑病的患者，无相关推荐意见对自发性腹膜炎进行一级或二级预防。有自发性腹膜炎病史的患者，长期生存率较差，应考虑肝移植。有人认为质子泵抑制剂可能增加自发性腹膜炎的发生风险，故其使用应有明确的适应证。

长期抗生素预防可导致革兰阴性菌对喹诺酮类药物耐药。此外，接受长期抗生素预防自发性腹膜炎的患者出现革兰阳性菌感染的可能性增加。故强调有必要限制预防性抗生素治疗；预防性抗生素治疗仅用于有自发性腹膜炎最高风险的患者。

(连江山)

参考文献

[1] European Association for the Study of the Liver. Corrigendum to "EASL Clinical Practice Guidelines for the management of patients with decompensated cirrhosis". J Hepatol,2018,69(5):1207.

[2] 杨蕊旭，范建高. 欧洲失代偿期肝硬化并发症管理指南简介. 实用肝脏病杂志，2018，21(4):496－501.

肝性脑病的诊治要点

一、简　述

肝性脑病(hepatic encephalopathy，HE)是由急性/慢性肝细胞功能衰竭或广泛门-体静脉分流所并发的大脑功能障碍，表现为神经和精神系异常症状和体征，涵盖多种临床综合征，包括肝性昏迷、肝性昏迷先兆、轻微肝性脑病和慢性间歇性门-体分流性脑病等。急性肝炎时，由于肝细胞大量坏死或变性而导致肝性脑病发生；慢性肝炎时，不论重度慢性肝炎、肝硬化还是慢性重型肝炎，均由于有功能的肝细胞总数明显减少及肝血流改变——门-体静脉分流而发生肝性脑病。

(一)血氨及其他毒性物质的蓄积

大量肝细胞坏死时，肝脏解毒功能降低；肝硬化时，门静脉短路，均可引起血氨及其他有毒物质[如短链脂肪酸、硫醇、某些有毒氨基酸(色氨酸、甲硫氨酸及苯丙氨酸等)]的蓄积，使中枢神经系统中毒，从而导致肝性脑病。但部分肝硬化肝性脑病患者的血氨是正常的。对于血氨升高的肝硬化肝性脑病患者，血氨水平随着肝性脑病分级的严重程度升级而升高，但是由于肝性脑病分级之间存在大量重叠，所以没有绝对数值来区分严重程度。

(二)氨基酸比例失调

正常时，血浆支链氨基酸/芳香氨基酸(支/芳)比值为3.0～3.5；肝性脑病时，该比值为0.6～1.2。在急性重型肝炎时，表现为芳香氨基酸水平显著升高，而支链氨基酸水平正常或轻度减少。在肝硬化时，则表现为芳香氨基酸升高和支链氨基酸减少。两者都由于肝衰竭导致不能充分转化芳香氨基酸(苯丙氨酸、酪氨酸等)，而支链氨基酸(亮氨酸、异亮氨酸等)因不在肝内转化而不受影响。但支/芳比值有时与肝性脑病并无显著相关性。

(三)假性神经递质假说

某些胺类物质(如羟苯丁醇胺)由于肝衰竭而不能被清除，可通过血-脑脊液屏障，取代正常的神经递质，从而导致脑病。

(四)γ-氨基丁酸(GABA)

γ-氨基丁酸(GABA)是一种上行性抑制性神经介质。正常情况下，GABA由脑突触前神经元的谷氨酸经谷氨酸脱氢酶作用产生，贮存在末梢囊泡中，血液中也含有由肠道细菌产生的少量GABA，在肝细胞内分解。因此，血中GABA浓度一般很低，而在严重肝病尤其急、慢性肝衰竭时，由于肠道菌群失调，肠道细菌产生的 GABA 水平明显增加，而同时肝脏灭活 GABA 的能力极大下降，所以血中 GABA 浓度大大升高。

（五）炎症反应

有研究发现，部分重症肝性脑病患者的病情严重程度与血氨水平并无明显相关性，而与感染和全身性炎症反应综合征（SIRS）有关，患者促炎细胞因子如白细胞介素 1β（IL-1β）、IL-5、肿瘤坏死因子-α（TNF-α）水平明显升高。高氨血症可与炎症反应协同作用，诱导肝性脑病发生和发展。氨能诱导中性粒细胞功能障碍，释放活性氧，产生氧化应激和炎症反应。在高氨血症大鼠模型中，氨可诱导海马区星形胶质细胞和小胶质细胞活化，释放一氧化氮合酶（NOS）、ILAB、TNF-α等脑源性炎症因子，引发神经炎症，进而通过改变相应受体表达引起谷氨酸能、GABA 能神经递质异常，导致认知功能损害。炎症反应还可破坏血脑屏障，使其通透性增加，氨等毒性物质和炎症因子进入脑内，进一步加重毒性作用。Balzano 等进一步提出了高氨血症通过诱导外周炎症引发神经炎症和认知功能损害的假说。

（六）肠道菌群

肠道菌群参与肝性脑病的发病机制主要有菌群比例失调而产氨增多和介导炎症反应两个方面。肝硬化肝性脑病患者存在肠道菌群紊乱，有益菌和原住菌丰度相对降低，含尿素酶细菌增多，产氨增加。肠黏膜屏障功能损害致肠道菌群移位，产生内毒素，引发肠道和全身性炎症反应，破坏血脑屏障，导致脑水肿。对随机对照试验的 meta 分析结果支持对轻度肝性脑病患者予以益生菌治疗，可降低血氨，改善临床症状，防止其向显性肝性脑病进展。一项针对复发性肝性脑病的临床研究证明，粪菌移植可改善此类患者的菌群失调和认知功能。

（七）其他诱因

一切导致血氨升高的因素都可以诱发肝性脑病，如利尿剂引起低钾或低钠血症、消化道大出血、高蛋白质饮食、感染、镇静剂使用、大量放腹水、经颈静脉肝内门体静脉内支架分流术(TIPS)或脑水肿等。TIPS可用于治疗门静脉高压并发症,如静脉曲张出血、顽固性腹水和肝性胸水。然而,肝性脑病是TIPS术后的主要问题,发病率为19%～32%。

二、诊断要点

临床诊断是肝性脑病的金标准,肝性脑病主要包括脑病和肝病两大表现。在临床上,脑病的表现有认知障碍、精神反常及运动障碍等。其中,最早出现的是性格改变(如不拘小节或焦虑、抑郁);继之,睡眠昼夜规律倒置;继而进展为智能不全,对时空、人物模糊,言语不连贯,计算不正确;进一步恶化时,有意识障碍,昏迷由浅至深。昏迷和病理反射是肝性脑病的最严重阶段。由于患者的性格和智能不健全是肝性脑病的早期改变,必须及时发现,故加强临床观察很重要。临床体征有扑击样震颤(flapping tremor),掌指关节和腕关节快速屈曲和伸展,伴手偏斜向外侧,偶有累及肘、肩关节甚至颈部或面颌部。严重者共济失调,腱反射亢进,肌张力增强,踝阵挛,锥体束阳性或阵发性惊厥。晚期有全身弛缓状。肝性脑病的临床分级见表3-6。

肝性脑病主要根据患者有严重的肝病和(或)广泛门-体分流,出现一系列精神神经症状,并且能够找到一定的诱因而做出诊断。特别要重视隐匿性或轻度肝性脑病(CHE/MHE)的早期诊断和精神心理学测试。轻度肝性脑病只能通过神经心理学或神经生理学测试来识别。Ⅰ级肝性脑病临床诊断困难,更多依赖于操作人员,很难在多个中心之间进行比较,因此,建议将轻度肝性脑病和Ⅰ级肝性脑病统称为隐匿性肝性脑病。脑电图和脑电诱发电位检查有较高的辅助诊断价值。脑电图检查是一种简便、经济、客观、科学的诊断手段,可作为诊断轻度肝性脑病的常见检查方法。其特征性的高波幅、低频率的三相波改变特异性强,具有一定的诊断价值。除脑电图检查外,脑电诱发电位检查是另一种具有潜在治疗监测作用的肝性脑病定量检查方法。

表 3-6 肝性脑病的临床分级

级	意识	智能	临床特点
Ⅰ	意识障碍,睡眠与苏醒规律颠倒	注意力下降;逻辑思维差;计算力低下	抑制、欣快、忧虑、健谈、幼稚、淡漠、发言困难、震颤、肌张力高、反射亢进
Ⅱ	嗜睡	时空感丧失;近事遗忘;计算力更低下	抑制力差、淡漠、特异行为、失音、扑翼样震颤、反射略增、共济失调
Ⅲ	酣睡,昏迷或半昏迷	意识丧失;记忆缺失;局部或位置感觉下降	激动、举止怪异、易发怒、病理征及肌阵挛阳性、僵直
Ⅳ	昏迷	木僵	无智力、无张力、无痛觉、无反射、抽搐、瞳孔散大、角弓反射
0	无改变	轻度注意力及数字计算力下降	无特殊(亦称轻度肝性脑病)

下列几种检查简易可行,有助于及时发现轻度肝性脑病和早期肝性脑病(Ⅰ、Ⅱ级)。

1. 数字连接试验,即随意地把 25 个阿拉伯数字印在纸上,嘱患者用笔按自然大小用线连接起来,记录连接的时间,检查连接错误发生的频率。该方法简便,能发现早期患者,其异常表现甚至可能早于脑电图改变,并可作为疗效判断的指标。

2. 签名试验,即让患者每日签写自己的名字,如笔迹不整,可发现早期肝性脑病。

3. 用火柴搭五角星,或画简图,或做简单的加法或减法。

4. 每日做 2 位数以内的加法和减法计算。

临床上,肝性脑病要与下列疾病做鉴别诊断。①酒精性脑病。②低钠综合征,又称低盐综合征(low salt syndrome),血清钠浓度<135mmol/L,是一种较严重的水电解质代谢平

衡紊乱。其主要是因为体内钠不足或体内水分过多,造成缺钠性或稀释性低钠血症。这同时与抗利尿激素(ADH)分泌异常诱发的稀释性低钠血症有关。③肝豆状核变性。④器质性精神病。

三、治疗要点

肝性脑病的发病机制复杂且影响因素有多种,因此在治疗上应采取综合治疗措施,根据患者的临床分型和病情程度分别对待。治疗的原则主要有以下几点。①仔细确定和治疗诱发因素。②抑制肠内细菌,减少肠道内有害物质(如氨等)的产生和吸收。③维护各脏器功能。④可酌情选用一些影响神经传递的药物,然其作用有限。⑤应根据不同病情制订治疗方案。

(一)护　理

应将急性发作期患者置于监护病房内加强护理,要防止可能的继发感染;对躁动不安者,要设床栏;对抽搐及牙关紧闭者,用牙垫,将头转向一侧,痰黏稠时用超声雾化,并及时清除口腔积血,记录生命体征和出入水量。如有便秘或消化道积血,用生理盐水与温水 1∶1 混合,取 2L 左右灌洗结肠,减少肠道对各种有害物质和毒素的吸收。对肝性脑病分级≥Ⅱ级的患者,应予以口腔护理,每日 3～4 次;热水袋的水温低于 50℃;应用气垫床,每日翻身数次。眼睑不能闭合时,应用纱布加盖,结膜涂金霉素眼膏。

(二)饮　食

昏迷期给予无蛋白质流质。对肝性脑病前期者,每日蛋白质总量<70g,但不能低于 40g,否则可能造成负氮平衡。对不能正常饮食者,每日至少供应 1600kcal 热量,可口服、鼻饲或静脉滴注 10%葡萄糖溶液及支链氨基酸制剂;病情好转后,每隔 2～3 天增加 10g 蛋白质;恢复期,先予以蛋白质 20g/d,以后增至 40g/d;即使完全清醒后,蛋白质的量也不应超过 40g/d。如增加蛋白质摄入后,症状恶化,则应减少蛋白

质摄入量，减少程度要根据患者具体情况调查确定。在选择蛋白质品种时，应适量增加植物蛋白质，因其含有较多精氨酸、天冬氨酸和谷氨酸。

此外，可给予适量脂肪酸，协助脂溶性维生素 A、D、K 和 E 吸收。

(三)抗生素

过去用新霉素、甲硝唑和氟喹诺酮来改善肝性脑病患者的症状，其作用系抑制肠道内细菌生长，使细菌分解蛋白质和尿素减少，从而减少氨的产生。但是，长期服用此类药物可致菌群紊乱、小肠黏膜病变、吸收不良及肠道真菌二重感染等。因此，目前这类药物不作为肝性脑病的首选治疗药物或长期使用药物。在经济欠发达地区，可用甲硝唑和(或)氟喹诺酮短程治疗。

利福昔明是用于治疗肝性脑病的较为理想的抗生素，其在肠道内基本不吸收的抗生素，吸收率小于 0.4%，对肠道有害菌有很广的抗菌谱。其耐受性与安慰剂比较相似，尚无与其他药物相互作用的报道。随机对照试验研究表明，利福昔明与新霉素或巴龙霉素治疗肝性脑病的效果基本一样，但起效较快，效果和耐受性更好。每日给予利福昔明 1200mg，治疗 21 天，患者神经精神症状可显著改善，血氨浓度明显下降，效果优于新霉素。

(四)乳果糖

乳果糖为人工合成的不吸收的含铜双糖，在肠道被细菌分解成乳酸和醋酸，使肠道 pH 降至 6 以下。其可能的作用机制如下。①乳果糖使肠道酸化，有利于某些“有益”细菌(如乳酸杆菌)的生长，减少某些使蛋白质分解的细菌(如大肠杆菌、厌氧杆菌和肠链球菌)的生长，从而减少氨的产生。②肠道呈酸性，游离的氢离子增加，并与肠腔内的氨结合形成胺，后者不易被吸收而随粪便排出，这样使肠黏膜吸收氨大为减少。同时，肠壁血管内的氨可通过肠黏膜扩散至肠腔，使血氨水平降低。③乳果糖可引起渗透性腹泻，也有利于氨和其他含氮物质的排泄。④乳果糖能增加细菌对氨的利用,使氨进入细菌的蛋白质中,从而降低血氨水平。

乳果糖口服剂量为每次10～30mL,每日2或3次,剂量应以调整至每日排2次软便或烂便为度。对不能口服或不能鼻饲的患者,可保留灌肠。方法是将乳果糖的糖浆与水配成1∶1的溶液,每6小时灌500～1000mL。在患者神志改善后,改成口服。乳果糖无毒性。其主要的不良反应有腹泻、腹部胀气,少数可有腹痛和呕吐,在减量或停药后消失。对于轻度肝性脑病患者,乳果糖可改善患者的工作能力和生活质量。乳果糖治疗后,肝性脑病患者的神志清醒,改善率可达70%～80%,常伴动脉血氨水平下降和脑电图改善。慢性肝性脑病患者可长期服用乳果糖。

(五)乳梨醇

乳梨醇是乳果糖的第二代产品,可使右半结肠pH从6.51降至5.63,是另一种双糖(β-半乳糖山梨醇),系由乳糖还原制备。其作用与乳果糖相同,在小肠内不被吸收,在结肠内被细菌分解成乳酸和醋酸,使肠腔pH降低。用乳梨醇治疗肝性脑病患者,可使粪便酸化,降低血氨浓度,明显改善脑病症状。剂量:每天0.5～0.75g/kg体重,分3次口服,使每日排2次稀便。

(六)支链氨基酸

Fischer等提出,引起肝性脑病的重要因素之一可能是,血浆和脑内支链氨基酸(亮氨酸、异亮氨酸等)减少与芳香氨基酸(苯丙氨酸和酪氨酸)增高,以及色氨酸和甲硫氨酸增高。根据以上理论,在动物实验和临床上应用含有支链氨基酸的溶液(静脉滴注)治疗肝性昏迷获得成功,并可逆转血浆支链/芳香氨基酸比值。同时,支链氨基酸溶液内还含有其他必需氨基酸,可以减少负氮平衡,促进蛋白质合成,并对氨有解毒作用。其具体用法为250mL,每日2次。其不良反应不明显,滴注速度过快可能引起恶心、头晕和头痛等。

（七）脑水肿的治疗

对脑水肿的治疗应及早使用脱水剂，如甘露醇和呋塞米（速尿），必要时可两者合用以提高疗效，但需注意维持水和电解质平衡。

（八）氟马西尼

氟马西尼是苯二氮䓬受体的拮抗剂，静脉注射后 30～60 秒即可迅速逆转苯二氮䓬类药物[如地西泮（安定）]的催眠及镇静作用。

（九）鸟氨酸天冬氨酸

鸟氨酸天冬氨酸参与推动肝脏内尿素合成和氨的清除，可治疗各型肝性脑病，降低血氨水平。其首剂 40～60mL（10mL/5g，即 20～30g），加入 10%或 5%葡萄糖溶液中静脉滴注；以后每 6 小时用 40mL。但严重肾衰竭、乳酸性酸中毒、甲醇中毒、1，6-二磷酸缺乏症和果糖不耐受者禁用。

（十）微生态制剂

含有乳酸杆菌、双歧杆菌和粪链球菌的活菌制剂，称为益生菌。益生菌可改变肠道内菌群分布，减少内毒素及氨的产生和吸收，对肝性脑病的治疗有一定辅助作用，可长期服用。在益生菌的基础上，配合寡糖、纤维素等益生元，称为益生合剂，使微生态制剂在肝性脑病治疗中的效果提高。

（十一）苯甲酸钠

苯甲酸钠，口服，与肠道内氨结合为马尿酸，并从肾脏排出，可使血氨降低。已有用苯甲酸钠治疗肝性脑病的相关报道，其疗效和安全性需进一步考查。

（十二）其他药物

国内常用的治疗肝性昏迷的药物有谷氨酸钠、谷氨酸钾、精氨酸、乙酰谷酰胺和 γ-氨基丁酸等。其中，谷氨酸钠、谷氨酸钾仅能暂时性地降低血氨，且不易透过血脑屏障，并可造成碱血症，疗效欠佳。精氨酸对临床症状和血氨水平的改善也不显著，除用于纠正碱中毒外，也不应过多使用。谷氨酸盐及精氨酸盐作为促进氨排出的代谢清除药物，仍在临床应用。谷氨酸盐属碱性药物，谷氨酸钠每支 20mL，含 5.75g，每次 11.5g，每日不超过 23g；谷氨酸钾每支 20mL，含 6.3g，每日 6.3～18.9g。如谷氨酸钾与谷氨酸钠合用，则以 1∶3 或 1∶2 混合。注意 20mL 谷氨酸钾的含钾量相当于 25mL 10% KCl 溶液的含钾量，故不宜用于少尿、高钾患者。精氨酸注射液属酸性溶液，适用于有碱中毒倾向的患者，每日量 10～20g。

(十三)人工肝脏和肝移植

有适应证和条件的患者可应用人工肝脏和肝移植治疗。

此外，处于临床试验阶段的疗法包括聚乙二醇、白蛋白、苯乙酸鸟氨酸酯、苯丁酸甘油酯和粪便菌群移植。处于临床前阶段的治疗包括脂质体支持的腹膜透析、γ-氨基丁酸 A 型受体调节类固醇拮抗剂、谷氨酰胺合成酶替代。

目前，还没有一种证实有效的针对 TIPS 术后肝性脑病发作的预防性治疗方法。尽管使用乳果糖±利福昔明是肝性脑病的主要预防性治疗方案，但有研究建议，如果可以控制诱因(即复发性感染、静脉曲张破裂出血、营养状况和肝功能)，在部分肝性脑病患者中可以考虑停止治疗。

四、治疗策略

肝性脑病的治疗流程建议如下。

(一)轻度肝性脑病的治疗

轻度肝性脑病的治疗流程见图 3-1。

(二)肝性脑病的治疗

肝性脑病的治疗流程见图 3-2。

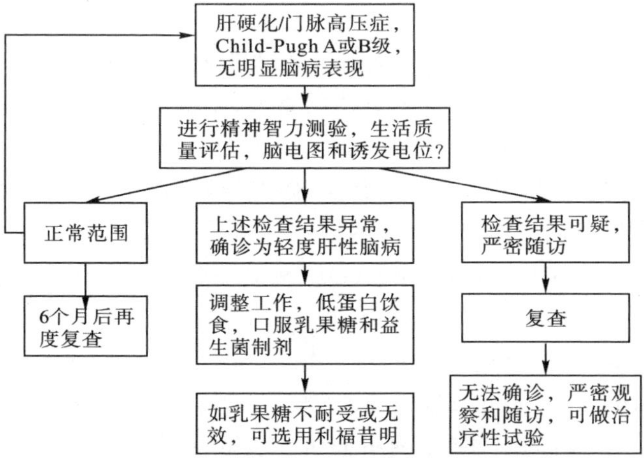

图 3-1　轻度肝性脑病的治疗流程

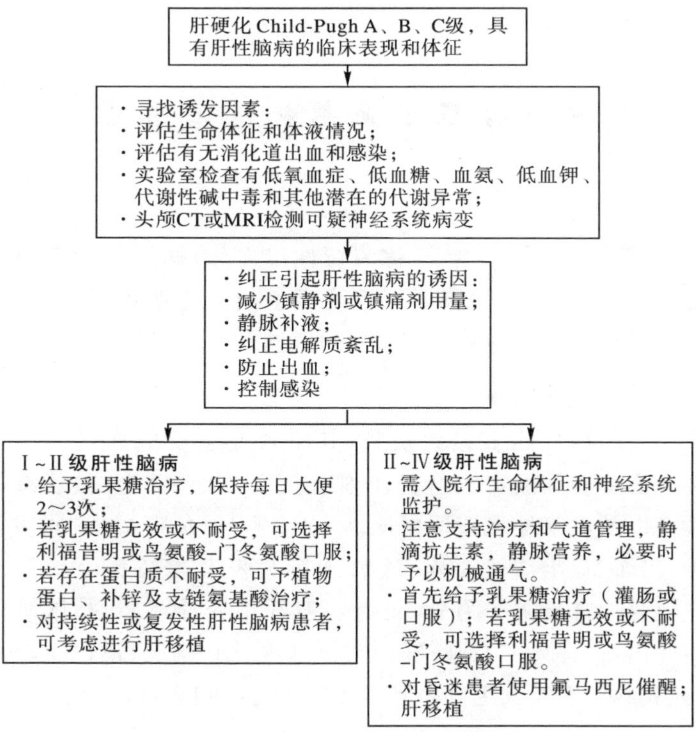

图 3-2　肝性脑病的治疗流程

（夏琦）

参考文献

[1] 梁静，韩涛. 2020 年国际肝性脑病和氨代谢学会共识：肝性脑病管理中尚未解决的重要问题. 临床肝胆病杂志，2020，36(7)：1489－1490.

[2] 李梦羽，周希桥. 肝性脑病发病机制的研究进展. 临床胃肠病杂志，2020，25(2)：116－120.

[3] Balzano T, Dadsetan S, Forteza J, et al. Chronic hyperammonemia induces peripheral inflammation that leads to cognitive impairment in rats: reversed by anti-TNF-α treatment. J Hepatol, 2020, 73(3): 582－592.

[4] Fischer JE, Rosen HM, Ebeid AM, et al. The effect of normalization of plasma amino acids on hepatic encephalopathy in man. Surgery, 1976, 80(1): 77－91.

肾综合征出血热的诊治要点

一、简　述

肾综合征出血热，又称流行性出血热，病原体为汉坦病毒，传染源主要为鼠类。可经呼吸道或消化道传播，亦可母婴传播。人群普遍易感，冬春多见，四季散发。

二、病理生理

汉坦病毒除直接致病外，其所致变态反应亦可参与发病。主要病理损害为全身小血管损害，引起出血、血管渗透性高以及血浆外渗致低血压，肾血流不足、免疫损伤、间质水肿、出血、肾小球微血栓、肾素-血管紧张素-醛固酮系统激活导致急性肾衰竭。另外，可有心肌纤维变性或断裂，脑垂体前叶出血、坏死。在肺、肝、肾、肾上腺、脑、胸腺、淋巴结、胃、肠、胰腺组织及其毛细血管内皮均可检测到病毒抗原。

三、诊　断

根据临床表现、实验室检查并结合流行病学资料确定诊断。

(一)临床表现

临床表现是诊断本病的基本依据。一般来说，本病有5期临床经过，但较多病例会出现多期重叠，病程划分较困难，故注意各期的特征很重要。①发热期：渗出、出血体征显著，如头痛、腰痛、眼眶痛和球结膜水肿；颜面、颈、胸部皮肤充血甚或表现为“醉酒貌”；腋下或胸背部皮肤可见条索状或抓痕状瘀点。②低血压休克期：血浆渗出与弥散性血管内凝血参与病变，如原发性休克时，血压下降，皮肤温度先暖而后转为厥冷，尿少；如持久组织灌注不佳，诱发发绀，并发弥散性血管内凝血，加重肾衰竭，并有脑水肿以及呼吸窘迫等。③少尿期：可发生于低血压休克期后或者两期发生重叠。少尿指 24 小时尿量少于 400mL，无尿指 24 小时尿量少于50mL。少尿期表现有呃逆、头痛、昏迷、抽搐、出血等，甚至颅内出血、呼吸频率快或深大、腹水、脉洪、脉压大、心率快、心律失常、低钾血症、高钾血症或脑水肿。④多尿期：多发生于起病第 9～14 天，该期持续时间长短不一。每日尿量增至2000mL，提示进入多尿期；多尿后期，尿量可达到 4000～8000mL。由于血容量不足或电解质失衡，易继发感染，甚至发生感染性休克。⑤恢复期：每日尿量降至 2000mL，少数患者遗留高血压、肾功能不全、垂体功能减退或心肌受损等症状。

(二)实验室检查

①血常规：白细胞及中性粒细胞水平增高，重症患者常呈类白血病反应；可有异型淋巴细胞(发病第 4 天起)。②尿常规：尿检可见蛋白尿与管型，尿蛋白动态性增高，部分尿中见膜状物。③血清间接免疫荧光试验或酶联免疫吸附试验：特异性的 IgM、IgG 抗体阳性；或间隔 1 周的时间，双份血清 IgG 滴度升高 4 倍。④血肌酐、尿素氮水平上升。⑤弥散性血管内凝血检查：发热期，血小板计数下降；当出现弥散性血管内凝血时，血小板计数$<50\times10^{9}/L$；高凝状态时，凝血时

间缩短，消耗性低凝致纤维蛋白原水平下降，凝血酶原激活时间以及凝血酶激活时间延长；纤溶亢进时，纤维蛋白(原)降解产物升高。

(三)流行病学史

在本病的流行季节、流行地区发病，发病前1个月内曾去过疫区，有直接或间接接触鼠类及其排泄物史。

四、治　疗

对症治疗，特别注意对休克、出血和肾衰竭的治疗。

(一) 发热期

①一般治疗：患者卧床休息，避免外力损伤，保护肾脏，给予高热量、高维生素半流质饮食以及对症支持治疗。②抗病毒治疗：发热5～7天内使用利巴韦林0.5g/12h，加入10%葡萄糖注射液中静滴，持续使用7天。③减轻外渗：输注液体量以每日1000～2000mL或前日尿量加1000mL为限。静脉滴注并根据体温、血压及时调整，要充分考虑低血压期的先兆。液体以等渗液和生理盐水为主，亦可用平衡盐液或葡萄糖生理盐水。平衡盐液的成分、pH及渗透压近似细胞外液，如复方醋酸钠注射液(每升含 NaCl 5.85g，$CaCl_2$ 0.33g，醋酸钠6.12g，KCl 0.3g)。④改善中毒症状：对高热的处理以物理降温为主，对中毒症状重者可予以地塞米松或者氢化可的松；禁忌使用强烈发汗退热药，避免血容量的进一步减少。⑤预防弥散性血管内凝血：监测凝血功能，可给予低分子右旋糖酐500mL/d静滴，以减轻血液黏滞。

(二) 低血压休克期

积极扩容，注意纠酸。需妥善安排入液量，必要时应定时进行床边评估，以免入液量过多而加重少尿期肾脏负担。①快速扩容稳定血压：晶体液与胶体液相结合，早期、快速、适量扩容，常用溶液为低分子右旋糖酐。首次可用200～300mL低分子右旋糖酐快速滴注，争取在1～2小时内使血压回升，4小时内达到血压稳定状态，将收缩压维持在

100mmHg 左右。一般每日输注 500～1000mL 低分子右旋糖酐。必要时，可配合用平衡盐、5%葡萄糖生理盐水、葡萄糖注射液等，每日补液总量一般不超过 2000～2500mL。②调整血浆胶体渗透压：20%白蛋白 10～20g/d 静滴或者血浆 300～400mL/d；鉴于本期血液浓缩，不宜应用全血。③纠正酸中毒：监测血气，首选 5%碳酸氢钠溶液进行纠酸扩容，每次 60～80mL，24 小时用量不超过 320mL。④改善微循环：针对血压不稳定者可使用血管活性药物，如山莨菪碱 0.3～0.5mg/kg 体重静滴，多巴胺 10～20mg/100mL 静滴等。

（三）少尿期

少尿期要注意内环境平衡。①维持水电解质酸碱平衡：要先确定肾衰竭的性质。如尿液相对密度＞1.20，尿尿素氮/血尿素氮（尿 Bun/血 Bun）＞10∶1，应考虑肾前性少尿。如先输注 20%甘露醇 125mL，观察 3 小时内尿量，若尿量未超过 100mL，则考虑肾实质损伤，应严格控制入液量。每日补液量为前一天尿量与呕吐量之和再加 500～700mL。输入宜选高渗 25%葡萄糖注射液。在输注碳酸氢钠溶液纠正酸中毒时，可先静滴 50～80mL，如输注后未见呼吸好转可考虑再给。②利尿：少尿初期可临时应用 20%甘露醇以提高血浆渗透压，减轻肾间质水肿；常用利尿药为呋塞米，用量由小逐渐加大，20～200mg 静推；扩张血管可应用血管扩张剂，如酚妥拉明 5～10mg 静滴、山莨菪碱 10～20mg/12h 静滴。③血液透析：适用于少尿或无尿、对甘露醇或者呋塞米无利尿反应、明显氮质血症、严重出血倾向、尿毒症、严重高钾血症、进行性酸中毒及高血容量综合征患者。血液透析的适应证为少尿持续 4 天或者无尿 24 小时，并且有以下症状之一者：a. 血尿素氮＞28.56mmol/L；b. 血尿素氮每日升高＞7.14mmol/L；c. 血钾＞6mmol/L，心电图见高钾的高耸 T 波；d. 脑水肿；e. 高血容量综合征（体静脉充盈、收缩压增高、脉压增大、面部肿胀及心率快）。④对出血明显者，需输给新鲜血或者血小板。⑤抽搐的治疗：抽搐的常见原因为尿毒症和中枢神经系统的并发症，除予以病因治疗外，当抽搐发作时，应立即缓慢静推地西泮 10mg，肌内注射 5%苯妥英钠 5mL；对持续抽搐发作者，可在心电监护下将异戊巴比妥 0.2g 稀释后缓慢静推；对反复抽搐发作者，可加用盐酸氯丙嗪、异丙嗪、盐酸哌替啶各 25mg 于葡萄糖注射液中静滴。

(四) 多尿期

①多尿早期的治疗同少尿期。②稳定内环境：以口服补液为主，以静脉补液为辅，注意补钾。③防治继发感染：以呼吸道和泌尿道感染多见。

(五) 恢复期

恢复期予以营养支持，患者注意休息。

(六) 并发症治疗

①消化道出血：根据不同的出血原因给予相应的止血措施，并给予补液支持。②心力衰竭、肺水肿：限制液体量、强心、利尿及减轻心脏前后负荷等。③急性呼吸窘迫综合征：纠正肺循环障碍，给予肾上腺皮质激素，治疗肺水肿，控制感染，呼吸机呼气末正压给氧。④呼吸道和(或)泌尿道感染：预防并检测感染的发生，应用抗生素及支持疗法。⑤中枢神经系统并发症：包括脑水肿、颅内出血、呼吸衰竭，可进行降温、解痉、镇静等一般治疗，予以利尿剂、甘露醇、皮质激素等脱水降颅压，保持气道通畅，维持呼吸功能，透析治疗。⑥自发性肾破裂：立即给予止血、输血、纠正失血性休克等内科治疗，必要时行破裂肾修补术及病肾切除术等。

(俞美红)

参考文献

[1] 李兰娟，王宇明. 感染病学. 4 版. 北京：人民卫生出版社，2018.

[2] 王宇明，李梦东. 实用传染病学. 4 版. 北京：人民卫生出版社，2017.

新型布尼亚病毒感染的诊治要点

一、简　述

新型布尼亚病毒，又名发热伴血小板减少综合征病毒，是一种主要经蜱虫传播的自然疫源性疾病病毒。患者感染后主要表现为发热、血小板减少、白细胞减少、消化道症状、肝肾功能损害等，其中少数重症患者可出现抽搐、昏迷、休克、弥散性血管内凝血等，甚至救治无效死亡。

本病多发于春、夏季，在国内山区和丘陵地带的农村呈高度散发，不同地区可能略有差异。流行地区的羊、牛、狗、鸡等可为扩散的宿主，患者可为传染源，患者血液及血性分泌物有传染性，主要传播媒介为长角血蜱。其可以通过蜱虫叮咬人体传播，也可通过接触患者血液、血性分泌物或排泄物发生人-人传播。人群普遍易感，在丘陵、山地、森林等地区生活、生产的居民和劳动者以及赴该类地区户外活动的旅游者感染风险较高。

目前无特异性治疗手段，主要为对症支持治疗。

二、诊断要点

（一）流行病学

在国内山区和丘陵地带的农村，春、夏季有被蜱虫叮咬史。

（二）临床表现

患者的临床表现为急性起病，发热、乏力、明显食欲缺乏、恶心、呕吐等，部分病例有头痛、肌痛、关节痛、腹泻等；有颈部及腹股沟等浅表淋巴结肿大，伴压痛、上腹部压痛及相对缓脉。病程第 2 周，患者可能发生多器官功能障碍，包括急性肾损伤和心脏受累（心肌炎、心律失常），可发生脑膜脑炎，可有出血倾向，表现为黏膜出血和（或）弥散性血管内凝血，也可伴有继发性噬血细胞性淋巴组织细胞增生症。

(三)实验室检查

外周白细胞计数减少,多在$(1\sim3)\times10^9$/L,中性粒细胞及淋巴细胞比例多正常;90%患者的血小板计数降低,多为$(30\sim60)\times10^9$/L。半数病例可出现蛋白尿,少数有血尿。生化可有LDH、CK、AST、ALT等水平升高,尤其以AST、LDH、CK-MB升高为主,常有低钠血症,还可伴有血清铁蛋白水平升高。

可通过新型布尼亚核酸检测、病毒分离等确诊,也可检测病毒抗体,IgM阳性、IgG阳转或IgG在恢复期较急性期增高4倍以上确认有新近感染。

(四)鉴别诊断

需与人粒细胞无形体病等立克次体病、肾综合征出血热、登革热、败血症、伤寒、血小板减少性紫癜和钩端螺旋体病等疾病鉴别。

三、治疗要点

无特异性治疗手段,主要为对症支持治疗。

(一)一般治疗

卧床休息,进流质或半流质饮食,多饮水。密切监测患者生命体征及尿量。对不能进食或病情较重的患者,应及时补充热量。

(二)病原治疗

利巴韦林在体外试验中可抑制病毒复制,但在临床研究中未获得显著疗效,有待进一步研究。

目前尚无糖皮质激素应用的有效依据,需谨慎使用。

(三)对症治疗

1. 高热时用物理降温,必要时用药物退热。
2. 保证水电解质和酸碱平衡,尤其纠正低钠血症。
3. 对有明显出血或血小板明显降低者,可输注血浆、血小板;对中性粒细胞低者,可使用粒细胞集落刺激因子。

(四)继发症的治疗

对继发细菌、真菌感染者,可选择敏感药物治疗。

(陶晶晶)

参考文献

[1]李兰娟,王宇明.感染病学.4 版.北京:人民卫生出版社,2018.

[2]发热伴血小板减少综合征防治指南(2010 版).中华人民共和国卫生部.

流行性感冒的诊治要点

一、概　念

流行性感冒(influenza),简称流感,是由流感性感冒病毒引起的急性呼吸道传染病。流行性感冒病毒(influenza viruses),简称流感病毒,是正黏病毒科、分节段、单股负链RNA 病毒,有甲、乙、丙、丁 4 种类型,如甲型 H1N1 亚型、甲型 H3N2 亚型、乙型(Yamagata 系或 Victoria 系)流感病毒通常引起季节性流行,因病毒容易变异,故亚型种类多,人群普遍易感。

二、流行病学

流感病毒主要经由飞沫传播,经口、鼻、眼睛等黏膜直接或间接接触传染。在封闭环境里,流感病毒也可经气溶胶形式传播。患者或隐性感染者从潜伏期末到急性期间都有传染性,是主要传染源。

三、易感人群

流感起病急,常为自限性,高危人群包括老年人(年龄≥65 岁)、年幼儿童(年龄<5 岁)、肥胖者(体重指数>30kg/m^2)、孕产妇以及合并慢性基础疾病者等。

四、发病机制

流感病毒通过与呼吸道上皮细胞表面的唾液酸受体结合启动感染。严重者可诱发细胞因子风暴，导致感染性中毒。

流感的主要病理表现为呼吸道纤毛上皮细胞簇状脱落，上皮细胞化生，固有层黏膜细胞充血，单核细胞浸润性水肿及其他病理改变。严重者可出现肺炎，危重者可出现弥漫性肺泡损害。

五、临床表现

流感的潜伏期为1～7天，多为2～4天，以发热(体温39～40℃)为主要表现，多伴有畏寒、寒战、头痛、肌肉关节酸痛、乏力、食欲下降等全身症状，常有咽喉痛、干咳，也可出现鼻塞、流涕、胸部不适、颜面潮红、结膜充血等症状，部分患者症状轻微或无症状；儿童感染流感病毒后，体温通常高于成年人；乙流患者可有恶心、呕吐、腹泻等胃肠道症状。

六、并发症

流感病毒常可侵犯下呼吸道，引发病毒性肺炎。此外，由细菌、真菌等病原体继发感染引起的肺炎也很常见，临床上还可见心脏损伤、神经系统损伤、肌炎、横纹肌溶解、休克和急性肾损伤等并发症。

儿童流感可合并喉炎、中耳炎和支气管炎，比成年人更常见；一些重症流感患者也可发生急性呼吸窘迫综合征(ARDS)；神经系统损伤可见脑膜炎、脑炎、脊髓炎以及格林-巴利综合征等。

七、实验室检查

在出现症状4天内，采集上呼吸道标本，检测项目根据不同需要常有流感病毒核酸检测、流感抗原检测、流感病毒培养和分离等。流感病毒特异性IgG抗体水平在恢复期比急性期有4倍或以上升高，以及流感抗原和核酸检测阳性具有诊断意义。

八、影像学表现

流行性感冒合并肺炎的影像学检查包括X线胸片和肺部CT,其影像学特点包括单侧或双侧肺部炎性渗出、斑片状、弥漫性棉絮状或磨玻璃影、弥漫的实质间质混合渗出病变,个别患者也可见胸腔积液。

九、诊　断

首先根据流行病学史,即在无有效个人防护的情况下,发病前7天内与疑似或确诊流感患者密切接触,或属于流感样病例聚集发病者之一,或有明确传染他人的证据,同时结合临床表现和病原学检查。

在流感流行季节,对有重症流感高危因素的患者或住院患者,即使临床表现不典型,也仍需要考虑流感的可能性,并应进行病原体检测。

在流感散发季节,除检测常见的呼吸道病原体外,还应对住院的疑似病毒性肺炎患者进行流感病毒检测。

重症病例,出现下列情况之一者:①持续高热超过3天,伴有剧咳、脓痰、血痰或胸痛症状;②呼吸急促,呼吸困难,合并口唇发绀等;③合并肺炎;④严重呕吐、腹泻,出现脱水症状;⑤神志改变或惊厥,如反应迟钝、嗜睡、烦躁等;⑥原有基础疾病明显加重;⑦合并其他需住院治疗的症状。

危重病例,出现以下情况之一者:①呼吸衰竭;②急性坏死性脑病;③休克;④多器官功能不全;⑤需进行监护治疗的严重临床情况。

十、鉴别诊断

(一)普通感冒

感冒一般指人在着凉、疲劳等诱因下出现的以上呼吸道症状为主要表现的疾病。主要症状为鼻塞、流涕、打喷嚏,无明显发热、头痛、关节痛、周身不适等症状,对体力、食欲无明显影响。可结合流行病学史进行鉴别。实验室检查时,普通感冒的流感病原学检测为阴性,或能找到其他相应的病原学依据。

(二)其他呼吸道感染

其他呼吸道感染通常包括急性咽炎、喉炎、扁桃体炎、鼻炎、鼻窦炎、急性气管-支气管炎,以及其他病原体(如其他病毒、细菌、真菌、结核分枝杆菌、非结核分枝杆菌、支原体、衣原体等)引起的肺炎,感染和症状主要局限在相应的部位,流感病原学检测呈阴性。

(三)新型冠状病毒感染的肺炎

新型冠状病毒无症状感染者即感染新冠病毒后没有临床症状,仅在呼吸道中检出病毒抗体或核酸阳性;新型冠状病毒感染的肺炎轻症者仅有畏寒、发热、干咳、咽痛及身体不适等症状,不易与流感区别;重症患者可表现为重症肺炎、ARDS 以及多器官功能障碍,与重症和危重症流感等临床表现类似,需结合流行病学史和病原学诊断进行鉴别。

十一、治　疗

对疑似或确诊流感的患者,无论是否有疫苗接种史,无论病程长短,都应尽快进行抗病毒治疗。

目前,我国流行的甲型流感病毒对 M_2 离子通道阻滞剂(金刚烷胺、金刚乙胺)全部耐药,而神经氨酸酶抑制剂对甲型和乙型流感均有效,可有效缩短流感患者病程,减轻临床症状,降低病死率。

起始治疗时,首选单药常规剂量,药物有奥司他韦、扎纳米韦或帕拉米韦等。对无并发症、基础健康状况良好的患者,抗病毒疗程为 5 天;对免疫功能低下、住院、合并肺炎或 ARDS 的患者,可根据病情延长抗病毒疗程。

避免盲目或不当使用抗菌药物,仅在有细菌感染指征时才可以使用抗菌药物。若起病初病情严重,如有广泛的肺炎、呼吸衰竭、低血压、发热等,则应在抗病毒治疗的基础上进一步检查,经验性给予抗菌药物。非住院患者应居家隔离,保持室内通风、戴口罩、充分休息、清淡饮食和多饮水。

重症患者的治疗原则是积极治疗原发病，防治并发症，提供有效的器官保护和功能支持，抗病毒疗程可根据核酸检测结果适当延长，但不推荐双倍剂量、联合应用两种或以上神经氨酸酶抑制剂治疗。如果出现低氧血症或呼吸衰竭，应密切监护，及时给予适当治疗，包括常规氧疗、高流量氧疗、无创或有创机械通气、体外膜肺氧合等；当发生其他器官功能损伤时，给予相应的支持治疗；合并细菌或真菌感染时，应密切注意病情变化，积极留取标本送病原学检查，及时合理使用抗细菌药物或抗真菌药物；在合并神经系统并发症时，应当给予降颅压和镇静等对症治疗；在合并急性坏死性脑病时，可给予糖皮质激素和人免疫球蛋白治疗。

十二、预　防

疫苗接种是预防流感的第一道防线，可显著降低发生流感和严重并发症的风险。我国生产的流感疫苗采用 WHO 推荐的北半球流感疫苗株，2018 年，四价流感疫苗被批准在我国销售。流感疫苗接种指南建议，流感疫苗的优先接种对象包括孕妇、6 个月～5 岁的儿童、60 岁以上老年人、慢性病患者、医务人员，以及 6 个月以下婴儿的家庭成员和看护人员等。

此外，在流感流行季节，轻症者应居家隔离治疗，外出时佩戴口罩以降低传播风险；及时治疗高危人群，以减少重症和死亡的发生。

（曹青）

参考文献

[1] 国家卫生健康委员会，国家中医药管理局. 流行性感冒诊疗方案(2020 年版). 传染病息，2020，33(5)：385－390.

[2] 中国医师协会急诊医师分会等. 中国成人流行性感冒诊疗规范急诊专家共识. 中华急诊医学志，2019，28(10)：1204－1217.

[3] 张恒，王凌伟，陈荣昌，等. 最新国际流感诊治指南解读. 国际呼吸杂志，2019，39(5)：321－325.

艾滋病的诊治要点

艾滋病(acquired immunodeficiency syndrome,AIDS)是由人免疫缺陷病毒(human immunodeficiency virus,HIV)感染 $CD4^+$ T 细胞,导致 $CD4^+$ T 细胞数量和功能逐渐下降,出现细胞免疫功能缺陷,从而出现一系列临床征象。其主要临床表现为各种机会性感染以及机会性肿瘤。全球范围内艾滋病病毒携带者和艾滋病患者(HIV/AIDS)人数从 2013 年末的 3430 万增至 2018 年末的 3790 万,携带者数量仍逐年增长;2018 年,全球死于 AIDS 的人数多达 77 万。我国 HIV/AIDS 病例数从 2013 年末的 80.9 万增至 2018 年末的 125 万,年复合增长率高于全球水平。HIV 是一种 RNA 病毒,分为 HIV-1 和 HIV-2 两型,在全球范围内以 HIV-1 为主,HIV-2 主要分布在非洲,其他地区也有 HIV-2 散在分布。HIV 对各年龄段人群均易感,本部分主要针对成年 HIV/AIDS 表现、诊断和治疗进行阐述。

一、临床表现

艾滋病的全过程分为急性期、无症状期和艾滋病期。

Ⅰ期:急性期

急性期通常发生在初次感染 HIV 后 2～4 周,该期无特异性临床表现,偶见一过性的轻微临床症状,持续 1～3 周后缓解,可以出现发热、咽痛、盗汗、恶心、呕吐、腹泻、皮疹、关节痛、淋巴结肿大及神经系统症状。

Ⅱ期:无症状感染期

无症状感染期的持续时间一般为 2～5 年或更长。感染者表现为无症状的携带状态,其时间长短与感染病毒的数量、型别、感染途径、机体免疫状况的个体差异、营养条件及生活习惯等因素有关。

Ⅲ期:艾滋病期

(1)体质性疾病:症状包括发热、发力、不适、盗汗、厌食、体重下降、慢性腹泻和易感冒等。除此之外，还可以表现持续性全身淋巴结肿大综合征，包括：除腹股沟以外有两个或两个以上部位的淋巴结肿大；淋巴结直径≥1cm，无压痛，无粘连能自由活动；活检为淋巴结反应性增生；持续时间在 3 个月以上。

(2)神经系统症状：出现头痛、癫痫、进行性痴呆、下肢瘫痪等。

(3)感染和机会性感染：包括各种细菌感染、假丝酵母菌感染、肺结核等，甚至出现耶氏肺孢子虫、弓形虫、隐孢子虫、隐球菌、鸟分枝杆菌感染及巨细胞病毒视网膜炎等。

(4)因免疫缺陷继发肿瘤，如非霍奇金病、卡波氏济肉瘤等。

二、实验室和影像学检查

HIV 的实验室检查主要包括 HIV 特异性抗体筛查检测、HIV 抗体确认检测、HIV 特异性抗原检测、HIV 核酸检测、病毒分离、HIV 病变相关的细胞学、免疫学和生化学改变等。

(一)HIV 抗体/抗原筛查试验

HIV 抗体/抗原筛查试验主要针对高危人群(如男同性恋者、HIV 阳性患者的性伴侣、静脉药瘾者、性工作者、性病患者、结核患者、HIV 密切接触者；孕妇；遭受性侵犯的受害者；职业暴露人群等)、接受手术(包括侵入性操作)的患者、接受血液制品治疗的患者以及其他需要进行检测的人群。筛查方法包括胶体金法、ELISA 法、化学发光法等。检测的标本包括血液、唾液、尿液等。

(二)确认试验

对筛查阳性的患者要进一步进行确认试验。试验方法包括免疫印迹电泳(western-blot 试验)和免疫鉴别诊断试验。

(三)HIV-RNA 检测

HIV-RNA 检测主要用于诊断 HIV 感染、评估病情、观察治疗效果及判断预后等。在抗病毒治疗前、抗病毒治疗后每 3～6 个月检查一次。

(四)耐药检测

对于治疗前或者治疗中出现病毒反弹(＞1000 拷贝/mL)的患者，都推荐进行耐药检测，为合理制定治疗方案提供依据。

(五)$CD4^+$ T 淋巴细胞计数

$CD4^+$ T 淋巴细胞计数是 HIV/AID 患者最重要的指标，是了解机体病情、确定疾病分期治疗效果的最基本指标。在抗病毒治疗前、抗病毒治疗后，每 3 个月检查一次。

(六)病毒分离

将标本进行 HIV 体外培养和分离，如果结果为阳性，证明 HIV 感染。此法多用于研究，而较少用于临床。

(七)其他相关检测

其他相关检测主要包括患者的血常规、生化指标以及影像学指标等，用来评估患者的一般状况。

三、诊　断

(一)诊断标准

对于成年、青少年及 18 月龄以上的儿童，符合下列一项者即可诊断。

1. HIV 抗体筛查试验阳性和 HIV 确认试验阳性。

2. HIV 抗体筛查试验阳性和 HIV-RNA＞5000 拷贝/mL。

3. HIV 分离试验阳性。

(二)鉴别诊断

1. 特发性 $CD4^+$ T 淋巴细胞减少症

目前，国外发现少数 $CD4^+$ T 淋巴细胞明显减少和并发严重机会性感染的患者，但通过各种检查没有发现 HIV-1 和 HIV-2 感染。鉴别主要依靠 HIV-1 和 HIV-2 病原学检查。

2. 继发性 $CD4^+$ T 淋巴细胞减少

继发性 $CD4^+$ T 淋巴细胞减少主要见于肿瘤和自身免疫性疾病，经化疗或免疫抑制治疗以后，应根据患者病史、HIV-RNA 检测和确认试验等资料进行鉴别诊断。

四、成人 AIDS 治疗

（一）机会性感染的治疗

机会性感染治疗可见其他章节。

（二）抗病毒治疗

治疗目标：①最大限度地长久抑制病毒的复制；②部分甚至完全重建患者免疫功能；③最大限度地阻止或者延缓疾病的进展；④减少 HIV 水平和垂直传播；⑤减少或避免药物毒副作用，提高患者生活质量。

（三）支持治疗

AIDS 期的患者往往伴有严重的机会性感染或者恶病质，因此支持治疗的重要性不低于抗病毒治疗和抗感染治疗。对于极度晚期的患者，一定要将支持治疗的重要性放到十分重要的位置。这些支持治疗包括心理治疗、营养治疗以及抗感染治疗等。这些治疗处理不及时往往会造成严重后果，应引起高度重视。

（许利军）

参考文献

[1] Update of recommendations on first-and second-line antiretroviral regimens. Geneva, Switzerland: World Health Organization, 2019 (WHO/CDS/HIV/19.15). Available at https://apps.who.int/iris/bitstream/handle/10665/325892/WHO-CDS-HIV-19.15-eng.pdf.

[2] 中华医学会感染病学分会艾滋病学组. 艾滋病诊疗指南(2018 版). 中国性病艾滋病，2018，24(12)：1266－1282.

表 3-7　常用单组分单片抗病毒药物

药物名称	用法与用量	主要毒副作用	ARV 药物间相互作用和注意事项
核苷类逆转录酶抑制剂(NRTIs)			
替诺福韦 tenofovir disoproxil fumarate (TDF)	300mg qd,与食物同服	1)轻至中度消化道不适,如恶心、呕吐、腹泻等 2)骨代谢异常,如低磷酸盐血症、骨质疏松 3)肾小球滤过率减退	
丙酚替诺福韦 tenofoviralafenamide fumarate(TAF)	25mg(不和增强剂合用) 10mg(和增强剂合用)	1)轻度消化道不适,如恶心、呕吐、腹泻等 2)偶尔影响肾功能 3)偶见血脂升高	避免与利福霉素类药物合用
拉米夫定 lamividine(3TC)	150mg bid 或 300mg qd	少,且较轻微,可出现类似感冒症状,偶有头痛、恶心、腹泻等不适	
阿巴卡韦 abacavir(ABC)	300mg bid	1)高敏反应,一旦出现高敏反应,终身停用本药; 2)恶心、呕吐、腹泻等;	有条件时应在使用前查 HLA-B5701,如位阳性则不推荐使用
恩曲他滨 emtricitabine(FTC)	200mg qd	头痛、腹泻、恶心和皮疹,程度从轻到中等严重。皮肤色素沉着	
齐多夫定 zidovudine(AZT)	300mg bid	1)骨髓抑制、严重的贫血或嗜中性粒细胞减少症; 2)胃肠道不适,如恶心、呕吐、腹泻等; 3)CPK 和 ALT 升高; 4)乳酸酸中毒和(或)肝脂肪变性	不能与 d4T 合用

续表

药物名称	用法与用量	主要毒副作用	ARV药物间相互作用和注意事项
非核苷类逆转录酶抑制剂(NNRTIs)			
奈韦拉平 nevirapine(NVP)	200mg bid(前14天,先200mg qd,如果无严重的副作用再用200mg bid)	1)皮疹,甚至出现Steven-Johnson综合征;在出现严重的皮疹后应终身停用本药。 2)肝损害。当出现重症肝炎或肝功能不全时,应终身停用本药	引起PI类药物血浓度下降;与IDV合用时,IDV剂量调整至1000mg 3次/日
依非韦伦 efavirenz(EFV)	600mg qn	1)中枢神经系统毒性,如头晕、头痛、失眠、非正常思维等; 2)皮疹; 3)肝损害; 4)高脂血症和高甘油三酯血症。	与IDV合用时,IDV剂量调整到1000mg 3次/日; 不建议与SQV合用
利匹韦林 lilirilpivirine(RPV)	25mg qd	轻微的抑郁、失眠和头痛	随餐服用
蛋白酶抑制剂(PI)			
洛匹那韦/利托那韦 lopinavir/ritonavir(LPV/r)	2片 bid	主要为腹泻、恶心、血脂异常;也可出现头痛和转氨酶水平升高	与ddI合用时,ddI应在本药服用前1小时或服用后2小时再口服
达卢那韦/考比司他 darunavir/cobicistat(DRV/c)	1片 qd	同上,较轻微	随餐同服
整合酶抑制剂			
拉替拉韦 raltegravir(RAL)	400mg/次 bid	副作用轻微,偶有头晕、乏力、失眠等	
多替拉韦 dolutegravir(DTG)	50mg/次 qd	头晕、失眠;腹泻、胃肠道不适	

艾滋病抗病毒治疗、暴露前及暴露后预防

一、HIV 感染者的抗病毒治疗

高效联合抗反转录病毒治疗(highly active antiretroviral therapy,HAART),俗称“鸡尾酒疗法”,是所有 HIV 感染者的最基本治疗。规范的 HAART 可有效抑制病毒复制、减少病毒变异、重建免疫功能、减少异常免疫激活、减少 HIV 的水平传播和垂直传播,进而降低艾滋病的发病率和病死率,降低非艾滋病相关疾病的发病率和病死率,使 HIV 感染者获得正常的期望寿命,提高生活质量。

(一)治疗时机

目前,国内外指南均推荐,对所有 HIV 感染者,无论 $CD4^+$ T 淋巴细胞水平高低,均应尽早开始 HAART。对有以下情况者,应尽快启动治疗:$CD4^+$ T 淋巴细胞<200 个/μL、急性期感染、艾滋病期、机会性感染、妊娠、HIV 相关肾病、合并活动性 HBV 或 HCV 感染。由于启动 HAART 后需终身治疗,所以在开始 HAART 前一定要做好感染者的服药依从性教育;在制订 HAART 方案时要充分考虑个体的特殊性,进行个体化的抗病毒治疗;如患者存在严重的机会性感染或处于慢性疾病急性发作期,应待机会性感染控制、病情稳定后再开始治疗。

(二)治疗方案

目前,国内常用的主要抗反转录病毒药物见表 3-8。目前,HAART 方案主要由 2 种 NRTIs 加上一种 NNRTIs、PIs 或 INSTIs 组成。我国指南推荐成年人及青少年初治患者抗病毒治疗方案见表 3-9。

表 3-8 国内目前常用的主要抗反转录病毒药物

药物名称及其缩写	成人用法与用量	主要不良反应
核苷类反转录酶抑制剂(NRTIs)		
拉米夫定(3TC)	300mg qd	不良反应较少
替诺福韦(TDF)	300mg qd	急慢性肾损害、范可尼综合征、骨密度降低、肝脂肪变
丙酚替诺福韦(TAF)	25mg qd	头痛、恶心
阿巴卡韦(ABC)	300mg q12h	超敏反应,不建议用于 HLA-B 5701 阳性者
齐多夫定(AZT)	300mg q12h	骨髓抑制、胃肠道反应、乳酸酸中毒、肌病、肝细胞脂肪变
恩曲他滨/替诺福韦(FTC/TDF)	1 片 qd	
恩曲他滨/丙酚替诺福韦 (FTC/TAF)	1 片 qd	
齐多夫定/拉米夫定(AZT/3TC)	1 片 q12h	
非核苷类反转录酶抑制剂(NNRTIs)		
依非韦伦(EFV)	400～600mg[a] qd	中枢神经系统毒性(头痛、头晕、多梦、失眠)或精神症状(抑郁、焦虑甚至自残、自杀意向);过敏;肝功能损害;男性乳房发育
利匹韦林(RPV[b])	25mg qd	抑郁、失眠、头痛、皮疹
奈韦拉平(NVP[c])	200mg qd,14 天后改为 q12h	过敏及皮疹,严重者或可出现致命性皮疹,如 Stevens-Johnson 综合征;肝损害,严重者可出现重症肝炎
蛋白酶抑制剂(PIs)		
洛匹那韦/利托那韦(LPV/r)	2 片 q12h	腹泻、血脂异常、胰腺炎、肝功能损害、心电图异常、尖端扭转型室速
达芦那韦/考比司他(DRV/c)	1 片 qd	腹泻、恶心、皮疹
整合酶抑制剂(INSTIs)		
拉替拉韦(RAL)	400mg q12h	消化道不适、头痛、发热、肌病、肝损害

续表

药物名称及其缩写	成人用法与用量	主要不良反应
多替拉韦(DTG)	50mg qd	主要为神经系统症状,如头痛、头晕、失眠、多梦、抑郁;肝毒性;超敏反应
复方单片制剂		
阿巴卡韦/拉米夫定/多替拉韦(ABC/3TC/DTG)	1片 qd	建议使用前检测 HLA-B 5701
丙酚替诺福韦/恩曲他滨/艾维雷韦/考比司他(TAF/FTC/EVG/c)	1片 qd	腹泻、恶心、头痛,不建议与利福平、利福布汀合用
比克替拉韦/恩曲他滨/丙酚替诺福韦(BIC/FTC/TAF)	1片 qd	头痛、腹泻、恶心

注:[a] 建议体重>60kg 的成年人每日依非韦伦剂量为 600mg,体重<60kg 成年人的推荐剂量为 400mg qd;[b] 利匹韦林仅用于 HIV RNA $<10^5$ 拷贝/mL 和 $CD4^+$ T 淋巴细胞>200 个/μL 的 HIV 感染者;[c] 对于基线 $CD4^+$ T 淋巴细胞>250 个/μL 的患者,要尽量避免使用含奈韦拉平的方案。

表 3-9　中国《艾滋病诊疗指南(2018 版)》推荐成年人及青少年初治患者抗病毒治疗方案

2 种 NRTI	第三类药物
推荐方案 TDF(ABC)+3TC(FTC) TAF+FTC	+NNRTI：EFV、RPV 或+PI：LPV/r、DRV/c 或+INSTI：DTG、RAL
复方单片制剂 ABC/3TC/DTG TAF/FTC/EVG/c	
替代方案 AZT+3TC	+EFV 或 NVP 或 RPV 或+LPV/r

注:NRTI 为核苷类反转录酶抑制剂;PI 为蛋白酶抑制剂;INSTI 为整合酶抑制剂;AZT 为齐多夫定;TDF 为替诺福韦;ABC 为阿巴卡

韦；3TC为拉米夫定；FTC为恩曲他滨；EFV为依非韦伦；NVP为奈韦拉平；LPV/r为洛匹那韦/利托那韦；DRV/c为达芦那韦/考比司他；RAL为拉替拉韦；DTG为多替拉韦；TAF为丙酚替诺福韦；EVG为艾维雷韦；RPV为利匹韦林。

(三)抗病毒药物的不良反应

NRTI的毒性主要是由于它可以抑制线粒体的DNA聚合酶，从而引起乳酸酸中毒、皮下脂肪异常分布等。不同药物的线粒体毒性不同，如司他夫定、齐多夫定的线粒体毒性较高，而拉米夫定、恩曲他滨、替诺福韦的毒性相对较低。NNRTI的不良反应通常发生在用药初期，如不同程度的皮疹、肝功能损害以及中枢神经系统毒性，如头晕、头痛、失眠、抑郁等。在低体重患者中(体重＜60kg)使用400mg的依非韦伦可以降低发生不良反应的风险。PI的不良反应主要为糖脂代谢紊乱、消化道不良反应和肝功能异常。INSTI的不良反应通常较少。HAART的不良反应通常与疗程有关，因此启动HAART后，应对患者进行定期监测并及时处理药物的不良反应。

(四)药物相互作用

常用的HAART药物由于药物代谢途径、毒副作用等特点，所以在HAART药物之间、HAART药物与其他治疗药物之间存在复杂的药物相互作用。最常见的为非核苷类反转录酶抑制剂依非韦伦和含有增效剂的蛋白酶抑制剂。因此，在临床应用时要密切关注患者的合并用药情况，必要时可查阅相关指南、说明书及专业网站(如https://www.druginteractions.org/)及时调整药物方案或调整药物剂量。

(五)抗病毒治疗监测

通过定期的临床评估和实验室检查，评价抗病毒效果，及时发现药物不良反应和病毒耐药，必要时调整HAART方案，保证抗HIV治疗的成功和患者生活质量的提高。

(六)疗效评估

1. 病毒学指标

大多数患者经 HAART 后，血浆 HIV RNA 载量在 4 周内应下降 1 个 log 以上；在治疗后 3～6 个月，病毒载量应检测不到。

2. 免疫学指标

在 HAART 后 1 年，$CD4^+$ T 淋巴细胞数与治疗前相比增加 30%或增长 100 个/μL。

3. 临床症状

最敏感的指标是体重增加，机会性感染的发病率和艾滋病的病死率明显降低。

病毒耐药是 HAART 失败的主要原因之一。对抗病毒效果不佳的患者，可行耐药性检测以指导制订抗病毒方案。对部分 HIV 感染者，应鼓励在启动 HAART 前进行耐药检测。

(七)换药标准和治疗失败患者的抗病毒治疗

在持续进行 HAART 的患者中，开始 HAART(启动或调整)48 周后，血浆 HIV RNA 持续＞200 拷贝/mL，或在达到病毒学完全抑制后又出现 HIV RNA≥200 拷贝/mL 的情况时，应首先评估患者的治疗依从性、药物-药物或药物-食物相互作用，尤其要注重评估患者的服药依从性。制订的新 HAART 方案中应包括至少 2 种(最好 3 种)具有抗病毒活性的药物。

二、HIV 暴露前预防

暴露前预防(pre-exposure prophylaxis，PrEP)是指目前未感染 HIV 的人群，在发生易感染 HIV 的高危行为前，通过服用药物达到预防 HIV 感染的目的。

需要进行 PrEP 的人群包括：将与 HIV 感染者发生性行为者；不能坚持使用安全套的、有多性伴的异性恋者；有多性伴的男男性行为者或双性恋者；共享针具的静脉吸毒者。

目前，国内批准的 PrEP 药物为恩曲他滨替诺福韦，建议每日服用 1 片。对于合并肾功能损害、骨质疏松的人群或者老年人群，在充分沟通知情的前提下，可考虑予以恩曲他滨丙酚替诺福韦。

对合并 HBV 感染者，在停用 PrEP 药物后，需注意密切监测 HBV DNA 水平变化，谨防发生 HBV DNA 反弹甚至肝功能损害。

三、HIV 暴露后预防

暴露后预防(post-exposure prophylaxis，PEP)是指未感染 HIV 的人群，在发生具有感染 HIV 高危风险的行为后，在 72 小时内(最好是 2 小时内)服用药物达到阻断 HIV 感染的目的。

除职业暴露外，其他个人行为发生的 HIV 暴露的评估、处理原则及阻断用药与职业暴露相似(详见本书“感染病常见职业暴露应急预案”部分)。

目前国内推荐的 PEP 用药方案为替诺福韦/恩曲他滨联合拉替拉韦或者多替拉韦，部分患者经充分沟通和知情后可考虑使用复方单片制剂。用药疗程为连续 28 天。在不能获得整合酶抑制剂的情况下，可以考虑使用蛋白酶抑制剂。

在发生 HIV 暴露后，应在尽可能短的时间内检测 HIV 抗体，并在暴露后 4 周、8 周、12 周和 24 周后检测 HIV 抗体。一般不推荐进行 HIV p24 抗原和 HIV RNA 测定。建议同时检测 HBV 表面抗原、HCV 抗体以及梅毒抗体。在开始 PEP 前，尤其要注意患者服药依从性和规范随访的教育，以达到提高 PEP 成功率和尽早发现感染者的目的。合并 HBV 感染者停用 PEP 药物后，需注意密切监测 HBV DNA 水平变化，谨防发生 HBV DNA 反弹甚至肝功能损害。

(郭永征)

参考文献

[1] 中华医学会感染病学分会艾滋病丙型肝炎学组，中

国疾病预防控制中心. 中国艾滋病诊疗指南(2018 版). 中华内科杂志,2018,57:1—18.

[2] 卢洪洲,沈银忠. 艾滋病及其相关疾病诊疗图谱. 上海:上海科学技术出版社,2019.

伤寒的诊治要点

一、简　述

伤寒是由伤寒沙门菌引起的经消化道传播的全身性急性传染病,是我国法定乙类传染病。其基本病理特征为持续菌血症和全身单核-巨噬细胞系统增生、回肠远端微小脓肿及小溃疡形成。临床特征为持续高热、全身中毒症状、消化道症状、相对缓脉、肝脾大、玫瑰疹及白细胞减少等,可并发心肌炎、中毒性肝炎、肠出血及肠穿孔等。病原治疗为关键。目前,首选喹诺酮类或第 3 代头孢菌素类治疗,疗程在 14 天以上。

二、诊断要点

(一)流行病学

有进食可疑不洁食物,夏秋季多见,以学龄前及青年人多见。

(二)临床表现

典型的临床表现为持续发热,体温呈阶梯状上升,病程 5～7 天开始持续高热,呈稽留热,全身中毒症状明显,相对缓脉,肝脾大及玫瑰疹,并发肠出血或肠穿孔时会引起相应的症状和体征。典型伤寒可分为初期、极期、缓解期及恢复期。

(三)实验室检查

血常规检查示白细胞计数不高,嗜酸性粒细胞分类减少甚至消失。细菌学检查是其确诊依据。按不同病期采集不同种类的标本,阳性率不同。

1. 伤寒沙门菌培养

病原体分离易得阳性结果的实验室检查选择为“1周血，2周便，骨髓各周均可见”(见附表3-10)。

表3-10 伤寒各类标本以及实验室检查选择

时间	标本
第1周	血液，骨髓
第2周	血液，骨髓
第3周	粪便，尿液，骨髓
第4周	粪便，尿液，骨髓

对于已用抗生素的患者，血培养阴性者，骨髓培养更有优势。

2. 肥达试验(伤寒血清凝集试验)

通常病后2周左右出现抗体；第3～4周，阳性率达到70%以上。

“O”抗体凝集效价>1∶80，“H”抗体凝集效价>1∶160，为阳性。同步高(“O”抗体及“H”抗体同时增高)和步步高(每5～7天复检，抗体效价4倍增长)有诊断价值。

三、并发症

(一)肠出血

肠出血最常见，多发生在病程2～3周。

(二)肠穿孔

肠穿孔最严重，多发生在回肠末端，成年人比小儿多见，常发生在病程的2～3周。

(三)中毒性肝炎

多发生于病程1～3周。

(四)中毒性心肌炎

多发生在病程2～3周。

(五)其他

其他并发症如支气管炎、肺炎、溶血尿毒综合征、急性胆囊炎、骨髓炎等。

四、治疗要点

(一)病原治疗

可根据药物敏感试验选择抗菌药物。首选喹诺酮类药物。其疗程应足,至少10～14天,否则容易复发。氧氟沙星、环丙沙星、左氧氟沙星、加替沙星及莫西沙星均可选用。喹诺酮类药物对骨骼发育可能存在影响,妊娠期妇女以及18岁以下儿童和青少年禁用。哺乳期妇女应用本类药物时应暂停哺乳。其次可选用头孢菌素类。第3代头孢菌素类抗菌活性强,胆汁浓度高,对耐药伤寒沙门菌疗效好,妊娠期妇女、儿童均可选用,包括头孢曲松、头孢噻肟、头孢他啶及头孢哌酮,成年人每日2～4g,儿童每日100mg/kg体重,分两次静脉用,疗程10～14天。

(二)一般治疗和对症治疗

伤寒患者入院后按消化道传染病隔离。发热期间卧床休息,给予高热量、高营养及易消化的食物,宜食用流质或无渣软食,少量多餐。腹胀、腹泻时,禁用豆、奶制品。热退后食欲增加,但仍应忌食坚硬及多渣食品。

(三)并发症治疗

1.肠出血:卧床休息,禁食或少量食用流质饮食,严密观察生命体征以及出血情况,适当补液。可给予一般止血剂,根据出血情况适当输血。大量出血经内科治疗无效时,应及时考虑外科手术处理。

2.肠穿孔:应早诊断,早治疗。禁食,胃肠减压,补液,维持内环境平衡,加强抗炎,及时手术治疗。

3.中毒性心肌炎:以足量有效抗菌药物治疗为基础,可适当应用肾上腺糖皮质激素,改善心肌营养;心功能不全时,有必要给予小剂量洋地黄制剂。

4.中毒性肝炎:以足量有效抗菌药物治疗为基础,加强保肝治疗。

五、预　防

(一)控制传染源

采取肠道隔离,体温正常 15 天可解除隔离。

(二)切断传播途径

管理水源、饮食、粪便,避免饮用生水,生食。

(三)保护易感人群

对易感人群进行伤寒副伤寒甲乙三联疫苗的接种。

(易萍)

参考文献

李兰娟,王宇明.感染病学.4 版.北京:人民卫生出版社,2018.

霍乱的诊治要点

霍乱是由 O1 或 O139 血清群霍乱弧菌感染所致急性腹泻的烈性消化道传染病,是我国法定传染病,属于国际检疫传染病。主要是污染水源和食物引起传播,O1 血清群以轻型与带菌者较多,而 O139 血清群霍乱以重型占多数。

一、临床表现

临床表现分为吐泻期、脱水期及恢复期。临床上,尤应注意循环衰竭、电解质失衡与尿毒症酸中毒。其按脱水情况分为轻、中及重三度。

二、诊　断

诊断依据以下几个方面。①腹泻,粪培养 O1 或 O139 群霍乱弧菌阳性;②有典型症状,但粪培养为阴性,而无其他原因可查者;③双份血清凝集试验滴度呈 4 倍增高或杀弧菌抗体 8 倍以上增高者;④粪便培养阳性前后各 5 天内有腹泻症状者。注意与急性胃肠炎、急性菌痢、大肠杆菌性肠炎及鼠伤寒沙门菌感染等相鉴别。

三、治　疗

1. 对霍乱患者按甲类传染病隔离,及时上报疫情。对确诊患者和疑似病例应该分别隔离,应对患者排泄物进行彻底消毒。患者症状消失后,隔天粪便培养1次,连续两次粪便培养阴性方可解除隔离。

2. 进行补液治疗。补液治疗,及时补充液体和电解质是治疗霍乱的关键。对轻度脱水患者,口服补盐液并以ORS为主。对中重度脱水患者,通常先进行静脉补液,选用541液(配制简单法可用0.9%氯化钠注射液550mL,1.4%碳酸氢钠液300mL,10%氯化钾液10mL加10%葡萄糖注射液140mL配制);口服液体:葡萄糖20g,氯化钠3.5g,氯化钾1.5g及碳酸氢钠2.5g加水1000mL配制。各种情况可按下文应用。

(1)轻度脱水:如有眼窝稍凹,皮肤弹性轻度减低,一般认为口服补液。必要时,静脉输液,3000~4000mL/d。成年人在最初2小时内,输液速率为5~10mL/min。

(2)中度脱水:如有眼窝明显下陷,指纹皱瘪,发音哑,尿量少,血压轻度下降。输液量在4000~8000mL/d。最初2小时内给含糖541液2000mL左右;待血压、脉搏正常后,予以5~10mL/min继续输541液。

(3)重度脱水:输液量在8000~12000mL/d。经两条静脉管道输入,先按40~80mL/min输注;半小时后改为20~30mL/min输入,直至血压纠正。

3. 抗菌治疗:作为辅助治疗,能缩短病程、减少腹泻次数。常选用环丙沙星或多西环素。

4. 对症治疗:对症处理各种并发症,包括纠正酸中毒、改善微循环、抗休克等。

(喻成波)

参考文献

李兰娟,王宇明. 感染病学. 4版. 北京:人民卫生出版社,2018.

疟疾的诊治要点

一、简　述

疟疾(malaria)是由疟原虫感染引起的一种寄生虫病，系乙类传染病。主要由雌性按蚊叮咬传播。其临床表现以反复发作的间歇性发冷、寒战、发热和出汗为主，有时还伴有脾大和贫血。重症疟疾患者可引起脑、肝及肾等脏器损害，并可引起循环系统、呼吸系统甚至多系统衰竭。

寄生于人体的疟原虫共有四种：①间日疟原虫；②三日疟原虫；③卵形疟原虫；④恶性疟原虫。疟原虫子孢子侵入血液，侵犯肝细胞行裂体增殖。快速型子孢子增殖后胀破肝细胞，再侵入红细胞内继续裂体增殖，出现临床症状，并间隔一定时日(间日疟，48小时；三日疟，72小时；恶性疟，不规则)反复出现寒战、高热、大汗、肝大、脾大和贫血。以上阶段称为发作期或红细胞内期。迟发型子孢子平时处于休眠状态；在免疫力低下时，可侵犯红细胞，引起症状，称复发，亦称红细胞外期。

二、诊断要点

(一)流行病学

曾于疟疾传播季节在疟疾流行区住宿，有被蚊虫叮咬，或有输血史。

(二)临床表现

其临床表现有典型的周期性畏寒、寒战、发热及出汗，可初步疑诊。不规律发热，伴肝大、脾大及贫血，应考虑疟疾的可能。凶险型疟疾多发生在流行期中，多急起、高热、寒战、昏迷与抽搐等。但恶性疟由于疟原虫在红细胞内繁殖，粘成团状，故易影响微血管，造成缺血、缺氧等，引起脑、肺、肾等病变，表现为脑症状甚或昏迷、肾衰竭、黑尿热等。间日疟及其他疟原虫在重度感染时亦可引起以上严重脏器损害，有人称之为凶险型疟疾,如脑症状、休克、肾衰竭、肺水肿或急性呼吸窘迫综合征(acute respiratory distress syndrome, ARDS)、重度贫血、黑尿、肝功能损害、弥散性血管内凝血、低血糖,甚至超高热(腋下温度 41.5℃,肛门温度 40℃),易发生抽搐、呼吸衰竭或心力衰竭。

(三)实验室检查

实验室检查主要依靠末梢厚、薄血涂片,经瑞氏或吉氏(giemsa)染色找到疟原虫。如临床高度怀疑而外周血涂片检查结果多次为阴性,若确有必要,则可进一步做骨髓穿刺涂片查找疟原虫,血液 PCR 测定核酸及血液宏基因测定也有价值。

三、治疗要点

(一)基础治疗

发热及发作期,患者要卧床休息,改善食欲,注意控制体温,做好虫媒隔离。

(二)抗疟原虫治疗

1. 间日疟、三日疟、卵形疟或不耐氯喹的恶性疟的治疗

(1)控制疟疾发作的药物:氯喹,可杀灭红细胞内期的原虫,迅速退热。

(2)抗复发治疗药物:伯氨喹。磷酸氯喹(每片 0.25g,含基质 0.15g)与磷酸伯氨喹(每片 13.2mg,含基质 7.5mg)剂量均按基质计算。成年人口服氯喹,第 1 天 0.6g,第 2～3 天各 0.3g,基质总量为 1.2g;伯氨喹每天 15mg 基质,连服 14 天,基质总量为 210mg。

2. 耐氯喹的恶性疟治疗

大多恶性疟对氯喹耐药,应首选青蒿素及其衍生物或磷酸咯萘啶。青蒿素是我国学者屠呦呦团队在 20 世纪 70 年代发现的,具有强大的抗疟作用,获得了诺贝尔生理学或医学奖。

(1)青蒿琥酯:200mg bid×7d,首剂加倍,总量 800mg;第

2～7 天 200mg qd。

(2)蒿甲醚:160mg,肌注,qd×7d,首剂加倍。

(3)磷酸咯萘啶:第 1 天服 2 次,间隔 8 小时;第 2 天及第 3 天口服,每日 1 次,每次 0.3～0.4g(基质),总剂量 1.2～1.6g(基质)。

3. 重症疟疾治疗

抗疟首选静脉用青蒿素衍生物或磷酸咯萘啶。

(1)蒿甲醚油剂:每支 80mg,肌注,qd×7d,首剂加倍,总剂量 640mg。

(2)磷酸咯萘啶注射液:肌注或加于 5%葡萄糖溶液或生理盐水中静滴,每次 80mg,首剂加倍,6 小时后再滴 1 次,24 小时及 48 小时后各滴 1 次。注意本品对心脏有抑制作用。请高度注意:本品切忌静脉推注。

(三)对症支持治疗

1. 一般治疗

对重症者补充水、电解质。

2. 对症治疗

对症治疗包括以下几个方面。①积极物理降温,必要时行亚冬眠疗法使体温<38℃,或用肾上腺皮质激素。②治脑水肿可用 20%甘露醇 250mL 静脉滴注,继而酌情每 6～8 小时 1 次;或地塞米松 10～20mg 静脉滴注。另如纠正酸中毒、维护心功能、防治肾衰竭、纠正贫血、控制黑尿热,都应并重及时到位。③治疗抽搐可用地西泮(安定)5～10mg 静脉缓注(儿童0.15mg/kg体重)。④纠正酸中毒可用 5%碳酸氢钠溶液 200mL 静滴。疑有肾衰竭时,可静滴 20%甘露醇 100mL。对肾衰竭患者应限制入量,并给予呋塞米。当血尿素氮升高,达 24.99mmol/L 以上时,可用透析疗法。⑤当重症患者出现黑尿热时,应积极行血液净化治疗,给予地塞米松,并口服碳酸氢钠以碱化尿液。

(喻成波)

参考文献

[1] 李兰娟,王宇明.感染病学.4 版.北京:人民卫生出版社,2018.

[2] 中华人民共和国卫生行业标准-疟疾的诊断.WS 259—2015.北京:人民卫生出版社,2015.

冠状病毒感染的诊治要点

一、冠状病毒简介

冠状病毒首先于 1937 年从鸡身上分离出来。1965 年,英国 Tyrrell 等用普通感冒患儿的冷冻保存标本,采用人器官培养分离出 1 株名为 B814 的病毒,分离出第一株人的冠状病毒。1975 年,国际病毒命名委员会正式定名为冠状病毒科。迄今为止,冠状病毒科的成员只感染脊柱动物,可使人和动物呼吸道、消化道、肝脏和神经系统发生疾病。

冠状病毒属于冠状病毒科,基因组为单股正链的 RNA 分子,有包膜,衣壳为螺旋对称结构。根据宿主及其基因的区别,冠状病毒科可分为 α、β、γ 和 δ 4 个冠状病毒属:其中 β 属冠状病毒又可分为四个独立的亚群——A、B、C 和 D 亚群。目前,已知的人类冠状病毒更新为 7 种,其中 4 种冠状病毒(HCoV-229E、HCoV-OC43、HCoV-NL63 和 HCoV-HKU1)在人群中较为常见,致病性较低,一般仅引起类似普通感冒的轻微呼吸道症状。而严重急性呼吸综合征冠状病毒、中东呼吸综合征冠状病毒及新型冠状病毒,也就是我们简称的 SARS 冠状病毒(SARS-CoV-1)、MERS 冠状病毒(MERS-CoV)及 SARS-CoV-2,可引起严重的呼吸系统疾病。

二、中东呼吸综合征冠状病毒(MERS-CoV)感染

MERS-CoV 是于 2012 年发现的一种 β 属 C 亚群冠状病毒,感染后患者早期会出现发热、咳嗽、呼吸急促、肺炎等症状,重症病例出现急性呼吸窘迫综合征、器官衰竭等。

传播途径:人与人密切接触;同时怀疑骆驼、山羊、绵羊

和猫等动物可能作为中间宿主，尽量避免人与骆驼接触。

病毒来源及中间宿主：来源于蝙蝠，中间宿主可能是骆驼。

易感人群：有基础疾病者及免疫力低下人群更易感染；儿童较少发病且发病症状较轻。

三、严重急性呼吸综合征冠状病毒(SARS-CoV-1)感染

SARS-CoV-1 是于 2003 年发现的一种 β 属 C 亚群冠状病毒，感染后患者会出现高热，伴有头痛、关节酸痛、乏力、咳嗽等症状，严重时会出现呼吸衰竭、休克和多脏器功能衰竭。

传播途径：近距离呼吸道飞沫及密切接触传播。患者的粪便、尿液、血液中曾检出病毒，因此可能存在粪口传播。

病毒来源及中间宿主：来源于蝙蝠，中间宿主可能是果子狸。

易感人群：人群普遍易感，儿童感染率较低。

四、新型冠状病毒(SARS-CoV-2)感染

SARS-CoV-2 为 β 属冠状病毒，是已知感染人类的第 7 种冠状病毒，有包膜，颗粒呈圆形或椭圆形，常为多形性，直径 60～140nm；属于蝙蝠-类冠状病毒簇，显示其与蝙蝠 SARS 样冠状病毒(bat-SL-CoVZC45)同源性达 85％以上。SARS-CoV-2 的基因组大小为 30kb，编码蛋白酶和 RNA 依赖性 RNA 聚合酶(RdRp)以及几种结构蛋白。SARS-CoV-2 病毒体由结合到 RNA 基因组的核衣壳蛋白(nucleocapsid protein，N)及由膜蛋白(membrane protein，M)和包膜蛋白(envelope protein，E)组成的包膜，包被三聚体刺突糖蛋白(spike protein，S)。

S 蛋白与 2 型肺细胞和肠上皮细胞质膜上的血管紧张素转化酶 2(angiotensin-converting enzyme 2，ACE2)结合；结合后，S 蛋白被宿主膜丝氨酸蛋白酶 TMPRSS2 裂解，促使病毒进入。新冠病毒的刺突蛋白与 ACE2 的亲和力是 SARS 病毒的 10～20 倍，这可能与新冠病毒更易于人际传播有关。且 ACE2 广泛分布于肺、心脏、肾、胃肠道，表达于几乎所有器官的血管内皮细胞和平滑肌细胞上,因此,新冠病毒可引起多系统损害。

(一)新型冠状病毒(SARS-CoV-2)感染的流行病学特征

传染源:主要是新型冠状病毒感染的患者和无症状感染者,在潜伏期即有传染性,发病后5天内传染性较强。

传播途径:主要经呼吸道飞沫和密切接触传播;接触病毒污染的物品也可造成感染。在相对封闭的环境中长时间暴露于高浓度气溶胶的情况,存在经气溶胶传播的可能。由于在粪便及尿中可分离到新型冠状病毒,所以应注意粪便及尿对环境污染造成的气溶胶或接触传播。

易感人群:普遍易感。感染后或接种新型冠状病毒疫苗后可获得一定的免疫力,但持续时间尚不明确。

(二)新型冠状病毒(SARS-CoV-2)感染的临床特征

潜伏期为1～14天,多为3～7天。

临床表现:以发热、干咳、乏力为主。部分患者以嗅觉、味觉减退或丧失等为首发症状,少数患者伴有鼻塞、流涕、咽痛、结膜炎、肌痛和腹泻等症状。重症患者多在发病1周后出现呼吸困难和(或)低氧血症,严重者可快速进展至急性呼吸窘迫综合征、脓毒症休克、难以纠正的代谢性酸中毒和出凝血功能障碍及多器官功能衰竭等。极少数患者还可有中枢神经系统受累及肢端缺血性坏死等表现。值得注意的是,重型、危重型患者病程中可为中低热,甚至无明显发热。轻型患者可表现为低热、轻微乏力、嗅觉及味觉障碍等,无肺炎表现。少数患者在感染新型冠状病毒后可无明显临床症状。

(三)新型冠状病毒(SARS-CoV-2)感染的实验室检查及影像学检查

一般检查:发病早期,白细胞总数正常或降低,淋巴细胞计数减少;部分患者出现肝酶、LDH、肌酶、肌红蛋白、肌钙蛋白和铁蛋白增高;多数患者C反应蛋白和红细胞沉降率升高,降钙素原正常。

重型、危重型患者可见D-二聚体升高、外周血淋巴细胞进行性减少，炎性因子升高。

1. 病原学及血清检查

（1）病原学检查：采用 RT-PCR 或（和）NGS 方法，在鼻咽拭子、痰和其他下呼吸道分泌物、血液、粪便、尿液等标本中可检测出新型冠状病毒核酸。检测下呼吸道标本（痰或气道抽取物）更加准确。

（2）血清学检查：新型冠状病毒特异性 IgM 抗体、IgG 抗体阳性；但在发病 1 周内，阳性率均较低。

试剂本身阳性判断值原因，或者体内存在干扰物质（类风湿因子、嗜异性抗体、补体、溶菌酶等），或者标本原因（标本溶血、标本被细菌污染、标本贮存时间过长、标本凝固不全等），抗体检测可能会出现假阳性。一般不单独以血清学检测为诊断依据，需结合流行病学史、临床表现和基础疾病等情况进行综合判断。

2. 肺部影像学

早期呈多发小斑片影及间质改变，以肺外带明显；进而发展至双肺多发磨玻璃影、浸润影严重的患者，可出现肺实变；胸腔积液少见。

（四）新型冠状病毒（SARS-CoV-2）感染的诊断标准

1. 疑似病例的诊断标准

疑似病例的诊断标准：有流行病学史中的任何 1 条，且符合临床表现中任意 2 条；无明确流行病学史的，符合临床表现中任意 2 条，同时新型冠状病毒特异性 IgM 抗体阳性；或符合临床表现中的 3 条。

（1）流行病学史：发病前 14 天内有病例报告的社区旅行史或居住史；发病前 14 天内与新型冠状病毒感染患者或无症状感染者有接触史；发病前 14 天内曾接触过来自有病例报告社区的发热或有呼吸道症状的患者；聚集性发病[2 周内在小范围，如家庭、办公室、学校班级等场所，出现 2 例及以上发热和（或）呼吸道症状的病例]。

（2）临床表现：发热和（或）呼吸道症状；有上述新型冠状

病毒肺炎影像学特征;发病早期白细胞总数正常或降低,淋巴细胞计数正常或减少。

2. 确诊病例的诊断标准

在疑似的基础上,具备以下病原学或血清学证据之一者:实时荧光 RT-PCR 检测新型冠状病毒核酸阳性;病毒基因测序,与已知的新型冠状病毒高度同源;血清新型冠状病毒特异性 IgM 抗体和 IgG 抗体阳性;血清新型冠状病毒特异性 IgG 抗体由阴性转为阳性,或恢复期较急性期有 4 倍及以上升高。

(五)新型冠状病毒(SARS-CoV-2)感染的临床分型

1. 轻型

临床症状轻微,影像学未见肺炎表现。

2. 普通型

有发热、呼吸道等症状,影像学可见肺炎表现。

3. 重型

成年人符合下列任意一条:①出现气促,RR≥30 次/分。②静息状态下,指氧饱和度≤93%。③动脉血氧分压(PaO_2)/吸氧浓度(FiO_2)≤300mmHg(1mmHg=0.133kPa)。高海拔(海拔超过 1000 米)地区应根据以下公式对 PaO_2/FiO_2 进行校正:PaO_2/FiO_2×[大气压(mmHg)/760]。④临床症状进行性加重,肺部影像学显示 24～48 小时内病灶明显进展>50%者,按重型管理。

儿童符合下列任意一条:①持续高热超过 3 天;②出现气促(<2 月龄,RR≥60 次/分;2～12 月龄,RR≥50 次/分;1～5 岁,RR≥40 次/分;>5 岁,RR≥30 次/分),除外发热和哭闹的影响;③静息状态下,吸空气时指氧饱和度≤93%;④辅助呼吸(鼻翼扇动、三凹征);⑤出现嗜睡、惊厥;⑥拒食或喂养困难,有脱水征。

4. 危重症病例

符合下列任意一条:呼吸衰竭,且需要机械通气;出现休克;合并其他器官功能衰竭,需 ICU 监护治疗。

重型、危重型高危人群：①年龄大于 65 岁的老年人；②有心脑血管疾病（含高血压）、慢性肺部疾病（慢性阻塞性肺疾病、中度至重度哮喘）、糖尿病、慢性肝脏、肾脏疾病、肿瘤等基础疾病者；③免疫功能缺陷（如艾滋病患者，长期使用皮质类固醇或其他免疫抑制药物导致免疫功能减退状态）；④肥胖（体重指数≥30kg/m^2）；⑤晚期妊娠和围产期女性；⑥重度吸烟者。

（六）新型冠状病毒（SARS-CoV-2）感染的治疗

1. 一般治疗

（1）卧床休息，加强支持治疗，保证充分能量摄入；注意水、电解质平衡，维持内环境稳定；密切监测生命体征、指氧饱和度等。

（2）根据病情监测血常规、尿常规、CRP、生化指标（肝酶、心肌酶、肾功能等）、凝血功能、动脉血气分析、胸部影像学等。有条件者可行细胞因子检测。

（3）及时给予有效氧疗措施，包括鼻导管、面罩给氧和经鼻高流量氧疗。有条件的可采用氢氧混合吸入气（H_2/O_2：66.6%/33.3%）治疗。

（4）抗菌药物治疗：避免盲目或不恰当使用抗菌药物，尤其联合使用广谱抗菌药物。

2. 抗病毒治疗

目前较为一致的意见是，应在病程早期使用具有潜在抗病毒作用的药物，建议重点应用于有重症高危因素及有重症倾向的患者。不推荐单独使用洛匹那韦/利托那韦和利巴韦林，不推荐使用羟氯喹或联合使用阿奇霉素。以下药物可继续试用，在临床应用中进一步评估疗效。①α-干扰素：成年人每次 500 万 U 或相当剂量，加入灭菌注射用水 2mL，每日 2 次，雾化吸入，疗程不超过 10 天。②利巴韦林：建议与干扰素（剂量同上）或洛匹那韦/利托那韦（成年人 200mg/50mg/粒，每次 2 粒，每日 2 次）联合应用，成年人 500mg/次，每日 2～3 次静脉输注，疗程不超过 10 天。③磷酸氯喹：用于 18～

65岁成年人。体重大于50kg者,每次500mg,每日2次,疗程7天;体重小于50kg者,第1、2天每次500mg,每日2次,第3～7天每次500mg,每日1次。④阿比多尔:成年人200mg,每日3次,疗程不超过10天。要注意上述药物的不良反应、禁忌证以及与其他药物的相互作用等问题。不建议同时应用3种以上抗病毒药物。一旦出现不可耐受的毒副作用,应停止使用相关药物。

3. 免疫治疗

(1)康复者恢复期血浆:适用于病情进展较快、重型和危重型患者。

(2)静注COVID-19人免疫球蛋白:可应急用于病情进展较快的普通型和重型患者。推荐剂量为普通型20mL、重型40mL,静脉输注;根据患者病情改善情况,可隔日再次输注,总次数不超过5次。

(3)托珠单抗:对于双肺广泛病变及重型患者,且实验室检测IL-6水平升高者,可试用。具体用法:首次剂量4～8mg/kg,推荐剂量400mg,用0.9%生理盐水稀释至100mL,输注时间大于1小时;首次用药疗效不佳者,可在首剂应用12小时后追加应用1次(剂量同前),累计给药次数最多为2次,单次最大剂量不超过800mg。注意过敏反应。有结核等活动性感染者禁用。

(4)糖皮质激素治疗:对于氧合指标进行性恶化、影像学进展迅速、机体炎症反应过度激活状态的患者,酌情短期内(一般建议3～5日,不超过10日)使用糖皮质激素,建议剂量相当于甲泼尼龙0.5～1mg/(kg·d)。应当注意,较大剂量糖皮质激素因免疫抑制作用,可能会延缓对病毒的清除。

4. 重症、危重症的治疗

(1)治疗原则:在上述治疗的基础上,积极防治并发症,治疗基础疾病,预防继发感染,及时进行器官功能支持。

(2)呼吸支持:①鼻导管或面罩吸氧:对PaO_2/FiO_2低于300mmHg的重型患者,均应立即给予氧疗。在接受鼻导管或面罩吸氧后，短时间（1～2小时）内密切观察，若有呼吸窘迫和（或）低氧血症无改善，应使用经鼻高流量氧疗（HFNC）或无创通气（NIV）。② HFNC或NIV：PaO_2/FiO_2低于200mmHg，应给予HFNC或NIV。对HFNC或NIV的患者，在无禁忌证的情况下，建议同时实施俯卧位通气，即清醒俯卧位通气，俯卧位治疗时间应大于12小时。若短时间（1～2小时）治疗后，病情无改善，特别是在接受俯卧位治疗后，低氧血症仍无改善，或呼吸频数、潮气量过大或吸气努力过强等，往往提示HFNC或NIV治疗效果不佳，应及时进行有创机械通气治疗。③有创机械通气：一般情况下，PaO_2/FiO_2低于150mmHg，应考虑气管插管，实施有创机械通气。早期恰当的有创机械通气治疗是危重型患者重要的治疗手段。实施肺保护性机械通气策略。对于中重度急性呼吸窘迫综合征患者，或有创机械通气FiO_2高于50%时，可采取肺复张治疗。应注意部分新冠肺炎患者肺可复张性较差，应避免过高的PEEP导致气压伤。

（3）气道管理：加强气道湿化，建议采用主动加热湿化器，有条件的使用环路加热导丝保证湿化效果；建议采取密闭式吸痰，必要时用气管镜吸痰；积极进行气道廓清治疗，如振动排痰、高频胸廓振荡、体位引流等；在氧合及血流动力学稳定的情况下，尽早开展被动及主动活动，促进痰液引流及肺康复。

（4）体外膜肺氧合（ECMO）：在最优的机械通气条件下（$FiO_2 \geqslant 80\%$，潮气量为6mL/kg理想体重，$PEEP \geqslant 5cmH_2O$，且无禁忌证），且保护性通气和俯卧位通气效果不佳，并符合以下之一时，应考虑尽早评估和实施ECMO：①$PaO_2/FiO_2 <$ 50mmHg超过3小时；②$PaO_2/FiO_2 <$ 80mmHg超过6小时；③动脉血pH＜7.25且$PaCO_2 >$ 60mmHg超过6小时，且呼吸频率＞35次/分；④呼吸频率＞35次/分时，动脉血pH＜7.2且平台压＞$30cmH_2O$；⑤合并心源性休克或者心搏骤停。对于符合ECMO指征且无禁忌证的危重型患者，应尽

冠状病毒感染的诊治要点

早启动 ECMO 治疗,以免延误时机而导致患者预后不良。

(5)循环支持:危重型患者可合并休克,应在充分液体复苏的基础上,合理使用血管活性药物,密切监测患者血压、心率和尿量的变化,以及乳酸和碱剩余。必要时进行血流动力学监测,指导输液和血管活性药物使用,改善组织灌注。

(6)抗凝治疗:重型或危重型患者合并血栓栓塞的风险较高。对于无抗凝禁忌证且 D-二聚体明显增高者,建议预防性使用抗凝药物。在发生血栓栓塞事件时,按照相应指南进行抗凝治疗。

(7)急性肾损伤和肾替代治疗:危重型患者可合并急性肾损伤,应积极寻找病因,如低灌注和药物等因素。在积极纠正病因的同时,注意维持水、电解质、酸碱平衡。连续性肾替代治疗(CRRT)的指征包括:①高钾血症;②严重酸中毒;③利尿剂无效的肺水肿或水负荷过多。

(8)血液净化治疗:血液净化系统包括血浆置换、吸附、灌流、液/血浆滤过等,能清除炎症因子,阻断"细胞因子风暴",从而减轻炎症反应对机体的损伤,可用于重型、危重型患者细胞因子风暴早中期的救治。

(9)儿童多系统炎症综合征:治疗原则是多学科合作,尽早抗炎,纠正休克和出凝血功能障碍,脏器功能支持,必要时抗感染治疗。对于有典型或不典型川崎病表现者,与川崎病经典治疗方案相似,以静脉用丙种球蛋白(IVIG)、糖皮质激素及口服阿司匹林等治疗为主。

5. 中医治疗

本病属于中医"疫"病范畴,病因为感受"疫戾"之气,各地可根据病情、当地气候特点以及不同体质等情况,进行辨证论治。涉及超药典剂量,应当在医师指导下使用。

(瞿婷婷)

参考文献

[1] 国家卫生健康委员会. 新型冠状病毒肺炎诊疗方案(试行第八版). 2020.

败血症的诊治要点

败血症是由致病菌或条件致病菌以不同方式入侵血液循环并生长繁殖而引起的全身性感染。脓毒败血症是致病菌或条件致病菌侵入血液循环中生长繁殖，产生毒素和其他代谢产物所引起的急性全身性感染，临床上主要以骤起寒战、高热、皮疹、关节痛及肝脾大为特征表现，部分可有感染性休克和迁徙性病灶。其常见的病原体有革兰阳性球菌、革兰阴性杆菌、厌氧菌与真菌等。重型败血症是指在感染引发全身炎症反应综合征的基础上出现一个脏器衰竭；如有 2 个或 2 个以上的器官衰竭，则称为多脏器功能衰竭综合征。

一、诊断要点

1. 临床诊断

(1)原发感染灶：在有些患者可找到原发病灶。金黄色葡萄球菌败血症常有皮肤或外伤感染灶；大肠杆菌败血症可有胆管、泌尿道或肠道的炎症病灶。

(2)毒血症症状：起病大多急骤，常有寒战与高热，以弛张热及间歇热为多见，伴有头痛、关节酸痛、多汗、脉速、全身不适、恶心、呕吐、腹痛及腹泻等，可出现贫血、肝大、脾大，亦可出现黄疸及关节红、肿、痛等。重者可出现中毒性脑病、中毒性心肌炎、肠麻痹、感染性休克及弥散性血管内凝血等。

(3)皮疹或瘀点：皮肤、黏膜出现皮疹或瘀点。皮疹或瘀点多分布于躯干、四肢、球结膜及口腔黏膜等处，亦可有荨麻疹、猩红热样皮疹、脓疱疹等，以球菌感染多见。

(4)关节症状：多见于革兰阳性球菌败血症，表现为大关节红肿、疼痛及活动受限。少数有关节腔积液和积脓。

(5)迁徙性病灶：可发生肺脓肿、肝脓肿及脑脓肿等。

2. 实验室检查

(1)血常规检查白细胞计数明显增多，一般在(10～30)×10^9/L，可有核左移及细胞内中毒颗粒。偶见白细胞总数正常或偏低，但中性粒细胞仍较多，常见于机体反应性较差者及少数革兰阴性杆菌败血症患者；患者可有轻度或中度进行性贫血。

(2)病原学检查中以血培养最为重要，应在抗菌药物应用前及寒战、高热时反复进行，可获得较高阳性率。骨髓培养也可提高阳性率，必要时视需要进行厌氧菌、L型细菌或真菌培养。脓液、脑脊液、胸腹水、皮肤活检及瘀点挤出液等涂片检查和培养亦有检出病原菌的机会。有时，皮肤瘀点挤出液、原发病灶或迁徙病灶的脓液培养可查出与血液或骨髓培养一致的病原体。培养出病原菌后可做药敏试验，测定最低抑菌浓度(MIC)，供选用抗菌药物时参考。

二、不同致病菌败血症的临床特点

1. 金黄色葡萄球菌(简称金葡菌)败血症多见于男性。病前一般情况大多良好。原发病灶以皮肤疖痈等多见，迁徙性损害是金葡菌败血症的特点。

2. 表葡菌败血症以院内感染为多。常见于体内异物留置后，如人工瓣膜、人工关节、各种导管及起搏器等。表葡菌耐药情况严重，多见耐甲氧西林表葡菌，其他凝固酶阴性葡萄球菌感染也多见。

3. 革兰阴性杆菌败血症患者病前一般情况多较差，多数伴有影响机体免疫防御功能的原发病，故医院感染者较多，易发生感染性休克，严重者可出现多脏器功能衰竭。致病菌多从泌尿生殖道、肠道或胆管等入侵。

4. 肠球菌败血症发病率近年来明显增高。泌尿生殖道是常见的入侵途径。其易并发心内膜炎，对多种抗菌药物耐药。

5. 厌氧菌败血症入侵途径以胃肠道及女性生殖道为主，其次为褥疮溃疡和坏疽。临床表现大致与需氧或兼性厌氧者相似，但也有其某些特点，如血清总胆红素可高出正常数的10倍以上。黄疸发生率约为10%～40%。此外，可并发血栓性静脉炎和迁徙性脓肿。

6. 真菌败血症发病率近年来明显增高，基本上为医院感染的疾病，多发生于免疫功能低下者，如长期接受肾上腺皮质激素、广谱抗菌药物、肿瘤化疗、静脉插管输液（特别是高营养治疗）及透析疗法等患者。病原菌以白假丝酵母菌最为多见，常伴细菌感染。在免疫缺陷者感染后，对应用足量抗菌药物而感染未能控制者，应考虑本病的可能，除做细菌培养外，应同时做真菌培养。

三、处理要点

1. 一般治疗与对症治疗

良好的护理，补充足量维生素，维护水、电解质与酸碱平衡，应用血液制品（包括丙种球蛋白、白蛋白等）。在足量有效抗菌药物治疗的同时，对严重毒血症者可适量应用肾上腺皮质激素和人血清免疫球蛋白。

2. 局部病灶的处理

对化脓性病灶均应及时进行脓液引流或切开引流。化脓性心包炎、脓胸、关节炎及肝脓肿等可穿刺引流。对胆管或泌尿道感染合并有梗阻者，应予以手术治疗。若考虑败血症由静脉留置导管所致，则应及早去除或更换静脉留置导管，并进行培养以明确病原菌。

3. 病原治疗

败血症一经诊断，应尽早及时使用适当的抗菌药物，一般应以联合用药、静脉给药为宜。在致病菌及药敏情况未明确的情况下，须经验性联合使用兼顾革兰阴性杆菌和革兰阳性球菌的抗菌药物，如应用一种头孢菌素或复合酶抑制剂，可再加用一种氨基糖苷类抗生素。若获阳性培养及药敏结果，则可选用相应有效的抗菌药物，最好选用有杀菌作用的抗菌药物。开始时，剂量应稍大一些，每天分次静脉注射。疗程宜稍长，一般 2～3 周以上；或在体温下降至正常且临床症状消失后，继续用药 7～10 天。目前，对葡萄球菌败血症、链球菌败血症及革兰阴性菌败血症，可根据药敏结果选用合适抗菌药物。如对 MRSA 及 MRSE 败血症，可选用万古霉素、替考拉宁等药物。由厌氧菌所致者,可选用碳青霉烯类、克林霉素或替硝唑。真菌败血症可选用氟康唑、伏立康唑、卡泊芬净或两性霉素B等抗真菌药物治疗。

(陈春雷)

参考文献

[1] 李兰娟,王宇明.感染病学.4版.北京:人民卫生出版社,2018.

[2] 王宇明 李梦东.实用传染病学.4版.北京:人民卫生出版社,2017.

感染性腹泻的诊治要点

腹泻(diarrhea)是指排便次数增多,粪质稀薄,或带有黏液、脓血或未消化的食物。如解液体便,每日3次以上,或每天粪便总量大于200g,其中粪便含水量大于80%,则可认为是腹泻。世界卫生组织(WHO)关于腹泻的定义是粪便水分及粪便次数异常增加,通常24小时内3次以上。应当注意,粪便的性状比次数更重要。腹泻通常可持续数天,持续0～13天者为急性腹泻,持续14～29天者为持续性或迁延性腹泻,持续等于或大于30天者为慢性腹泻。

细菌、病毒或寄生虫等病原体感染是腹泻的最主要原因,这部分腹泻又被称为感染性腹泻(infectious diarrhea)或胃肠炎(Gastroenteritis),通过食用被病原体污染的食物或水而感染,以及人与人直接接触感染。该病呈全球性发作,一般为散发,也可造成暴发流行。临床表现以胃肠道症状为主,可伴或不伴有腹痛、恶心、呕吐、发热、食欲不振及乏力等,多为自限性,少数可复发,或合并严重并发症甚至死亡。

一、病原体

导致感染性腹泻的病原体主要包括病毒、细菌与寄生虫。病毒性腹泻的主要病原体包括轮状病毒、诺如病毒、腺病毒、星状病毒、嵌杯状病毒以及札如病毒(与诺如病毒同属杯状病毒科)等。病毒性腹泻多为水样便，通常需要持续 1 周左右。其中，轮状病毒是 5 岁以下婴幼儿腹泻的最主要原因，而诺如病毒则是成年人病毒性腹泻的最主要原因。细菌性腹泻的病原体主要包括大肠埃希菌、霍乱弧菌、副溶血弧菌、弯曲菌、耶尔森菌、志贺菌、沙门菌、嗜水气单胞菌、变形杆菌、艰难梭菌等。其中，志贺菌、沙门菌、嗜水气单胞菌、耶尔森菌、弯曲菌、产志贺毒素大肠埃希菌的感染也可导致血性腹泻或血便的发生；肠产毒性大肠埃希菌是导致成年旅行者腹泻的主要元凶，志贺菌、弯曲菌在旅行者腹泻中也有报道；艰难梭菌造成的腹泻多见于长期应用抗生素的人群，或婴幼儿老人等抵抗力低下的人群。寄生虫造成的感染性腹泻，病原体主要为溶组织内阿米巴、蓝氏贾第鞭毛虫、球孢子虫、隐孢子虫等。对于病程超过 14 天的旅游相关性腹泻患者，需要进行肠道寄生虫感染的相关检测；另外，对获得性免疫缺陷综合征伴有持续性腹泻患者，也应进行包括但不限于隐孢子虫、环孢子菌、卡氏肺囊虫、球孢子虫检测，甚至包括结核分枝杆菌和巨细胞病毒检测等。

二、流行病学

1. 传染源

传染源主要是受感染的人(包括急性和慢性期患者、病原携带者)及受感染的动物(比如家禽、家畜、兽类和鱼类)。

2. 传播途径

本病主要经粪-口途径传播，也可经生活接触传播。参照美国传染病学会(Infectious Diseases Society of America，IDSA)2017 年发布的感染性腹泻诊治指南，腹泻病原体与相关暴露状态或感染条件的关系见表 3-11。

表 3-11　腹泻常见病原体与暴露状态或感染条件

暴露状态或感染条件	病原体
食源性	
宾馆、游轮、度假区地、参观区的食源性疫情、饮食事件	诺如病毒、非伤寒沙门菌、产气荚膜梭菌、蜡样芽孢杆菌、金黄色葡萄球菌、弯曲杆菌、产毒性大肠埃希菌、产志贺毒素的大肠埃希菌、李斯特菌、志贺菌、环孢子虫、隐孢子虫
食用未消毒的牛奶或乳制品	沙门菌、弯曲杆菌、耶尔森菌、金黄色葡萄球菌、隐孢子虫、产志贺毒素的大肠埃希菌、牛型结核菌、立克次体
食用生肉或未煮熟的肉类和家禽	产志贺毒素的大肠埃希菌(牛肉)、产气荚膜梭菌(牛肉、家禽)、沙门菌(家禽)、空肠弯曲菌(家禽)、鼠疫耶尔森菌(猪肉、猪肠)、金黄色葡萄球菌(家禽)和旋毛虫(猪肉、野味肉)
食用蔬菜、水果或未经巴士消毒的果汁	产志贺毒素的大肠埃希菌、非伤寒沙门菌、环孢菌、隐孢子虫、诺如病毒、甲型肝炎病毒、李斯特菌
食用未煮熟的鸡蛋、生贝类	沙门菌、志贺菌、弧菌属、诺如病毒、甲型肝炎病毒
接触或暴露	
饮用未经消毒处理的淡水	弯曲杆菌、隐孢子虫、贾第鞭毛虫、志贺菌、沙门菌、类志贺毗邻单胞菌
在已经过消毒处理的娱乐用水设施中游泳	当消毒剂浓度不充分时,可感染隐孢子虫和其他潜在的水传播病原体
医疗保健、长期护理、监狱暴露或工作人员	诺如病毒、艰难梭菌、志贺菌、隐孢子虫、贾第鞭毛虫、产志贺毒素的大肠埃希菌、轮状病毒
儿童护理中心工作人员	轮状病毒、志贺菌、隐孢子虫、贾第鞭毛虫属、产志贺毒素的大肠埃希菌
近期食用抗菌药物	艰难梭菌、多重耐药沙门菌
前往资源匮乏的国家	大肠埃希菌、志贺菌、伤寒杆菌和非伤寒沙门菌、弯曲杆菌、霍乱弧菌、阿米巴原虫、贾第鞭毛虫、酵母菌、环孢子虫、囊孢菌、隐孢子虫
接触有腹泻的家养宠物	弯曲杆菌、耶尔森菌

续表

暴露状态或感染条件	病原体
暴露于某些地方的猪粪便	小袋纤毛虫
接触家禽或爬行动物	非伤寒沙门菌
参观农场或动物园	隐孢子虫、弯曲杆菌、产志贺毒素的大肠埃希菌
暴露或致病条件	
年龄	轮状病毒(6～18 月龄)、非伤寒沙门菌(婴儿出生至 3 月龄)、志贺菌(1～7 岁)、弯曲杆菌(青壮年)
潜在的免疫功能不全	非伤寒沙门菌、隐孢子虫、弯曲杆菌、志贺菌、耶尔森菌
血红蛋白沉着症或血红蛋白病	耶尔森菌、沙门菌
艾滋病或在使用免疫抑制剂	隐孢子虫、环孢菌、囊孢虫、微孢子虫、结核分枝杆菌、巨细胞病毒、沙门菌

3. 易感性

人群普遍易感。病后可获得一定的免疫力，但部分持续时间较短，不同菌群及血清型间无交叉保护性，可发生反复感染。

三、临床表现

急性感染性腹泻的潜伏期一般为 1～4 天，短则数小时，长则可达 7 天。

1. 症状

急性感染性腹泻的症状包括腹泻、伴/不伴腹痛、发热、恶心、呕吐等消化道症状，不同程度的脱水表现(如口渴、烦躁、乏力、眼泪正常或减少)，入睡困难或嗜睡，但触碰时易激惹，体位性眩晕，以及休克表现(如无力、少尿、发冷、冷汗、无泪、四肢末梢发绀甚至昏迷等)。具体常见的临床表现与致病病原体间的相互关系可参阅表 3-12。

表 3-12　常见提示感染性腹泻的临床表现

症状体征	可能的病原体
持续或慢性腹泻	隐孢子虫、贾第鞭毛虫、环孢子虫、囊孢虫、阿米巴原虫
肉眼血便	产志贺毒素的大肠埃希菌、志贺菌、弯曲杆菌、阿米巴原虫、弧菌、耶尔森菌、单胞菌、小袋纤毛虫
发热	辨别力不高，病毒、细菌和寄生虫感染都可引起发热。较高的温度可能提示细菌感染。但在感染产志贺毒素的大肠埃希菌的前期可无发热
腹痛	产志贺毒素的大肠埃希菌、沙门菌、志贺菌、弯曲杆菌、耶尔森菌、非霍乱弧菌、艰难梭菌
严重腹痛，常有大量血便(偶尔也可无血便)，很少或无发热	产志贺毒素的大肠埃希菌、沙门菌、志贺菌、弯曲杆菌、耶尔森菌
持续性腹痛和发热	耶尔森菌、假结核杆菌
恶心、呕吐事件≤24小时	金黄色葡萄球菌
腹泻和肠道痉挛持续 1～2 天	产气荚膜梭菌和蜡样芽孢梭菌
呕吐和非血样便持续 2～3 天或更短	诺如病毒
慢性水样腹泻持续 1 年或更多	中枢性腹泻(病因不明)、感染后肠易激惹综合征

2. 体征

除腹部可有压痛、肠鸣音活跃外，还有不同程度脱水体征，比如舌体和身体其他部位黏膜潮湿或干燥，婴儿前囟凹陷，眼窝凹陷，桡动脉脉搏细速、微弱甚至有时难以触及，呼吸深快，皮肤挤压后回缩极慢(时间大于 2 秒)，肢端湿冷，血压不稳定或下降等。

3. 并发症

较少见并发症和后遗症。并发症主要包括菌血症、溶血尿毒综合征、关节炎、赖特综合征、格兰巴雷综合征等。后遗症主要是神经系统后遗症，可产生耳聋、失语及肢体瘫痪等。具体肠道感染病原菌和感染后临床并发症/后遗症相关性见表 3-13。

表 3-13　肠道病原体感染后相关临床表现

表现	病原体
结节性红斑	耶尔森菌、弯曲杆菌、沙门菌、志贺菌
肾小球肾炎	耶尔森菌、弯曲杆菌、志贺菌
吉兰-巴雷综合征	弯曲杆菌
溶血性贫血	耶尔森菌、弯曲杆菌
溶血尿毒综合征	产志贺毒素的大肠埃希菌、痢疾志贺菌
IgA 肾病	弯曲杆菌
反应性关节炎	耶尔森菌、弯曲杆菌、沙门菌、志贺菌，少数为贾第鞭毛虫和环孢子虫
感染后易激综合征	弯曲杆菌、沙门菌、贾第鞭毛虫
脑膜炎	李斯特菌、沙门菌（小于 3 个月的婴儿为高风险）
肠穿孔	沙门菌（包括伤寒沙门菌）、志贺菌、耶尔森菌、弯曲杆菌、阿米巴原虫
中毒性脑病或癫痫发作	志贺菌
主动脉炎、骨髓炎	沙门菌、耶尔森菌

四、检验和检查

感染性腹泻诊断常用粪便检查。可以查粪便常规、粪便涂片找病原体、粪便培养及毛蚴孵化等。如果不能及时或因其他条件不成熟而不能及时送检粪便标本，也可选择直肠拭子。在鉴别病毒、寄生虫和艰难梭菌感染时，建议送检新鲜粪便标本。分子生物学检测，如 PCR、二代测序（NGS）等技术，通常比细菌培养历时短、灵敏度高，可作为参考，但不建议代替细菌培养而作为确诊依据。粪降钙素检查亦不推荐作为急性感染性腹泻的常规检验。其他备选的检验有血常规、外周血涂片、尿常规、电解质、肾功能、血气分析、C反应蛋白、降钙素和免疫学检查等,虽不能确诊感染性腹泻的病因,但对于疾病严重程度、并发症监测等有参考作用。对于存在如下症状的患者,也可考虑用内镜检查或直肠镜检查:有持续性、不明原因腹泻的AIDS,有某些潜在疾病伴急性腹泻的结肠炎或直肠炎,持续性腹泻。其他影像学(如超声、CT或磁共振成像等)检查可用于主动脉炎、真菌性动脉瘤、腹膜炎的症状或体征、腹腔内游离空气、中毒性巨结肠等患者。常见感染性腹泻患者相关实验室检查见表3-14。

表3-14　常见感染性腹泻患者相关实验室检查

病原体	诊断程序	标本
艰难梭菌	核酸扩增技术检测、谷氨酸脱氢酶抗原或艰难梭菌毒素检测	粪便
沙门菌、志贺菌、弯曲杆菌	常规的细菌培养,或核酸扩增技术检测	粪便
伤寒沙门菌和副伤寒沙门菌	常规培养	粪便、血液、骨髓、十二指肠液
产志贺毒素的大肠埃希菌	产志贺毒素的大肠埃希菌0157：H7B培养和志贺毒素的免疫分析,或核酸扩增技术检测志贺毒素基因	粪便
耶尔森菌、毗邻单胞菌、葡萄球菌	粪便培养或分子序列分析,或核酸扩增技术检测	粪便
产气荚膜梭菌	特殊的方式检测毒素	粪便
蜡样芽孢杆菌、金黄色葡萄球菌	特殊的方式检测毒素	食物
肉毒梭菌	小鼠毒力试验(金标准)、免疫学检测方法等	血清、粪便、胃内容物、呕吐物

续表

病原体	诊断程序	标本
阿米巴原虫、人芽囊原虫、贾第鞭毛虫、圆线虫、结肠小袋虫等	寄生虫和虫卵检测包括染色图片或核酸扩增技术检测	粪便、十二指肠炎
阿米巴原虫	阿米巴原虫特异性免疫测定，或核酸扩增技术检测	粪便
隐孢子虫	直接免疫荧光分析。酶免疫分析或核酸扩增技术检测	粪便
环孢子虫、贝利囊孢菌	改良抗酸染色、荧光显微镜检查或核酸扩增技术检测	粪便
微孢子虫	改良抗酸染色、电镜检查	粪便、小肠活检组织
环状病毒（诺如病毒、副流感病毒）、肠道腺病毒、肠道病毒/混合病毒、轮状病毒	核酸扩增技术检测	粪便
肠道病毒、轮状病毒	酶免疫检测	粪便
肠道腺病毒、肠道病毒/混合病毒	病毒培养	粪便
巨细胞病毒	组织病理学检查、巨细胞病毒培养	活检组织

五、治　疗

1. 一般治疗

消化道隔离至临床症状消失，粪便培养连续2次阴性。对毒血症状严重者，建议卧床休息为主。饮食以流质或半流质等为主，避免生冷、油腻、粗糙或刺激性食物等。

2. 纠正水电解质紊乱

补液。对轻中度脱水的成年患者主要予以口服补盐液

(oral rehydration salt,ORS),对儿童患者可以予以改良的ORS(即低渗 ORS)补液;对重度脱水的患者,应给予静脉补液治疗。对于不能耐受口服、虚弱但精神状态正常或拒绝口服的患者,可考虑鼻饲管给予 ORS。当有严重脱水、休克、精神状态改变、ORS 治疗失败或肠梗阻时,应给予等渗的乳酸林格液和生理盐水静脉补液。对酮血症患者,初始治疗需要采用静脉补液,以利于耐受口服补液。严重脱水时,应继续静脉补液,直至患者脉搏、灌注和精神状态恢复正常,且在评估患者神志清醒、没有吸入和肠梗阻等风险时,可后续应用 ORS 补充所需的剩余液体。

3. 对症支持治疗

在补液的基础上,可考虑使用肠蠕动抑制剂、止吐剂等辅助治疗,但对 18 岁以下的急性腹泻患者不建议应用抑制肠蠕动的药物;对任何年龄的患者,若怀疑为炎症性腹泻或腹泻伴有发热或怀疑甚至确诊为中毒性巨结肠,均应避免应用洛哌丁胺;对 4 岁以上的儿童和青少年患者,可以适当给予止吐药(比如昂丹司琼等)以增加对 ORS 的耐受性;为减轻感染性腹泻或抗生素相关性腹泻的病情严重程度或缩短持续时间,可给予益生菌,但选择何种益生菌、使用方式和剂量等,建议参照相关文献检索或生产厂家资料;在缺锌患病率高的国家或对存在营养不良的患儿,可以使用锌剂。

4. 合理选用抗感染药物

对大多数急性水样腹泻和近期没有出国旅游的急性腹泻患者,不推荐应用抗生素治疗,但免疫功能抑制状态患者和表现为病态的婴幼儿除外。对水样腹泻持续 14 天以上的患者,亦不推荐应用经验性抗菌治疗。根据当地流行菌株敏感性或粪便培养结果选择合适的抗感染治疗。儿童和成年人常见感染性腹泻抗感染药物选择分别见表 3-15 和表 3-16。

表 3-15　儿童常见感染性腹泻抗感染药物选择

病原菌	抗菌药物	用法用量	备注
致泻性大肠埃希菌	头孢噻肟	50～100mg/(kg・d)，分 2～4 次静脉滴注	产毒性大肠埃希菌(ETEC)、黏附性大肠埃希菌(EAEC)及轻度出血性大肠埃希(EHEC)感染不推荐常规使用抗生素。不推荐将磷霉素作为首选经验性用药。三代头孢菌素治疗无效或重症患者多重耐药菌感染可使用
	头孢唑肟	40～150mg/(kg・d)，分 2～3 次静脉滴注(建议 6 月龄以上患儿使用；6 月龄以下患儿使用的安全性尚未确定)	
	头孢曲松	20～80mg/(kg・d)，单次或分 2 次静脉滴注	
	头孢他啶	30～100mg/(kg・d)，分 2～3 次静脉滴注	
	头孢克肟	3～6mg/(kg・d)，重症者可加量至 12mg/(kg・d)，分 2 次口服	
	头孢哌酮	50～200mg/(kg・d)，2～3 次静脉滴注	
	磷霉素	口服：50～100mg/(kg・d)，分 3～4 次	
		静脉：100～300mg/(kg・d)，分 2～4 次	
空肠弯曲菌	红霉素	40～50mg/(kg・d)，分 3～4 次口服，总疗程 5～7 天；重症感染者疗程延 3～4 周	多数病程呈自限性，预后良好，一般不需抗菌药物治疗
	阿奇霉素	3 日疗法：10mg/(kg・d)，口服或静脉滴注(6 月龄以上，体重<45kg)，每日 1 次，每周 3 天为 1 个疗程。 5 日疗法：首日 10mg/(kg・d)，后 4 日减半使用；多数应用 1 个疗程即可，严重者需 2～3 个疗程	

续表

病原菌	抗菌药物	用法用量	备注
非伤寒沙门菌	头孢噻肟	50～100mg/(kg·d),分2～4次静脉滴注	
	头孢曲松	20～80mg/(kg·d),单次或分2次静脉滴注	
	头孢他啶	30～100mg/(kg·d),分2～3次静脉滴注	
	头孢哌酮	50～200mg/(kg·d),2～3次静脉滴注	
志贺菌	头孢克肟	3～6mg/(kg·d),重症者可加量至12mg/(kg·d),分2次口服	
	头孢曲松	50mg/(kg·d),单次,静脉滴注	
	头孢噻肟	50mg/(kg·次),每8小时1次,静脉滴注	
	阿奇霉素	10mg/(kg·d),口服,疗程5天	
	复方磺胺甲噁唑	25～50mg/(kg·d),分2次口服,疗程7天	磺胺过敏、有肾脏病变及白细胞减少者忌用,2月龄以下的婴儿禁用
	小檗碱	10～20mg/(kg·d),分3次口服,疗程7天	严格掌握适应证,如需使用,需注意患儿用药的安全性
	左氧氟沙星	10～15mg/(kg·d),疗程5～7天	严格掌握适应证,权衡利弊和知情同意下谨慎选用
艰难梭菌	甲硝唑	30mg/(kg·d),分3次口服;不能口服者可予以静脉滴注	需停用原有抗菌药物
	万古霉素	10～40mg/(kg·d),分4次口服	

续表

病原菌	抗菌药物	用法用量	备注
白色念珠菌	制霉菌素	5 万～10 万 U/(kg·d)，分 3 次口服	尽量停用原有抗菌药物
	氟康唑	3～6mg/(kg·d)，严重感染者 12mg/(kg·d)，每日 1 次口服或静脉滴注	
蓝氏贾第鞭毛虫	甲硝唑	15～25mg/(kg·d)，分 3 次口服，疗程 10 天	
	替硝唑	50mg/(kg·d)，顿服，单次剂量不超过 2g，3～5 天可重复一次	
溶组织性阿米巴	甲硝唑	35～50mg/(kg·d)，分 3 次口服，疗程 10 天	

表 3-16　成人常见感染性腹泻抗生素选择

病原体		首选	备选	建议及注意事项
细菌	弯曲杆菌	阿奇霉素	环丙沙星	
	艰难梭菌	口服万古霉素	非达霉素	目前不推荐 18 岁以下的儿童和青少年食用非达霉素。可用甲硝唑治疗儿童非重度的艰难梭菌感染性腹泻
	非伤寒沙门菌	无并发症的感染不用	无	对有侵袭性感染风险的人群应考虑抗菌药物治疗：新生儿、3 月龄以下的婴儿、食用免疫抑制剂的患儿。如果药物敏感，则可用头孢曲松、环丙沙星、复方磺胺甲噁唑或阿莫西林
	伤寒或副伤寒杆菌	头孢曲松、环丙沙星	阿莫西林、复方磺胺甲噁唑、阿奇霉素	

续表

病原体		首选	备选	建议及注意事项
细菌	志贺菌	阿奇霉素或环丙沙星或头孢曲松	阿莫西林或复方磺胺甲噁唑	用抗菌药物治疗志贺菌感染时,如果环丙沙星 MIC 值≥0.12mg/L,应避免使用氟喹诺酮类药物,即使该类药物药敏试验结果为敏感
寄生虫	隐孢子虫	硝噻醋柳胺(HIV 感染者应联合有效的 cART)	有效的 cART:免疫重建可达到一定的抗微生物和临床应答	
	环孢子虫	复方磺胺甲噁唑	硝噻醋柳胺(相关治疗研究有限)	HIV 感染者可能需要更高剂量和更长疗程的复方磺胺甲噁唑
	贾第鞭毛虫	替硝唑(来自未感染 HIV 患儿的研究治疗)、硝噻醋柳胺	甲硝唑(来自未感染 HIV 患儿的研究治疗)	替硝唑在美国被批准用≥3 岁及以下的儿童。 甲硝唑发生肠胃不良反应的频率高,目前 FDA 未批准其用于治疗贾第鞭毛虫病
	贝利囊孢菌	复方磺胺甲噁唑	乙胺嘧啶	
			可替换的第二线选择:环丙沙星、替硝唑	
	旋毛虫	阿苯达唑	甲苯咪唑	疾病晚期幼虫包裹肌肉治疗效果差
真菌	微孢子虫	在开始 cART 和症状体征减轻后,可用阿苯达唑治疗播散性(非眼部)和肠道微孢子虫感染	无	有效的 cART:免疫重建可导致微生物和临床应答,建议咨询专业人员

(相代荣)

参考文献

［1］李兰娟，任红. 传染病学. 8 版. 北京：人民卫生出版社，2017.

［2］ Shane AL, Mody RK, Crump JA, et al. 2017 Infectious Diseases Society of America clinical practice guidelines for the diagnosis and management of infectious diarrhea. Clin Infect Dis, 2017, 65(12): e45－e80. DOI: 10.1093/cid/cix669.

［3］ Gwinn M, MacCannell D, Armstrong GL. Next-generation sequencing of infectious pathogens. JAMA, 2019, 321(9): 893－894. DOI: 10.1001/jama.2018.21669.

［4］国家卫生健康委员会，国家中医药管理局. 儿童急性感染性腹泻病诊疗规范（2020 年版）. 传染病信息，2021，34(1)：Ⅰ—Ⅷ. DOI：10.3969/j.issn.1007-8134.2021.01.001.

发热待查

发热是常见的临床症状。发热常伴随相关器官或系统受损的症状和体征，诊断较容易。但一部分病例发热持续 2 周以上，体温达 38.3℃以上，热型不一（稽留、弛张、间歇或阵发、反复），虽经入院 3 天或门诊就诊 3 次以上检查及治疗，仍不能明确诊断，称为“发热待查”或“发热原因不明”（fever of unknown origin，FUO）。FUO 包括一组重要疾病，其由于病因庞杂、常无特异性临床表现及实验室发现，已成为临床诊断的难点和热点。其主要原因有四大类，即感染性、肿瘤性、结缔组织-血管性病变及其他疾病。近年来，随着影像学及核医学技术的发展，肿瘤常能早期发现，而结缔组织-血管性病变常出现多脏器受损，并有多个自身抗体可检测，因而诊断相对较容易。但感染性发热种类多、特异性诊断较困难，在 FUO 中，感染性发热常占 30%～40%或以上，其中全身感染仍是主要原因，而局灶性感染（慢性病灶感染）近年来也逐渐增多。

一、对发热病例或发热待查的患者,必须仔细询问病史

询问病史包括:发热时是否伴畏寒、寒战、头痛及肌肉关节疼痛;是否有皮疹、出血点及皮肤巩膜黄染等;发热时是否存在突出的不适或疼痛;发热时接受过哪些治疗等。对发热者进行认真查体,尤其应注意意识状态、乳突区压痛、外耳道情况、口咽部情况、甲状腺触痛或肿大、腮腺与淋巴结肿大、骨骼体表压痛、心脏杂音、腹部肿块及肝脏淋巴结等,并注意神经系体征,如颈部抵抗、病理反射。在病程中应反复多次检查,既防遗漏又可获得动态变化。

二、尽快认识发热病例的归属,即感染性或非感染性

这有赖于病史及体检,化验检查如血常规、尿常规、粪常规、红细胞沉降率、C反应蛋白、前降钙素、铁蛋白等。超声等影像学检查对诊断也有帮助,及时明确是否存在感染性疾病。

三、常见的感染性发热

(一)发热伴上呼吸道症状

发热伴上呼吸道症状(鼻塞、流涕、咳嗽、咽痛,亦称卡他症状)一般见于普通感冒、流行性感冒、咽结膜炎及麻疹初期。普通感冒四季散发。麻疹冬春季较多。流感全身症状严重,有鼻唇部疱疹。在麻疹发热初期,患者体温升高,随后略降,出疹后又高。咽结膜炎和麻疹均有卡他症状,但前者有咽炎、眼结膜炎及颈部淋巴结炎,后者亦有眼结膜炎、口腔见科氏斑及全身出疹。如疑为流感,及时做鼻咽部涂片送PCR测流感病毒基因或测抗原,必要时,用RT-PCR法测甲型H1N1流感病毒核酸。

(二)发热伴咳痰、咯血症状

发热伴咳痰、咯血症状常系肺部感染,因肺部体征相仿,故只有通过X线或胸部CT检查来判断。如病灶在上部,则多见肺结核;若病灶在一叶,示大叶性肺炎;若在大片糊影中见淡阴透亮区,则需考虑肺脓肿;如病灶呈多灶性,则为血源

播散性。与肺脓肿相近病灶，要鉴别肺并殖吸虫病。发热在上述各病中的特征分别是：肺结核常午后低热；大叶性肺炎常急起发热，高热伴寒战，伴胸痛、咳嗽、咳铁锈色痰；肺脓肿及并殖吸虫病发热不规则，并常有大咯血。

（三）发热伴腹痛

发热无规律性，但腹痛有其特点。如疼痛有放射性，胆囊炎、胆石症疼痛放射至右肩部；急性胰腺炎疼痛可放射至腰背部、中上腹或左上腹。阑尾脓肿体温较高，呈弛张型，右下腹痛，与饮食关系不密切。肠结核多午后低热，虽亦有右下腹痛，但进食使腹痛加重。当原有肝硬化患者出现发热与腹痛症状，且发热呈弛张型时，应查腹部移动性浊音及腹膜刺激征症状，注意自发性腹膜炎，并及时采集腹水进行检查，随时与结核性腹膜炎相鉴别，并加做 T-SPOT 测定。

（四）发热伴皮疹

发热伴皮疹主要见于出疹性传染病，见表 3-17。

发热第 1 天出现斑疹、丘疹、疱疹，多为水痘，各型皮疹并存，且不留瘢痕。猩红热样皮疹常在发热 1～2 天后成片状融合充血、帽针头大小猩红色点状斑疹，压之褪色。麻疹皮疹常在发热第三四天出现，口腔有黏膜斑、玫瑰色斑丘疹，疹间皮肤正常，脱屑，有色素沉着。发热第 5 天，为充血性或出血性斑丘疹，位于四肢、腋窝、躯干，极少在面部，多为斑疹伤寒。发热第 6 天，为玫瑰疹（2～4mm），分布在胸腹部、背部及四肢，主要见于伤寒。肠道病毒感染（柯萨基 A9、A16、A20 和埃可病毒 4、6、9、16）皮疹表现为发热后斑疹、斑丘疹，颈部、四肢、躯干偶见紫癜状或疱疹状。传染性单核细胞增多症皮疹常在起病后 1～2 周出现，呈躯干部斑丘疹、猩红热样、荨麻疹、丘疹等，偶有出血性。手足口病皮疹常在发热、咽痛后出现，口颊部、齿龈、舌、腭小疮疹、小溃疡，后手足斑互疹，融合成疱疹。皮疹分布于指趾背面及指、趾褶处，偶见于手掌、足底、臀及腿部。药疹常为鲜红痒性斑丘疹，多形性，躯干、四肢对称分布，可融合成片，可与发热并存。

表 3-17 出疹性疾病鉴别

水痘	猩红热	天花	麻疹	斑疹伤寒	伤寒
发热1天后同期含斑疹、丘疹、疱疹各型且不留瘢痕	发热1～2天后成片状融合充血、猩红色点状斑疹	发热1～4天后水疱或脓疱离心性分布在面部、四肢	发热第3～4天,口腔黏膜斑,玫瑰色斑丘疹,脱屑,色素沉着	发热第5天,充血性或出血性,位于四肢、腋窝、躯干,极少在面部	发热第6天,玫瑰疹(2～4mm)在胸腹部

肠道病毒感染	传染性单核细胞增多症	手足口病	药疹
(柯萨基A9、19、23和埃可4、6、9、16型)发热后斑疹、斑丘疹,颈部、四肢、躯干偶见紫癜状或疱疹状	起病后1～2周躯干部有斑丘疹、猩红热样、荨麻疹、丘疹等	发热、咽痛、口颊部、齿龈、舌、腭小疱疹、小溃疡,1～2日后手足斑丘疹,速成疱疹。皮疹分布于指趾背面及指、趾褶处,偶见手掌、足底、臀、腋下	鲜红痒性斑丘疹,躯干、四肢对称分布可融合成片,可与发热并存

(五)发热伴肾脏症状

1. 若有腰痛,则要疑及流行性出血,发热较高,腰痛甚,肾区触叩痛,切忌重叩肾区。应立即做尿常规检查(尿蛋白+,少量红细胞,偶见管型);血检肾综合征出血热-IgM抗体,阳性可确诊。血常规,白细胞可达(15～20)×10^9/L,血小板计数可减至(30～5.0)×10^9/L,并见异型淋巴细胞,红细胞沉降率可增高。

2. 若伴血尿,疑及肾结核;其他病因亦可见于钩端螺旋体病、亚急性细菌性心内膜炎、过敏性紫癜、白血病等。

(六)发热伴头痛

1. 如发热、头痛伴颈项强直,大部分为脑膜炎、流脑、化脑、结脑与隐球菌脑膜炎。

2. 如发热、头痛而无颈项强直,可为乙脑、病毒性脑膜脑炎或中毒性脑病。

3. 以上疾病均可有颅压增高,在静滴甘露醇减低颅内压后可做腰穿,留取脑脊液送检。脑脊液常规潘氏试验阳性提示脑脊液球蛋白增加。如脑脊液蛋白定量增高，流脑和化脑增高明显；随着病程延长，结脑的脑脊液蛋白常持续增高；而脑炎及脑病蛋白仅轻度增高。

4. 结合脑脊液生化检查后，凡细菌性脑膜炎者，脑脊液中糖定量均低，氯化物定量亦低，其中以结脑最突出。

四、发热待查的初步思路

体温 38.5℃以上持续 1 周、住院诊查未明者，由于多接受过不同药物治疗，临床过程受影响，因此按临床常遇到的病种依次进行排查：伤寒（T）、结核（T）、心内膜炎（E）、血流感染（败血症）（B）、腹部感染（A）、胆管系感染（C）、尿路感染（U）、疟疾或恶性疾病（M），即用 TTEBACUM 的模式进行思考和排查。对于老年人或免疫力低下人群的发热，可按血管或结缔组织疾病（V）、自身免疫疾病（I）及器质性疾病（P），即用 VIP 模式进行思考和排查。

五、发热待查的诊治路线图

见附图 3-3。

六、发热待查时抗感染药物应用

经认真采集病史与体格检查后，初步诊断认为不能排除感染原因时，可考虑相应抗感染药物诊断性治疗，并维持水与电解质平衡，但要注意二重感染及免疫功能。加强随访观察，及时评估和调整抗感染药物的必要性。

（黄建荣）

发热待查

参考文献

[1]《中华传染病杂志》编辑委员会. 发热待查诊治专家共识. 中华传染病杂志，2017，35(11)：641－655.

[2] 李兰娟，任红. 传染病学. 8 版. 北京：人民卫生出版社，2017.

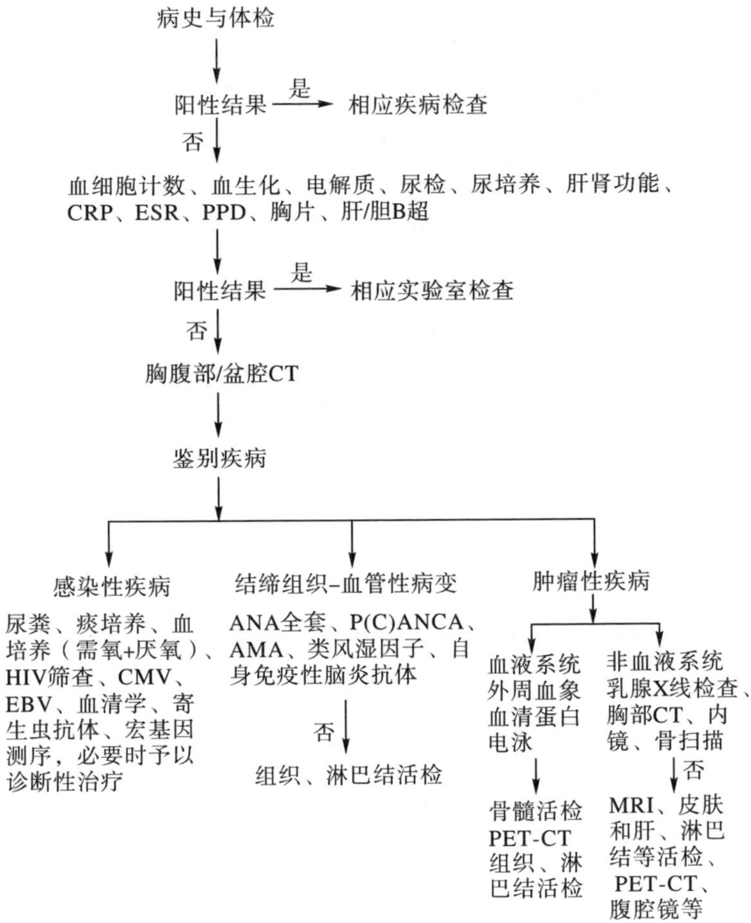

图 3-3 发热待查的诊治线路图

感染性休克的诊治要点

感染性休克，亦称败血症性休克、脓毒性休克或中毒性休克，是临床上住院患者常常发生的严重并发症，常突然起病，迅速进展和恶化，病情极其危重。这是由严重感染或广泛的非损伤性组织坏死产物吸收引起的一种微循环障碍状态，致组织缺氧、代谢紊乱和细胞损害，临床表现为低血压，及脑、心、肾、肝等重要器官功能衰竭，常见于严重的细菌、病毒、支原体及立克次体等感染。为提高感染性休克患者的生存率，早期诊断和治疗是关键。

一、诊断要点

感染性休克属于高危病症，诊断主要依靠临床表现，根据病史、血压下降、组织灌注不良、组织缺氧以及器官功能改变等表现即可做出诊断。

二、临床表现

1. 发热或低体温（体温＞38℃或＜36℃），发热时常伴有寒战。

2. 呼吸急促（呼吸频率＞20次/分钟）或呼吸性碱中毒。

3. 心动过快（心率＞100次/分钟）。

4. 不同部位感染与原发感染有关的临床表现，如肺炎患者常有咳嗽、咳痰、呼吸困难及肺部实变等，腹腔感染患者常有腹痛、腹泻及腹膜刺激征等，尿路感染患者常有尿频、尿急、尿痛及肾区叩击痛等。

5. 器官灌注不足表现，可并发呼吸窘迫综合征、脑水肿、心功能障碍、肾衰竭以及弥散性血管内凝血等。临床表现为皮肤苍白或发绀（但有时可能正常），尿量减少，四肢厥冷，血压和脉压下降，精神障碍，广泛性出血、栓塞、溶血等。

三、辅助检查

（1）血常规：白细胞增加（$>10\times10^9/L$）及核左移（但有时出现白细胞减少，$<4\times10^9/L$）。

（2）尿常规：可有少量蛋白、红细胞和管型。

（3）病原学检查：应在使用抗菌药物前选择性采集血、尿、粪、痰、脑脊液、体腔液（胸腹水、脑脊液）、皮肤瘀点瘀斑穿刺液或感染灶分泌物等标本，进行病原菌的分离涂片、培养（应包括厌氧培养）或宏基因测定。对于败血症患者，在24小时内应采血2～3次，每次至少10mL，以提高培养的阳性率。

(4)血气分析:休克早期表现为动脉血 pH 偏高,氧分压降低;晚期 pH 可降低,二氧化碳分压降低等。

(5)肝肾功能:晚期 ALT、总胆红素和肌酐等指标可升高。

(6)DIC:PT、FDP 等指标延长,为重症指标之一。

四、治疗要点

感染性休克患者的病死率较高,其诊治关键是及时发现和正确治疗。感染性休克的核心是抗休克治疗。

(1)去除病因:积极治疗原发病,包括去除坏死组织和脓腔引流等。

(2)控制感染:一经诊断,立即给予足量抗菌药物,静脉给药,保证血和组织中适当的药物浓度。在病原菌尚不能确定时,抗菌药物治疗须兼顾革兰阳性菌和阴性菌;在病原菌确定时,根据药敏结果选用 2～3 种抗生素联合控制感染。

(3)改善机体抵抗力:如加强营养、输注白蛋白、脂肪乳剂及氨基酸等。

(4)扩容补液:是抗休克的基本手段,扩容所用的液体包括胶体液和晶体液,两者之间没有明显不同,但在严重低白蛋白血症患者中需要特别注意。胶体液有低分子右旋糖酐、白蛋白及血浆等。晶体液以碳酸氢钠复方氯化钾溶液较好。主要根据血压以及尿量等指标决定补液量,适当使用血浆或白蛋白。补液原则是先多后少、先快后慢、先盐后糖、先晶体溶液后胶体溶液,力争在短时间内逆转休克状态。扩容后,应使患者组织灌注良好,神态安宁,肢体温暖,收缩压上升(超过 90mmHg),脉压大于 30mmHg,心率小于 100 次/min,尿量大于 30mL/h,血液浓缩现象明显改善。

(5)血管活性药物应用:需要在充分扩容的基础上使用血管活性药物,常用肾上腺素、去甲肾上腺素、多巴胺、异丙肾上腺素及间羟胺等。肾上腺素是一种 α、β 受体激动剂,对 α 和 β 受体的兴奋作用都很强,一般在应用多巴胺和(或)多巴酚丁胺而升压效果不好时才考虑应用。受体兴奋药(如多巴胺)主要与多巴胺受体结合,产生多巴胺作用,对 α 和 β 受体也有兴奋作用。当多巴胺剂量为 2～5μg/(kg·min)时,可兴奋多巴胺受体,扩张内脏血管,增加尿量;其对心肌有比较温和的兴奋作用(β_1 受体),能增强心肌收缩力,增加心排血量而使收缩压升高,但对心率增加的作用并不明显。当多巴胺剂量为 6～15μg/(kg·min)时,多为 β 受体作用,心排血量增加、肾血流量增加(肾动脉和肾小球血管扩张)、尿量增加,临床上可见明显的升血压效果。多巴胺一般剂量为 10～20mg/100mL,滴速为 2～5μg/(kg·min)。另外,α 受体阻滞剂,如酚妥拉明(苄胺唑啉),成年人 5～10 毫克/次,用 GS 500mL 稀释后静滴。

(6)纠正酸中毒:首选碳酸氢钠,根据血液 pH 调整碳酸氢钠用量。纠正酸中毒可以使血管反应性得到增强,有效改善积聚的酸中毒。

(7)肾上腺皮质激素:原则是在补足血容量和使用强有力的抗生素情况下,早期短期足量应用,如地塞米松 20～30mg/d、氢化可的松 200～300mg/d 静注或滴注。有研究认为,糖皮质激素并不能有效降低感染性休克患者的死亡率。有学者认为,在极其严重的情况下可以使用糖皮质激素,一旦休克得到纠正,及时停止使用。

(8)对症治疗:降温退热,保护心、肺、肝、肾等重要器官功能。

(陈春雷)

参考文献

[1] 李兰娟,王宇明. 感染病学. 4 版. 北京:人民卫生出版社,2018.

[2] 王宇明,李梦东. 实用传染病学. 4 版. 北京:人民卫生出版社,2017.

肝脓肿的诊治要点

肝脓肿(liver abscess)分为细菌性和阿米巴性两种,以细菌性多见,好发于右半肝(右半肝的发病率比左半肝高5倍),合并糖尿病者多见。

一、病　因

1.感染来源

病原菌常通过下述途径进入肝脏。①胆道:约22%~52%细菌性肝脓肿来自胆管炎症,包括胆结石、胆囊炎或其他原因所致的胆管狭窄与阻塞等。②门静脉:肠源性感染经门静脉入肝,细菌性肝脓肿以前最常见的来源为化脓性阑尾炎,可占30%~50%;然近年已被胆管感染所取代。③肝动脉:约占10%,如败血症、化脓性骨髓炎、痈疖、亚急性细菌性心内膜炎、呼吸道感染等均可通过肝动脉影响肝脏。④邻近组织器官炎症的直接蔓延:包括胆囊、右肾、消化性溃疡穿孔、胰腺及膈下脓肿等。⑤其他:尚有创伤、异物等引起者,亦有来源不明者。细菌性肝脓肿多单发且较大,多发者较少见且脓肿较小。

2.病原菌

病原菌以革兰阴性菌最多见,其中2/3为肺炎克雷伯菌,且基本为不产超广谱β内酰胺酶(extended-spectrum β-lactamases,ESBL)的敏感菌;大肠埃希杆菌次之;革兰阳性菌以金黄色葡萄球菌(简称金葡菌)最常见,感染也可为混合菌。据报道,亚洲肝脓肿患者的病原菌,约80%为敏感的肺炎克雷伯菌。近年来,特殊类型的高毒力肺炎克雷伯菌(high virulence Klebsiella pneumoniae,HvKP)感染所致的肝脓肿陆续见报道,其感染进展迅速,可累及肺、肾、脑和脾等,部分以眼内炎起病,虽给予充分治疗,但炎症仍可迅速进展而导致失明。

二、临床表现

肝脓肿的主要临床表现如下。①寒战和高热：多为最早、最常见的症状。发热多呈弛张型，体温在 38～40℃，最高可达 41℃，寒热反复伴大汗，一天数次，脉率增快，反复发作。②肝区疼痛：炎症引起肝大，导致肝被膜急性膨胀，肝区出现持续性钝痛；肝区疼痛可出现在其他症状出现之前或之后，亦可同时出现，疼痛剧烈者常提示单发性脓肿；脓肿早期为持续性钝痛，后期常为剧痛，随呼吸加重常提示肝膈顶部脓肿；疼痛有时可向右肩部放射，左肝脓肿也可向左肩部放射。③乏力、食欲不振、恶心和呕吐：由于伴有全身性毒血症状及持续消耗，较常见乏力、食欲缺乏、恶心和呕吐等消化道症状。④体征：最常见肝区压痛和肝大；右下胸部和肝区有叩击痛；有时出现右侧反应性胸膜炎或胸腔积液；如脓肿位于肝表面，则其相应部位的肋间皮肤可有红肿、饱满、触压痛及凹陷性水肿等表现；如脓肿位于右下部，则常见右季肋部或右上腹部饱满，甚至可见局限性隆起，常能触及肿大的肝脏或波动性肿块，并有明显的触痛和腹肌紧张等；左肝脓肿时，上述体征局限在剑突下。继发于胆管梗阻的肝脓肿患者都伴有黄疸。其他原因的化脓性肝脓肿患者一旦出现黄疸，则表示病情严重，预后不良。值得指出的是，由于诊疗技术的进步及抗生素的早期应用，上述典型表现已不多见，而常以腹痛、乏力和夜间盗汗为主要症状。

三、诊　断

①患者常有菌血症、败血症及胆管感染等病史。②突起寒战，高热或不规则发热，出汗，厌食，呕吐，逐渐消瘦，贫血，乏力等。肝大，肝区叩击痛，上腹肌紧张明显，黄疸。③血白细胞总数高达（20～30）$\times 10^9$/L 或更高，中性粒细胞增多，明显核左移。可有贫血，红细胞沉降率增快。④X 线检查可见右膈升高、活动度减少及右侧反应性胸膜炎。⑤肝脏影像学：B 超探查是诊断肝脓肿的基本方法，可为穿刺引流定位，反复探查可观察脓腔的进展情况。CT、放射性核素肝扫描、

磁共振均可显示肝内占位性病变,对鉴别阿米巴肝病、肝癌和肝囊肿有一定帮助,其中CT尤为方便和可靠。⑥通过血培养或肝穿刺脓液涂片、培养可获致病菌。

四、鉴别诊断

1. 胆囊和胆管疾病

胆囊和胆管疾病患者常有急性发作史。如为单纯胆石症,则全身反应不显著,突出的表现常为恶心、呕吐;而肝脓肿一般多不伴有恶心、呕吐。急性胆囊炎患者常有明显的局部疼痛和压痛,且常能扪得肿大的胆囊;而肝脓肿主要表现为肝脏之向上肿大,胆囊不能触及。胆总管结石伴有严重胆管炎者,临床表现与肝脓肿甚为相似,需早期通过影像检查鉴别诊断。

2. 右膈下脓肿

膈下脓肿与细菌性肝脓肿的鉴别诊断更困难。一般来说,细菌性肝脓肿的全身反应较膈下脓肿更为严重;膈下脓肿寒战和间歇型的高热不如肝脓肿显著。相反,胸壁的疼痛在膈下脓肿较为显著,放射到肩部的现象比较常见,且呼吸时疼痛加剧的现象也较明显。B型超声检查对诊断帮助更大。当超声和CT扫描不易鉴别诊断时,通过磁共振冠状面检查图像可以确诊。

3. 阿米巴性肝脓肿

阿米巴性肝脓肿的症状较轻,白细胞计数增加不显著,病程较长,贫血较明显,肝大明显,肋间水肿,局部隆起及压痛较明显。确定的诊断往往只有在穿刺抽得脓液以后,根据脓液的性质及细菌检查结果做出。

4. 其他门静脉血栓性静脉炎

单纯的血栓性门静脉炎常因门静脉血回流不畅(主要是由肝硬化及肝癌引起的)及门静脉壁有病变,或者血液的成分有所改变(主要是红细胞增多或血小板增加)等所致。发病后,门静脉内有血栓形成,患者也可有轻度寒战和发热等症状,有时可能与肝脓肿混淆。但肝脏多无明显肿大,无触痛，亦无黄疸。

5. 肝癌

肝癌患者肝脏的肿大多是结节性的，质较硬，局部疼痛和压痛不明显，全身亦无明显炎症反应，但有时与单发性肝脓肿甚难鉴别。肝癌患者血清甲胎蛋白测定常呈阳性，B超、CT、MRI检查等有助于鉴别诊断。

五、治　疗

1. 药物治疗

对于急性期但尚未局限的肝脓肿和多发性小脓肿，宜采用药物治疗。①支持治疗：由于细菌性肝脓肿患者中毒症状严重，全身状况差，故在应用大剂量抗生素控制感染的同时，应积极补液，纠正水与电解质紊乱，给予维生素B、C、K，必要时可反复多次输入小剂量新鲜血液和血浆，以纠正低蛋白血症，改善肝功能和输注免疫球蛋白。②抗感染治疗：先选用对需氧菌和厌氧菌均有效的广谱抗生素，根据细菌培养和药敏结果再选用敏感抗生素。一般选用头孢哌酮舒巴坦（2g，q6～8h静滴），或哌拉西林他唑巴坦（4.5g，q6～8h静滴），或左氧氟沙星（0.5g，qd，静滴），或甲硝唑＋头孢曲松（2g静滴qd）。注意抗感染疗程一般为4～6周，且血象、CRP及体温恢复正常。

2. B超引导下经皮穿刺抽脓或置管引流术

B超引导下经皮穿刺抽脓或置管引流术适用于单个较大的脓肿，在B超引导下以粗针行脓腔穿刺，抽净脓液；也可置入导管引流并定时冲洗引流，至脓腔小于1.5cm时拔除。穿刺抽脓或置管引流并不能完全代替手术引流，如：①脓腔的脓汁黏稠，将造成引流不畅。②引流管粗，则易致组织或脓腔壁出血。③对多分隔脓腔引流不彻底。④不能同时处理胆管结石等原发病灶。⑤厚壁脓肿经抽脓或引流后，脓肿壁不易塌陷。

3. 手术疗法

手术疗法主要有脓肿切开引流术及肝叶切除术。脓肿切开引流术适用于脓肿较大或经上述治疗后全身中毒症状仍较严重或出现并发症者,如脓肿穿透胸腔、穿入腹腔引起腹膜炎或穿入胆管等;肝叶切除术适用于慢性肝脓肿因壁厚难以用非手术疗法治疗且病灶局限于一个肝叶者。由外科决策实施。

六、阿米巴肝脓肿

阿米巴肝脓肿(amebic liver abscess)是阿米巴肠病最常见的并发症,是由阿米巴原虫感染导致的,以长期发热、右上腹或右下胸痛、全身消耗、肝脏肿大压痛及血白细胞计数增多等为主要临床表现,易并发胸部并发症。近年来,在我国已经少见。

1. 临床表现

阿米巴肝脓肿的临床表现与细菌性肝脓肿相近但又各有特点,两者鉴别要点见表 3-18。

表 3-18 阿米巴肝脓肿与细菌性肝脓肿的鉴别要点

鉴别要点	阿米巴肝脓肿	细菌性肝脓肿
病史	大部分有阿米巴痢疾病史	常发生于败血症或腹部化脓性疾病之后
临床表现	起病较慢,毒血症状轻	起病急骤,毒血症状明显
肝脏	脓肿多位于右叶,肝大,压痛明显,可有局部隆起	脓肿以小型、多个常见,肝大、压痛不明显,一般无局部隆起
肝脏穿刺	典型巧克力样脓液,可找到阿米巴滋养体	脓液少,呈黄白色或黄绿色并有恶臭,细菌培养常为阳性
血常规	血白细胞总数和中性粒细胞数中度增高	血白细胞总数和中性粒细胞数明显增高
阿米巴抗体	阳性	阴性
治疗反应	硝基咪唑类衍生物(如甲硝唑)治疗有效	抗生素治疗有效

2. 辅助检查

(1)血象检查:急性期白细胞计数中度增高,中性粒细胞

80%左右，有继发感染时更高。病程较长时，白细胞计数大多接近正常或减少，贫血较明显，红细胞沉降率增快。

(2)粪便检查：在少数患者可查获溶组织阿米巴。

(3)肝功能检查：碱性磷酸酶增高最常见，胆固醇和白蛋白水平大多降低，其他各项指标基本正常。

(4)血清学检查：如间接血凝、间接荧光抗体或ELISA实验，抗体阳性率可达90%以上。阴性者一般可排除本病。

(5)肝脏影像：B超探查无创伤，准确方便，成为诊断肝脓肿的基本方法。CT、肝动脉造影、放射性核素肝扫描及磁共振检查均可显示肝内占位性病变。

(6)X线检查：常见右侧膈肌抬高，运动受限，胸膜反应或积液，肺底有云雾状阴影等。

3. 并发症

阿米巴肝脓肿的主要并发症为继发细菌感染及脓肿向周围组织突破。

4. 诊断

(1)右上腹痛、发热、肝大和压痛。

(2)X线检查示右侧膈肌抬高、运动减弱。

(3)B超、CT、磁共振检查等显示肝区液平段。若肝穿刺获得典型的脓液，或脓液中找到阿米巴滋养体，或对特异性抗阿米巴药物治疗有良好效应，即可确诊为阿米巴肝脓肿。

5. 鉴别诊断

国外病理证实的阿米巴肝脓肿患者生前确诊率仅为40%；近年来，国内临床误诊率为17%～38.5%。本病应与下列疾病鉴别。

(1)原发性肝癌：其发热、消瘦、右上腹痛、肝大等临床表现酷似阿米巴肝脓肿。但阿米巴肝脓肿常热度较高，肝痛较显著；而癌肿肝脏的质地较坚硬，并有结节。通过甲胎蛋白测定、B型超声、腹部CT、放射性核素肝区扫描、选择性肝动脉造影及磁共振等检查，可明确诊断。肝穿刺及抗阿米巴药物治疗试验有助于鉴别诊断。

(2)细菌性肝脓肿。

(3)血吸虫病:在血吸虫病流行区,易将肝阿米巴病误诊为急性血吸虫病。两者均有发热、腹泻及肝大等表现。但急性血吸虫病患者肝痛较轻,脾大较显著,血象中嗜酸性粒细胞增加显著,大便孵化、乙状结肠镜检查及虫卵可溶性抗原检测有助于鉴别诊断。

(4)胆囊炎:起病急,右上腹痛阵发性加剧,且常有反复发作史;黄疸多见且较深,肝大不显著,胆囊区压痛明显。可行胆囊造影及十二指肠引流以鉴别。

6.治疗

(1)抗阿米巴治疗:主要选用组织内杀阿米巴药,辅以肠内杀阿米巴药以根治。大多首选甲硝唑,剂量为1.2g/d,20天为1个疗程,治愈率达90%以上。或替硝唑每日一次2g,连服10天,可同时使用二氯尼特口服0.5g tid,10天为1个疗程,以清除肠道内的溶组织阿米巴包囊。

(2)肝穿刺引流:对于恰当的药物治疗5~7天而临床情况无明显改善,或肝局部隆起显著、压痛明显且有穿破危险者,采用穿刺引流。穿刺最好于抗阿米巴药物治疗2~4天后,且在超声探查定位下进行。穿刺次数视病情需要而决定,每次穿刺应尽量将脓液抽净。脓腔大者经抽吸可加速康复。穿刺置管作持续引流,可避免反复穿刺和继发性感染。

(3)有混合感染时:视细菌种类,选用适当的抗生素。

(4)手术治疗:其适应证如下。①抗阿米巴药物治疗及穿刺引流失败者;②脓肿位置特殊,贴近肝门、大血管或位置过深(>8cm),穿刺易伤及邻近器官者;③脓肿穿破入腹腔或邻近内脏而引流不畅者;④脓肿中有继发细菌感染,药物治疗不能控制者;⑤多发性脓肿使穿刺引流困难或失败者;⑥对左叶肝脓肿易向心包穿破,穿刺易污染腹腔者,也应考虑手术。

(俞海英)

参考文献

[1] 李兰娟,王宇明.感染病学.4版.北京:人民卫生出版社,2018.

[2] 王宇明,李梦东.实用传染病学.4版.北京:人民卫生出版社,2017.

肺结核的诊治要点

肺结核是指发生在肺组织、气管、支气管和胸膜的结核病变。占各器官结核病总数的80%～90%。肺结核的病原学为结核分枝杆菌。其包括原发性肺结核、血行播散性肺结核、继发性肺结核、气管/支气管结核和结核性胸膜炎。成年人肺结核最常见的类型是继发性肺结核。

一、诊断方面

1.症状

咳嗽、咳痰(也可少痰或无痰)时间大于等于2周,或痰中带血或咯血,为肺结核可疑症状。

肺结核多数起病缓慢,部分患者可无明显症状,仅在胸部影像学检查时发现。随着病变进展,可出现咳嗽、咳痰、痰中带血或咯血等。部分患者可有反复发作的上呼吸道感染症状。

肺结核患者还可出现全身症状,如盗汗、疲乏,间断或持续午后低热、食欲不振、体重减轻等。

女性患者可出现月经失调或闭经。

少数患者起病急骤,有中、高度发热,部分伴有不同程度呼吸困难。

病变发生在胸膜者可有刺激性咳嗽、胸痛和呼吸困难等症状。

病变发生在气管/支气管者多有刺激性咳嗽,持续时间较长。支气管淋巴瘘形成并破入支气管内或支气管狭窄者,可出现喘鸣或呼吸困难。

少数患者可伴有结核性超敏感症候群，包括结节性红斑、疱疹性结膜炎、角膜炎等。

儿童肺结核还可表现为发育迟缓，儿童原发性肺结核可因气管/支气管旁淋巴结肿大压迫气管或支气管，或发生淋巴结-支气管瘘，常出现喘息症状。

当合并有肺外结核时，可出现相应累及脏器的症状。

2. 体征

早期肺部体征不明显。当病变累及范围较大时，局部叩诊可呈浊音，听诊可闻及管状呼吸音，合并感染或支气管扩张时，可闻及湿啰音。

当病变累及气管/支气管，引起局部狭窄时，听诊可闻及固定/局限性的哮鸣音。当引起肺不张时，可表现气管向患侧移位，患侧胸廓塌陷、肋间隙变窄，叩诊为浊音或实音，听诊呼吸音减弱或消失。

当病变累及胸膜时，早期可于患侧闻及胸膜摩擦音。随着胸腔积液的增加，患者胸廓饱满，肋间隙增宽，气管向健侧移位，叩诊呈浊音至实音，听诊呼吸音减弱或消失。在积液减少或消失后，可出现胸膜增厚/粘连，气管向患侧移位，患侧胸廓可塌陷，肋间隙变窄，呼吸运动受限，叩诊为浊音，听诊呼吸音减弱。

原发性肺结核可伴有浅表淋巴结肿大，血型播散性肺结核可伴有肝脾肿大、眼底脉络膜结节。儿童患者可伴有皮肤粟粒疹。

3. 影像学

查肺部CT，一般应常规行胸部CT检查。

原发性肺结核多见于儿童，为初染结核的类型，包括肺内原发病灶、淋巴管炎和肿大的肺门或纵隔淋巴结。

血行播散性肺结核分为急性、亚急性和慢性血行播散性肺结核。急性血行播散性肺结核呈两肺均匀分布的大小密度一致的粟粒阴影。亚急性或慢性血行播散性肺结核呈弥漫病灶，多分布于两肺的上中部，大小不一，密度不等，可有融合。儿童急性血行播散性肺结核有时仅表现为磨玻璃样影;婴幼儿粟粒病灶周围渗出明显,边缘模糊,易于融合。

继发性肺结核胸部影像表现多样。轻者主要表现为斑片、结节及条索影,或表现为结核瘤或孤立空洞;重者可表现为大叶性浸润、干酪样肺炎、多发空洞形成和支气管播散等;反复迁延进展者可出现肺毁损,毁损的肺组织体积缩小,其内多发纤维厚壁空洞,继发支气管扩张,或伴有多发钙化等,邻近肺门和纵隔结构被牵拉移位,胸廓塌陷,胸膜增厚粘连,其他肺组织出现代偿性肺气肿和新旧不一的支气管播散病灶等。

气管/支气管结核主要表现为气管或支气管壁不规则增厚、管腔狭窄或阻塞,狭窄支气管远端肺组织可出现继发性不张或实变、支气管扩张及其他部位支气管播散病灶等。

结核性胸膜炎分为干性胸膜炎和渗出性胸膜炎。干性胸膜炎为胸膜的早期炎性反应,通常无明显的影像表现。渗出性胸膜炎主要表现为胸腔积液,胸腔积液可表现为少量或中大量的游离积液,或存在于任何部位的局限积液,吸收缓慢者常合并胸膜增厚粘连,也可演变为胸膜结核瘤及脓胸等。

4. 病原学检测

痰检:部分患者痰涂片检查可见抗酸染色阳性结核菌,称为痰涂阳性肺结核,痰结核菌培养可检出结核菌。在抗结核治疗前,痰培养阳性率远高于涂片检查,故对临床疑似肺结核者必须给予痰结核菌培养,如培养阳性应加做结核菌药敏试验。结核杆菌核酸检测的敏感性及特异性高。

支气管镜检查:肺泡灌洗及支气管毛刷可提高肺结核的检出率。尤其对支气管内膜结核或无痰的肺结核患者可大大提高检出率,同时可直接观察气管和支气管病变,也可以抽吸分泌物、刷检及活检。

肺穿刺活检:对于肺内孤立结节灶等难以判定性质者,可考虑肺穿刺活检。

5. 其他检查

其他检查有PPD试验、抗结核抗体及T-SPOT等。

结核病病理学特征为上皮细胞样肉芽肿性炎。典型的结核病变由融合的上皮样细胞结节组成,中心为干酪样坏死,周边可见郎汉氏巨细胞,外层为淋巴细胞浸润和增生的纤维结缔组织。

6. 诊断

肺结核的诊断以病原学(包括细菌学、分子生物学)检查为主,结合流行病学史、临床表现、胸部影像相关的辅助检查及鉴别诊断等,进行综合分析并做出诊断,以病原学、病理学结果作为确诊依据。

对儿童肺结核的诊断,除痰液病原学检查外,还要重视胃液病原学检查。

(1)疑似病例

①具备胸部影像表现者。②5岁以下儿童,具备临床表现,同时具备流行病学史(肺结核患者接触史),或结核菌素试验中度阳性或强阳性,或T-SPOT阳性。

(2)临床诊断病例

①有肺部影像表现及临床表现者。②具备肺部影像表现及结核菌素试验中度阳性和强阳性。③具备肺部影像表现及T-SPOT阳性。④具备肺部影像学表现及结核分枝杆菌抗体阳性。⑤具备肺部影像学表现及肺外组织病理检查证实为结核病变者。⑥具备气管/支气管结核影像表现,及支气管镜检查观察到气管/支气管病变,可诊断气管/支气管结核者。⑦具备结核性胸膜炎影像表现,胸水为渗出性,腺苷脱氨酶水平升高,同时结核菌素试验中度阳性或强阳性,或T-SPOT阳性,或结核分枝杆菌抗体阳性者,可诊断为结核性胸膜炎。⑧儿童肺结核临床诊断病例应同时具备以下2条:a)具备肺部影像学表现及结核相关临床表现。b)具备结核菌素试验中度阳性或强阳性,或T-SPOT阳性。

(3)确诊病例

◆ 涂片阳性肺结核诊断

凡符合下列项目之一者:①2 份痰标本涂片抗酸杆菌检查阳性。②1 份痰标本涂片抗酸杆菌检查阳性,同时具备肺部影像学表现者。③1 份痰标本涂片抗酸杆菌检查阳性,并且 1 份痰标本分枝杆菌培养阳性,菌种鉴定为结核分枝杆菌复合群者。

◆ 仅分枝杆菌分离培养阳性肺结核诊断

符合肺部影像表现,至少 2 份痰标本涂片阴性且分枝杆菌培养阳性,菌种鉴定为结核分枝杆菌复合群者。

◆ 分子生物学阳性肺结核诊断

符合肺部影像学表现及结核分枝杆菌核酸检测阳性者。

◆ 肺组织病理学检查阳性肺结核诊断

符合结核病组织病理改变者。

◆ 气管/支气管结核诊断

凡符合下列项目之一者:①支气管镜检查有气管/支气管病变,及气管/支气管病理学检查符合结核病理改变。②支气管镜检查有气管/支气管病变,及其分泌物病原学检查抗酸杆菌涂片阳性,或培养阳性,或结核分枝杆菌核酸检测阳性。

◆ 结核性胸膜炎诊断

凡符合下列项目之一者:①具备肺部影像学表现,及胸水或胸膜病理学检查符合结核病组织病理改变。②具备肺部影像学表现,及胸水病原学检查符合涂片阳性,或培养阳性,或结核核酸检测阳性。

二、治疗方面

1. 治疗原则

肺结核的治疗原则是早期、足量、联合、规律和全程。应采取医务人员直接监视下短程化疗策略(directly observed treatment short course,DOTS)。

2. 基本治疗药物(一线药)

肺结核基本治疗药物见表 3-19。

表 3-19 肺结核基本治疗药物

基本抗结核药物(缩写)	作用模式	成年人推荐剂量(g/d)	常见副作用
异烟肼(H)	杀菌	0.3～0.4	肝酶升高,偶有周围神经炎,精神症状,诱发癫痫
利福平(R)	杀菌	0.45～0.6	肝损,消化道反应,过敏反应,致畸作用
吡嗪酰胺(Z)	杀菌	1.5	肝损,高尿酸血症及痛风样关节炎
链霉素(S)	杀菌	0.75～1.0	听力损害,肾毒性
乙胺丁醇(E)	抑菌	0.75～1.0	球后视神经炎等

三、化疗方案(摘自肺结核诊断和治疗指南)

1. 初治方案

强化期 2 个月/巩固期 4 个月。常用方案:2S(E)HRZ/4HR 或 2S(E)HRZ/4HRE。若初治强化期第 2 个月末痰涂片仍为阳性,则强化方案可延长 1 个月,总疗程为 6 个月不变(巩固期缩短 1 个月)。若第 5 个月痰涂片仍为阳性,第 6 个月为阴性,则巩固期延长 2 个月,总疗程为 8 个月。对血行播散性肺结核(无结核性脑膜炎者),上述方案的疗程适当延长,强化期为 3 个月,巩固期为 HR 方案 6～9 个月,总疗程 9～12 个月。痰结核菌阴性肺结核:可在上述方案的强化期中删除链霉素或乙胺丁醇。

2. 复治方案

强化期 3 个月/巩固期 5 个月。常用方案:2SHRZE/1HRZE/5HRE。复治患者需做药敏试验,可参考耐多药的肺结核化疗方案,根据药敏试验结果调整方案。

四、特殊情况用药

1. 肺结核与妊娠

孕期 3 个月内不用 RFP,避免使用氨基糖苷类抗生素及硫脲类药物。禁用氟喹诺酮类药物。如妊娠时结核病变不广泛,则可用 INH 和 EMB 联合治疗。应用中,加强对不良反应的监测。

2. 肺结核与糖尿病

以治疗糖尿病为主，同时应用 INH、RFP、EMB、SM 及 PZA，疗程尚未统一。

（居红珍）

参考文献

国家卫生和计划生育委员会. 肺结核诊断标准. 2018.

食源性寄生虫病的诊治要点

食源性寄生虫病是指因生食或半生食含有感染期寄生虫的食物而感染的寄生虫病。近几年，居民饮食模式变得多样化，提供生鲜及未彻底加热的水产品的食品生产经营单位和摄食的人群数量呈上升趋势，由此在我国城镇居民特别是沿海经济发达地区，食源性寄生虫病的发病率大幅度升高。

一、疾病分类

根据宿主的不同，食源性寄生虫病可分为肉源性寄生虫病、水产源性寄生虫病、植物源性寄生虫病等。

1. 肉源性寄生虫病

随着人们生活水平的不断提高，烧烤类食品已成为一种时尚。目前，烧烤的肉类主要是猪肉、羊肉、鸡肉、牛肉等。而绦虫病、弓形虫病、旋毛虫病、裂头蚴病等都是因为人们吃了未煮熟的、含有虫类的肉类而感染的。

2. 水产源性寄生虫病

鱼类、螺类、淡水甲壳类动物是水产源类寄生虫的常见宿主。水产源性寄生虫病主要有以下几种。①华支睾吸虫病：又称肝吸虫病，是由华支睾吸虫寄生在人的肝胆管内所引起的以肝胆病变为主的一种人兽共患寄生虫病，是我国当前最严重的食源性寄生虫病之一。②并殖吸虫病：是由寄生于人体内各脏器（以肺部为主）的并殖吸虫引起的慢性寄生虫病。③广州管圆线虫病:是由广州管圆线虫的幼虫侵入人体脑部,引致嗜酸性粒细胞增多性脑膜脑炎或脑膜炎。

3. 植物源性寄生虫病

植物源性寄生虫病所涉及的食物有菱角、荸荠、生菜等。感染布氏姜片吸虫囊蚴、肝片形吸虫囊蚴就有可能得布氏姜片虫(肠吸虫)病、片形吸虫病。

二、流行病学特征

据调查,我国居民重点寄生虫感染率为 5.96%,推算感染人数约为 3859 万。其中,作为重要的食源性寄生虫,华支睾吸虫(又称肝吸虫)的感染率为 0.47%,推算感染人数为 598 万。而蛔虫的感染率虽然有所下降,但据推算仍有 882 万人感染。近年来,人们外出就餐机会增加,淡水养殖业迅速发展,食物种类增加,这些因素都在一定程度上增加了患食源性寄生虫病的风险。

食源性寄生虫的感染途径一般为经口感染。中国地大物博,每个地区的饮食习惯不一,因此各类寄生虫病的好发区域也各不相同。如某些地区仍保留特殊的饮食习惯,像有的地区以生肉为菜加工拌食,使得患食源性寄生虫病的概率大大增加。像华支睾吸虫病,在我国除了内蒙古、青海、宁夏、西藏外,在其余省、市(自治区)以及台湾、香港、澳门都有流行病例报告;并且在江西、广东、广西、贵州等有生吃淡水鱼、虾习惯的地区,华支睾吸虫的感染率更高,个别地区高于 23.9%。另外,2015 年开始的第三次全国人体重点寄生虫病现状调查结果显示,华支睾吸虫在我国农村的感染人数约为 151 万,在城镇的感染人数约为 446 万。在广东、广西,城镇地区的华支睾吸虫感染率是农村地区的数倍甚至数十倍,呈现出“由农村向城镇转移”的特点。这可能与城镇居民食物来源和烹饪方式多元化以及外出就餐次数更多有密切关系。而像蛔虫、绦虫的感染者则主要在农村偏远地区,这可能与这些地区的卫生设施、居民的生活习惯和健康意识相对较差有关。在西藏,带绦虫的感染率为 9.25%,其感染人数占全国带绦虫感染总人数的 94.69%。

三、临床症状和表现

食源性寄生虫病的发病情况因人而异，这与人的体质、年龄与性别等多种因素都有关系。而食源性寄生虫病按照发病缓急也分为急性期与慢性期。急性期针对初次感染的人而言，往往发病较急，腹痛、腹泻、便秘的症状较为严重。而慢性期针对长期接触存在或可能存在寄生虫的环境的人而言，往往平时有轻微症状但症状不明显，一旦发作也会引起腹痛、腹泻等症状。感染食源性寄生虫病后可出现不同的症状或体征，较为复杂，这里主要选取几种较为典型的情况和症状加以说明。

1. 华支睾吸虫病

华支睾吸虫病一般起病缓慢，仅少数短期内重度感染的患者临床上表现为急性发病。华支睾吸虫病症状轻重不等。轻度感染者常常无自觉症状，只在粪便检查时才发现虫卵；或者仅在进食后有轻度胃肠道症状，如食后胃部有压痛感，软便等。重症感染者有明显的胃肠症状，有食欲缺乏、反复腹泻或便秘，右上腹疼痛，或有肝大、脾大、腹水、贫血等，可伴有头晕、失眠、疲乏、精神不振、心悸、记忆力减退等神经衰弱症状。

个别患者因大量成虫堵塞胆总管而出现梗阻性黄疸，甚至发生胆绞痛。慢性重复感染的严重病例若发展至肝硬化及门脉高压，可出现消瘦、贫血、腹壁静脉曲张、肝大、脾大、腹水、黄疸等。严重感染的儿童可出现营养不良和生长发育障碍，甚至侏儒症。严重感染者常可呈急性起病，潜伏期短（仅 15～26 天），患者突发寒战及高热达 39℃ 以上，呈弛张热。数周后，急性症状消失而进入慢性期，表现为疲乏、消化不良、肝大伴压痛等。

2. 并殖吸虫病

大多数患者起病慢，症状不明确；感染较重者在病变早期即可出现症状。该病临床表现有较大差异，在感染肺吸虫囊蚴后,童虫或成虫在人体组织与器官内移行。按其侵犯的主要器官不同,临床上可分为4型。①肺型:肺为卫氏并殖吸虫最常见的寄生部位,若其寄居在肺,患者可有咳嗽、咯血、胸痛。咳嗽最早出现,初期有白色黏痰;病变典型时有烂桃样的铁锈色血痰。胸膜病变较重者可以出现黄色或血红色胸水。②脑型:若其寄居在脑,则出现头痛、癫痫、偏瘫、失语、颅腔出血、大小便失禁等。脑脊髓型肺吸虫病在儿童及青壮年患者中常见,在流行区的发生率可高达2%～5%。③腹型:若其寄居在肝,则临床主要表现有全腹或右下腹部隐痛,还有腹泻、恶心、呕吐等。虫体迁移到肝脏,会形成脓肿,表现为肝脏体积增大。这类并殖吸虫病比例约占30%。④结节型:若其寄居在皮下,则形成移行性包块或结节,可发生于腹、胸、背、腹股沟、大腿、阴囊、头颈、眼眶等部位,1～6cm大小,孤立或成串存在。以四川并殖吸虫引起的多见。

3. 广州管圆线虫病

各个系统均可发生广州管圆线虫病感染,其中中枢神经系统感染占50%以上,导致发热、头痛、呕吐、抽搐、昏迷等嗜酸性粒细胞增多性脑膜脑炎或脑膜炎。潜伏期为1～25天,多为7～14天,儿童的潜伏期较成年人短3天左右。患者通常头痛剧烈,而脑膜刺激征较轻,部分患者可出现发热、皮疹、表情淡漠、局部皮肤痛觉过敏、胸痛;30%患者出现肢体感觉减退、痛觉过敏,至完全瘫痪,大小便失禁,视力减退,第Ⅱ,Ⅲ,Ⅳ,Ⅵ和Ⅶ对脑神经损害征,嗜睡与昏迷等脑膜炎表现;早期眼底检查多无异常,后期则可出现视神经盘水肿,视网膜静脉扩张;但是很少发现皮下游走性肿块。

4. 猪带绦虫病

多数猪带绦虫病病例并无明显症状,少数病例可有腹部不适、腹痛、消化不良、腹泻和便秘等症状。猪带绦虫幼虫的寄生常会引起严重后果,若猪囊尾蚴和棘球蚴寄生于眼、脑、肝等重要器官,则会引起严重损害及相应的临床症状。若棘球蚴破裂,囊液进入组织可诱发变态反应而致患者休克甚至死亡。猪带绦虫病初期，成虫居于肠中，引起腹部或者上腹部隐隐作痛，腹胀不适，甚至恶心、呕吐。

四、诊断方法

目前，诊断方法主要有以下 3 种。

1. 病原学检查

病原学检查适用于肠道、胆道、支气管和皮下有病变的患者。确诊这些部位的寄生虫病的病原学检查途径或标本有以下几个方面。①粪便：查肺吸虫、肝吸虫和带绦虫的虫卵。②痰液：查肺吸虫卵。③皮下包块活检：查肺吸虫、裂头蚴和猪囊虫与其病变特征。④脑脊液：查广州管圆线虫幼虫。病原学检查不仅技术性要求高，而且感染度低、虫荷数少或病原体间歇性排放等因素也可影响检查结果，使其病原发现率偏低，因而需要多次反复送检，方可提高诊断率。

2. 免疫学检查

免疫学检查适用于寄生在组织内的寄生虫引起外周血嗜酸性粒细胞增多，或有浆膜腔积液或肝脑肺等部位占位性病变等的患者，以及寄生在腔道内很难查见病原体的寄生虫感染。其方法：用免疫学技术（IHA、ELISA、胶体金层析等）检测患者血清、脑脊液、穿刺液等体液中的寄生虫特异性抗原或抗体。

因该类方法简便、迅速，故被临床广泛应用，但其检测结果仅具有辅助诊断价值，需结合临床（病史、感染史和现症表现等）才能做出明确诊断。

3. 分子生物学检查

分子生物学检查主要用于对重要疑难病例和活检到虫体的虫种不明对象作鉴别诊断。其方法是利用相应引物和 PCR 或实时定量 PCR 法，对患者血液或排泄分泌物或穿刺物中 DNA 或 RNA 做寄生虫种特异性片段扩增。

当前，对寄生虫基因的第二代测序法已被用于临床诊断，可筛查出多种病原，有利于为临床诊断疑难病例缩小感染性病原种类的范围。

总之，病原学检测容易漏诊，免疫学检查特异性不是很强，分子生物学检测的仪器和环境要求高。

五、治疗手段

其治疗以药物驱虫为主，常见的驱虫药物有吡喹酮、阿苯达唑，不同疾病的治疗疗程和药物服用剂量需严格按照医嘱执行。如对累及中枢神经系统的广州管圆线虫病，在病原治疗期间同时应用肾上腺皮质激素可明显减轻炎症及渗出。常用地塞米松，并按治疗反应和情况逐渐减量至停用。

六、防控措施

对食源性寄生虫病要做到有效预防，不仅需要相关部门的努力，更需要人们自己的努力。在日常生活中，避免进食生鲜的或未经彻底加热的鱼、虾、蟹、水生植物、畜禽肉类。可采取以下预防措施。

1. 不喝生水，不吃生的蔬菜。

2. 不用盛过生鲜水产品、畜禽肉类的器皿盛放其他直接入口食品。

3. 加工过生鲜水产品、畜禽肉类的刀具及砧板必须清洗消毒后方可再使用。

4. 不用生的水产品喂饲猫、犬等。

（包琼凌）

参考文献

［1］陈颖丹，周长海，朱慧慧，等. 2015 年全国人体重点寄生虫病现状调查分析. 中国寄生虫学与寄生虫病杂志，2020，38(1)：5－16.

［2］王波，拉巴卓玛，仁青群宗，等. 西藏山南地区适龄妇女牛带绦虫病流行病学调查. 公共卫生与预防医学，2015，26(4)：112－113.

登革热的诊治要点

一、简　述

登革热是一种由登革病毒传播引起的急性虫媒性传染病，是全球传播最广泛的蚊媒传染病之一。感染后可以无症状，也可以出现多种多样的临床表现，主要表现为高热、头痛、肌肉关节疼痛、皮疹、淋巴结肿大、白细胞和（或）血小板减少等，严重者可出现严重出血、休克、多器官功能损伤甚至危及生命。

二、诊　断

其诊断需根据患者的流行病学资料、临床表现、病原学、血清学、实验室及影像学检查结果综合分析。对于在流行区居住或 2 周内到过流行区，在流行季节突然发病，有相关临床表现的患者，应考虑登革热。

（一）流行病学

登革热主要经媒介伊蚊叮咬吸血传播。在我国，传播媒介主要为白纹伊蚊和埃及伊蚊。其流行于全球热带及亚热带地区，在我国主要集中在广东、云南，占全国的 94.9%。本病系由蚊传播，因此其流行情况与蚊群数量的季节消长相关，发病一般在每年的 5～11 月份，其中 7～9 月份为高峰。

（二）临床表现

登革热感染分为 4 期，即潜伏期、发热期、极期和恢复期，但并非所有的患者都会进入极期。典型的临床表现包括发热，伴乏力、厌食、恶心、头痛、眶后痛、剧烈的肌肉及骨关节痛、颜面潮红、相对缓脉、浅表淋巴结肿大、热后 2 日皮疹和出血倾向等。

（三）实验室检查

疑似病例或临床诊断病例可通过以下实验室检测以明确诊断。

1. 反转录聚合酶链反应(RT-PCR)

在病程的早期可通过 PT-PCR 检测病毒核酸(最初5 天)或病毒特异性非结构蛋白(NS1),阳性即可诊断,其敏感性高于病毒分离。

2. 血清学抗体

通过 ELISA 检出病毒抗体 IgM(第 4 日)较急性期 4 倍以上增长的 IgG(第 7 日起),均可确诊。

3. 病毒分离

将急性期患者血清接种于乳鼠脑内或 C6/36 细胞系可分离病毒。

在登革热诊断标准基础上出现下列严重表现之一者,可诊断为重症登革热:严重出血(皮下血肿、肉眼血尿、咯血、消化道出血、阴道出血及颅内出血等);休克;严重器官损伤,如急性呼吸窘迫综合征或呼吸衰竭,急性心肌炎或急性心力衰竭,急性肝损伤(ALT 或 AST 大于 1000U/L),急性肾功能不全,脑病或脑炎等。

(四)鉴别诊断

其他病毒性出血热,包括埃博拉病毒、马尔堡病毒、拉沙病毒、黄热病病毒、汉坦病毒和严重发热伴血小板减少综合征病毒等,这些病毒均可导致重度多器官系统疾病伴出血,可根据相关流行病学和血清学检测来区分。在登革热、基孔肯雅热和寨卡病毒感染的早期,临床表现可能无法区分。可通过实验室检查来确诊,但耗时较长,往往不能及时将检查结果用于指导初步临床治疗。

三、治　疗

治疗原则是早发现、早诊断、早防蚊隔离、早治疗。目前,登革热尚无特效的抗病毒治疗药物,可采取的措施主要有对症支持治疗、一般处理及预防性治疗等。对重症病例的早期识别和及时救治是降低病死率的关键。

(一)对症治疗

1. 一般处理

患者卧床休息，进流质或半流质饮食；防蚊隔离至退热及症状缓解；监测神志、生命体征、液体出入量、血常规、肝肾功能、心肌酶及重症预警指征等。

2. 退热

以物理降温为主，可以用温水擦浴；高热不能耐受时，可给予对乙酰氨基酚治疗。但至少间隔 6 小时，慎用阿司匹林(乙酰水杨酸)、布洛芬和其他非甾体抗炎药物(NSAID)，因这些药物可加重胃炎或出血，也可因大量出汗加重血液浓缩及诱发休克。对高热不退和中毒症状严重者，可短期适量应用肾上腺皮质激素或加用亚冬眠疗法。

3. 补液

对于出汗较多或腹泻者，根据患者脱水程度给予补液治疗，以口服补液为主。对于有恶心和厌食症状的患者，可以通过少量多次口服补液来补充。对频繁呕吐、进食困难或血压低的患者，应及时静脉输液，可输注等渗液(如 0.9%氯化钠溶液等)，每日 1000～1500mL，但需防止脑水肿、肺水肿及充血性心力衰竭。

4. 镇静止痛

可给予地西泮等对症处理。

(二)重症登革热的治疗

重症登革热患者需住院治疗，需要密切监测其神志、尿量及生命体征，有条件的还需要监测血乳酸水平。危重患者需转 ICU 治疗。对出现严重血浆渗漏、休克、ARDS、严重出血或其他重要脏器功能障碍者，应积极采取相应的治疗措施。

1. 补液

对重症登革热患者的补液原则是维持良好的组织器官灌注。根据患者 HCT、血小板计数、电解质、尿量及血流动力学情况，随时调整补液的种类和数量。在维持良好的组织器官灌注和尿量达约0.5mL/(kg·h)的前提下,应控制静脉补液量。当血浆渗漏率减小、病程接近极期结束时,应逐步减少静脉补液量。输液过量可致大量胸腔积液和腹水,甚至脑水肿,也是重症登革热患者出现ARDS的常见原因。当患者出现呼吸窘迫、呼吸困难、气促、三凹征、哮鸣音、大量胸腔积液、张力性腹水、颈静脉压升高、急性肺水肿、顽固性休克等时,需考虑ARDS,在监测血清钾及血氧的同时,根据病情给予小剂量呋塞米(0.1～0.5mg/kg),2～3次/日。

2. 抗休克

当患者出现休克时,应尽快予以液体复苏治疗。初始液体复苏以等渗晶体液为主(如0.9%氯化钠溶液等);对初始液体复苏无反应的休克或更严重的休克,可加用胶体溶液。同时积极纠正酸碱失衡。当液体复苏治疗无法维持血压时,应使用血管活性药物;当严重出血引起休克时,应及时输注红细胞或全血等。有条件的,可进行血流动力学监测以指导治疗。

3. 出血

出血部位明确者可全身结合局部止血。对严重出血伴血红蛋白低于7g/L者,根据病情及时输注红细胞;对严重出血伴血小板计数$<30\times10^9$/L者,可输注新鲜血小板;对登革热伴血小板计数显著下降但无明确出血者,给予输注血小板治疗能预防出血及改善预后。

4. 重要脏器损害

当出现急性心肌炎和急性心功能衰竭时,需限制静脉输液量及输注速度。在发生心力衰竭时,首先予以利尿处理,保持每日液体负平衡在500～800mL,注意避免血压低于90/60mmHg,慎用强心苷类药物(地高辛),避免诱发心肌缺血加重及心律失常的风险。对脑病和脑炎患者,可根据病情给予甘露醇或利尿剂、地塞米松静脉滴注,以减轻脑水肿。当出现中枢性呼吸衰竭时,应及时给予辅助通气支持治疗。对抽搐者,可用地西泮缓慢静脉注射。当出现急性肾功能衰竭时，需及时予以血液净化治疗。

（王婕）

参考文献

［1］李兰娟，王宇明．感染病学．4 版．北京：人民卫生出版社，2018．

［2］王宇明，李梦东．实用传染病学．4 版．北京：人民卫生出版社，2017．

禽流感的诊治要点

禽流感最初是一种在家禽中传播的具有高致死率的传染病，但随着基因变异和重组的发生，逐渐成为危害人类公共卫生安全的传染性疾病。根据禽流感病毒的核蛋白抗原分类，该病毒属于正黏液病毒科的甲型流行性感冒病毒，进一步可依据病毒套膜上的血凝素（H）和神经氨素酶（N）的抗原性，将其自由组合成若干种亚型，其中含有 16 种 H 亚型、9 种N 亚型。H7N9 作为其中最新暴发的具有高致病性和广泛传播范围的一种甲型禽流感病毒，原本仅发现于禽类体内，但其高适应性及变异性使得其经过基因交换进入哺乳动物体内，演化为一种发病期短、重症率高、死亡率高的新型病毒，给公共卫生造成重大的损失，并引起全球范围的关注。

一、流行特点

（一）流行状况

人感染 H7N9 禽流感病毒具有明显的季节性分布特征。一般来说，它在冬春季节发病率上升，高峰在 12 月至 4 月，最高峰在 1 月和 2 月。自 2013 年 2 月上海发生首例人感染 H7N9 禽流感病毒至今，共发生了 5 次禽流感流行，前两次发生在 2013 年，后 3 次分别在 2014 年，2015 年，2016 年秋季至 2017 年 6 月，而第 5 次流行是迄今为止最大的一次流行，尽管医疗卫生系统采取了严密的监测和控制措施，但流行范围仍迅速扩张并且死亡人数达到5次流行之顶峰。中国疾病预防控制中心统计数据显示，截至2019年9月1日，H7N9禽流感病毒亚型共造成1626人感染，并导致约38%的死亡率，其中12%的患病者有禽类接触史。2017年9月开始，实施全国性家禽疫苗接种计划，且2017年12月监测数据显示未发现人感染H7N9禽流感病例，因为H7N9疫苗从源头上降低了人类感染H7N9禽流感病毒的风险。

(二)流行病学特点

1. 传染源

传染源为携带H7N9禽流感病毒的禽类。目前，尚无持续人际间传播的证据，大部分为散发病例，有数起家庭聚集性发病。

2. 传播途径

传播途径常有三种：①呼吸道传播；②密切接触感染禽类的分泌物或排泄物；③接触病毒污染的环境。

3. 高危人群

在发病前10天内接触过禽类或者到过活禽市场者，特别是中老年人。

二、诊治要点

(一)临床症状及体征

潜伏期多为7天以内，也可长达10天。轻症患者可仅表现为发热、咳嗽、咳痰等上呼吸道感染症状；一般患者除发热及呼吸道症状外，主要表现为肺炎，可同时伴有头痛、胸闷、肌肉酸痛、腹泻或呕吐等症状；少数患者可在发病3～7天内迅速进展至重症肺炎，表现为体温持续在39℃以上，呼吸困难，可伴有咯血痰；重症患者若控制不佳，常进展至ARDS、脓毒性休克和MODS。

(二)实验室检查

1. 血常规、超敏C反应蛋白及血生化

早期，白细胞总数一般不高或降低。重症患者表现为淋巴细胞、血小板减少。多有超敏C反应蛋白升高，血生化常有乳酸脱氢酶、肌酸激酶、天门冬氨酸氨基转移酶、丙氨酸氨基转移酶水平升高。另外，部分患者可见肌红蛋白水平升高。

2. 病原学及相关检测

通常采集血清学标本及呼吸道标本，一般而言，下呼吸道标本（气道吸出物、支气管肺泡灌洗液）的阳性率高于上呼吸道标本（如鼻咽分泌物、痰），标本留取后应及时送检。近年研究表明，粪便及尿液也可作为检测样本，并具有一定的阳性率。

（1）核酸检测阳性是首选的确诊标准，而用呼吸道标本甲型流感病毒通用型抗原快速检测H7N9禽流感病毒阳性率较低。对重症病例应定期检测呼吸道分泌物核酸，直至转阴。

（2）在部分患者呼吸道标本中可分离到H7N9禽流感病毒，呼吸道分泌物的过滤和消毒可提高病毒分离率，分离出来的H7N9病毒株可以被保留，为后续治疗及研究提供有价值的资料。

（3）动态检测恢复期血清H7N9禽流感病毒特异性抗体水平较急性期呈4倍或以上升高。

（4）免疫胶体金技术检测的敏感度较低，特异性可达97.56%，相对病毒培养而言敏感度和特异性较高，是一种快速筛查方法。

（三）胸部影像学表现

病变范围随着病情的加重而扩大，一般肺炎患者的肺内可见片状阴影，重症患者常呈现双肺多发磨玻璃影及肺实变影像，部分患者可合并胸腔积液，ARDS患者肺部阴影病变分布更为广泛。

（四）诊　断

1. 流行病学史

首先需要明确是否有流行病学史；对于无流行病学史的

患者,根据病原学检查的阳性结果,也可确诊。流行病学史定义为在发病前10天内,有接触禽类或其分泌物、排泄物;到过活禽市场;与人确诊病例有密切接触史。

2. 诊断标准

(1)疑似病例:符合上述流行病学史和临床表现,尚无病原学检测结果。

(2)确诊病例:有上述临床表现和病原学检测阳性。

(3)重症病例:有上述临床表现和病原学检测阳性,且符合下列1项主要标准或3项及以上的次要标准者,可诊断为重症病例。

主要标准:①需要气管插管行机械通气治疗;②脓毒性休克经积极液体复苏后仍需要血管活性药物治疗。

次要标准:①呼吸频率≥30次/分;②氧合指数≤250mmHg(1mmHg=0.133kPa);③多肺叶浸润;④意识障碍和(或)定向障碍;⑤血尿素氮≥7.14mmol/L;⑥收缩压<90mmHg,需要积极的液体复苏。

除此之外,临床医生还需要在疾病的诊治过程中辨别哪些人群容易发展为重症患者,其中高危险因素包括:老年人年龄大于65岁,合并基础疾病(心脏或肺部基础疾病、高血压、糖尿病、肥胖、肿瘤、免疫抑制状态),孕产妇,发病后体温持续高于39℃,淋巴细胞计数持续降低,CRP升高提示合并细菌感染,LDH及CK持续增高,胸部影像学提示肺炎快速进展。

3. 鉴别诊断

病原学检测是H7N9禽流感病毒感染与其他流感病毒感染相鉴别的主要依据。

(五)治　疗

临床治疗应遵循四抗二平衡策略,包括抗病毒,抗休克,抗低氧血症和多器官衰竭,抗继发性感染,维持水电解质酸碱平衡,维持微生态平衡。

1. 隔离治疗

对疑似病例和确诊病例均应尽早隔离治疗。H7N9禽流感确诊患者，住院间隔24小时进行病毒核酸检测，2次阴性后方可解除隔离。

2. 对症治疗

(1)氧疗：依据患者缺氧程度可采用鼻导管、经鼻高流量氧疗。氧疗指征包括吸空气时 SpO_2＜92%或呼吸频率＞24次/分，呼吸困难或窘迫。经氧疗2小时后，SpO_2 仍＜92%，或呼吸困难及呼吸窘迫症状改善不明显时，早期可尝试使用无创正压通气，推荐使用口鼻面罩。无创通气治疗1～2小时无改善，需及早考虑实施机械通气治疗，严重者采用俯卧通气。ARDS治疗过程中，应谨防发生纵隔气肿、呼吸机相关肺炎等并发症。有条件的可根据病情选择体外膜肺氧合(ECMO)。

(2)降温：物理降温和(或)应用解热药物。

(3)止咳祛痰：对咳嗽咳痰严重者可给予止咳祛痰药物。

3. 抗病毒治疗

在使用抗病毒药物之前，宜留取呼吸道标本，且无须等待病原学结果，应尽早对疑似患者使用抗病毒药物。

抗病毒药物包括神经氨酸酶抑制剂和离子通道 M_2 阻滞剂。其中监测资料显示，H7N9禽流感病毒对离子通道 M_2 阻滞剂金刚烷胺和金刚乙胺均产生耐药。因此，临床多使用神经氨酸酶抑制剂(奥司他韦、帕拉米韦、扎那米韦)，根据患者情况可单药或者联合使用抗病毒药物。

推荐药物剂量如下。

(1)奥司他韦：成人每次75mg，口服，每日2次，疗程共5～7天，对重症病例，剂量可加倍，疗程可适当延长。对年龄≥1岁的儿童患者，应根据体重给药(建议选择儿童剂型)。

(2)帕拉米韦：对重症病例或无法口服者，可用帕拉米韦氯化钠注射液，成年人用量为300～600mg，静脉滴注，每日1次，常规疗程5～7天，可根据临床需要调整。

(3)扎那米韦：对7岁以上人群，每次10mg，吸入，每日2次(每12小时1次)。该剂型不建议用于重症或有并发症的患者。

4. 中医药辨证论治

中医药辨证论治分别为热毒犯肺,肺失宣降证(疑似病例或确诊病例病情轻者),内闭外脱证(临床表现高热、ARDS、脓毒性休克等患者),可根据不同证选用汤剂、中成药或注射剂。

5. 加强支持治疗

选择营养支持治疗,维持水电解质平衡。

6. 重症病例的治疗

除上述治疗之外,还应尽快采取抗休克、防治 MODS 和继发感染等其他综合治疗措施。对发生其他并发症的患者,应积极采取相应治疗措施。抗休克治疗包括动态血流动力学检测,充分和有效的液体复苏,合理选择血管活性药物。在发生细胞因子风暴时,可及时应用李氏人工肝治疗进行连续血液滤过,清除 H7N9 患者血清中的细胞因子和趋化因子。肾脏替代疗法及人工肝治疗可用于即将发生 MODS 的患者。及早识别继发感染,若出现继发感染征象或存在感染的高危因素,在使用抗菌药物之前,需要采集患者的血液进行细菌培养,并合理选择抗菌药物治疗。微生态制剂能用于提高 H7N9 禽流感感染患者的肠道微生物的多样性和有益菌的丰富度。

(胡晨霞)

参考文献

[1] Wang X, Jiang H, Wu P, et al. Epidemiology of avian influenza a H7N9 virus in human beings across five epidemics in mainland China, 2013－17: an epidemiological study of laboratory-confirmed case series. Lancet Infect Dis, 2017, 17(8):822－832.

[2] Lycett SJ, Duchatel F, Digard P. A brief history of bird flu. Philos Trans R Soc Lond B Biol Sci, 2019, 374

(1775):20180257.

[3] Tang J, Wang D. Research progress in human infection with avian influenza H7N9 virus. Sci China Life Sci, 2017, 60(12): 1299－1306.

日本血吸虫病的诊治要点

血吸虫病是由血吸虫寄生于人体所致的疾病，能寄生于人体的血吸虫主要有 6 种，即曼氏血吸虫、埃及血吸虫、日本血吸虫、间插血吸虫、湄公血吸虫和马来血吸虫。在我国流行的血吸虫病为日本血吸虫病。

一、流行病学

在我国，日本血吸虫以前主要分布于江苏、浙江、安徽、江西、湖北、湖南、广东、广西、福建、四川、云南及上海等 12 个省(自治区/直辖市)。目前在湖北、湖南较多。本病的传染源是患者和保虫宿主。保虫宿主种类较多，主要有牛、猪、犬、羊、马、猫及鼠类。造成传播必须具备三个条件，即带虫卵的粪便入水，钉螺的存在和人体接触疫水。人群普遍易感。

二、发病机制

血吸虫发育的不同阶段包括尾蚴、幼虫、成虫、虫卵，均可引起宿主免疫反应，从而造成人体损害。尾蚴性皮炎阶段，表现为尾蚴钻入皮肤部位局部组织水肿，红色丘疹，持续 1～3 天。幼虫阶段，幼虫随血流经右心入肺，可导致肺毛细血管破裂出血，严重者可表现为出血性肺炎。但幼虫在移行过程中，其体表抗原决定簇逐渐向宿主抗原转化，以逃避宿主免疫攻击，因此一般不引起严重的组织损伤或炎症。成虫阶段，成虫及其代谢产物作为循环抗原，可与相应的抗体形成免疫复合物出现于血液或沉积于器官，成虫及其代谢产物可造成静脉内膜炎、静脉周围炎、贫血、脾大、嗜酸性粒细胞增多。虫卵是引起宿主免疫反应和病理变化的主要因素。

虫卵沉积于宿主肠壁黏膜下层，并可随门静脉血流至肝内分支，形成典型的虫卵肉芽肿和纤维化病变，通过卵壳上微孔释放可溶性虫卵抗原，使T淋巴细胞致敏，释放各种淋巴因子，吸引大量单核细胞和嗜酸性粒细胞等聚集于虫卵周围，形成虫卵肉芽肿，又称虫卵结节。虫卵释放的可溶性虫卵抗原、巨噬细胞与T淋巴细胞产生的成纤维刺激因子，均可促进成纤维细胞增殖和胶原形成，最终导致肝硬化 。

三、临床表现

日本血吸虫病潜伏期平均40天，潜伏期越短，感染越重，其可分为4型。

(一)急性血吸虫病

夏秋季常见，发病前2周～3个月有疫水接触史。病程一般不超过6个月，经杀虫治疗后迅速痊愈；如不治疗，则发展为慢性甚至晚期血吸虫病。其主要特点为发热、肝大与外周嗜酸性粒细胞增多。

1. 发热

急性血吸虫病患者均有发热，与感染严重程度成正比。热型以间歇热、弛张热多见，热退后自觉症状良好。

2. 消化系统表现

消化系统表现为肝脾大，90%以上患者肝大伴压痛，左叶肝大较显著，半数患者有轻度脾大。发热时多伴有食欲减退、轻微腹痛、腹泻、呕吐，腹泻多为3～5次/天，初为稀水便，继而出现脓血、黏液，热退后腹泻次数减少。

3. 过敏反应

约半数患者在尾蚴侵入部位出现蚤咬样红色皮损，2～3天内自行消退，除尾蚴性皮炎外，还可出现荨麻疹、血管神经性水肿、淋巴结肿大、出血性紫癜、支气管哮喘等。

4. 其他

半数以上患者有咳嗽、气喘、胸痛。危重患者咳嗽较重，咳血痰，并有胸闷、气促。呼吸系统症状多在感染2周内出现。

(二)慢性血吸虫病

因急性期未治疗,病程超过6个月,称慢性血吸虫病。临床表现隐匿,以慢性肝炎或慢性血吸虫结肠炎为主。

1. 无症状型

轻度感染者大多无症状,仅粪便检查发现虫卵或体检发现肝大,B超检查可呈网格样改变。

2. 有症状型

主要表现为血吸虫性肉芽肿肝病和结肠炎。最常见症状为慢性腹泻,解黏液脓血便,症状时轻时重,病程长者可出现肝硬化、脾大、肠梗阻、贫血、消瘦、体重下降等。

(三)晚期血吸虫病

血吸虫感染后,未经及时抗病原治疗,持续5～15年或以上,肝脏损害逐渐进展,发展成肝硬化,并出现相关临床并发症。晚期血吸虫病根据临床表现分为巨脾型、腹水型、结肠肉芽肿型、侏儒型。结肠肉芽肿型以结肠病变为突出表现,患者经常有腹痛、腹泻、便秘,或腹泻与便秘交替。侏儒型极少见,有侏儒表现,但患者智力正常,为幼年慢性反复感染导致各内分泌腺不同程度功能减退,以垂体前叶和性腺功能不全最常见。

(四)异位血吸虫病

异位血吸虫病以肺型和脑型血吸虫病最为常见。肺型血吸虫病患者常见咳嗽,以干咳为主。脑型血吸虫病患者表现为头痛、呕吐、意识障碍等。

四、实验室检查

(一)血常规

血吸虫病以嗜酸性粒细胞增高为特点。急性期,嗜酸性粒细胞一般占20%～40%,最多者可高达90%。慢性期,嗜酸性粒细胞轻度增高,多在20%以内。晚期可因脾功能亢进而出现三系减少。

(二)粪便常规

粪便找到虫卵和孵出毛蚴是确诊血吸虫病的直接依据，其急性期检出率高，慢性和晚期检出率不高，常用改良加藤厚涂片或虫卵透明法检查虫卵。

(三)免疫学检查

循环抗原检测实验是血吸虫现症感染的依据，特异性强，敏感性高。

(四)肠黏膜活检

对于临床疑似病例，可考虑行肠镜检查，肠黏膜活检是血吸虫病病原诊断方法之一，在距离肛门 8～10cm 背侧黏膜取材，阳性率最高。

(五)肝功能

虫卵仅引起间质性改变，肝细胞损伤轻。急性期患者球蛋白增高，血清 ALT、AST 水平轻度增高。慢性血吸虫病患者尤其无症状患者，肝功能试验大多正常。

(六)肝影像学检查

B 超可见门脉血管增粗，呈网格状改变。晚期血吸虫病患者肝包膜与肝内门静脉区常有钙化现象，CT 扫描可显示肝包膜增厚钙化等特异图像。

血吸虫病诊治流程见图 3-4。

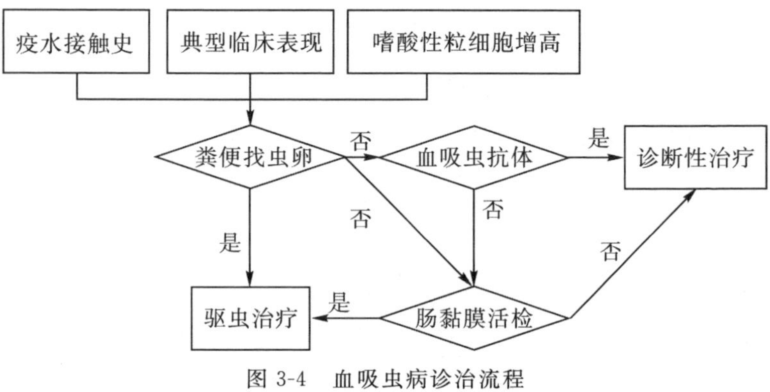

图 3-4　血吸虫病诊治流程

五、治　疗

(一)病原学治疗

1. 吡喹酮

吡喹酮毒性小，疗效好，给药方便，适应证广，可用于各期各型血吸虫病患者，是治疗血吸虫病的首选药物。它口服吸收迅速，1～2 小时后达血药峰值，经肝脏代谢，门静脉血药浓度较外周血高 10 倍以上，主要分解成羟基代谢产物，由肾脏排出。

吡喹酮用法如下。①急性血吸虫病：总量 120mg/kg，分 6 天服完，50%在前 2 天服完，体重超过 60kg 按照 60kg 计算。②慢性血吸虫病：总量 60mg/kg，2 天内分 4 次服完，儿童体重在 30kg 以内者总量可按照 70mg/kg 计算，体重在 30kg 以上者按照成年人剂量。③晚期血吸虫病：一般情况好的患者，总量可按 40～60mg/kg，2 天内分次服完，每天分2～3 次服；年老体弱有其他并发症者按总量 60mg/kg 计算，3 天内分次服完；感染严重者可按总量 90mg/kg 计算，分 6 天内服完。

吡喹酮疗效：经正规治疗后 3～6 个月，粪检虫卵阴转率达 85%；血清免疫诊断转阴需 1～3 年。

2. 青蒿素及其衍生物

青蒿素及其衍生物主要为预防用药。预防性用药方法：接触疫水后 15 天内服用蒿甲醚，6mg/kg，15 天一次，连服 4～10 次；接触疫水后 7 天内服用青蒿琥酯，6mg/kg，顿服，每 7 天一次，连服 8～15 次。

(二)对症治疗

1. 急性期血吸虫病

对高热、中毒症状重的患者，给予补液、维持水电解质平衡及营养支持治疗。对合并其他寄生虫或感染的患者，需先抗感染，后用吡喹酮治疗。

2. 慢性和晚期血吸虫病

对于慢性和晚期血吸虫病患者，主要对其并发症进行处理,如肝硬化腹水、消化道出血等。

（胡 英）

参考文献

[1] 李兰娟. 传染病学. 3版. 北京:高等教育出版社,2018.

[2] 魏来,李太生. 内科学感染科分册. 北京:人民卫生出版社,2016.

蜱媒传染病的诊治要点

蜱媒传染病(Tick-borne diseases,TBDs)是一类以蜱为媒介传播的自然疫源性疾病,其病原体种类繁多,动物宿主广泛,流行环节复杂,易受自然环境、气象因素(尤其温度、相对湿度、降雨量、相对大气压和风速等)、社会经济条件的影响,致残率高,病死率高。近20年来,埃立克体病、莱姆病、斑点热等一系列新的蜱媒传染病相继出现,且流行区域不断扩大,发病率不断上升,已引起世界各国的普遍关注和重视。

蜱是许多重大传染病的重要传播媒介,可携带病毒、细菌、真菌、寄生虫等种类的病原体,传播森林脑炎、发热伴血小板减少综合征、莱姆病、立克次体病、无形体病、巴贝西虫病等40余种疾病。其携带的病原体给人类健康、野生动物和畜牧业发展造成了极大的威胁,并持续危害全球健康。我国幅员辽阔、地形多样、气候复杂,导致我国蜱种类繁多,分布广泛。近年来,我国共陆续报道33种新发蜱媒病原体,包括:8种新发斑点热群立克次体,该病原体主要分布在北方地区;7种无形体,其中嗜吞噬细胞无形体分布地区最广,感染蜱种最多;6种伯氏(Burgdorferi)疏螺旋体,该病原体被证实有26种蜱广泛分布在我国25个省份;有11种巴贝西虫,其中3种病原体可引起人群感染;发热伴血小板减少综合征-布尼亚病毒,病例高度散发。

据统计，全球蜱类共计有 3 科 18 属 899 种，我国蜱类共有 2 科 6 亚科 10 属 119 种，其中包括 100 种硬蜱和 19 种软蜱。我国目前确定的能传播病原体的蜱共有 60 种，其中 38 种可携带多种病原体。高丰度（如立克次体）和低丰度（如螺旋体）的病原体都可以经蜱传播，并在当地引发蜱媒传染病（如立克次体病与莱姆病），因此需要建立更敏感的检测方法监测低丰度的病原体，以防控蜱媒病。

现将我国常见的 6 种蜱媒传染病介绍如下。

一、莱姆病

莱姆病（Lyme disease）是一种以蜱为媒介的螺旋体感染性疾病，是由伯氏疏螺旋体所致的自然疫源性疾病。我国于 1985 年首次在黑龙江省林区发现莱姆病病例，其最主要的临床表现为神经系统损害，并且其中以脑膜炎、脑炎、颅神经炎、运动和感觉神经炎最为常见。莱姆病早期以皮肤慢性游走性红斑为特点，以后出现神经、心脏或关节病变，通常在夏季和早秋发病，可发生于任何年龄，以青壮年居多，男性略多于女性，与职业密切相关，野外工作者、林业工人感染率较高。

其病原体为由蜱传播的伯氏疏螺旋体。

（一）临床表现

1. 症状

（1）潜伏期：3～32 天，平均 7 天左右。根据临床症状可分为三期。

（2）第一期：主要表现为皮肤慢性游走性红斑，见于大多数病例。病初常伴有乏力、畏寒、发热、头痛、恶心、呕吐、关节和肌肉疼痛等症状，亦可出现脑膜刺激征。局部和全身淋巴结可肿大。偶有脾大、肝炎、咽炎、结膜炎、虹膜炎或睾丸肿胀。

（3）第二期：发病后数周或数月，15％和 8％的患者分别出现明显的神经系统症状和心脏受累的征象。

（4）第三期：感染后数周至 2 年内，约 80％的患者出现程度不等的关节症状，如关节疼痛、关节炎或慢性侵袭性滑膜炎。以膝、肘、髋等大关节多发，小关节周围组织亦可受累，常反复发作。

2.体征

(1)皮肤病变：常为首发症状，特征性表现为慢性游走性红斑，初起为红色斑疹或丘疹，逐渐扩大成环状损害。一般出现在蜱叮咬后3～32天，好发于躯干、大腿、腹股沟、腋下等处。

(2)神经系统病变：见于约15%的患者，与皮疹同时出现或在皮疹消退后1～6周出现。表现为脑膜炎、脑神经炎、舞蹈症、小脑共济失调，出现脑膜刺激征、昏迷、面瘫或三叉神经痛等。

(3)心脏病变：见于约8%的患者，常于皮损出现3周后发生房室传导阻滞、心肌炎、心包炎或左心室功能障碍等。

(4)关节病变：见于约60%的患者，多累及大关节，尤其膝关节，肿胀、疼痛反复发作，10%的患者可转变至慢性关节炎。

(5)其他表现：发热、乏力、肌痛、恶心、呕吐、结膜炎、虹膜炎、淋巴结及肝脾大等。

(二)辅助检查

外周血象基本正常，红细胞沉降率轻度增快，血清中冷沉淀免疫球蛋白可呈阳性，转氨酶水平可升高。

从血、脑脊液及病变皮肤等标本中可检出螺旋体。采用免疫荧光、免疫转印等方法可在患者血液中检测出特异性抗体。病原体分离及特异性抗体检测具有确诊意义。聚合酶链反应(PCR)技术：检测患者血、尿、脑脊液及皮肤标本等中的莱姆病螺旋体DNA(Bb-DNA)，并可同时检测出所感染菌株的基因型。

(三)诊　断

1.血常规

白细胞总数正常，中性粒细胞可稍增多。红细胞沉降率增快，类风湿因子呈阴性。循环免疫复合物呈阳性。

2. X 线检查

可见受累关节周围软组织肿胀影，少数患者有软骨和骨侵袭表现。

3. 病原体分离及特异性抗体

病原体分离及特异性抗体检测有助于诊断。

(四)治　疗

1. 抗生素

抗生素对莱姆病的各种病变均有效。

(1)四环素：每日 4 次，疗程 10～20 天，为早期病例的首选药物。孕妇、哺乳期妇女和儿童禁用。

(2)阿莫西林：每日 3 次，疗程 14～21 天。

(3)青霉素：静脉滴注，每日 1～2 次，疗程 14～21 天。

(4)其他：多西环素、第 3 代头孢霉素等可选用。

2. 非甾体抗炎药

用于治疗莱姆病关节炎，如吲哚美辛、布洛芬等。

3. 糖皮质激素

适用于莱姆病脑膜炎或心脏炎患者。可用泼尼松，症状改善后逐渐减量至停药。

4. 起搏器安装

适用于出现严重房室传导阻滞患者。

5. 滑膜切除术

对于应用抗生素、非甾体类抗炎药物后关节炎症持续数月乃至数年的患者，行滑膜切除术可能有效。

二、斑点热

斑点热（spotted fever, SF）是由斑点热群立克次体（spotted fever group rickettsiae, SFGR）引起的一组疾病的总称，包括落矶山斑点热、钮斑点热扣热、北亚热、昆士兰斑点热、立克次体痘和日本红斑热等。

由于斑点热的患者死亡率低，且多发生在农村及边远地区，所以长期以来，人们对该病未予以足够的重视，在很多流行该病的地区,人们并不认识它。一直到 1958 年,我国学者在内蒙古首次发现斑点热群立克次体感染的血清学线索,人们才对该群立克次体及其感染开始调查和研究工作。经过几十年的研究,取得了令人瞩目的成果。

落矶山斑点热(Ricky Mountain spotted fever,RMSF)限于西半球,起初在落矶山州发现,实际上美国大多数州(缅因州、夏威夷州、阿拉斯加州除外)有该病,特别是大西洋州。在成年蜱活动的 5—9 月,人们进入蜱浸染地区后易获得感染;在南方的一些州,病例全年都可发生。15 岁以下儿童的发病率高,此外是经常进入疫区工作或休闲的人员。

硬壳蜱(硬蜱科)储存立氏立克次体,感染的雌蜱还可将病原体传给子代。蜱和某些哺乳动物是自然储存宿主,动物是供蜱吸血。在美国西部,Dermacentor andersoni(林蜱)是主要媒介;在美国东部和南部,D. variabilis(狗蜱)是主要媒介。病原体也长期存在于兔和其他小型哺乳动物。落矶山斑点热不可能从人直接传染给人,也不会经咳嗽产生的飞沫传播。

小血管病变是其典型的损伤,立克次体在损伤内皮细胞和血管中增殖可形成血栓导致阻塞,在皮肤、皮下组织、中枢神经系统、肺、心、肾、肝和脾中产生血管炎,在严重患者常可造成弥散性血管内凝血。

70%的病例可有蜱叮咬史。潜伏期平均为 7 天,变化范围为 3～12 天,潜伏期越短,感染越严重。患者发病突然,有严重头痛、寒战、虚脱和肌痛。热度在几天内可达 39.5～40℃并持续(在严重病例可长达 15～20 天),早晨可稍缓解。可有严重干咳。在发热的第 1～6 天,大多数患者在腕、髁、手掌、脚底和前臂出现皮疹并迅速扩散至颈、面、两腋、臀和躯干。热水、酒精涂抹常引起出疹。粉红色斑疹最初变成深色斑丘疹;大约 4 天,皮疹损伤会变成瘀斑,融合成大片出血区,最后溃烂。神经系统症状包括头痛、烦躁、失眠、谵妄和昏迷及脑炎症状;严重病例可出现血压下降;可存在肝大,但黄疸不多见;可产生局部肺炎。未接受治疗者可产生肺炎、组织坏死和循环衰竭,及心和脑后遗症。暴发型病例可因心跳突然停止而死亡。

早期使用抗生素可使死亡率从 20%显著降低到 7%,并可预防大多数并发症。

目前,无有效疫苗可用,无切实有效方法可以消灭整个地区的蜱,但可以通过控制小动物群体,使地方性流行区蜱的数目下降。为预防蜱接触皮肤,可将裤子塞进长靴或长袜,穿长袖衬衫,在皮肤表面涂擦 25%～40%二乙基甲氨(diethyltoluamide),衣服上使用苄氯菊酯能有效驱蜱,但在儿童有毒性反应的报道。应保持良好卫生习惯,特别在儿童,要经常检查有无蜱黏附身体。已吸过血的蜱应小心除去,不要用手指压碎,防止感染。可用小钳咬住蜱的头部慢慢拉出,黏附处用酒精消毒。

对于在地方性流行区被蜱咬伤后但无临床症状者,不要立即给予抗生素。但患者或其家属应密切关注早期症状的出现,如有发热、头痛和疲乏出现,不管有无皮疹,应迅速开始抗生素治疗。

三、人粒细胞无形体病

人粒细胞无形体病(human granulocytic anaplasmosis, HGA)是由嗜吞噬细胞无形体(anaplasma phagocytophilum)侵染人末梢血中性粒细胞引起的,以发热伴白细胞、血小板计数减少和多脏器功能损害为主要临床表现的蜱传疾病。该病的临床症状与某些病毒性疾病相似,容易发生误诊,严重的可导致患者死亡。

(一)病　因

无形体病无形体是寄生于细胞内的一种寄生菌,主要通过蜱(也称壁虱)叮咬传播。蜱叮咬携带病原体的宿主动物(主要有鼠、鹿、牛、羊等野生和家养动物)后再叮咬人,病原体可随之进入人体,主要侵染人体末梢血的中性粒细胞。无形体病以发热伴白细胞、血小板计数减少和多脏器功能损害为主要特点，潜伏期为1～2周，大多急性起病，持续高热，体温可达40℃以上。其临床表现主要为全身不适、乏力、头痛、肌肉酸痛以及恶心、呕吐、厌食、腹泻等，可伴有心、肝、肾等多脏器功能损害。

据卫生部2010年发布的《人粒细胞无形体病预防控制技术指南(试行)》介绍，人粒细胞无形体病可通过蜱叮咬传播。蜱叮咬携带病原体的宿主动物后再叮咬人，病原体可随之进入人体。人粒细胞无形体病还可能通过直接接触危重患者或带菌动物血液等体液传播，但具体机制仍有待证实。因此，接触蜱等传播媒介的人群为该疾病的高危人群，包括疫源地居民、劳动者和旅游者等。与人粒细胞无形体病患者密切接触、直接接触患者血液等体液的医务人员或陪护者也有可能被感染。

(二)流行病学

美国2005年的一项全国性研究显示，2001－2002年，人粒细胞无形体病的年发病率为1.4例/百万人，60～69岁年龄组的发病率最高。我国安徽省也于2006年发现了人粒细胞无形体病病例。河南省卫生厅通报称，截至2011年5月24日，河南省共报告发热伴血小板减少综合征(蜱虫病)病例70例，死亡病例4例。

1. 宿主动物与传播媒介

动物宿主持续感染是病原体维持自然循环的基本条件。国外报道，嗜吞噬细胞无形体的储存宿主包括白足鼠等野鼠类以及其他动物。在欧洲，红鹿、牛、山羊均可持续感染嗜吞噬细胞无形体。

在国外，嗜吞噬细胞无形体的传播媒介主要是硬蜱属的某些种(如肩突硬蜱、篦子硬蜱等)。在我国，曾在黑龙江、内蒙古及新疆等地的全沟硬蜱中检测到嗜吞噬细胞无形体核酸。我国的储存宿主、媒介种类及其分布尚需做进一步调查。

2. 传播途径

(1)主要通过蜱叮咬传播。蜱叮咬携带病原体的宿主动物后,再叮咬人时,病原体可随之进入人体引起发病。

(2)直接接触危重患者或带菌动物的血液等体液,有可能导致传播,但其具体传播机制尚需进一步研究证实。国外曾有屠宰场工人因伤口接触鹿血而感染该病的报道。

3. 人群易感性

人对嗜吞噬细胞无形体普遍易感,各年龄组均可感染发病。高危人群主要为接触蜱等传播媒介的人群,如疫源地(主要为森林、丘陵地区)的居民、劳动者及旅游者等。与人粒细胞无形体病危重患者密切接触者、直接接触患者血液等体液的医务人员或其陪护者,如不注意防护,也有感染的可能。

4. 地理分布和发病季节特点

已有人粒细胞无形体病的国家有美国、斯洛文尼亚、法国、英国、德国、澳大利亚、意大利及韩国等,但仅在美国和斯洛文尼亚分离到病原体。根据国外研究,该病与莱姆病的地区分布相似,在中国莱姆病流行区亦应关注此病。该病全年均有发病,发病高峰为 5—10 月。关于发病高峰,不同国家的报道略有差异,多集中在当地蜱活动较为活跃的月份。

(三)主要病理改变

其主要病理改变包括多脏器周围血管淋巴组织炎症浸润、坏死性肝炎、脾及淋巴结单核吞噬系统增生等,主要与免疫损伤有关。嗜吞噬细胞无形体感染中性粒细胞后,可影响宿主细胞基因转录、细胞凋亡,发生细胞因子紊乱、吞噬功能缺陷,进而造成免疫病理损伤。

(四)临床表现

其潜伏期一般为 7～14 天(平均 9 天)。急性起病,主要症状为发热(多为持续性高热,体温可高达 40℃以上)、全身不适、乏力、头痛、肌肉酸痛,以及恶心、呕吐、厌食、腹泻等。部分患者伴有咳嗽、咽痛。体格检查可见表情淡漠,相对缓脉,少数患者可有浅表淋巴结肿大及皮疹。可伴有心、肝、肾等多脏器功能损害,并有相应的临床表现。

重症患者可有间质性肺炎、肺水肿、急性呼吸窘迫综合征,以及继发细菌、病毒及真菌感染等。少数患者可因严重的血小板减少及凝血功能异常而有皮肤、肺、消化道等出血表现,如不及时救治,可因呼吸衰竭、急性肾衰竭等多脏器功能衰竭以及弥散性血管内凝血而死亡。

老年患者、免疫缺陷患者及进行激素治疗者感染本病后,病情多较危重。

(五)实验室检查

实验室检查外周血象白细胞、血小板计数降低,异型淋巴细胞增多。合并脏器损害的患者,心、肝、肾功能检测异常。病原学和血清学检查阳性。

血常规:白细胞、血小板计数减少可作为早期诊断的重要线索。患者发病第1周即表现有白细胞计数减少,多为$(1\sim3)\times10^9/L$;血小板降低,多为$(30\sim50)\times10^9/L$。可见异型淋巴细胞。

尿常规:蛋白尿、血尿、管型尿。

血生化检查:肝、肾功能异常;心肌酶谱水平升高;少数患者出现血淀粉酶、尿淀粉酶和血糖水平升高。

部分患者凝血酶原时间延长,纤维蛋白原降解产物水平升高。可有血电解质紊乱,如低钠、低氯、低钙等。少数患者还有胆红素及血清蛋白水平降低。

(六)并发症

血清及病原学检查:急性期血清间接免疫荧光抗体(IFA)检测嗜吞噬细胞无形体IgM、IgG抗体阳性;恢复期血清IFA检测嗜吞噬细胞无形体IgG抗体滴度较急性期有4倍及以上升高;全血或血细胞标本PCR检测嗜吞噬细胞无形体特异性核酸阳性,且序列分析证实与嗜吞噬细胞无形体的同源性达99%以上;分离到病原体。

如延误治疗,患者可出现机会性感染、败血症、中毒性休克、中毒性心肌炎、急性肾衰竭、呼吸窘迫综合征、弥散性血管内凝血及多脏器功能衰竭等，直接影响病情和预后。

(七)病例诊断

根据流行病学史、临床表现和实验室检测结果进行诊断。

1. 流行病学史

(1)发病前2周内有被蜱叮咬史。

(2)在有蜱活动的丘陵、山区(林区)工作或生活史。

(3)直接接触过危重患者的血液等体液。

2. 临床表现

急性起病，主要症状为发热(多为持续性高热，体温可高达40℃以上)、全身不适、乏力、头痛、肌肉酸痛，以及恶心、呕吐、厌食、腹泻等。个别重症病例可出现皮肤瘀斑、出血，伴多脏器功能衰竭、弥散性血管内凝血等。

3. 实验室检测

(1)血常规及生化检查：①早期外周血象白细胞、血小板计数降低，严重者呈进行性减少，异型淋巴细胞增多。②末梢血涂片镜检中性粒细胞内可见桑葚状包涵体。③谷丙(丙氨酸氨基转移酶，ALT)和(或)谷草(天冬氨酸氨基转移酶，AST)转氨酶水平升高。

(2)血清及病原学检测：①急性期血清间接免疫荧光抗体(IFA)检测嗜吞噬细胞无形体IgM抗体阳性。②急性期血清IFA检测嗜吞噬细胞无形体IgG抗体阳性。③恢复期血清IFA检测嗜吞噬细胞无形体IgG抗体滴度较急性期升高4倍及以上。④全血或血细胞标本PCR检测嗜吞噬细胞无形体特异性核酸阳性，且序列分析证实与嗜吞噬细胞无形体的同源性达99%以上。⑤分离到病原体。

4. 诊断标准

(1)疑似病例：具有上述第1项、第2项和第3项第(1)项中的①③。部分病例可能无法获得明确的流行病学史。

(2)临床诊断病例：疑似病例，同时具备第3项第(1)项中的②,或第3项第(2)项中的①或②。

(3)确诊病例:疑似病例或临床诊断病例,同时具备第3项第(2)项中③④⑤中的任意一项。

(八)鉴别诊断

1. 与其他蜱传疾病、立克次体病的鉴别

如人单核细胞埃立克体病、斑疹伤寒、恙虫病、斑点热以及莱姆病等。

2. 与发热、出血及酶学指标升高的感染性疾病的鉴别

主要是病毒性出血性疾病,如肾综合征出血热、登革热等。

3. 与发热及血白细胞、血小板计数降低的胃肠道疾病的鉴别

如伤寒、急性胃肠炎、病毒性肝炎等。

4. 与发热及血白细胞、血小板计数降低或有出血倾向的内科疾病的鉴别

主要是血液系统疾病,如血小板减少性紫癜、粒细胞减少、骨髓异常增生综合征等。可通过骨髓穿刺及相应病原体检测进行鉴别。

5. 与发热伴多项酶学指标升高的内科疾病的鉴别

主要是免疫系统疾病,如皮肌炎、系统性红斑狼疮、风湿热。可通过自身抗体等免疫学指标进行鉴别。

6. 其他

如支原体感染、钩端螺旋体病、鼠咬热、药物反应等。

(九)治疗方法

1. 防治用药

辅仁复方硫黄乳膏。

2. 病原治疗

及早使用抗生素,避免出现并发症,对疑似病例可进行经验性治疗。一般慎用激素类药物,以免加重病情。

(1)四环素类抗生素:有强力霉素和四环素等。①强力霉素:为首选药物,应早期、足量使用。成人口服:0.1g/次,1日2次,必要时首剂可加倍。8岁以上儿童常用量:首剂

4mg/kg;之后,每次 2mg/kg,1 日 2 次。一般病例口服即可,对重症患者可考虑静脉给药。②四环素:可口服或静脉滴注。口服:成人常用量为 0.25～0.5g/次,每 6 小时 1 次;8 岁以上儿童常用量为 1 日 25～50mg/kg,分 4 次服用。静脉滴注:成人 1 日 1～1.5g,分 2～3 次给药;8 岁以上儿童为 1 日 10～20mg/kg,分 2 次给药,每日剂量不超过 1g。对住院患者,主张静脉给药。四环素毒副作用较多,孕妇和儿童慎用。

强力霉素或四环素治疗疗程不少于 7 天。一般用至退热后至少 3 天,或白细胞及血小板计数回升,各种酶学指标基本正常,症状完全改善。早期使用强力霉素或四环素等药物,一般可在 24～48 小时内退热。因人粒细胞无形体病临床表现无特异性,尚缺乏快速的实验室诊断方法,所以可对疑似病例进行经验性治疗,一般对用药 3～4 天仍不见效者,可考虑排除人粒细胞无形体病的诊断。

(2)利福平:对儿童、强力霉素过敏或不宜使用四环素类抗生素者,可选用利福平。成年人 450～600mg,儿童 10mg/kg,每日 1 次口服。

(3)喹诺酮类:如左氧氟沙星等。

磺胺类药有促进病原体繁殖的作用,应禁用。

3. 一般治疗

患者应卧床休息,进高热量、适量维生素的流食或半流食,多饮水,注意口腔卫生,保持皮肤清洁。对病情较重的患者,应补充足够的液体和电解质,以保持水、电解质和酸碱平衡;对体弱或营养不良、低蛋白血症者,可给予胃肠营养、新鲜血浆、白蛋白、丙种球蛋白等治疗,以改善全身功能状态、提高机体抵抗力。

4. 支持治疗

(1)对高热者可予以物理降温,必要时使用药物退热。

(2)对有明显出血者,可输注血小板、血浆。

(3)对合并有弥散性血管内凝血者,可早期使用肝素。

(4)对粒细胞严重低下的患者,可用粒细胞集落刺激因子。

(5)对少尿患者,应碱化尿液,注意监测血压和血容量变化。对足量补液后仍少尿者,可用利尿剂。如出现急性肾衰竭,可进行相应处理。

(6)心功能不全者应绝对卧床休息,可用强心药、利尿剂控制心衰。

(7)应慎用激素。国外有文献报道,对人粒细胞无形体病患者使用糖皮质激素可能加重病情并增强疾病的传染性,故应慎用。对中毒症状明显的重症患者,在使用有效抗生素进行治疗的情况下,可适当使用糖皮质激素。

(十)出院标准

患者体温正常、症状消失、临床实验室检查指标基本正常或明显改善后,可出院。

(十一)预后状况

据国外报道,其病死率低于1%。如能及时处理,绝大多数患者预后良好。如出现败血症、中毒性休克、中毒性心肌炎、急性肾衰竭、呼吸窘迫综合征、弥散性血管内凝血及多脏器功能衰竭等严重并发症,易导致患者死亡。

(十二)隔离及防护

按照虫媒传染病进行常规防护。在治疗或护理危重患者时,尤其患者有出血现象时,医务人员及陪护人员应加强个人防护。做好对患者血液、分泌物、排泄物及其污染环境和物品的消毒处理。

四、克里米亚-刚果出血热

克里米亚-刚果出血热是在欧、亚、非三大洲都有分布的蜱媒自然疫源性病毒疾病。人群普遍易感,感染发病以青壮年为多,但也有2.5～3岁婴幼儿被感染的报道。临床表现与其他型出血热相似,唯肾脏的损伤较为轻微。患者入院时多呈重症,病死率高达50%。克里米亚-刚果出血热因在克里米亚和刚果相继发现而得名。在国内首先发现于新疆巴楚,故在我国又称新疆出血热。

(一)病　因

克里米亚-刚果出血热病毒属于布尼亚(布尼奥罗)病毒科的内罗病毒属。病毒颗粒呈圆形和椭圆形,直径约 85～120nm,外被包膜。光学镜下在鼠脑的感染组织中可见到吉姆萨染色呈嗜碱性的有如红细胞大小的胞质包涵体,而在电镜下的超薄切片中可辨认包涵体所集聚的核糖体样致密颗粒,这些可能是抗原或病毒亚单位结构。该病毒通过蜱虫叮咬或在屠宰动物过程中和屠宰后与病毒感染的组织接触而传播。

(二)临床表现

该病潜伏期为 2～12 天。患者起病急骤,恶寒战栗,体温上升至 39～41℃。头痛剧烈,尤以前额和颞部剧痛难忍,颜面呈痛苦表情。周身肌痛,四肢关节酸痛剧烈,甚至难以行走。病程早期颜面和颈项部皮肤潮红,眼结膜、口腔黏膜以及软腭均见明显充血,呈醉酒貌。表面黏膜和皮肤在早期即可见到出血点或瘀血斑。恶心、呕吐持续数天。起病后 2～3 天即出现鼻出血,有时持续不止。病程中期见有呕血,严重时连续大量呕血,同时发生血尿和血便,可见黑便。多有肝大,少见脾大。重症患者病程短,仅 2～3 天即可死亡,死于严重出血、休克及神经系统并发症。有些患者可发生脑膜脑炎而伴有颈项强直、神志不清乃至昏睡。

(三)检　查

1. 实验室检查

实验室检查对诊断有一定价值,如用患者血液早期进行乳鼠接种分离病原体,补体结合试验、间接血凝试验或间接荧光抗体试验为阳性,即可确诊。本病血常规检查白细胞计数明显减少,有时可减少至 1×10^9/L,血小板计数也减少。尿常规检查多有蛋白尿和血尿。

2. 其他辅助检查

发病早期可出现轻度的肝功能异常,部分患者血清胆红素水平升高。

(四)诊　断

了解患者近期的活动地点、蜱咬史以及可疑的接触史等,有助于临床诊断。根据表面黏膜和皮肤出现的出血点、瘀血斑以及大出血的急性发作症状,在疫区(如非洲、俄罗斯南部、中东、印度、巴基斯坦、阿富汗及中国西部等)和流行季节(3—6 月),本病诊断不难。鼻出血不止及易出血均属早期常见症状,有利于早期诊断。

(五)治　疗

尚无特效治疗,原则上应采取综合治疗措施,以控制出血和抗休克为主。为防止出血可输入血小板、血浆,并用止血剂。阿司匹林以及抗血小板或抗凝血的药物均应禁忌。对易引起继发感染的处理措施要加强监控,尽量避免采取静脉内途径、导管及类似的损害性措施。注意保护心、肺,预防并发症,需要时予以输氧。对脱水、低血压和休克,应采取得力的措施。适当补充液体和电解质,以免因心肌损害和肺血管通透性增高而发生水肿。多巴胺是抗休克的有效药物,但应慎重使用。应恰当地使用洋地黄、毒毛花苷 K 等强心剂。

五、脾传脑炎(森林脑炎)

森林脑炎是由黄病毒属中蜱传脑炎病毒所致的中枢神经系统急性传染病,其传播媒介为蜱。临床上以突起高热、头痛、意识障碍、脑膜刺激征、瘫痪为主要特征,常有后遗症,患者病死率较高。本病是森林地区自然疫源性疾病,流行于我国东北和西北的原始森林地区、俄罗斯的远东地区及朝鲜北部林区。其有严格的季节性,自 5 月上旬开始,6 月为高峰期,7—8 月下降,呈散发状态。人群普遍易感,所有患者均有森林作业接触。森林脑炎又称蜱传脑炎(TBE)、俄国春夏季脑炎、东方蜱传脑炎等。

(一)病　因

森林脑炎病原体属披膜病毒科,黄病毒属蜱传脑炎病毒。蜱传脑炎病毒远东亚型是一种嗜神经性病毒。该病毒可以从患者脑组织中分离，用酚与乙醚处理后提取的RNA有传染性。病毒接种恒河猴、绵羊、山羊、野鼠脑内可引起脑炎，该病毒能够在鸡胚中繁殖，卵黄囊接种或绒毛尿囊膜接种病毒能繁殖，其也能在人胚肾细胞、鼠胚细胞、猪肾细胞、羊胚细胞、Hela细胞及BHK-21细胞中繁殖。

(二)临床表现

1. 潜伏期

潜伏期一般为10～15天，最短2天，长者可达35天。

2. 前驱期

前驱期一般为数小时至3天，部分患者和重型患者前驱期不明显。前驱期主要表现为低热、头昏、乏力、全身不适、四肢酸痛。大多数患者为急性发病，1～2天内到高峰。

3. 急性期

(1)发热：一般起病2～3天，发热达高峰(39.5～41℃)，大多数患者发热持续5～10天，然后阶梯状下降，经2～3天下降至正常。热型多为稽留热，部分患者可出现弛张热、双峰热或不规则热。

(2)全身中毒症状：高热时伴头痛、全身肌肉痛、无力、食欲缺乏、恶心、呕吐等，并由于血管运动中枢的损害，患者还可出现面部、颈部潮红，结膜充血，脉搏缓慢。部分重症患者有心肌炎表现，常有心音低钝、心率增快、心电图检查有T波改变。严重患者可以突然出现心功能不全、急性肺水肿等。

(3)意识障碍和精神损害：约半数以上患者有不同程度神志、意识变化，如昏睡、表情淡漠、意识模糊、昏迷，亦可出现谵妄和精神错乱。

(4)脑膜受累的表现：最常见的症状是剧烈头痛，以颞部及后枕部持续钝痛多见，有时为爆炸性和搏动性，呈撕裂样全头痛，伴恶心、呕吐、颈项强直、脑膜刺激征。一般持续5～10天，可与昏迷同时存在，在意识清醒后，还可持续1周左右。

(5)肌肉瘫痪：以颈肌及肩胛肌与上肢联合瘫痪最多见，下肢肌肉和颜面肌肉瘫痪较少，瘫痪多呈弛缓型，此与乙型脑炎不同。一般出现在病程第2～5天，大多数患者经2～3周后逐渐恢复，少数留有后遗症而出现肌肉萎缩致残。由于颈肌和肩胛肌瘫痪而出现本病特有的头部下垂表现；在肩胛肌瘫痪时，手臂呈摇摆无依状态。

(6)神经系统损害的其他表现：部分患者出现锥体外系统受损征，如震颤、不自主运动等。偶尔可见语言障碍、吞咽困难等延髓麻痹症状，或中枢性面神经和舌下神经轻瘫。

4. 恢复期

恢复期平均持续10～14天，体温下降，肢体瘫痪逐步恢复，神志转清，各种症状消失。

森林脑炎一般病程为14～28天，但有少数患者可留有后遗症，如失语、痴呆、吞咽困难、不自主运动，还有少数病情迁延达数月或1～2年之久，患者表现为弛缓性瘫痪、癫痫及精神障碍。近年来国内报告，急性期患者的临床症状较过去有所减轻，病死率也明显降低，可能与采取免疫注射、加强对症治疗有关。

(三)辅助检查

1. 血常规

多数患者白细胞计数升高，多在$(10\sim20)\times10^9/L$，分类中性粒细胞显著增高，可高达90%以上。

2. 脑脊液检查

脑脊液色清、透明，压力增高，细胞数增多，在$(50\sim500)\times10^9/L$，以淋巴细胞为主，糖与氯化物无变化，蛋白质水平正常或增高。

3. 病毒分离

有条件的单位可取脑脊液做病毒分离，但病初病毒阳性率较低。在死亡病例可取脑组织分离病毒。

4. 血清学试验

补体结合试验(CFT)及血凝抑制试验(HLT)，双份血清效价增加 4 倍以上有诊断意义，或 CFT 单份血清效价＞1∶16 或 HIT 单份血清效价＞1∶320 可诊断。

中和试验由于操作较困难，所以一般只做流行病调查用，目前尚有用 ELISA 检测森林脑炎病毒 IgG 抗体的方法，较 CFT 和 HLT 分别敏感 50～200 倍和 10～80 倍，特异性与重复性均好，未发现与乙脑免疫血清存在交叉反应。还有应用间接免疫荧光法检测血清和脑脊液中特异性 IgM 抗体，可做早期诊断。

5. PCR 检查

应用 RT-PCR 技术检测早期患者血清或脑脊液中的病毒 RNA，敏感性和特异性均高。

6. 脑电图检查

多数呈弥漫性慢波或散在慢波。心电图 T 波改变。

(四)诊　断

根据流行季节(春秋季 5—7 月)，在疫区蜱叮咬病史，或饮生奶史，进行诊断。临床表现有高热、头痛、恶心、呕吐、颈肌瘫痪；白细胞计数升高，脑脊液压力增高，细胞数及蛋白质水平轻度增加；血清学检测补体结合、血凝抑制、ELISA 试验阳性，或 RT-PCR 检查阳性。

(五)鉴别诊断

需与结核性脑膜炎、化脓性脑膜炎、流行性乙型脑炎、流行性腮腺炎、脊髓灰质炎、柯萨奇及埃可病毒等所致中枢神经系统感染等相鉴别。

1. 流行性乙型脑炎

流行季节为夏秋季，发病年龄主要是 10 岁以下，发病地区主要在温带及亚热带，临床表现在急性期以肌张力升高、强直性痉挛多见，一般不出现弛缓型瘫痪和肌肉萎缩。

2. 脊髓灰质炎

多见于幼儿，一般是肢体弛缓性瘫痪，少见颈肌、肩胛肌瘫痪使头下垂者，鲜有意识障碍。

3. 感染性多发性神经炎

亦可出现肌肉弛缓性瘫痪，但一般呈对称性，且常伴有感觉障碍。

(六)并发症

常见并发症为支气管肺炎，多见于昏迷或延髓麻痹的患者，此外为心肌炎及唇疱疹。后遗症主要是脑及延髓病变后所遗留的肌肉瘫痪、精神失常、失语、痴呆、癫痫等。肌肉瘫痪最为多见，多为一侧上肢瘫痪或双侧上肢瘫痪。

(七)治　疗

早期隔离休息。在补充液体及营养、加强护理等方面与乙型脑炎相同。

1. 对症治疗

对高热的处理可采用空调室内降温的方法，或输入低温液体的方法降温。对于森林脑炎，当出现周围性呼吸麻痹时，如能及时施行气管切开和使用呼吸器，部分患者治疗后呼吸肌功能可能恢复，患者能获得生存。而对脑膜脑炎型加脑干型所致的中枢性呼吸衰竭患者，气管切开虽能延长患者生命，但严重的病灶性延髓损害难以恢复，预后很差。

2. 病原治疗

国外有报告，干扰素及干扰素诱导剂(如聚肌胞)在动物实验中有一定疗效，但在临床上还有待进一步研究。国外试用核酸酶制剂，包括核糖核酸酶和去氧核糖核酸酶，据称能对病毒的核酸合成起选择性破坏作用，干扰病毒的复制，但不损害机体细胞。

早期应用利巴韦林，静脉滴注，疗程为 3～4 周，疗效较好。中药板蓝根等组成方剂也应用于临床，在退热、缩短病程、恢复病情上有一定疗效。

3. 免疫疗法

曾发现森林脑炎患者细胞免疫功能显著低于正常人，其细胞免疫功能的高低与临床表现和转归有一定的相关性，可选用免疫促进剂，如免疫核糖核酸、胸腺素、转移因子等。

病初 3 天内可用恢复期患者或林区居住多年工作人员血清治疗，肌内注射，用至体温降至 38℃ 以下停用，有一定疗效。特异性高价免疫球蛋白，肌内注射，据报道疗效甚好。

4. 并发症及后遗症处理

对并发支气管肺炎者，应用抗生素治疗。对有瘫痪后遗症者，可采取针灸、按摩、推拿、热疗、电疗、体疗等综合治疗措施。

(八)预　后

早期未经治疗的病例病死率可高达 20%左右；重症患者亦较多发生后遗症。

(九)预　防

本病有严格的地区性，凡是进入疫区的林业工作人员，须采取以下措施。

1. 接种森林脑炎疫苗，第一次肌注 2mL，7～10 天后再肌注 3mL。

2. 搞好工作场所周围的环境卫生，加强防鼠、灭鼠、灭蜱工作。

3. 进入林区时，做好个人防护，防止蜱叮咬。

六、发热伴血小板减少综合征

见本书的新型布尼亚病感染章节。

（贾红宇）

参考文献

[1] 陈锐，寇增强，温红玲. 我国常见蜱传疾病的流行病学研究进展. 中华实验和临床病毒学杂志，2020，34(1)：102－106.

[2] 周明浩，陈红娜. 我国新发蜱媒病原体研究概述. 中华卫生杀虫药械，2019，25(3)：193－198.

第 4 章　临床专题必读

慢乙肝及其相关性肝病抗病毒治疗

慢性乙型肝炎病毒(hepatitis B virus，HBV)感染是一个严重危害人类健康的全球性公共卫生问题，但不同地区 HBV 感染的流行强度差异很大。据世界卫生组织估计，2015 年有 2.57 亿慢性 HBV 感染者，非洲地区和西太平洋地区占 68%，并且全球每年约有 88.7 万人死于肝衰竭、肝硬化和肝细胞癌(hepatocellular carcinoma，HCC)等 HBV 感染相关疾病。

2014 年，全国乙型肝炎流行病学调查结果表明，我国 1～29 岁一般人群 HBsAg 携带率为 2.6%，5 岁以下儿童的 HBsAg 携带率仅为 0.3%。据此推算，我国慢性 HBV 感染者高达 7000 万人，其中慢性乙型肝炎(chronic hepatitis B，CHB)患者约 2000 万～3000 万人，要实现到 2030 年消除乙型肝炎的目标仍然面临巨大挑战。慢性乙型肝炎治疗的长期目标是：最大限度地长期抑制 HBV 复制，减轻肝细胞炎症坏死及肝脏纤维组织增生，延缓和减少肝功能衰竭、肝硬化失代偿、终末期肝病、肝细胞癌及其并发症的发生，从而改善患者的生活质量和延长其生存时间，并尽可能实现慢性乙型肝炎的“临床治愈(或功能性治愈)”，即在完成有效疗程治疗后，仍保持 HBsAg 阴性(伴或不伴 HBsAg 血清学转换)，HBV DNA 持续检测不到，肝脏生物化学指标正常和肝组织病变改善。

慢性乙型肝炎治疗主要包括抗病毒、免疫调节、抗炎、抗氧化、抗纤维化和对症治疗。其中，抗病毒治疗是关键，只要有适应证，且条件允许，就应进行规范的抗病毒治疗。

一、抗病毒治疗的一般适应证

抗病毒治疗的一般适应证包括以下几个方面。

（1）对血清 HBV DNA 阳性、ALT 持续异常（＞UNL）且排除其他原因所致者，建议抗病毒治疗。

在开始治疗前，应排除由其他病原体感染、药物性肝损伤、酒精性肝炎、酒精性脂肪性肝炎、自身免疫性肝病、全身系统性疾病累及肝脏等所致的 ALT 水平升高，也应排除应用降酶药物后 ALT 水平的暂时性正常。在一些特殊病例，如肝硬化或服用联苯结构衍生物类药物者，其 AST 水平可高于 ALT，此时可将 AST 水平作为主要指标。

（2）对血清 HBV DNA 阳性、ALT 正常者，若有下列情况之一，建议抗病毒治疗。①肝组织学检查提示有明显炎症和（或）纤维化，即 G≥2 和（或）S≥2；②有乙型肝炎肝硬化或乙型肝炎肝细胞癌家族史且年龄＞30 岁；③ALT 水平持续正常、年龄＞30 岁者，肝纤维化无创判断技术检查或肝组织学检查提示存在明显肝脏炎症或纤维化；④HBV 相关肝外表现（如 HBV 相关性肾小球肾炎、血管炎、结节性多动脉炎、周围神经病变等）。

（3）对血清 HBV DNA 阳性的代偿期乙型肝炎肝硬化患者和 HBsAg 阳性失代偿期乙型肝炎肝硬化患者，建议抗病毒治疗。

二、核苷（酸）类药物治疗

（一）核苷（酸）类药物

目前，已应用于临床的抗 HBV 核苷（酸）类药物[nucleos(t)ide analogues，NAs]有 6 种。

1. 恩替卡韦（entecavir，ETV）

大量研究数据显示，采用恩替卡韦治疗可强效抑制病毒复制，改善肝脏炎症，安全性较好，长期治疗可改善乙型肝炎肝硬化患者的组织学病变,显著降低肝硬化并发症和原发性肝癌的发生率,降低肝脏相关病死率。在初治慢性乙型肝炎患者中,恩替卡韦治疗5年的累计耐药发生率为1.2%;在对拉米夫定(lamivudine,LAM)耐药的慢性乙型肝炎患者中,恩替卡韦治疗5年的累计耐药发生率升至51%。

2. 富马酸替诺福韦酯(tenofovir disoproxil fumarate,TDF)

应用富马酸替诺福韦酯治疗慢性乙型肝炎患者的多中心临床研究结果显示,可强效抑制病毒复制,耐药发生率低,长期治疗可显著改善肝脏组织学,降低原发性肝癌发生率。

用富马酸替诺福韦酯治疗经治患者48~168周的多项研究显示,富马酸替诺福韦酯用于治疗拉米夫定耐药、阿德福韦酯(adefovir dipivoxil,ADV)耐药、恩替卡韦耐药或多药耐药患者的,均可获得70%~98%的病毒学应答,且随着治疗时间的延长,病毒学应答率逐渐升高。

3. 富马酸丙酚替诺福韦(tenofovir alafenamide fumarate,TAF)

在全球Ⅲ期临床试验中,HBeAg阳性慢性乙型肝炎患者(不包括失代偿期肝硬化)接受富马酸丙酚替诺福韦治疗48周,64%的患者HBV DNA<29U/mL,ALT复常率为72%;10%发生HBeAg血清学转换,HBsAg消失率为1%;继续治疗至96周,73%的患者HBV DNA<29U/mL,ALT复常率为75%;HBeAg血清学转换率增18%,HBsAg消失率为1%。HBeAg阴性慢性乙型肝炎(不包括失代偿期肝硬化)患者接受富马酸丙酚替诺福韦治疗48周,94%的患者HBV DNA<29U/mL,ALT复常率为83%,HBsAg血清消失率为0;继续治疗至96周,90%患者HBV DNA<29U/mL,ALT复常率为81%,HBsAg血清消失率<1%。

96周治疗期间,最常见的不良事件有头痛(12%)、恶心(6%)和疲劳(6%)。富马酸丙酚替诺福韦治疗96周后,髋关节、腰椎的骨密度下降值低于富马酸替诺福韦酯,两者间差异有统计学意义;富马酸丙酚替诺福韦治疗后估算的肾小球滤过率(estimated glomerular filtration rate,eGFR)下降的中位值也低于富马酸替诺福韦酯。

拉米夫定、阿德福韦酯和替比夫定(telbivudine,LdT)均可明显抑制 HBV DNA 复制,促进 ALT 复常,改善肝组织炎症坏死和纤维化,延缓疾病进展,降低肝功能失代偿及肝细胞癌的发生率,但耐药率都偏高。不过,替比夫定可改善 eGFR,且在阻断母婴传播中有良好的效果和安全性。

(二)NAs 的选择

初治患者应首选强效低耐药药物(恩替卡韦、富马酸替诺福韦酯、富马酸丙酚替诺福韦)治疗,不建议将阿德福韦酯和拉米夫定用于 HBV 感染者的抗病毒治疗。正在应用非首选药物治疗的患者,建议换用强效低耐药药物,以进一步降低发生耐药的风险。

(三)NAs 治疗的相关问题

1. 治疗前相关指标基线检测

①生物化学指标:主要有 ALT、AST、胆红素和白蛋白等。②病毒学标志:主要有 HBV DNA 定量、HBsAg、HBeAg 和抗-HBe。③根据病情需要,检测血常规、血清肌酐水平、血磷水平和肾小管功能等。④肝脏无创纤维化检测肝脏硬度值。⑤当恩替卡韦和富马酸替诺福韦酯用于肌酐清除率<50mL/min 的患者时,均需调整剂量;当富马酸丙酚替诺福韦用于肌酐清除率<15mL/min 且未接受透析的患者时,无推荐剂量;其余情况均无须调整剂量。如条件允许,治疗前后最好行肝穿刺检查。

2. 治疗过程中相关指标定期监测

①血常规、肝脏生物化学指标、HBV DNA 定量和 HBV 血清学标志物、肝脏硬度值测定等,每 3～6 个月检测 1 次。②腹部超声检查和甲胎蛋白等(无肝硬化者,每 6 个月 1 次;肝硬化者,每 3 个月 1 次)。③必要时做增强 CT 或增强 MRI,可以早期发现原发性肝癌。采用富马酸替诺福韦酯者,每 6～12 个月检测 1 次血磷水平、肾功能,有条件者可监

测肾小管早期损伤指标。

3. 密切关注患者治疗依从性问题

密切关注患者治疗依从性问题，包括用药剂量、使用方法、是否有漏用药物或自行停药等情况，确保患者已经了解随意停药可能导致的风险，提高患者依从性。

4. 少见、罕见不良反应的预防和处理

NAs 总体安全性和耐受性良好，但在临床应用中仍有少见、罕见严重不良反应的发生，如肾功能不全(服用富马酸替诺福韦酯、阿德福韦酯)、低磷性骨病(服用富马酸替诺福韦酯、阿德福韦酯)、肌炎/横纹肌溶解(服用替比夫定)、乳酸酸中毒等(服用恩替卡韦、替比夫定)，应引起关注。建议治疗前仔细询问相关病史，以降低风险。对治疗中出现血肌酐、肌酸激酶或乳酸脱氢酶水平明显升高，并伴相应临床表现(如全身情况变差，及肌痛、肌无力、骨痛等症状)的患者，应密切观察，一旦确诊为肾功能不全、肌炎、横纹肌溶解、乳酸酸中毒等，应及时停药并改用其他药物，同时给予积极的相应治疗干预。

(四)NAs 耐药预防、监测及处理

1. 严格掌握治疗适应证

对肝脏炎症病变轻微、难以取得持续应答的患者(如 ALT 正常、HBeAg 阳性的免疫耐受期)，特别是当这些患者年龄＜30 岁时，不宜开始抗病毒治疗，尤其不宜使用 NAs 治疗。

2. 谨慎选择 NAs

如条件允许，开始治疗时宜选用抗病毒作用强和耐药发生率低的药物。

3. 关于联合治疗

对合并 HIV 感染、肝硬化及高病毒载量者，宜选用强效、低耐药的药物，或尽早采用无交叉耐药位点的 NAs 联合治疗。

4. 治疗中密切监测

定期检测 HBV DNA 定量，如果在治疗过程中出现 HBV DNA 定量较治疗中最低值升高>2 lgU/mL，排除依从性问题后，尽早给予挽救治疗，即应用拉米夫定或替比夫定耐药者，建议换用富马酸替诺福韦酯或富马酸丙酚替诺福韦；有阿德福韦酯耐药者，换用恩替卡韦、富马酸替诺福韦酯或富马酸丙酚替诺福韦；有联合阿德福韦酯和拉米夫定/替比夫定耐药者，换用富马酸替诺福韦酯或富马酸丙酚替诺福韦；有恩替卡韦耐药者，建议换用富马酸替诺福韦酯或富马酸丙酚替诺福韦；有恩替卡韦和阿德福韦酯耐药者，建议换用恩替卡韦联合富马酸替诺福韦酯或恩替卡韦联合富马酸丙酚替诺福韦。

5. 尽量避免单药序贯治疗

有临床研究结果显示，因对某一 NAs 发生耐药而先后改用其他 NAs 治疗，可筛选出对多种 NAs 的变异株。

三、干扰素(interferon，IFN)-α 治疗

我国已批准普通干扰素-α 和聚乙二醇干扰素(pegylated interferon，Peg-IFN)-α 用于治疗慢性乙型肝炎。

(一)Peg-IFN-α 治疗的方案和疗效

1. Peg-IFN-α 初治单药治疗

多项多中心随机对照临床试验显示，HBeAg 阳性慢性乙型肝炎患者采用 Peg-IFN-α-2a 或国产 Peg-IFN-α-2b 治疗 48 周(180μg/周)，停药随访 24 周，HBV DNA$<2\times10^3$ U/mL 的发生率为 30%，HBeAg 血清学转换率为 30.75%～36.3%(其中基线 ALT$>2\times$ULN 且治疗 12 周时，HBsAg$<$1500U/mL 者可高达 68.4%)，HBsAg 转换率为 2.3%～3%；停药 3 年，HBsAg 清除率为 11%。Peg-IFN-α-2a 治疗 HBeAg 阴性慢性 HBV 感染者 48 周，停药随访 24 周，HBV DNA$<2\times10^3$ U/mL 的发生率为 43%，停药后随访 48 周时为 42%；HBsAg 消失率在停药随访 24 周、3 年、5 年时分别为 3%、8.7%和 12%。

慢乙肝及其相关性肝病抗病毒治疗

2. Peg-IFN-α 与 NAs 联合治疗

对 NAs 经治慢性乙型肝炎患者中符合条件的优势人群，联合 Peg-IFN-α 可使部分患者获得临床治愈。治疗前 HBsAg 低水平(＜1500U/mL)及治疗中 HBsAg 快速下降(12 周或 24 周时 HBsAg＜200U/mL 或下降＞1 lgU/mL)的患者，联合治疗后 HBsAg 阴转的发生率较高。

3. Peg-IFN-α 进一步降低 HBV 相关肝细胞癌的发生率

一项回顾性研究显示，接受 Peg-IFN-α 治疗的患者，10 年累计肝细胞癌发生率明显低于 NAs 治疗患者(2.7%比 8.0%，$P<0.001$)。Peg-IFN-α 在降低 HBV 相关肝细胞癌发生率方面的作用值得进一步深入研究。

(二)Peg-IFN-α 抗病毒疗效的预测因素

治疗前的预测因素：HBV DNA＜2×10^{8} U/mL，ALT 高水平[(2～10)×ULN]或肝组织炎症坏死≥G2，A 或 B 基因型，基线低 HBsAg 水平(＜25000U/mL)，基线核心抗体定量检测高水平，基线信号转导及转录激活蛋白 4 为 rs7574865，是提示干扰素疗效较好的预测指标。Peg-IFN-α 治疗 12 周时的 HBV DNA 水平、HBsAg 定量及其动态变化，可用于预测干扰素疗效。

(三)IFN 治疗的监测和随访

治疗前应检查：①生物化学指标，包括 ALT、AST、胆红素、白蛋白及肾功能；②血常规、尿常规、血糖及甲状腺功能；③病毒学标志，包括 HBsAg、HBeAg、抗 HBe 和 HBV DNA 的基线状态或水平；④对于中年以上的患者，应做心电图检查和测血压；⑤排除自身免疫性疾病；⑥尿人绒毛膜促性腺激素检测以排除妊娠。

治疗过程中应检查：①血常规检查(治疗第 1 个月，每 1～2 周 1 次；稳定后，每月 1 次)；②肝脏生物化学检查(每月 1 次)；③甲状腺功能和血糖值检测(每 3 个月 1 次)；④HBV DNA、HBsAg、HBeAg 和抗-HBe 定量检测(每 3 个月 1 次)；

⑤肝脏硬度值测定(每 6 个月 1 次);⑥腹部超声检查和甲胎蛋白检测等(无肝硬化者每 6 个月 1 次,肝硬化者每 3 个月 1 次),必要时做增强 CT 或增强 MRI 以早期发现肝细胞癌。

(四)IFN 的不良反应及其处理

(1)流感样症候群:表现为发热、寒战、头痛、肌肉酸痛和乏力等,可在睡前注射 IFN-α,或在注射 IFN-α 的同时服用解热镇痛药。

(2)骨髓抑制:主要表现为外周血白细胞(中性粒细胞)和血小板减少。如中性粒细胞绝对计数$\leqslant 0.75\times 10^9/L$和(或)血小板$<50\times 10^9/L$,则应降低 IFN-α 剂量;1~2 周后复查,如恢复,则逐渐增加至原量。如中性粒细胞绝对计数$\leqslant 0.5\times 10^9/L$和(或)血小板$<25\times 10^9/L$,则应停药。对中性粒细胞计数明显降低者,可试用粒细胞集落刺激因子或粒细胞巨噬细胞集落刺激因子治疗。

(3)精神异常:可表现为抑郁、妄想及重度焦虑等精神疾病症状。对症状严重者,应及时停用 IFN-α,必要时会同神经精神科医师进一步诊治。

(4)自身免疫性疾病:一些患者可出现自身抗体,仅少部分患者出现甲状腺疾病、糖尿病、血小板减少、银屑病、白斑、类风湿关节炎和系统性红斑狼疮样综合征等,应请相关科室医师共同诊治,严重者应停药。

(5)其他少见的不良反应:包括肾脏损害(间质性肾炎、肾病综合征和急性肾衰竭等)、心血管并发症(心律失常、缺血性心脏病和心肌病等)、视网膜病变、听力下降和间质性肺炎等,应停止 IFN-α 治疗。

(五)IFN 治疗的禁忌证

(1)绝对禁忌证:妊娠或短期内有妊娠计划、精神病史(具有精神分裂症或严重抑郁症等病史)、未能控制的癫痫、失代偿期肝硬化、未控制的自身免疫病、严重感染、视网膜疾病、心力衰竭及慢性阻塞性肺病等基础疾病。

(2)相对禁忌证:甲状腺疾病,既往抑郁症史,未控制的糖尿病、高血压、心脏病。

四、抗病毒治疗推荐意见

(一)慢性 HBV 携带者和非活动性 HBsAg 携带者

慢性 HBV 携带状态处于免疫耐受期,此期患者抗病毒治疗效果欠佳,暂时不需要抗病毒治疗。非活动性 HBsAg 携带状态处于免疫控制期,一般不需要抗病毒治疗,但仍有发展成 HBeAg 阴性慢性乙型肝炎的可能,需长期随访。因此,对慢性 HBV 携带状态和非活动 HBsAg 携带状态的患者,建议每 6~12 个月进行血常规、生物化学、病毒学、甲胎蛋白、腹部超声和肝纤维化无创诊断技术等检查,必要时进行肝活组织检查,若符合抗病毒治疗指征,及时启动治疗。

(二)HBeAg 阳性慢性乙型肝炎患者

(1)恩替卡韦、富马酸替诺福韦酯或富马酸丙酚替诺福韦治疗:治疗 1 年,若 HBV DNA 低于检测下限、ALT 复常和 HBeAg 血清学转换后,再巩固治疗至少 3 年(每隔 6 个月复查 1 次),仍保持不变,可考虑停药,延长疗程可减少复发。

(2)Peg-IFN-α 治疗:治疗 24 周时,若 HBV DNA 下降<2 lgU/mL 且 HBsAg 定量>2×10^4 U/mL,建议停用 Peg-IFN-α 治疗,改为 NAs 治疗。Peg-IFN-α 治疗有效患者的疗程为 48 周,可以根据病情需要延长疗程,但不宜超过 96 周。

(三)HBeAg 阴性慢性乙型肝炎患者

HBeAg 阴性慢性乙型肝炎患者复发率高,疗程宜长。最好选用 IFN 类或耐药发生率低的核苷(酸)类药物治疗。

(1)恩替卡韦、富马酸替诺福韦酯或富马酸丙酚替诺福韦治疗:建议 HBsAg 消失且 HBV DNA 检测不到后,停药随访。

(2)Peg-IFN-α 治疗:治疗 12 周时,若 HBV DNA 下降<2 lgU/mL,或 HBsAg 定量下降<1 lgU/mL,建议停用 Peg-IFN-α 治疗,改为 NAs 治疗。有效患者的疗程为 48 周,可以根据病情需要延长疗程,但不宜超过 96 周。

(四)代偿期乙型肝炎肝硬化患者

HBeAg 阳性者的治疗指征为不论 ALT 是否升高，HBV DNA≥10^4 U/mL；HBeAg 阴性者为 HBV DNA≥10^3 U/mL；对于 HBV DNA 可检测到但未达到上述水平者，如有疾病活动或进展的证据且无其他原因可解释，则在知情同意的情况下亦可开始抗病毒治疗。治疗目标是延缓或降低肝功能失代偿和肝细胞癌的发生。

因需要较长期治疗，最好选用耐药发生率低的 NAs 治疗。IFN 因有导致肝功能失代偿等并发症的可能，故应十分慎重。如认为有必要，宜从小剂量开始，根据患者的耐受情况逐渐增加至预定的治疗剂量。

(五)失代偿期乙型肝炎肝硬化患者

对于失代偿期肝硬化患者，只要能检出 HBsAg 阳性，建议在知情同意的基础上，及时应用核苷(酸)类药物抗病毒治疗，以改善肝功能，并延缓或减少肝移植的需求。

因需要长期治疗，最好选用耐药发生率低的核苷(酸)类药物，不能随意停药，一旦发生耐药变异，应及时加用其他已获批准的能治疗耐药变异的核苷(酸)类药物。IFN 治疗可导致肝衰竭，因此，患者失代偿期肝硬化属禁忌证。

五、抗病毒治疗结束后的随访

治疗结束后要对停药患者进行密切随访，以此评估抗病毒治疗的长期疗效，监测疾病进展以及肝细胞癌的发生。无论患者在抗病毒治疗过程中是否获得应答，在停药后前 3 个月内应每月检测 1 次肝脏生物化学指标、HBV 血清学标志物和 HBV DNA 定量；此后，每 3 个月检测 1 次；1 年后，每 6 个月检测 1 次。

对无肝硬化的患者，每 6 个月行 1 次腹部超声检查和甲胎蛋白检测等；对肝硬化患者，每 3 个月检测 1 次，必要时做增强 CT 或增强 MRI 以早期发现肝细胞癌。

六、特殊情况的处理

(1)慢性乙型肝炎患者:应用恩替卡韦、富马酸替诺福韦酯或富马酸丙酚替诺福韦治疗48周,若HBV DNA$>2\times10^3$ U/mL,排除依从性和检测误差后,可调整NAs治疗(应用恩替卡韦者换用富马酸替诺福韦酯或富马酸丙酚替诺福韦,应用富马酸替诺福韦酯或富马酸丙酚替诺福韦者换用恩替卡韦,或两种药物联合使用),也可联合Peg-IFN-α治疗。

(2)乙型肝炎肝硬化患者:应用恩替卡韦、富马酸替诺福韦酯或富马酸丙酚替诺福韦治疗24周,若HBV DNA$>2\times10^3$ U/mL,排除依从性和检测误差后,建议调整NAs治疗(应用恩替卡韦者换用富马酸替诺福韦酯或富马酸丙酚替诺福韦,应用富马酸替诺福韦酯或富马酸丙酚替诺福韦者换用恩替卡韦,或两种药物联合使用)。

(3)应用化疗和免疫抑制剂治疗的患者:慢性HBV感染者接受肿瘤化学治疗或免疫抑制剂治疗有可能导致HBV再激活,重者可导致肝衰竭甚至患者死亡。因此,对所有接受化学治疗或免疫抑制剂治疗的患者,起始治疗前应常规筛查HBsAg、抗-HBc。

HBsAg阳性者应在开始使用免疫抑制剂及化学治疗药物前1周或同时进行恩替卡韦、富马酸替诺福韦酯或富马酸丙酚替诺福韦的抗病毒治疗。

对于HBsAg阴性、抗-HBc阳性者,若使用B细胞单克隆抗体或进行造血干细胞移植,建议应用恩替卡韦、富马酸替诺福韦酯或富马酸丙酚替诺福韦抗病毒治疗。

对应用化学治疗和免疫抑制剂的慢性乙型肝炎或肝硬化患者,NAs抗病毒的疗程、随访监测和停药原则与普通慢性乙型肝炎或肝硬化患者相同。处于免疫耐受和免疫控制状态的慢性HBV感染患者,或HBsAg阴性、抗-HBc阳性、需要采用NAs预防治疗的患者,在化学治疗和免疫抑制剂治疗结束后,应继续恩替卡韦、富马酸替诺福韦酯或富马酸丙酚替诺福韦治疗6～12个月。对于应用B细胞单克隆抗体或进行造血干细胞移植的患者，在免疫抑制治疗结束至少 18 个月后方可考虑停用 NAs。NAs 停用后可能会出现 HBV 复发，甚至病情恶化，应随访 12 个月，其间每 1～3 个月监测 HBV DNA。

(4)肾功能损伤患者：当存在肾脏损伤高危风险时，在应用任何 NAs 抗病毒过程中均需定期监测血清肌酐、血磷水平等肾功能指标。

对慢性肾脏病、肾功能不全或接受肾脏替代治疗的患者，建议将恩替卡韦或富马酸丙酚替诺福韦作为一线抗 HBV 治疗药物，或可根据患者情况选用替比夫定进行抗病毒治疗，不建议应用阿德福韦酯或富马酸替诺福韦酯；已应用阿德福韦酯或富马酸替诺福韦酯的患者发生肾脏或骨骼疾病或存在高危风险时，建议改用恩替卡韦或富马酸丙酚替诺福韦。

对 HBsAg 阳性的肾移植患者，可将恩替卡韦或富马酸丙酚替诺福韦作为预防或治疗药物。由于存在增加排斥反应的风险，所以肾移植患者应避免使用 IFN-α 或 Peg-IFN-α 治疗。

对 HBV 相关肾小球肾炎患者，可应用 NAs(恩替卡韦或富马酸丙酚替诺福韦)抗病毒治疗。

(5)HBV、HCV 合并感染患者：对于 HBsAg 阳性者，若筛查抗-HCV 为阳性，则需进一步检测 HCV RNA 定量。对于 HCV RNA 定量阳性者，均需应用直接抗病毒药物(direct acting agents，DAA)治疗，并给予 NAs(恩替卡韦、富马酸替诺福韦酯或富马酸丙酚替诺福韦)抗病毒治疗以预防 HBV 再激活。抗病毒药物治疗结束 12 周后，可考虑停止 NAs 治疗；对于 HBsAg 阴性、抗-HBc 阳性者，在应用抗病毒药物期间，需密切监测 HBV DNA 和 HBsAg 定量；如阳转，建议应用 NAs 治疗。

(6)HBV 和 HIV 合并感染患者：不论 $CD4^+$ T 淋巴细胞水平如何，只要无抗 HIV 暂缓治疗的指征，均应尽早启动抗反转录病毒治疗(antiretroviral therapy,ART)。对 HIV 和 HBV 合并感染者,应同时治疗两种病毒感染,包括两种抗 HBV 活性的药物,抗反转录病毒治疗方案 NAs 选择推荐富马酸替诺福韦酯或富马酸丙酚替诺福韦+拉米夫定或依曲西他滨(emtricitabine,FTC)。治疗过程中需对 HBV 相关指标(如 HBV DNA、肝脏生物化学指标、肝脏影像学指标等)进行监测。注意对于 HBV 和 HIV 合并感染患者,不建议选择仅含有 1 种对 HBV 有活性的 NAs 的方案治疗乙型肝炎,以免诱导 HIV 对 NAs 耐药性的产生。

(7)HBV 相关肝衰竭患者:由于大部分急性乙型肝炎患者呈自限性经过,因此不需要常规抗病毒治疗。但对部分重度或迁延、有重症倾向者,应该给予抗病毒治疗。HBV 感染所致的肝衰竭,包括急性、亚急性、慢加急性和慢性肝衰竭,只要 HBsAg 阳性,均应使用快速、强效、低耐药的 NAs(恩替卡韦、富马酸替诺福韦酯或富马酸丙酚替诺福韦)抗病毒治疗。

(8)HBV 相关肝细胞癌患者:研究显示,HBV DNA 阳性的肝细胞癌患者接受抗病毒治疗,可减少肝细胞癌术后的复发并延长患者生存时间。抗病毒药物应选择快速、强效的 NAs(恩替卡韦、富马酸替诺福韦酯或富马酸丙酚替诺福韦),对无禁忌证者也可应用 IFN-α。

HBsAg 阳性、HBV DNA 阴性的肝细胞癌患者接受肝脏切除、肝动脉化学治疗栓塞术、放射治疗或全身化学治疗时,建议给予 NAs(恩替卡韦、富马酸替诺福韦酯或富马酸丙酚替诺福韦)抗病毒治疗以预防 HBV 再激活。

(9)肝移植患者:因 HBV 相关疾病进行肝移植时,根据再感染的主要风险因素,即移植前的 HBV DNA 定量水平,选用相应的抗病毒方案,减少移植肝再感染 HBV 的风险。

移植前 HBV DNA 定量阴性,表明再感染风险低,可在术前尽早使用强效低耐药的 NAs(恩替卡韦、富马酸替诺福韦酯或富马酸丙酚替诺福韦)预防 HBV 再激活,且术后无须加用乙型肝炎免疫球蛋白(hepatitis B immunoglobulin, HBIG)。移植前 HBV DNA 阳性,表明再感染风险高,术前尽早使用强效低耐药的 NAs 以降低 HBV DNA 水平;术中无肝期应静脉注射 HBIG;术后除长期应用 NAs 外,还应联合应用低剂量 HBIG 并持续 0.5～1.0 年,此后再继续单用 NAs。

(10)妊娠相关情况处理:育龄期及准备妊娠的女性 HBV 感染者,若有抗病毒治疗指征,可应用 Peg-IFN-α 或富马酸替诺福韦酯治疗,并且在治疗期间应采取可靠避孕措施。对于妊娠期间首次诊断慢性乙型肝炎的患者,其治疗适应证同普通慢性乙型肝炎患者,可使用富马酸替诺福韦酯抗病毒治疗。妊娠前或妊娠期间开始服用抗病毒药物的慢性乙型肝炎孕产妇,产后应继续抗病毒治疗,并根据病毒学应答情况,决定是继续原治疗方案,还是换用其他 NAs 或 Peg-IFN-α 继续治疗。

抗病毒治疗期间意外妊娠的患者,若正在服用富马酸替诺福韦酯,可继续妊娠;若正在服用恩替卡韦,可不终止妊娠,建议更换为富马酸替诺福韦酯继续治疗;若正在接受 IFN-α 治疗,建议向孕妇及其家属充分告知风险,由其决定是否继续妊娠,若决定继续妊娠则要换用富马酸替诺福韦酯治疗。

血清 HBV DNA 高水平是母婴传播的高危因素。妊娠中后期,如果 HBV DNA 定量$>2\times10^5$ U/mL,建议与患者充分沟通,在其知情同意的基础上,于妊娠第 24～28 周开始抗病毒治疗,应用富马酸替诺福韦酯或替比夫定治疗。此外,在应用富马酸替诺福韦酯时,母乳喂养不是禁忌证。

免疫耐受期口服 NAs 的孕妇可于产后即刻或服用 1～3 个月后停药。停药后应加强产后监测,产后 4～6 周时复查肝脏生物化学指标及 HBV DNA,如肝脏生物化学指标正常,则每 3 个月复查 1 次,至产后 6 个月;如果乙型肝炎活动,建议抗病毒治疗。

男性患者抗病毒治疗相关生育问题:应用IFN-α治疗的男性患者,在停药后6个月方可考虑生育;应用NAs抗病毒治疗的男性患者,可在充分沟通的前提下考虑生育。

(11)儿童患者:儿童HBV感染者如果处于免疫耐受期,暂不考虑抗病毒治疗。对慢性乙型肝炎或肝硬化的患儿,应及时进行抗病毒治疗,但需考虑长期治疗的安全性及耐药性问题。

对于年龄≥1岁的儿童,可用IFN-α治疗;对于年龄≥2岁的儿童,可选用恩替卡韦或富马酸替诺福韦酯治疗;对于年龄≥5岁的儿童可选用Peg-IFN-α-2a;对于年龄≥12岁的儿童,可选用富马酸丙酚替诺福韦治疗。

抗病毒治疗应答相关名词(术语和定义)解释

(1)病毒学应答(virologic response):指血清HBV DNA检测不到(PCR法)或低于检测下限(完全病毒学应答,complete virologic response),或较基线下降≥2 lg10 U/mL(部分病毒学应答,partial virologic response)。

(2)血清学应答(serological response):指血清HBeAg转阴或HBeAg血清学转换,或HBsAg转阴或HBsAg血清学转换。

(3)生物化学应答(biochemical response):指血清ALT和AST恢复正常。

(4)组织学应答(histological response):指肝脏组织学炎症坏死或纤维化程度改善达到某一规定值。

(5)维持应答(maintained response):在抗病毒治疗期间HBV DNA检测不到(PCR法)或低于检测下限,或ALT正常。

(6)治疗结束时应答(end of treatment response):治疗结束时的病毒学、血清学、生物化学或组织学应答。

(7)持续应答(sustained response):治疗结束后随访6个月或12个月以上,疗效维持不变,无复发。

(8)病毒学突破(virologic breakthrough):NAs治疗依从

性良好的患者，在未更改治疗的情况下，HBV DNA 水平比治疗中最低值升高>1 lg U/mL，或转阴性后又转为阳性，并在 1 个月后以相同试剂重复检测确证，可有或无 ALT 升高。

(9)生物化学突破(biochemical breakthrough)：常发生在病毒学突破后，表现为 ALT 和(或)AST 复常后，在未更改治疗的情况下再度升高，但应排除由其他因素引起的 ALT 和 AST 水平升高。

(10)原发性治疗失败(primary treatment failure)：在依从性良好的情况下，用核苷(酸)类似物治疗 6 个月后，HBV DNA 下降<2 lg U/mL。

(11)病毒学复发(virologic relapse)：获得病毒学应答的患者停药后，间隔 1 个月 2 次检测 HBV DNA 均大于 2×10^3 U/mL。

(12)耐药(drug resistance)：在抗病毒治疗过程中，检测到与 HBV 耐药相关的基因突变，称为基因型耐药(genotypic resistance)。体外实验显示抗病毒药物敏感性降低，并与基因耐药相关的，称为表型耐药(phenotypic resistance)。针对一种抗病毒药物出现的耐药突变对另外一种或几种抗病毒药物也出现耐药，称为交叉耐药(cross resistance)；至少对 2 种不同类别的 NAs 耐药，称为多重耐药(multidrug resistance)。

(贾红宇)

参考文献

[1] WHO. Global hepatitis report, 2017. World Health Organization, 2017. https://www.who.int/hepatitis/publications/global-hepatitis-report2017/en/.

[2] Cui F, Shen L, Li L, et al. Prevention of chronic hepatitis B after 3 decades of escalating vaccination policy, China. Emerg Infect Dis, 2017, 23: 765−772.

[3] Liu J, Liang W, Jing W, et al. Countdown to 2030:

慢乙肝及其相关性肝病抗病毒治疗

eliminating hepatitis B disease, China. Bull World Health Organ, 2019, 97: 230－238.

[4] Terrault NA, Lok ASF, McMahon BJ, et al. Update on prevention, diagnosis, and treatment of chronic hepatitis B: AASLD 2018 Hepatitis B Guidance. Hepatology, 2018, 67: 1560－1599.

[5] European Association for the Study of the Liver. EASL 2017 Clinical Practice Guidelines on the management of hepatitis B virus infection. Journal of Hepatology, 2017, 67: 370－398.

[6] 中华医学会肝病学分会，中华医学会感染病学分会. 慢性乙型肝炎防治指南(2019 年版). 中华传染病杂志，2019，37: 711－737.

[7] Seto WK, Lo YR, Pawlotsky JM, et al. Chronic hepatitis B virus infection. Lancet, 2018, 392: 2313－2324.

[8] 中华医学会肝病学分会，中华医学会感染病学分会. 慢性乙型肝炎临床治愈(功能性治愈)专家共识. 临床肝胆病杂志，2019，35: 1693－1701.

丙型病毒性肝炎的抗病毒治疗

一、背　景

丙型病毒性肝炎(hepatitis C virus, HCV)是由黄病毒科丙型肝炎病毒引起的一种全球性疾病，可引起急性肝炎，其中 55%～85%发展至慢性肝炎。由于其起病后临床表现隐匿，部分患者可发展至肝硬化和肝癌，故被称为“沉默的杀手”。2006 年流行病学调查显示，我国 1～59 岁人群抗-HCV 阳性率为 0.43%，据此推算我国一般人群中 HCV 感染者约有 560 万人，如加上高危人群和高发地区的 HCV 感染者，我国 HCV 感染者共计约有 1000 万人。

为实现世界卫生组织提出的“2030 年消除病毒性肝炎为

公共卫生威胁”的目标，需要 90%以上的 HCV 感染者得到确诊，80% 以上确诊者得到治疗。Peg-IFN 联合利巴韦林(ribavirin,RBV)方案(简称 PR 方案)曾为丙型病毒性肝炎的标准治疗方案，但随着直接作用抗病毒药物(direct acting antiviral agents,DAAs)的问世和广泛应用，丙型病毒性肝炎的治疗已经进入一个全新的泛基因型时代，绝大部分 HCV 感染者能得以治愈。因此，本章重点阐述 DAAs 方案治疗 HCV 的相关内容。

HCV 基因组具有较高的异质性，可分为至少 6 个不同的基因型，其基因型分布有显著的地区性差异，在我国以 1b 型(56.8%)和 2a 型为主，其次为 2 型和 3 型，其余型别少见。HCV 基因组编码蛋白分为结构性蛋白和非结构性蛋白，其非结构蛋白 NS3、4A、NS5A 和 NS5B 是目前 DAAs 治疗的主要靶点。

二、传播途径

HCV 主要通过血液途径传播，包括经输血和血液制品传播。我国自 1993 年对献血员筛查 HCV 抗体，2015 年对抗体阴性献血员筛查 HCV RNA 后，经输血和血液制品传播已很少发生，而非输血途径如静脉药瘾者公用注射器和不洁注射、性接触传播呈相对上升趋势。另外，使用未经严格消毒的医疗器械侵袭性操作，文身、修足等，通过皮肤黏膜破损也可引起 HCV 传播。另外，抗-HCV 阳性的母亲传播给新生儿的危险性为 2%，如分娩时 HCV RNA 阳性，则危险性高达 4%～7%；如合并 HIV 感染，传播危险性更高达 20%。目前，尚无有效疫苗可预防 HCV 传播。

三、实验室检查

1. HCV 血清学。HCV 抗体可用于 HCV 感染者的筛查，对阳性者检测 HCV RNA 可以确认是否存在现症感染。自身免疫性疾病者可出现假阳性，免疫功能缺陷人群可出现假阴性，急性感染者在窗口期可表现为阴性。

2. HCV RNA 定量检测用于现症 HCV 感染的确认、抗病毒治疗过程中和治疗后应答评估。

3. HCV 基因分型。对采用基因型特异性 DAAs 方案治疗的患者,在治疗前需检测基因型。

4. HCV 耐药相关替代突变(resistance-associated substitution,RAS)检测。该检测不常规进行,如经 DAAs 方案治疗失败或复发,则在再治疗前应进行该检测以指导方案选择。

四、抗病毒治疗

只要患者的 HCV RNA 为阳性,就应接受抗病毒治疗。抗病毒治疗的目标是清除病毒,达到病毒学治愈,逆转肝纤维化,预防肝硬化、肝衰竭或原发性肝癌等并发症的发生,改善患者的生活质量,提高患者的长期生存率,预防 HCV 传播。

抗病毒治疗的终点为治疗结束后 12 周或 24 周,采用检测下限≤15U/mL 的敏感方法均检测不到血清或血浆中 HCV RNA(SVR12 或 SVR24)。优先推荐无干扰素的泛基因型方案治疗。结合中国目前的药物可及性、卫生经济学等背景,及一些特殊人群(如失代偿期肝硬化、肾损伤和青少年/儿童等患者)需求,仍然推荐将基因型特异性方案用于临床,根据临床试验结果、参照药物说明书选择是否应用联合利巴韦林的方案。

(一)治疗前评估

1. 对肝脏疾病严重程度进行评估,是否存在进展期肝纤维化或肝硬化。代偿期肝硬化患者如不能进行密切监测,或患者有失代偿期肝硬化病史,则不推荐使用含 NS3/4A 蛋白酶抑制剂的方案。

2. 对肾功能进行评估,如患者 eGFR 低于 30mL/(min·1.73m^2),应避免使用含索磷布韦的方案。对失代偿期肝硬化伴肾功能严重损害患者,可谨慎使用含有索磷布韦的方案。

3. 基因型检测,采用基因特异性抗病毒药物方案,需先检测基因型。如在基因 3b 亚型流行率超过 5%的地区,即使采用泛基因型抗病毒药物方案，也需检测基因型。

4. HBsAg 筛查，确认是否合并乙肝病毒感染。

5. 对合并疾病和合并用药进行评估。

(二)直接作用抗病毒药物(direct acting antiviral agents, DAAs)

DAAs 是针对 HCV 生命周期中的病毒蛋白、靶向特异性治疗的小分子化合物，包括 NS3/4A 蛋白酶抑制剂(伏西瑞韦、格卡瑞韦、阿舒瑞韦、达诺瑞韦、格拉瑞韦、帕立瑞韦)、NS5A 抑制剂(韦帕他韦、达拉他韦、哌仑他韦、拉维达韦、利托那韦、艾尔巴韦、来迪派韦)、NS5B 抑制剂(索磷布韦、达赛布韦)等。自 2011 年第一代蛋白酶抑制剂上市，意味着丙肝的治疗进入了 DAAs 时代。此后，各种 DAAs 陆续上市，并且治疗方案不断简化，疗效提高，持续病毒学应答(sustained virological response, SVR)提升到 90%～100%。

目前采用的 DAAs 治疗方案通常是 NS3/4A 蛋白酶抑制剂联合 NS5A 抑制剂，NS5A 抑制剂联合 NS5B 抑制剂，或三个位点的抑制剂联合使用，针对不同的基因型选择合适的药物组合。

(三)泛基因型主要代表方案

1. 索磷布韦/韦帕他韦，每片含索磷布韦 400mg 和韦帕他韦 100mg，每日 1 片口服，治疗基因 1～6 型 HCV 感染者。对无肝硬化或代偿期肝硬化患者，疗程 12 周；对基因 3 型代偿期肝硬化患者或 3b 型患者，需考虑联合 RBV；对失代偿期肝硬化患者，需联合 RBV，疗程 12 周。如对曾使用含 NS5A 抑制剂治疗方案的经治患者，需联合 RBV 治疗 24 周。

2. 格卡瑞韦/哌仑他韦，每片含格卡瑞韦 100mg 和哌仑他韦 40mg，一次 3 片，每日口服一次，治疗基因 1～6 型 HCV 感染者。对初治无肝硬化及非基因 3 型的代偿期肝硬化患者，疗程 8 周；对经治非 3 型代偿期肝硬化患者，疗程延长至 12 周；对初治基因 3 型代偿期肝硬化患者，疗程 12 周；对经治基因 3 型患者伴或不伴肝硬化，需将疗程延长至 16 周。对既往 NS5A 抑制剂联合蛋白酶抑制剂治疗失败的患者及

DAAs 治疗失败的基因 3 型患者,不建议使用该方案。该方案禁用于肝功能失代偿或既往有肝功能失代偿的患者。

3. 索磷布韦联合达拉他韦,疗程 12 周,对肝硬化患者加用 RBV;如不能耐受或 RBV 禁忌,则需将疗程延长至 24 周。

4. 索磷布韦/维帕他韦/伏西瑞韦,治疗基因 1～6 型;对既往含 NS5A 抑制剂的 DAAs 治疗失败患者,疗程 12 周。其主要用于经治患者的挽救性治疗。

5. 达诺瑞韦是我国首个本土研发的小分子 DAAs,也是我国首个获批上市的 DAAs 一类新药。拉维达韦是我国自主创新药物,具有高耐药屏障、高应答率、高耐受性及具有泛基因型的特点,针对基因 1～6 型的泛基因型 HCV 具有抗病毒活性。两项拉维达韦/索磷布韦方案的Ⅲ期临床试验表明,针对基因 1、2、3 和 6 型的总治愈率(SVR12)达 97%,针对基因 4 型的治愈率(SVR12)为 95%。拉维达韦联合达诺瑞韦的全口服方案在中国大陆已经完成了Ⅱ/Ⅲ期临床试验,SVR12 达 99%,所有基线 NS5A 耐药突变受试者均达到 SVR12,且安全性良好,将为我国 HCV 患者提供更多选择。

(四)基因型特异性方案

部分基因特异性方案如下。

1. 基因 1 型

针对基因 1 型的特异性方案如下。①达拉他韦联合阿舒瑞韦:达拉他韦 60mg(1 次/天)和阿舒瑞韦 100mg(2 次/天)治疗基因 1b 型无肝硬化或代偿期肝硬化患者,疗程 24 周。部分基线病毒突变的基因 1b 型患者疗效降低,采用该方案需检测基线 RAS。②艾尔巴韦/格拉瑞韦:每片含艾尔巴韦 50mg 和格拉瑞韦 100mg,每日口服 1 片,治疗基因 1 型初治及 PR 经治患者,疗程 12 周。但对基因 1a 型,既往抗病毒治疗失败的患者,需联合 RBV,疗程延长到 16 周。③来迪帕韦/索磷布韦:每片含来迪帕韦 90mg 和索磷布韦 400mg,每日口服 1 片,用于成年人和 12 岁以上青少年。对无肝硬化患者,疗程 12 周;对初治的无肝硬化患者,疗程也可以是 8 周;

对代偿期或失代偿期肝硬化患者，应联合 RBV 治疗 12 周；如不能耐受 RBV 或有禁忌，则不应用 RBV，疗程延长至 24 周。

2. 基因 2 型

如泛基因型方案不可及，则可使用索磷布韦联合 RBV，疗程 12 周；对肝硬化患者，疗程应延长至 16～20 周。也可选来迪帕韦/索磷布韦，疗程 12 周。

3. 基因 3 型

如泛基因型方案不可及，则可使用索磷布韦联合 RBV，疗程 24 周；但对肝硬化经治患者不建议选用。

4. 基因 4 型

基因 4 型在中国的流行率非常低，可选用以下方案。①艾尔巴韦/格拉瑞韦：疗程 12 周，但在抗病毒过程中就失败者，需联合 RBV，并延长疗程至 16 周。②来迪帕韦/索磷布韦：对成年人及 12 岁以上青少年初治患者，无肝硬化或代偿期肝硬化，疗程 12 周；对经治患者不建议使用此方案。

5. 基因 5/6 型

来迪帕韦/索磷布韦：对成年人及 12 岁以上青少年初治患者，无肝硬化或代偿期肝硬化，疗程 12 周；对经治患者不建议使用此方案。

（五）特殊人群抗病毒治疗注意事项

1. 急性丙型肝炎

急性丙型肝炎的慢性化率高达 55%～80%。但针对急性 HCV 感染患者何时开始抗病毒治疗，目前观点不一。一种观点认为，如出现肝功能异常，建议抗 HCV 治疗；另一种观点认为，HCV RNA 如持续 12 周阳性，才考虑抗病毒治疗。

2. 肝硬化患者

对代偿期肝硬化患者，若不能进行严密监测，不推荐用含 NS3/4A 蛋白酶抑制剂方案治疗，该方案也禁用于失代偿期肝硬化患者。进展期肝纤维化和肝硬化患者治疗后即使获得 SVR,也需定期监测有无肝硬化并发症和原发性肝癌的发生。对失代偿期肝硬化患者,可选用来迪帕韦/索磷布韦(基因 1,4,5,6 型)或索磷布韦/韦帕他韦(泛基因型)或索磷布韦联合达拉他韦(泛基因型)联合 RBV 治疗 12 周;如患者不能耐受 RBV 或 RBV 禁忌,则单用 DAAs,但疗程延长至 24 周。

3. 儿童和青少年

目前尚无 DAAs 方案推荐可用于 12 岁以下儿童。12 岁及以上青少年或体重超过 35kg 的青少年,可根据具体情况选用来迪帕韦/索磷布韦、索磷布韦联合利巴韦林;12 岁及以上者或体重超过 45kg 的青少年,尚可选用格卡瑞韦/哌仑他韦。

4. 肾损伤患者

合并 HCV 感染的慢性肾损害(chronic kidney disease, CKD)患者,均应接受抗病毒治疗,推荐使用无干扰素的 DAAs 方案治疗。索磷布韦的主要代谢产物主要通过肾脏清除。对 CKD 1～3 期患者,抗病毒药物方案的选择与无 CKD 患者一致。对 CKD 4～5 期[eGFR＜30mL/(min・1.73m^2)]和 CKD 5 期(透析)患者,建议根据基因型选择不含 RBV 和索磷布韦的抗病毒药物治疗方案。肾移植术后 CKD 4～5 期和 CKD 5 期(透析)患者,可选用格卡瑞韦/哌仑他韦(泛基因型),同时需注意药物相互作用,监测免疫抑制剂浓度。

5. 肝移植患者

等待肝移植的患者,如 MELD 评分＜18～20 分,则应在移植前开始抗病毒治疗,患者可能从抗病毒治疗中获益,无须再移植。如 MELD 评分≥18～20 分,则应先行移植,移植后进行抗病毒治疗。移植后一旦出现 HCV RNA 阳性,应及时抗病毒治疗。

6. 经治患者

既往经规范的 PR 方案或 PR 联合索磷布韦,索磷布韦联合 RBV 治疗失败的患者,采用 DAAs 方案与初治患者类似。对既往规范 DAAs 方案治疗失败者再治疗前应进行 RAS 检测方案的选择。对无肝硬化或代偿期肝硬化患者，可给予索磷布韦/维帕他韦/伏西瑞韦或索磷布韦联合格卡瑞韦/哌仑他韦治疗 12 周。对 DAAs 经治的失代偿期肝硬化或有失代偿病史的患者，可予以索磷布韦/维帕他韦联合 RBV 治疗 24 周。

7. 合并乙肝病毒感染者

在治疗 HCV 过程中，原有乙肝有激活风险。如符合乙肝抗病毒治疗指征，应同时给予抗病毒治疗。如不符合乙肝抗病毒治疗指征，应在抗 HCV 治疗期间和治疗后 3 个月内给予核苷（酸）类似物预防 HBV 激活。

（六）治疗过程中监测

1. 疗效监测

基线、治疗第 4 周、治疗结束时、治疗结束后 12 周或 24 周，需使用灵敏度高的方法检测 HCV RNA。

2. 药物安全性监测

基线、治疗后 4 周、12 周、24 周或有临床症状时，检测肝功能。使用含索磷布韦治疗时，需每月监测肾功能。

3. 和其他合并用药之间相互作用监测

使用抗病毒药物诊疗，应了解药品说明书中指出的具有相互作用的其他药物。为尽量避免药物之间相互作用，治疗期间尽可能停用或转为相互作用较少的合并用药。

（杨美芳）

参考文献

［1］中华医学会肝病学分会，中华医学会感染病分会. 丙型肝炎防治指南（2019 年版）. 中华肝脏病杂志，2019，（27）12：962—979.

［2］李兰娟，王宇明. 感染病学. 3 版. 北京：人民卫生出版社，2015.

侵袭性肺部真菌感染诊治

侵袭性肺部真菌感染(invasive pulmonary fungal infection,IPFI)是指真菌侵犯气管、支气管、肺泡或肺间质组织,引起相应组织的炎症,可伴有坏死、出血,以及血行播散。侵袭性肺部真菌感染分为原发性和继发性,原发性可见于免疫功能健全的一般人群,继发性较常见,但常继发于宿主免疫功能损害或其他宿主因素。近年来,随着恶性肿瘤、血液病、器官移植、HIV 感染等免疫缺陷、接受免疫抑制治疗群体的扩大,及各种导管的体内介入、留置的广泛应用,侵袭性肺部真菌感染的发生率有所增加,成为感染科医师临床上常需处理的一类特殊情况。下面主要介绍侵袭性肺部感染的诊断、治疗的一般原则,及常见病种(包括曲霉菌、念珠菌、隐球菌和肺孢子菌病)的诊断和治疗。

一、IPFI 诊断的一般原则

IPFI 诊断一般原则遵循由宿主危险因素、临床特征、病原学检查和组织病理四个部分构成的分级诊断标准,分为三个诊断级别。

1. 确诊

通过对穿刺、针吸或手术获取的组织样本进行组织病理、细胞病理或直接显微镜检查可见真菌成分,或通过组织标本培养到真菌。

2. 临床诊断

同时符合至少一项宿主因素、临床特征及微生物学检查依据。

3. 拟诊

同时符合至少一项宿主因素、临床特征,但无病原学证据。

二、IPFI 治疗的一般原则

对确诊患者应进行目标靶向治疗,但 IPFI 确诊困难、病情变化快、病死率高，因此治疗窗口应提前到确诊之前：对高危患者，应进行一级预防性治疗；对治疗成功但免疫抑制因素不能解除的患者，应进行二级预防；对有宿主因素的患者，应密切监测肺部 CT 及真菌病原学，一旦临床诊断，应启动抢先治疗；对拟诊的可疑患者，应进行经验性治疗。抗真菌治疗需合理地选择药物，对特定病例可考虑联合治疗，疗程应个体化，结合病情改善情况、免疫抑制持续时间等因素综合考虑。除合理的抗真菌治疗外，应积极处理原发病，尽可能去除危险因素，加强支持治疗，同时对特定病例可应用辅助治疗或手术切除病灶。

三、侵袭性肺曲霉病(invasive pulmonary aspergillosis，IPA)

(一)诊　断

1. 确诊

通过无菌针吸或穿刺获得的组织标本的组织病理、细胞病理或直接显微镜检查可见曲霉菌丝并伴有组织损伤，或组织标本培养到曲霉菌。

2. 拟诊

同时符合至少一项宿主因素、临床特征及微生物学检查依据。

(1)宿主因素：①外周血中性粒细胞减少(<500 个/mm^3)持续时间>10 天，且与感染起病时间点吻合。②同种异体造血干细胞移植受体。③长期使用类固醇激素(不包括因过敏性支气管肺曲霉病而使用激素的患者)，泼尼松剂量≥0.3mg/(kg・d)，持续时间超过 3 周。④90 天内使用过 T 细胞免疫抑制剂(如环孢霉素、TNF-α 抑制剂、阿伦珠单抗等)。⑤遗传性严重免疫缺陷(例如慢性肉芽肿病)。⑥近年来确定的其他宿主因素包括实体器官抑制、HIV、肝衰竭、重症流感等。

(2)临床特征：①肺部影像学提示新发浸润灶，典型的特征包括边界清晰的、伴或不伴有晕征的实变或团块，空气新月征以及空洞。②支气管镜检查发现气管、支气管溃疡，结节，假膜，斑块或焦痂。

(3)病原学证据：①合格痰液，支气管肺泡灌洗液或支气管刷片标本的直接镜检发现菌丝或培养到霉菌。②血浆、血清、支气管肺泡灌洗液或CSF标本中检测到半乳甘露聚糖抗原。

3. 疑诊

同时符合至少一项宿主因素、临床特征，但无病原学证据。

(二)治　疗

1. 初始治疗

对怀疑IPA的患者，需尽早开始抗真菌治疗。伏立康唑为初始治疗的一线方案，其他替代治疗药物包括两性霉素B及脂质体、艾沙康唑。棘白菌素类一般不建议作为首选治疗药物，除非存在吡咯类和多烯类抗真菌药禁忌。对严重感染患者，可考虑联合伏立康唑和棘白菌素类。同时，在抗曲霉菌治疗过程中，应尽可能减轻免疫抑制，可考虑减小免疫抑制剂剂量甚至停药。对中性粒细胞减少的患者，可应用细胞集落刺激因子。对合并慢性肉芽肿病的患者，可考虑使用重组γ-干扰素。IPA的疗程至少6～12周，但具体治疗时间需结合个体化病情改善情况、免疫抑制程度及持续时间等因素，综合考虑。对痊愈后但仍需维持免疫抑制的患者，应当进行二级预防以防止复发。

2. 补救治疗

如初始治疗应答不佳，需根据患者病情进展速度、严重程度、感染范围及合并症情况，进行个体化的补救治疗，包括以下几个方面。①换用或联合使用其他不同类别的抗真菌替代药物，如两性霉素B及脂制剂、米卡芬净、卡泊芬净、泊沙康唑或伊曲康唑等。②应尽可能减轻免疫抑制，必要时减小免疫抑制剂剂量甚至停药。③对某些特殊的病例(病灶局限且易于清除，患者手术耐受良好)进行手术切除病灶。

3. 预防治疗

对 IPA 高危人群(如长期粒细胞缺乏人群、移植物抗宿主病的异基因造血干细胞移植受者、肺移植受者等人群),需要进行一级预防治疗。主要预防药物包括泊沙康唑、伏立康唑、伊曲康唑或两性霉素 B 吸入制剂等。预防的疗程需根据免疫抑制的时间个体化制定。

四、肺隐球菌病

(一)诊 断

肺隐球菌病诊断只区分确诊和临床诊断两级。

1. 确诊

肺隐球菌病确诊的金标准是经皮肺穿刺活检、经支气管镜肺活检及手术获取的肺组织标本的组织病理学检查。肺组织、支气管肺泡灌洗液培养到隐球菌,也是确诊依据之一,但培养阳性率相对较低。

2. 临床诊断

原发性的肺隐球菌病在临床上常见,故临床诊断可无宿主因素。肺隐球菌病的临床及影像学表现多变,与宿主的免疫功能密切相关。免疫功能健全的患者常表现为无症状或咳嗽、发热等非特异性表现,肺部病灶以分布于外周胸膜旁的局限的结节、团块为主;而免疫抑制患者出现气促、低氧血症甚至呼吸衰竭,影像学可表现为弥漫的浸润病灶,可形成空洞和晕征。血清隐球菌荚膜抗原试验有非常高的特异性,临床上符合肺隐球菌感染的表现,同时血清隐球菌荚膜抗原检测阳性,可临床诊断肺隐球菌病。在治疗过程中需要动态监测病灶变化,对疗效不佳的患者尽可能完善组织病理学检查以明确诊断。

(二)治 疗

对诊断肺隐球菌病的患者,首先通过腰椎穿刺术排除脑膜炎,如伴有中枢受累,则需按照中枢感染的方案进行治疗。无中枢感染患者,症状为轻到中度,可使用氟康唑(400mg,

每日1次,口服)治疗6～12个月。其他药物可选择伊曲康唑(200mg,每日2次,口服)、伏立康唑(200mg,每日2次,口服)和泊沙康唑(200mg,每日2次,口服)。对于抗真菌效果不佳,影像学仍持续异常且症状未改善的,可考虑手术治疗。免疫抑制患者合并肺隐球菌病往往病情较重,播散性和(或)重症肺炎的治疗同中枢神经系统感染,可同时加用类固醇激素减轻炎症反应。免疫抑制患者的疗程应结合病情改善情况、免疫抑制程度及持续时间等因素综合考虑,对正在接受HAART的HIV感染患者,若CD4细胞数>100个/μL,隐球菌荚膜抗原滴度较低,则可考虑治疗1年后停止氟康唑维持治疗。

五、肺念珠菌病

(一)诊　断

1.确诊

肺组织标本检出念珠菌和(或)假菌丝或肺组织标本念珠菌培养阳性。对于继发于念珠菌血症的患者,呼吸道分泌物≥2次或支气管肺泡灌洗液(bronchoalveolar lavage fluid,BALF)≥1次分离到与血液标本分离菌株相同的念珠菌,可确诊肺念珠菌病。原发性的肺念珠菌病罕见,单独支气管肺泡灌洗液分离到念珠菌不能作为确诊依据。

2.临床诊断

同时符合至少一项宿主因素、临床特征及微生物学检查依据。

(1)宿主危险因素:使用广谱抗菌药物、使用中心静脉导管、外周静脉高营养、ICU患者接受透析治疗、粒细胞缺乏、植入人造装置等。

(2)临床特征:肺内新发浸润性病变且抗生素治疗无应答。

(3)真菌病原学:血清G试验阳性或呼吸道分泌物标本检测到念珠菌且涂片见到大量菌丝。

3. 拟诊

同时符合至少一项宿主因素、临床特征，但无病原学证据。

(二)治　疗

肺念珠菌感染一般继发于念珠菌血症，故首先应拔除所有的中央静脉导管。抗真菌药物可根据患者的病情程度，药物毒副反应，有无合并器官功能不全或衰竭，既往抗真菌药物使用情况及当地真菌流行病学数据等综合考虑，可选药物包括氟康唑、两性霉素 B 及脂质体、棘白菌素、伏立康唑等。对于疗程，一般建议在血培养转阴后持续 2 周。

六、肺孢子菌肺炎(pneumocystis pneumonia，PCP)

(一)诊　断

1. 确诊

肺组织标本染色、支气管肺泡灌洗液或痰液中发现肺孢子菌包囊、滋养体或囊内小体。

2. 临床诊断

同时符合至少一项宿主因素、临床特征及微生物学检查依据。

(1)宿主危险因素：肺孢子菌肺炎罕见于免疫健全的人群，故需积极寻找宿主免疫损害的因素，常见的包括 HIV 感染、血液系统或实体肿瘤、器官移植或长时间使用免疫抑制剂等。

(2)临床特征：典型临床表现包括急性发热、呼吸困难、干咳和严重低氧血症，肺部 CT 提示双肺间质浸润及毛玻璃样纹理增粗。

(3)微生物学检查依据：肺泡灌洗液的病原体下一代基因测序技术发现肺孢子菌肺炎的核酸拷贝。

3. 拟诊

同时符合至少一项宿主因素、临床特征，但无病原学证据。

(二)治　疗

肺孢子菌肺炎治疗的一线药物有甲氧苄氨嘧啶/磺胺甲噁唑[按体重计算,甲氧苄啶 15～20mg/(kg·d),磺胺甲基异噁唑 75～100mg/(kg·d)],疗程一般为 14 天。对甲氧苄啶/磺胺甲噁唑应用有禁忌或效果不佳的患者,可选用喷他脒[4mg/(kg·d)]、伯氨喹/克林霉素(30mg/d+600mg/d)或阿托伐醌(750mg/d)。棘白菌素类一般不建议单独使用。对于中重度的肺孢子菌肺炎患者,尤其合并 HIV 感染者,可使用糖皮质激素进行辅助治疗。治疗成功后,患者应接受肺孢子菌肺炎二级预防治疗。甲氧苄氨嘧啶/磺胺甲噁唑仍然是预防的首选药物,在免疫抑制恢复后可考虑停药。例如,HIV 患者外周 CD4 细胞数>200/μL 可停止预防性治疗。

(施毓)

参考文献

[1] 浙江省医学会呼吸病学分会. 肺隐球菌病诊治浙江省专家共识. 中华临床感染病杂志,2017,10:321－326.

[2] Hage CA, Carmona EM, Epelbaum O, et al. Microbiological laboratory testing in the diagnosis of fungal infections in pulmonary and critical care practice. An Official American Thoracic Society Clinical Practice Guideline. Am J Respir Crit Care Med,2019,200:535－550.

[3] Maschmeyer G, Helweg-Larsen J, Pagano L, et al. ECIL guidelines for treatment of Pneumocystis jirovecii pneumonia in non-HIV-infected haematology patients. J Antimicrob Chemother,2016,71:2405－2413.

[4] Pappas PG, Kauffman CA, Andes DR, et al. Clinical Practice Guideline for the Management of Candidiasis: 2016 Update by the Infectious Diseases Society of America. Clin Infect Dis,2016,62:e1－e50.

[5] Patterson TF, Thompson GR, 3rd, Denning DW, et

al. Practice guidelines for the diagnosis and management of aspergillosis: 2016 Update by the Infectious Diseases Society of America. Clinical Infectious Diseases, 2016, 63 (4): e1－e60.

常见耐药细菌的诊断和治疗

一、简　述

随着临床上抗菌药物、免疫抑制剂的广泛应用，以及侵袭性操作的增加，对抗菌药物耐药细菌的感染越来越多。主要的耐药机制包括：①抗菌药物水解酶、修饰酶的产生；②靶位的改变；③膜通透性的下降 ；④外排泵的高表达；⑤生物被膜的形成。

二、常见耐药革兰阴性细菌

（一）产超广谱 β-内酰胺酶细菌

超广谱 β-内酰胺酶（extended specturn β-lactamerses，ESBLs）是指由细菌质粒介导的能水解氧亚氨基 β-内酰胺类抗生素，并可被 β-内酰胺酶抑制剂（如克拉维酸、三唑巴坦、舒巴坦等）所抑制的一类酶，它导致革兰阴性细菌对新型广谱 β-内酰胺类抗生素耐药。ESBLs 主要由肠杆菌科细菌产生，以肺炎克雷伯杆菌和大肠埃希菌为代表。ESBLs 种类已超过 200 种。其类型可以分为 TEM 型、SHV 型、OXA 型、CTX-M 型等 5 类。我国以 CTX-M 型为主。

对产 ESBLs 菌株严重感染的治疗可选用碳青霉烯类抗生素，如亚胺培南、美罗培南等；轻、中度感染可选用 β-内酰胺酶抑制剂复合制剂，如头孢哌酮/舒巴坦、哌拉西林/三唑巴坦，也可根据药敏结果选用头霉素类、氨基糖苷类或喹诺酮类抗菌药物（但我国肠杆菌科细菌对头霉素类、喹诺酮类抗菌药物耐药率高）。疗效不佳时，可改用碳青霉烯类抗生素。

(二)产 AmpC 酶菌株

AmpC 酶是染色体介导的头孢菌素酶。通常情况下,这种酶低水平表达,但存在 β-内酰胺类抗生素时,酶的量会大大增加,因此又被称为诱导酶。AmpC 酶能水解第三代头孢菌素,不被 β-内酰胺酶抑制剂所抑制。AmpC 基因的表达可分为持续低产、诱导高产、持续高产(去阻遏突变)。细菌产 AmpC 酶的量常与细菌种类及 AmpC 基因的表达水平有关。常见于阴沟肠杆菌。

对产 AmpC 酶菌株引起的感染,治疗上可选择第四代头孢菌素(如头孢吡肟)或碳青霉烯类抗生素。避免使用第三代头孢菌素,因其易诱导 AmpC 酶的高表达。

(三)碳青霉烯类抗生素耐药肠杆菌科细菌

碳青霉烯类抗生素耐药肠杆菌科细菌(CRE)指对厄他培南、美罗培南或亚胺培南耐药的肠杆菌科细菌。明确产碳青霉烯酶的肠杆菌科细菌,无论对碳青霉烯类抗生素的最小抑菌浓度(MIC)值是多少,都被认为是 CRE。肠杆菌科细菌对碳青霉烯的耐药机制包括产碳青霉烯酶、高产 AmpC 酶或 ESBLs 合并外膜孔蛋白缺失或外排泵高表达,其中又以产碳青霉烯酶最为重要,碳青霉烯酶主要包括 KPC 酶、OXA-48 酶及 NDM 型金属酶。

CRE 中,以肺炎克雷伯菌、大肠埃希菌最为常见。其中,肺炎克雷伯菌主要产 KPC-2 酶,部分产 OXA-48 酶,少数产 NDM 型金属酶;而大肠埃希菌主要产 NDM 型金属酶。

1. 产 KPC 酶的肠杆菌科细菌

在肠杆菌科细菌中的碳青霉烯酶主要是 A 类酶(KPC、SME、IMI、NMC、GES)。其中以产 KPC 酶的肠杆菌科细菌常见。由质粒介导的 KPC 酶易在不同菌种中传播,已成为肠杆菌科细菌耐碳青霉烯类抗生素的主要原因之一。KPC 酶是美国于 2001 年从肺炎克雷伯菌中分离到的一种新型碳青霉烯酶,主要为质粒介导,能够水解碳青霉烯类、青霉素类、头孢菌素类和氨曲南等多种抗生素,克拉维酸对 KPC 酶有抑制作用。

2. 产金属β-内酰胺酶(metallo-β-lactamase,MBL)菌株

B类酶为金属酶,水解亚胺培南或美罗培南等碳青霉烯类抗生素,但不水解氨曲南。现在已报道的获得性金属酶有多种,包括 IMP、VIM、SPM-1、GIM-1、SIM-1、NDM-1、DIM-1、AIM-1、KHM-1,主要分布在铜绿假单胞菌、不动杆菌和肠杆菌科中。如 2008 年发现的产 NDM-1 的肠杆菌科细菌,在全球多个地区已有流行病例。

3. 碳青霉烯类抗生素耐药肠杆菌科细菌(CRE)抗菌药物的选择

CRE 感染治疗困难、预后欠佳。临床治疗方案还需根据药敏结果进行制订。目前,国际上治疗 CRE 感染的主要药物有多黏菌素、替加环素、头孢他啶-阿维巴坦、磷霉素、氨基糖苷类抗生素。头孢他啶/阿维巴坦为新型β-内酰胺类/β-内酰胺酶抑制剂合剂,头孢他啶与阿维巴坦的比例为 4∶1(头孢他啶 2g,阿维巴坦 0.5g)。阿维巴坦是新型β-内酰胺酶抑制剂,可抑制包括 KPC、OXA-48 酶在内的 A 类酶和 C 类酶,对 B 类金属酶无效。头孢他啶与阿维巴坦单药治疗产 KPC 或 OXA-48 酶的 CRE 菌株有一定的临床疗效。但由于其他药物单用在治疗 CRE 感染时各自仍存在局限性,如多黏菌素易发生异质性耐药,且有明显的肾脏和神经系统毒性,肺组织渗透性低;替加环素血液浓度较低;氨基糖苷类单药治疗效果欠佳且耳肾毒性较大;头孢他啶/阿维巴坦对产金属酶菌株无效等。因此,根据药物敏感性测定结果,可选择敏感或相对敏感抗菌药物联合用药。①以多黏菌素为基础的联合用药:体外协同实验的结果表明,多黏菌素与碳青霉烯类、替加环素、磷霉素、利福平、氨基糖苷类联合用药均有一定的协同抗菌作用。②以替加环素为基础的联合用药:替加环素与多黏菌素有较好的协同抗菌作用,即使对多黏菌素耐药的菌株,两者间也可有协同作用。此外,替加环素与氨基糖苷类、利福平或磷霉素联合用药对 CRE 亦有较好的协同抗菌活性。

③以碳青霉烯类抗生素为基础的联合用药：CRE 对碳青霉烯类抗生素耐药程度不一，当碳青霉烯类抗生素 MIC≤8mg/L 时，以碳青霉烯类抗生素为基础的联合用药方案对 CRE 有较好的协同作用。但由于国内绝大多数 CRE 菌株对碳青霉烯类抗生素 MIC＞8mg/L，所以该方案不适于国内临床 CRE 感染治疗。④其他联合用药：氨曲南对产金属酶稳定，以氨曲南为基础的联合用药常用于产金属酶的 CRE 感染。体外研究表明，氨曲南与头孢他啶/阿维巴坦对产金属酶菌株有协同作用。

(四)多重耐药非发酵菌

多重耐药非发酵菌是指对下列 3 种及以上类别抗菌药物耐药的菌株，包括抗假单胞菌头孢菌素、抗假单胞菌碳青霉烯类抗生素、含有 β-内酰胺酶抑制剂的复合制剂(包括哌拉西林/他唑巴坦、头孢哌酮/舒巴坦等)、氟喹诺酮类、氨基糖苷类，主要包括多重耐药铜绿假单胞菌及多重耐药鲍曼不动杆菌。

1. 多重耐药铜绿假单胞菌

铜绿假单胞菌对碳青霉烯类抗生素耐药的原因主要有金属酶的产生(以 VIM 及 IMP 型为主)、外膜孔蛋白 OprD2 的缺失、主动外排系统的过度表达等，3 种耐药机制单独或共同作用引起对碳青霉烯类抗生素的耐药。外膜孔蛋白 OprD2 是亚胺培南的特异性通道，该孔蛋白的缺失可导致对亚胺培南的耐药，但对美罗培南可仍敏感。

对严重铜绿假单胞菌感染，可选择将抗假单胞菌 β-内酰胺类抗生素(如头孢他定、头孢吡肟、哌拉西林/三唑巴坦、亚胺培南、美罗培南等)作为治疗的核心，联合喹诺酮类或氨基糖苷类。对于多重耐药铜绿假单胞菌，可延长输液时间或选择多黏菌素。临床上可选择多药联合来治疗全耐铜绿假单胞菌，如头孢吡肟＋阿米卡星，多黏菌素 B＋抗假单胞菌碳青霉烯类/氨基糖苷类/喹诺酮类/抗假单胞菌 β-内酰胺类等。

2. 多重耐药鲍曼不动杆菌

鲍曼不动杆菌有强大的获得耐药性和克隆传播的能力，多重耐药、广泛耐药、全耐药鲍曼不动杆菌呈全球性流行，已成为我国院内感染最重要的“超级细菌”。根据药敏试验结果，选用抗菌药物，采用联合治疗。治疗鲍曼不动杆菌感染的常用抗菌药物包括：①舒巴坦及含舒巴坦的 β-内酰胺酶抑制剂合剂；②碳青霉烯类，但近年来鲍曼不动杆菌对碳青霉烯类抗生素耐药性上升迅速；③氨基糖苷类，但我国耐药率较高；④多黏菌素；⑤替加环素等。

三、常见耐药革兰阳性细菌

（一）青霉素耐药肺炎链球菌（penicillin-resistant Streptococcus pneumoniae，PRSP）

青霉素结合蛋白（PBPs）变异，与抗生素的亲和力下降，是肺炎链球菌对青霉素耐药的主要机制。其中，PBP1a、PBP2b 和 PBP2x 的变异起主要作用。

2007 年，美国感染病学会/胸科学会（IDSA/ATS）建议，应用可作用于呼吸系统的氟喹诺酮类药物（如莫西沙星），或联合应用对肺炎链球菌有效的 1 种 β-内酰胺类药物和大环内酯类药物（多西环素可做备选）进行治疗。2006 年，我国 CAP 诊断和治疗指南建议，高水平 PRSP 或存在耐药高危因素时，应选择喹诺酮类、头孢曲松、头孢噻肟、厄他培南或万古霉素。由于我国肺炎链球菌对大环内酯类抗生素的耐药率普遍在 60%以上，且多呈高水平耐药，因此在疑为肺炎链球菌所致 CAP 时不宜单用大环内酯类抗生素。

（二）甲氧西林耐药金黄色葡萄球菌（methicillin-resistant Staphylococcus aureus，MRSA）

mecA 基因通过 R 质粒或转座子转入金黄色葡萄球菌，它编码一个 78kD 的青霉素结合蛋白 2a（penicillin-binding protein 2a，PBP2a），这是 MRSA 的主要耐药机制。PBP2a 与 β-内酰胺类抗生素的亲和力极低，β-内酰胺类抗生素不能阻碍 MRSA 细胞壁肽聚糖层合成，从而产生耐药。

2011年,美国感染病学会(IDSA)发布了首个MRSA感染治疗指南,不同器官的MRSA感染,疾病的严重程度不同,选择的药物、剂量、疗程、给药途径有较大差异。MRSA主要的治疗药物包括:①糖肽类,如万古霉素、替考拉宁;②恶唑烷酮类,如利奈唑胺,由于近年来MRSA对万古霉素的最低抑菌浓度(MIC)呈漂移现象,可选择利奈唑胺,其具有组织浓度高的优点;③达托霉素,但达托霉素可被肺表面活性物质灭活,不建议应用于呼吸道感染,可用于血流感染等。

(三)万古霉素耐药肠球菌(vancomycin-resistant enterococcus, VRE)

万古霉素与肠球菌细胞壁上的五肽肽糖前体的羧基末端D-丙氨酸-D-丙氨酸结合形成复合体,阻止肽糖聚合所需的转糖基和转肽反应,从而抑制肠球菌的细胞壁生物合成。而在VRE,细胞壁肽糖前体末端的D-丙氨酸-D-丙氨酸发生了改变,万古霉素不能与之相结合,因此不能抑制VRE的细胞壁合成。根据耐药水平不同,VRE分为多种基因型,临床上主要为VanA型和VanB型。VanA型对万古霉素、替考拉宁均耐药;VanB型对万古霉素耐药,对替考拉宁敏感。我国VRE以VanA型为主。

选药原则为根据抗生素药物敏感试验结果和临床情况选择用药。VRE菌株对四环素类、磷霉素的敏感性相对较高。严重感染时,如菌血症、心内膜炎,宜联合用药,如联合氨基糖苷类或磷霉素。VRE主要的治疗药物包括:①大剂量氨苄西林联合氨基糖苷类,但仅适用于氨苄西林MIC低于64μg/mL,庆大霉素MIC低于500μg/mL的情况;②恶唑烷酮类,如利奈唑胺;③达托霉素;④奎奴普丁/达福普汀等。

某些高度耐药细菌的治疗选择见表4-1。

表 4-1　某些高度耐药细菌的治疗选择
——桑福德抗微生物治疗指南(新译第 48 版)

病原体/耐药性	治疗选择
粪肠球菌 β-内酰胺酶阴性	青霉素 G 或氨苄西林(全身感染);呋喃妥因,磷霉素(仅限于泌尿道感染)。通常对奎奴普丁-达福普丁耐药
对青霉素耐药(产 β-内酰胺酶)	万古霉素,氨苄西林-舒巴坦
对万古霉素+链霉素/庆大霉素耐药	利奈唑胺,达托霉素
屎肠球菌 对青霉素、氨苄西林和万古霉素耐药,对链霉素和庆大霉素高度耐药	利奈唑胺、达托霉素或奎奴普丁-达福普丁。呋喃妥因或磷霉素对泌尿道感染可能有效
金黄色葡萄球菌 对甲氧西林耐药(MRSA)	万古霉素 替代药物:替考拉宁、达托霉素、利奈唑胺、特拉万星、TMP-SMX(先做药敏)、米诺环素和多西环素(某些菌株)、利福平(联合用药)
对万古霉素和甲氧西林耐药(VISA 和 VRSA)	利奈唑胺、达托霉素和特拉万星体外有效
表皮葡萄球菌 对甲氧西林耐药	万古霉素(+利福平和庆大霉素治疗人工瓣膜心内膜炎)
肺炎链球菌 对青霉素 G 耐药(最小抑菌浓度 $>0.1\mu g/mL$,$\leqslant 2.0\mu g/mL$)	头孢曲松或头孢噻肟
对青霉素 G 耐药(最小抑菌浓度 $\geqslant 4.0\mu g/mL$)	头孢曲松、万古霉素、利奈唑胺或美罗培南
鲍曼不动杆菌 对亚胺培南、抗假单胞菌头孢菌素、抗假单胞菌青霉素、抗假单胞菌氨基糖苷类抗生素、氟喹诺酮类抗生素耐药	氨苄西林-舒巴坦。舒巴坦对鲍曼不动杆菌有抗菌作用,可基于舒巴坦的联合治疗。多黏菌素 E 对多重耐药菌株多数有效

续表

病原体/耐药性	治疗选择
产超广谱β-内酰胺酶(ESBLs) **大肠杆菌、肺炎克雷伯菌** 对头孢他定和其他第3代头孢菌素、氨曲南耐药	亚胺培南、美罗培南
对碳青霉烯类、第2代和第3代头孢菌素耐药肠杆菌(产KPC酶)	头孢他啶阿维巴坦、替加环素、多黏菌素
产金属酶革兰阴性杆菌 所有β-内酰胺类(氨曲南除外)耐药	头孢他啶阿维巴坦+氨曲南 多黏菌素+替加环素

(瞿婷婷)

参考文献

[1] Chinese XDR Consensus Working Group. Laboratory diagnosis, clinical management and infection control of the infections caused by extensively drug-resistant Gram-negative bacilli: a Chinese consensus statement. Clin Microbiol Infect,2016,22(Suppl 1):S15－S25.

[2] Gilbert DN,Chambers HF,Eliopouos GM. 热病:桑福德抗微生物治疗指南. 48版. 范洪伟,译. 北京:中国协和医科大学出版社,2019.

[3] Wilson GM,Fitzpatrick M,Walding K,et al. Meta-analysis of clinical outcomes using ceftazidime/avibactam, ceftolozane/tazobactam, and meropenem/vaborbactam for the treatment of multidrug-resistant Gram-negative infections. Open Forum Infect Dis,2021,8(2):ofaa651.

抗真菌药物的应用

随着广谱抗生素、皮质类固醇以及免疫抑制剂的广泛应用,器官移植等的推广,以及肿瘤放、化疗的影响,真菌感染无论是在发生频率还是在致病菌种方面都在不断增加。真菌感染包括浅部真菌病和深部真菌病。现简要介绍临床上常用的抗深部真菌感染的药物现状。抗深部真菌感染药物分类见表 4-2。

表 4-2　抗深部真菌感染药物分类

<table>
<tr><th colspan="2">类别</th><th>药物</th><th>作用</th></tr>
<tr><td colspan="2">多烯类</td><td>两性霉素 B、两性霉素脂质体及制霉菌素</td><td>干扰真菌细胞膜，直接与麦角甾醇结合，影响渗透性，抑制生长</td></tr>
<tr><td rowspan="2">吡咯类</td><td>咪唑类</td><td>咪康唑和酮康唑</td><td rowspan="2">影响麦角甾醇的合成，干扰真菌细胞膜的合成</td></tr>
<tr><td>三唑类</td><td>氟康唑、伊曲康唑、伏立康唑和泊沙康唑</td></tr>
<tr><td colspan="2">棘白菌素类</td><td>卡泊芬净和米卡芬净</td><td>破坏真菌细胞壁合成</td></tr>
<tr><td colspan="2">嘧啶类</td><td>5-氟胞嘧啶</td><td>影响 DNA、RNA 合成</td></tr>
<tr><td colspan="2">烯丙胺类</td><td>特比奈芬</td><td>高度选择抑制真菌麦角鲨烯环氧化酶</td></tr>
<tr><td colspan="2">中草药类</td><td>大蒜、土槿皮等</td><td></td></tr>
</table>

1. 多烯类

多烯类抗生素主要有两性霉素 B、两性霉素 B 脂质体制剂及研究中的多烯类化合物。其机制为通过与敏感真菌细胞膜上的甾醇相结合，损伤细胞膜的通透性，导致细胞内重要物质（如钾离子、核苷酸和氨基酸等）外漏，破坏细胞的正常代谢，从而抑制其生长。该类药物的优点为抗真菌谱广、抗菌活性强；缺点为副作用大，包括肾毒性、肝毒性及输液相关毒性等。静脉滴注或鞘内注射给药时，均先以灭菌注射用水配制，然后用 5% 葡萄糖注射液稀释（不可用氯化钠注射液，因其可产生沉淀），避光缓慢静滴，每次滴注时间需在 6 小时以上。成年人常用量开始静脉滴注时，可先试从 1～5mg 或按体重每次 0.02～0.1mg/kg 给药，以后根据患者耐受情况每日或隔日增加 5mg，当增加至每次 0.5～0.7mg/kg 时即可暂停增加剂量。成年人最高每日剂量按体重不超过 1mg/kg，每日或隔1～2日给药一次，总累积量为1.5～3.0g，疗程为1～3个月，也可长至6个月，需视患者病情及疾病种类而定。在静滴本品前或静滴时，可给予小剂量肾上腺皮质激素以减轻反应，但后者宜用最小剂量和最短疗程。鞘内给药首次为0.05～0.1mg，以后逐渐增至每次0.5mg，最大量每次不超过1mg，每周给药2～3次，总量15mg左右。鞘内给药时宜与小剂量地塞米松或琥珀酸氢化可的松同时给予，并需用脑脊液反复稀释药液，边稀释边注入以减少反应。

治疗期间应同时检查以下项目。①肾功能检查：定期检查尿常规、血尿素氮及肌酐。开始剂量递增时，隔天测定上述各项；治疗过程中，尿常规、血尿素氮及肌酐检测至少每周2次，如测定结果血尿素氮＞14.2mmol/L或血肌酐＞265μmol/L，则需暂停药，直至肾功能得以改善。②周围血象和血清镁测定：治疗过程中每周测定1次。③肝功能检查：如发现肝功能损害（血胆红素、碱性磷酸酶、转氨酶升高等），应停药。④血钾测定：治疗过程中，每周至少测定2次。根据对两性霉素B副作用的了解，两性霉素B脂质体应运而生，其对肝肾功能的毒性明显降低。

2. 氟胞嘧啶

氟胞嘧啶的抑菌机制为其转变为氟尿嘧啶后替代尿嘧啶，干扰DNA和RNA合成，导致真菌死亡。适用于治疗敏感新型隐球菌、念珠菌属所致的全身性感染。本药单独应用时易引起真菌耐药，通常与两性霉素B联合应用。不良反应以消化系统常见，同时可致骨髓毒性，白细胞计数减少和血小板计数减少，偶发再生障碍性贫血，用药期间应定期检查周围血象、尿常规及肝、肾功能。氟胞嘧啶口服吸收快且完全，广泛分布于肝、肾、心、脾、肺等组织中，脑脊液中浓度高。口服及静脉滴注100～150mg/(kg·d)，口服分4次，静脉滴注分2～4次给药，成年人一般每次2.5g。对肾功能不全者，需根据肾功能减退程度减量给药。

3. 吡咯类抗真菌药

吡咯类抗真菌药包括咪唑类和三唑类。常用的咪唑类药物有酮康唑、咪康唑、克霉唑等，后两者主要为局部用药。三唑类中有氟康唑、伊曲康唑、伏立康唑和泊沙康唑等。该类药物的作用机制为影响麦角甾醇合成，使真菌细胞膜合成受阻，影响真菌细胞膜的稳定性，导致真菌细胞破裂死亡。本类药物在肝脏代谢，主要经胆汁排出，主要用于治疗深部真菌病。其抗菌谱和抗菌活性差异较大，部分有抗曲霉菌活性。

(1)氟康唑对隐球菌有良好的抗菌作用。对念珠菌属中的白色念珠菌、热带念珠菌和近平滑念珠菌的抗菌活性较好，对光滑念珠菌作用较弱，对克柔念珠菌天然耐药，对隐球菌敏感。氟康唑耐受性好、生物利用度高、半衰期长、水溶性好，可口服给药及静脉注射，有较好的组织亲和力，在唾液、痰、腹膜中的浓度与血浆中的浓度相同，甚至高于血浆中的浓度。在脑膜炎症时，其在脑脊液中的浓度约为血药浓度的80%。其经肾排出，经肝少量代谢，治疗隐脑每日400mg，用至脑脊液阴性后至少10周。

(2)伊曲康唑对深部真菌与浅部真菌都有抗菌作用，对皮肤癣菌、酵母菌、曲霉菌属、组织胞浆菌属、申克孢子丝菌、着色真菌属、枝孢霉属、皮炎芽生菌以及其他各种酵母菌和真菌感染有效。可应用于深部真菌感染(如芽生菌病、组织胞浆菌病、球孢子菌病)，浅表真菌感染(如花斑癣、阴道念珠菌病、足癣、手癣、体癣等)，亦可用于维持治疗，有助于防止艾滋病患者组织脑浆菌病或隐球菌病复发，还可用于预防中性粒细胞减少患者发生曲霉菌和念珠菌感染。伊曲康唑在肺、肾、骨骼、胃、脾和肌肉中的浓度高，但在脑脊液中浓度甚低，可治疗组织胞浆菌病和曲霉菌。静脉注射成年人常用剂量为第1日和第2日，每日2次，每次200mg；从第3日起，每日1次，每次200mg。静滴时限至少1小时。

(3)伏立康唑是新型广谱三唑类抗真菌药。大量临床研究数据证明，伏立康唑主要治疗侵袭性曲霉病。对念珠菌属(包括光滑念珠菌及克柔念珠菌)、新型隐球菌、曲霉属、镰刀霉属和荚膜组织胞浆菌等致病真菌均有较好抗菌活性。伏立康唑对曲霉菌感染的疗效可达到两性霉素B水平,并且对临床上难以治疗的烟曲霉菌感染具有较好的疗效。其口服吸收迅速,生物利用度高,组织浓度高,在脑脊液中亦有分布,脑组织中可达有效浓度。伏立康唑静脉滴注和口服方法分别见表4-3和表4-4。

表4-3　伏立康唑静脉滴注方法

负荷剂量	维持
第1个24小时	用药后24小时
每次6mg/kg,q12h,静滴	每日给药2次,每次4mg/kg静滴

表4-4　伏立康唑口服方法

	第1个24小时(负荷)	用药后24小时
体重>40kg	400mg q12h口服	200mg bid口服
体重≤40kg	200mg q12h口服	100mg bid口服

该类药物对肝肾功能有一定影响,部分患者可能有视觉改变,表现为视敏度、视力范围或色觉异常。另外,该类药物通过肝脏P450酶系统代谢,可能影响其他药物(如抗排异药物)的代谢。

(4)泊沙康唑是新型的抗真菌药物,可以防侵袭性曲霉菌、念珠菌感染,治疗口咽珠菌病,尚可覆盖毛霉、根霉、根毛霉、梨头霉等接合菌属。泊沙康唑使用方法见表4-5。

表4-5　泊沙康唑使用方法

适应证	剂量和治疗持续时间
预防侵袭性真菌感染	200mg(5mL),每日3次。疗程根据中性粒细胞减少症或免疫抑制的恢复程度而定
口咽念珠菌病	第1天的负荷剂量为100mg(2.5mL),每日2次;之后,100mg(2.5mL),每日1次,为期13天
伊曲康唑和(或)氟康唑难治性口咽念珠菌病	400mg(10mL),每日2次。疗程根据患者基础疾病的严重程度和临床应答而定

泊沙康唑口服混悬液口服时需与食物同服。

4. 棘白菌素

棘白菌素对大多数念珠菌有快速的杀真菌作用，包括一些对唑类耐药的菌株，对大多数曲霉菌有抑真菌作用，对组织胞浆菌和卡氏肺孢菌也有一定的作用。而新型隐球菌对本品天然耐药。但棘白菌素对镰刀菌、接合菌等无抑制作用。目前，所有棘白菌素都经静脉给药，因为其半衰期长（10～12 小时），所以每天可以给药一次。2001 年，美国批准了第一个棘白菌素——卡泊芬净的临床应用。醋酸卡泊芬净能抑制许多丝状真菌和酵母菌细胞壁的一种基本成分——β(1,3)-D-葡聚糖的合成。哺乳类动物的细胞中不存在 β(1,3)-D-葡聚糖。这就意味着药物毒性的减少。成年人首日负荷剂量为 70mg，继以每日 50mg，静脉缓慢滴注 1 小时。当卡泊芬净应用于轻度至终末期肾功能不全或轻度肝功能不全的患者时，不需调整剂量。对中度肝功能不全患者，应当减小剂量，首日负荷剂量为 70mg，继以每日 35mg。米卡芬净抗真菌作用同卡泊芬净，在治疗不同部位的念珠菌感染时可进行剂量调整。对老年、轻中重度肝功能不全、肾功能不全甚至血透患者应用本品时，无须调整剂量。

目前，深部侵袭性真菌感染的发生率逐年上升，而快速明确的诊断现在还十分困难。抗真菌感染的治疗已引起越来越多的医务工作者及科研工作者的重视。在治疗过程中，应避免滥用，谨慎选药，严密观察。

（俞美红）

参考文献

[1] 王宇明，李梦东. 实用传染病学. 4 版. 北京：人民卫生出版社，2017.

[2] 汪复，张婴元. 实用抗感染治疗学. 2 版. 北京：人民卫生出版社，2004.

人工肝治疗肝衰竭的临床与基础

一、定　义

人工肝是指借助非生物型或生物型的体外循环装置，清除肝衰竭产生的毒素，暂时代替肝脏的部分功能，促使肝细胞再生，最终使自体肝脏功能得以恢复或等待肝移植的人工器官。

二、人工肝的分型

1. 非生物型人工肝

非生物型人工肝(non-bioartificial liver，NBAL)以清除毒素功能为主，不包含细胞成分。治疗模式包括系统地应用和发展了血浆置换、血浆灌流、血液滤过、血液透析等血液净化技术的 Li-NBAL、MARS、普罗米修斯系统等，是目前被临床广泛使用的类型。

2. 生物型人工肝

生物型人工肝(biological artificial liver，BAL)是以体外培养肝细胞为基础所构建的体外生物反应装置，具有肝脏特异性解毒、生物合成及转化功能，主要有 Li-BAL 系统、ELAD 系统、BLSS、RFB 系统等。

3. 混合型人工肝

混合型人工肝(hybrid artificial liver，HAL)是将非生物型人工肝和生物型人工肝结合起来的类型，兼具非生物型人工肝脏的高效解毒功能和生物型人工肝脏的代谢功能，主要有 Li-HAL 系统、HepatAssist 系统、MELS、AMC 系统等。

三、非生物型人工肝的适应证

非生物型人工肝的适应证包括：①各种原因引起的肝衰竭早、中期，以 PTA 20%～40%(INR1.5～2.5)和 PLT＞50 $\times 10^9$/L 的患者为宜；对晚期肝衰竭患者也可进行治疗，但并发症多见，应慎重；对于未达到肝衰竭诊断标准，但有肝衰竭倾向者，也可考虑早期干预。②晚期肝衰竭肝移植术前等待供者、肝移植术后排异反应及移植肝无功能期的患者。③各种原因引起的高胆红素血症经内科治疗无效者。

四、非生物型人工肝的相对禁忌证

非生物型人工肝的相对禁忌证包括：①伴有严重活动性出血或弥散性血管内凝血者。②对治疗过程中所用血液制品或药品（如血浆、肝素和鱼精蛋白等）严重过敏者。③循环功能衰竭者。④心脑梗死非稳定期者。⑤妊娠期妇女。

五、非生物型人工肝治疗模块

1. 血浆置换

血浆置换（plasma exchange，PE）是通过血浆分离将患者血浆从全血中分离出来后弃去，并补充等量的新鲜冷冻血浆或人血白蛋白等置换液。其对体内各种代谢毒素和致病因子的清除率远比血液透析、血液滤过、血液灌流好。同时补充了体内所缺乏的白蛋白、凝血因子等必需物质，较好地替代了肝脏合成功能，适用于各型肝衰竭患者。

2. 血液/血浆灌流

血液/血浆灌流（hemoperfusion/plasma perfusion，HP/PP）是使血液或血浆进入血液灌流器与活性炭或树脂等吸附剂充分接触，利用吸附剂的特殊孔隙结构，吸附并清除血液中的毒性物质。除肝衰竭外，其在急性中毒的救治中被列为首选措施。血浆灌流对血小板、红细胞等有形成分无任何破坏。其中，特异性胆红素可特异性地吸附胆红素及少量的胆汁酸等。

3. 血液透析

血液透析（hemodialysis，HD）是利用某些中、小分子物质可以通过半透膜的特性，借助膜两侧的浓度梯度及膜两侧的压力梯度，将血液中的毒素和小分子物质清除至体外，可以清除血液中代谢积累的尿素、肌酐、胍类和过多的电解质等，但难以清除与蛋白结合的各种毒素。

4. 白蛋白透析

白蛋白透析(albumin dialysis)基于亲脂性毒素与白蛋白呈配位键结合的原理,在透析液中加入白蛋白,与血浆白蛋白竞争结合毒素,而达到跨膜清除亲脂性毒素的目的,方法包括单次白蛋白通过透析、分子吸附再循环系统和连续白蛋白净化系统等。与普通透析相比,白蛋白透析能更有效地清除蛋白结合毒素和水溶性毒素,血液相容性更佳。

5. 血液滤过

血液滤过(hemofiltration,HF)采用孔径较大(平均约100nm)的膜,以液体静压力差为跨膜压,使血液中的毒物经膜滤过而除去。它对中分子量物质的清除较血液透析更为有效。适用于各种重型肝炎伴有肝肾综合征、肝性脑病、水电解质紊乱及酸碱平衡失调等的患者。

6. 血浆透析滤过

血浆透析滤过(plasma diafiltration,PDF)是用血浆分离器同时进行血浆置换、血液透析和滤过的一种技术方法。为减少长时间治疗中凝血因子和血清蛋白的丢失,通常选用蛋白筛选系数在普通血浆分离器与血滤器之间的血浆成分分离器,可以节约置换血浆并提高血液相容性。

六、非生物型人工肝治疗并发症的防治

1. 出血

①插管处出血:可拔除留置管,加压包扎处理。②消化道出血:应正确估计出血量,及时予以扩容、制酸剂及止血等治疗。③皮肤黏膜出血:可表现为鼻出血、皮肤瘀点和瘀斑。④颅内出血:易出现脑疝而死亡。

2. 凝血

①灌流器凝血:表现为跨膜压急剧上升,对血细胞造成机械性破坏或被迫中断治疗。②留置管凝血:表现为进行人工肝治疗时血流不畅。故在留置管封管时,肝素用量要足。

3. 低血压

低血压以突发性为主。预防及处理:①对低蛋白血症患

者，在人工肝治疗术前或术中输血浆、白蛋白或其他胶体溶液。②对严重贫血患者，在人工肝治疗前要补充血液。③对药物或血浆过敏者，预先行抗过敏治疗。④纠正酸碱平衡、水电解质紊乱。⑤治疗心律失常。⑥术中密切观察血压、心率变化。若出现非心源性低血压，则应补充血容量，必要时使用升压药。如有心律失常，则按心律失常处理。⑦血液灌流综合征患者可预先服用抗血小板聚集药物或改用血浆灌流。

4. 继发感染

①与人工肝治疗管路有关的感染：应做血培养及导管头培养，一般可采用针对革兰阳性菌的抗生素预防性用药。②血源性感染：应特别注意 HCV 和 HIV 感染。

5. 过敏反应

过敏反应包括对血浆、鱼精蛋白及其他血浆代用品的过敏，应停止治疗，给予抗过敏及对症治疗，也可使用糖皮质激素。

6. 失衡综合征

失衡综合征指透析过程中或透析结束后不久出现的以神经、精神系统为主症的症候群，常持续数小时至 24 小时后逐渐消失。其发生主要与尿素等物质移除过多、过快，而造成血液与脑组织间浓度梯度差过大有关。一旦出现明显失衡症状，就应停止透析，及时减轻脑水肿、解痉、降血压及纠正心律失常。

7. 溶血

急性溶血是少见而严重的并发症。一旦发现溶血，应立即停止血泵，夹住血路导管。对有贫血者，应立即补充新鲜血液并给予纯氧吸入。对有高钾血症者，给予相应处理，在纠正溶血原因后可继续透析。

8. 空气栓塞

空气栓塞是人工肝治疗的致命并发症之一。在治疗中一旦发现空气进入人体，应立即阻断静脉回路，给予吸氧。

患者取左侧卧及头低足高位,使空气聚集于右心房。症状严重者可心房抽气。对心搏骤停者,除心肺复苏外,应尽可能同时设法抽出右心房和右心室内空气,以免动脉栓塞加重。必要时可进行高压氧舱治疗。

9. 微粒栓塞

如活性炭等微粒引起的血管栓塞,表现为胸闷、呼吸困难、口唇发绀、休克等。随着技术的不断发展,微粒栓塞在规范的实际操作中已较为罕见。

10. 丢失综合征

丢失综合征是指在血液滤过时丢失氨基酸、蛋白质、葡萄糖等物质后,患者出现乏力、精神萎靡、多汗、低血糖等临床表现。在持续血液滤过时,应注意观察、监测。

11. 血液有形成分的破坏

血细胞水平下降常见于血液灌流和跨膜压过高的血浆置换,治疗时应监测血常规。对治疗前血小板水平已经较低的患者,可采用血浆灌流。

七、人工肝支持系统的疗效判断

(一)近期疗效

1. 治疗前后有效率

患者乏力、食欲缺乏、腹胀、尿少、出血倾向和肝性脑病等临床症状和体征得以改善;血液生化学检查示白/球蛋白比值改善,血胆红素水平下降,胆碱酯酶活力增高,凝血酶原活动度改善;血内毒素下降及血芳香氨基酸和支链氨基酸比值得以改善等。

2. 患者出院时的治愈率或好转率

(1)急性、亚急性肝衰竭以临床治愈率为判断标准。临床治愈标准如下:①乏力、食欲缺乏、腹胀、尿少、出血倾向和肝性脑病等临床症状消失。②黄疸消退,肝脏恢复正常大小。③肝功能指标基本恢复正常。④PTA 恢复正常。

(2)急性、慢性肝衰竭以临床好转率为判断标准。临床好转标准如下:①乏力、食欲缺乏、腹胀、出血倾向等临床症状明显好转，肝性脑病症状消失。②黄疸、腹水等体征明显好转。③肝功能指标明显好转（总胆红素水平降至正常的 2～5 倍以下，PTA＞40％）。

（二）远期疗效

远期疗效用生存率进行评价，分为治疗后半年生存率和治疗后 1 年生存率。

八、生物型人工肝/混合型人工肝进展

目前，生物型人工肝/混合型人工肝的研究仍处于动物实验和临床试验阶段。从理论上讲，理想的生物型人工肝是在体外构建一个与肝脏类似的人工器官，替代肝衰竭患者的肝脏功能。但目前生物型人工肝存在两大方面的难点：①缺乏稳定可靠的细胞源；②缺乏性能结构合理的生物反应器。

目前，解决细胞源难题的突破方向是人源性永生化肝细胞的构建和高效率地分离筛选高纯度、高特异性的干细胞，建立稳定的诱导分化为肝细胞的体外培养系统。近年来，学者们尝试通过使用正常人肝细胞建立永生化细胞系。浙大一院李兰娟团队已成功构建了基于可逆性永生化人肝细胞系 HepLi4 的生物型人工肝，并已完成动物实验。

生物反应器的研发必须更注重开发适宜生物反应器的新型材料及改进生物反应器的结构设计，使之在流体力学及几何学等方面更接近生理状态；设计更合理的人工肝辅助装置，使之更接近于体内肝细胞生长代谢与物质交换的微环境。目前，生物反应器的新型技术包括纳米技术、微流控技术、微重力技术等，相信在未来数年内会取得突破性进展。

（章益民）

参考文献

[1] 李兰娟. 人工肝脏. 2 版. 杭州：浙江大学出版社，2012.

[2] 中华医学会感染病学分会肝衰竭与人工肝学组，中华医学会肝病学分会重型肝病与人工肝学组，肝衰竭诊治指南（2018 年版）. 中华传染病杂志，2019，37(1)：1－9.

妊娠期抗感染及护肝药物选择

妊娠分为 4 期:第 1 期为着床前期(从受精到着床约 12 天);第 2 期为妊早期(13～56 天);第 3 期为妊中期(生长发育期);第 4 期为分娩期(妊晚期)。

一、抗感染药物

1979 年,美国食品和药品监督管理局(FDA)根据药物所具有的对人类不同程度的致畸危险,将其分为 5 个等级标准。A 类:妊娠期患者可安全使用。在人类进行过病例对照研究,证明对胎儿无危害。B 类:有明确指征时慎用。动物实验对胎儿无危害,但尚无人类的研究;或动物实验有不良作用,但在人类尚缺乏很好的对照研究。C 类:在确有应用指征时,应充分权衡利弊决定是否选用。尚无很好的动物实验及人类的研究,或已发现对动物有不良作用,但在人类尚无资料说明有无问题,但用药时可能患者收益大于风险。D 类:避免应用,但在确有应用指征且患者收益大于可能的风险时,需严密观察下慎用;对胎儿有危害,但对妊娠期妇女因其利大于弊,又必须使用。X 类:禁用。已证明对胎儿弊大于利,可致畸形或产生严重的不良作用。至今尚无 A 类抗菌药物,其他等级用药见表 4-6。

表 4-6 常见抗感染药物在妊娠期用药分级

等级	药物	
B 级	β-内酰胺类	青霉素 G,普鲁卡因青霉素,苄星青霉素,阿莫西林,氨苄西林,哌拉西林,美洛西林等; 头孢氨苄,头孢拉定,头孢克洛,头孢丙烯,头孢西丁,头孢美唑,头孢呋辛,头孢他啶,头孢唑肟,头孢曲松,头孢哌酮; 美罗培南,氨曲南
	β-内酰胺酶抑制剂	哌拉西林钠三唑巴坦钠(慎用),阿莫西林克拉维酸钾(慎用),头孢哌酮钠舒巴坦钠,氨苄西林钠舒巴坦钠(慎用)
	大环内酯类	红霉素,阿奇霉素
	林可霉素类	林可霉素,克林霉素(可透过胎盘屏障应用,需权衡利弊)
	抗真菌药	克霉唑,两性霉素 B,两性霉素 B 脂质体
	抗病毒药	阿昔洛韦,伐昔洛韦,替比夫定,替诺福韦,阿扎那韦,恩曲他滨,奈韦拉平
	抗结核药	乙胺丁醇,利福布丁
	其他	磷霉素,大观霉素,甲硝唑,呋喃妥因
C 级	β-内酰胺类	拉氧头孢,亚胺培南西司他丁钠
	大环内酯类	克拉霉素,乙酰螺旋霉素
	磺胺类	磺胺甲噁唑,磺胺异噁唑
	喹诺酮类	环丙沙星,氧氟沙星,左氧氟沙星,莫西沙星
	抗真菌药	酮康唑,氟康唑,伊曲康唑,制霉菌素,氟胞嘧啶,卡泊芬净,米卡芬净
	抗病毒药	更昔洛韦,伐更昔洛韦,膦甲酸钠,齐多夫定,拉米夫定,阿德福韦酯,恩替卡韦,干扰素(说明书提示禁用)
	抗结核药	异烟肼,利福平,吡嗪酰胺,利福喷汀
	其他	氯霉素,万古霉素,利奈唑胺,磺胺嘧啶(分娩时为 D 级),替硝唑

续表

等级	药物	
D级	氨基糖苷类	链霉素,庆大霉素,卡那霉素,妥布霉素,奈替米星,阿米卡星,新霉素
	四环素类	四环素,米诺环素,土霉素,多西环素,替加环素
	抗真菌药	伏立康唑
X级		利巴韦林,沙利度胺

二、妊娠期抗感染药物的选择

1. 青霉素类

青霉素类作用于细菌的细胞壁,对人体无明显毒性。目前的临床应用经验提示,该类药物安全性相对较高,抗菌谱广,是妊娠期应用较多的一类抗菌药物。

2. 头孢菌素类

头孢菌素类是妊娠期应用最广泛的抗菌药物之一,目前未发现有致畸作用。

3. 其他β-内酰胺类

其他β-内酰胺类包括头霉素类、单环酰胺类、氧头孢烯类、碳青霉烯类。目前亦未发现有致畸作用。

4. 氨基糖苷类

氨基糖苷类能自由穿透胎盘,对胎儿可能存在肾脏毒性及听神经毒性,故不宜在妊娠期应用。

5. 大环内酯类

大环内酯类具有较高的妊娠安全性,但妊娠期妇女要避免使用酯化剂型,因为这种剂型能增加肝毒性。

6. 四环素类

四环素类易通过血胎盘屏障进入胎儿体内各种组织中。孕早期应用四环素类,可使胎儿四肢发育不良或小肢畸形;孕中期使用,可使胎儿牙齿发育不良;孕后期使用,可引起妊娠期妇女肝功能衰竭。因此,四环素类在整个孕期都不宜应用。

7. 喹诺酮类

对于喹诺酮类在妊娠期使用的安全性尚有争议。该类药物无致畸作用，但动物实验显示对年幼动物可造成关节损害，并影响软骨发育；然而，病例对照研究未发现妊娠期妇女喹诺酮类药物暴露会引起新生儿关节改变。

8. 糖肽类

万古霉素对胚胎无致畸作用，但对母亲可有听神经、肾脏毒性，快速滴注容易造成红人综合征，导致大量组胺释放引起早产，故临床需权衡利弊决定是否应用。替考拉宁无妊娠期用药安全性资料，FDA 未评价，临床如需应用，可参考万古霉素安全分级。

9. 磺胺类

磺胺类可与胆红素竞争蛋白结合点，致高胆红素血症，有引起新生儿核黄疸的可能，因此妊娠期妇女应谨慎使用。

10. 抗真菌药物

酮康唑有致畸作用，大剂量氟康唑可导致动物流产和死胎增多。大剂量伊曲康唑对母体及胎儿有毒性及致畸作用。妊娠期如需要应用抗真菌药物，可以优先考虑制霉菌素、两性霉素 B 和克霉唑。

11. 抗结核药物

异烟肼和利福平能透过胎盘进入胎儿体内，动物实验证明异烟肼能造成死胎；而利福平对实验动物有致畸作用，在孕期尤其孕早期不宜使用。高剂量乙胺丁醇可引起动物腭裂、胸外露和脊柱畸形等，但在人类尚未得到证实。

三、抗疟药物

1. 奎宁

奎宁能与疟原虫 DNA 结合，形成复合物，抑制 DNA 的复制和 RNA 的转录，从而抑制疟原虫的蛋白合成。但此药有催产作用，还可通过胎盘，引起胎儿听力损害及中枢神经系统、四肢的先天损伤，故妊娠期妇女禁用、FDA 对奎宁的妊娠安全性分级为 X 级。

2. 氯喹

氯喹不能直接杀死疟原虫,但能干扰其繁殖。国内资料显示,妊娠期妇女大量服用可致小儿先天性耳聋、智力迟钝、脑积水、四肢缺陷等,故妊娠期妇女禁用。FDA 对本药的妊娠安全性分级为 C 级。

3. 伯氨喹

伯氨喹在妊娠期妇女禁用,FDA 对本药的妊娠安全性分级为 C 级。

4. 青蒿素

青蒿素是从中药青蒿中提取的高效、速效、低毒抗疟药物。动物实验表明,在小鼠妊娠敏感期给药,可增加吸收胎的发生,但未见致畸作用,且新生育小鼠活动正常。

5. 青蒿琥酯

青蒿琥酯是青蒿素的水溶性衍生物,对抗氯喹的恶性疟原虫有效,服用本药后能迅速控制疟疾的发作,具有速效、高效、低毒等特点。其抗疟疗效显著,不良反应轻且少,已在全球范围内广泛应用。目前,疟原虫对青蒿琥酯的耐药率很低,尤其适用于妊娠期妇女和脑型疟疾患者的治疗。

6. 咯萘啶

咯萘啶是我国创制的一种疟原虫红细胞内期裂殖体杀灭剂。对妊娠的影响尚不明确。

7. 乙胺嘧啶

动物实验证明乙胺嘧啶可引起胎儿畸形;大剂量治疗弓形虫病时,可干扰叶酸代谢,故妊娠期妇女禁用。FDA 对本药的妊娠安全性分级为 C 级。

四、肝病辅助用药

1. 甘草酸制剂

甘草酸制剂用于伴有谷丙氨基转移酶升高的急、慢性肝炎的治疗。因可能出现假性醛固酮症、休克、过敏性休克等不良反应,甘草酸二胺胶囊说明书提示妊娠期妇女不宜使用。注射用复方甘草酸苷注射液提示妊娠期妇女及哺乳期妇女应在权衡治疗利大于弊后慎重选用。

2. 还原性谷胱甘肽

还原性谷胱甘肽具有抗氧化作用和整合解毒作用，用于治疗各种肝病。动物实验未见明显毒性反应，但说明书显示对妊娠期妇女及哺乳期妇女缺少相关研究资料，目前尚不明确。

3. 多烯磷脂酰胆碱

多烯磷脂酰胆碱注射液中含有苯甲醇，而因为其可能穿过胎盘，所以妊娠期妇女应该慎用。而口服胶囊中含有大豆制剂，虽然大豆制剂已经被广泛应用于人类的食物中，到目前为止没有提示此类制剂对妊娠期妇女有毒性影响，但尚无特异性的研究数据。因此，不推荐在妊娠期间以及哺乳期间应用本品。

4. 腺苷蛋氨酸

腺苷蛋氨酸为人体生理活性物质，可调节肝细胞膜流动性，促进解毒过程中硫化物的合成，防止胆汁淤积。因此可用于妊娠期和哺乳期患者。

5. 熊去氧胆酸

熊去氧胆酸通过促进胆汁分泌而改善胆汁淤积症状。动物实验显示在妊娠早期对胚胎有毒性，妊娠早期禁用，FDA 妊娠用药为 B 级。

（张旋）

参考文献

［1］ Pan CQ, Duan Z, Dai E, et al. Tenofovir to prevent hepatitis B transmission in mothers with high viral load. New England Journal of Medicine, 2016, 374(24): 2324－2334.

［2］ Millstein LG. FDA's "pregnancy categories". New England Journal of Medicine, 1980, 303(12): 706.

自身免疫性肝病

自身免疫性肝病是指机体的免疫系统以自身肝脏为攻击对象而导致的疾病。临床上以肝实质细胞或胆管上皮细胞为靶抗原(靶器官),分别表现为自身免疫性肝炎(autoimmune hepatitis,AIH)、原发性胆汁性肝硬化(primary biliary cirrhosis,PBC)、原发性硬化性胆管炎(primary sclerosing cholangitis,PSC)和自身免疫性胆管炎(autoimmune cholangitis,AIC)。同时伴有肝实质细胞和胆管细胞上皮受损的称为重叠综合征。

一、自身免疫性肝炎

(一)概　述

自身免疫性肝炎(AIH)是一种病因不明的慢性肝炎,以高免疫球蛋白血症、循环自身抗体和组织学上有界面性肝炎及汇管区浆细胞浸润为特征。患病人群涉及所有年龄、性别和种族。女性在成人(71%～95%)和儿童(60%～76%)患者中均占比较大。临床表现可为无症状、慢性病程或出现急性肝衰竭。对所有急、慢性肝炎患者,包括肝移植术后移植物功能障碍者,均应考虑本诊断。AIH 常合并肝外自身免疫性疾病,无特异性诊断指标,诊断基于对临床表现、生化检查、血清免疫学和组织学表现的综合判断。AIH 可进展至肝纤维化、肝硬化、肝衰竭,甚至导致患者死亡,或需要肝移植。免疫抑制治疗可改善患者预后,但需长期维持。

AIH 的组织学改变是界面性肝炎(interface hepatitis),汇管区有大量浆细胞浸润,并向周围肝实质侵入形成界面炎症。肝小叶内可见肝细胞形成玫瑰花结(多个肝细胞围绕胆小管)和(或)点状、碎片状坏死,进而出现桥接坏死甚至多小叶坏死。但汇管区炎症一般不侵犯胆管系统,也无脂肪变性或肉芽肿。几乎所有 AIH 都存在不同程度的纤维化,严重病例可出现肝硬化。AIH 病理改变不易与慢性病毒性肝炎、酒精性肝炎、药物性肝炎、PBC、PSC 等相鉴别(见表 4-7)。

表 4-7　AIH 分层及疾病状态

疾病状态	定义
AIH	特征性组织学异常（淋巴-浆细胞浸润、界面性肝炎），AST、ALT 和总 IgG 水平升高，存在一种或多种特征性自身抗体
非活动性肝硬化	肝硬化门静脉和纤维带均无炎性浸润
急性重症 AIH	黄疸，1.5＜INR＜2，无肝性脑病；无基础肝病史
急性肝衰竭	INR≥2；发病 26 周内出现，无基础肝病史
生化缓解	血清 AST、ALT 和 IgG[1] 水平复常
组织学缓解	治疗后肝组织炎症消失
治疗失败	经过标准化治疗后，患者生化指标或组织学检查仍在恶化
不完全应答	治疗后，患者生化指标和组织学检查改善，但未达到缓解标准
复发	诱导缓解和停药后（或不依从）出现疾病活动加剧
治疗不耐受	由于药物相关副作用，无法继续维持治疗

注：1）肝硬化患者在生化缓解后 IgG 可能持续升高；INR，国标标准化比值。

AIH 一般在 10～30 岁及 40～50 岁呈 2 个发病高峰，起病缓慢，类似于慢性病毒性肝炎，约 1/3 的病例类似急性病毒性肝炎。症状轻重不一，轻者可无症状。一般表现为疲劳、上腹不适、瘙痒、食欲不振等。早期有肝大，通常还有脾大、黄疸、蜘蛛痣等。晚期发展至肝硬化，可有腹水、肝性脑病等。

肝外表现可有持续发热伴急性、复发性、游走性大关节炎。常伴闭经，可有牙龈出血、鼻出血、满月面容、痤疮、多体毛、皮肤紫纹，还可以有甲状腺炎和肾小球肾炎等表现。当合并肝外表现时，多提示疾病处于活动期。

（二）诊　断

1. 根据临床表现、实验室检查和肝穿刺活检可诊断 AIH。基本要点包括：①排除病毒性肝炎，酒精、药物和化学物质的肝毒性作用及遗传性肝脏疾病；②转氨酶水平显著异常；③高球蛋白血症，γ-球蛋白或 IgG＞正常上限的 1.5 倍；④血清自身抗体阳性，ANA、SMA 或 LMK-1 抗体滴度≥1：

80(儿童 1∶20);⑤肝组织学见界面性肝炎及汇管区大量浆细胞浸润,而无胆管损害、肉芽肿等病变;⑥女性患者,伴有其他免疫性疾病及糖皮质激素治疗有效有助于诊断(见图 4-1)。

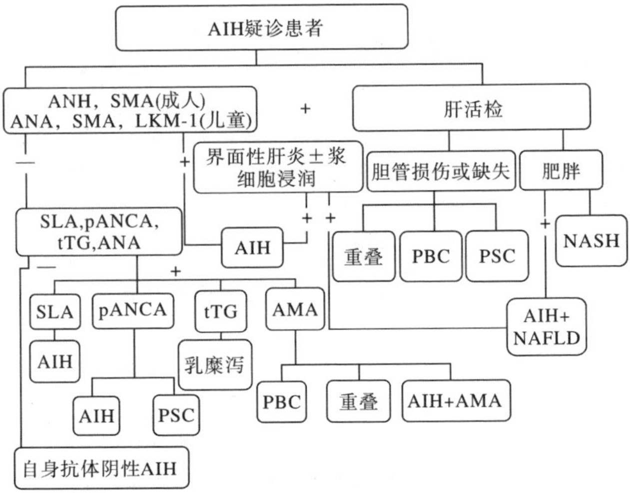

图 4-1　自身免疫性肝炎诊断流程

注:ANA=抗核抗体;SMA=平滑肌抗体;LKM-1=肝肾微粒体抗体 1 型;SLA=抗可溶性肝抗原;pANCA=核周型抗中性粒细胞胞浆抗体;tTG=抗组织谷氨酰胺转移酶;AMA=抗线粒体抗体;PBC=原发性胆汁性胆管炎;PSC=原发性硬化性胆管炎;NASH=非酒精性脂肪性肝炎;NAFLD=非酒精性脂肪性肝病。

2. AIH 的免疫学分类见表 4-8。

表 4-8　AIH 免疫学分类

特征	Ⅰ型	Ⅱ型	Ⅲ型
自身抗体	抗核抗体(ANA),抗平滑肌抗体(SMA),抗可溶性肝抗原/肝胰抗体(抗 SLA/LP)	抗肝肾线粒体抗体 1(抗 LKM-1)(90%)	抗 SLA/LP(100%)
相关自身抗体	抗中性粒细胞核周抗体(pANCA),抗去唾液酸糖蛋白受体(抗 ASGPR)	抗肝胞质抗原-1 抗体(抗 LC-1),抗 ASGPR	ANA, SMA, 抗 ASGPR

续表

特征	Ⅰ型	Ⅱ型	Ⅲ型
发病年龄	所有年龄均可，30～45 岁多见	2～14 岁	任何年龄
共存免疫性疾病	自身免疫性甲状腺炎，溃疡性结肠炎，关节炎	白癜风、甲状腺炎、扁平苔癣，Ⅰ型糖尿病、溶血性贫血	与Ⅰ型一致
遗传因素	DRB1×0301,0401	HLA-B14，HLA-DR3	不确定
自身抗原	不定	P-450 IID6(CYP2D6)	转运核糖核蛋白复合体［tRNP（Ser）Sec］
		P-450 IA2(APS1)	
		P-450 IA6(APS1)	
治疗	糖皮质激素	糖皮质激素	糖皮质激素

Ⅱ型 AIH 又分为Ⅱa 型 AIH(无 HCV，多见年轻女性)和Ⅱb 型 AIH(男性为主，合并 HCV 阳性，尤以老年男性为主)。小部分 AIH 患者自身抗体阴性，可能存在目前尚不能检出的自身抗体，有人称之为Ⅳ型。Ⅳ型 AIH 与慢性隐源性肝病的区别是前者对糖皮质激素治疗有效，而后者多无效。

特殊类型 AIH：①HCV 与 AIH 并存：大多属Ⅰ型 AIH，ANA(＋)，而 SMA(－)或 LKM-1(＋)，常致干扰素不良反应；②肝移植后新发 AIH：如同Ⅰ型，对抗排异治疗无效，对泼尼松和硫唑嘌呤有效。

有些患者 AIH 可与其他自身免疫性肝病(如原发性胆汁性肝硬化、原发性硬化性胆管炎等)并存，被称为重叠综合征(overlap syndrome)。

此外，高达 20％的 AIH 患者上述自身抗体呈阴性(即血清阴性 AIH)。对于那些常规自身抗体呈阴性但仍疑诊 AIH 的患者，可以考虑加测额外的自身抗体。抗可溶性肝抗原抗体存在于 7％～22％的Ⅰ型 AIH 患者，对诊断具有高特异度(99％)，且与疾病严重程度和停药后复发有关。非典型 pANCA 常见于Ⅰ型 AIH 患者(50％～92％)，但缺乏诊断特异性，其也可见于PSC、AIH-PSC重叠综合征患者等。

(三)治　疗

对于未经治疗的AIH儿童和成人患者，若非肝硬化或急性重症，AASLD建议将布地奈德联合硫唑嘌呤，或泼尼松(龙)联合硫唑嘌呤作为初始一线治疗方案(条件性推荐，确定性低)(见图4-2)。

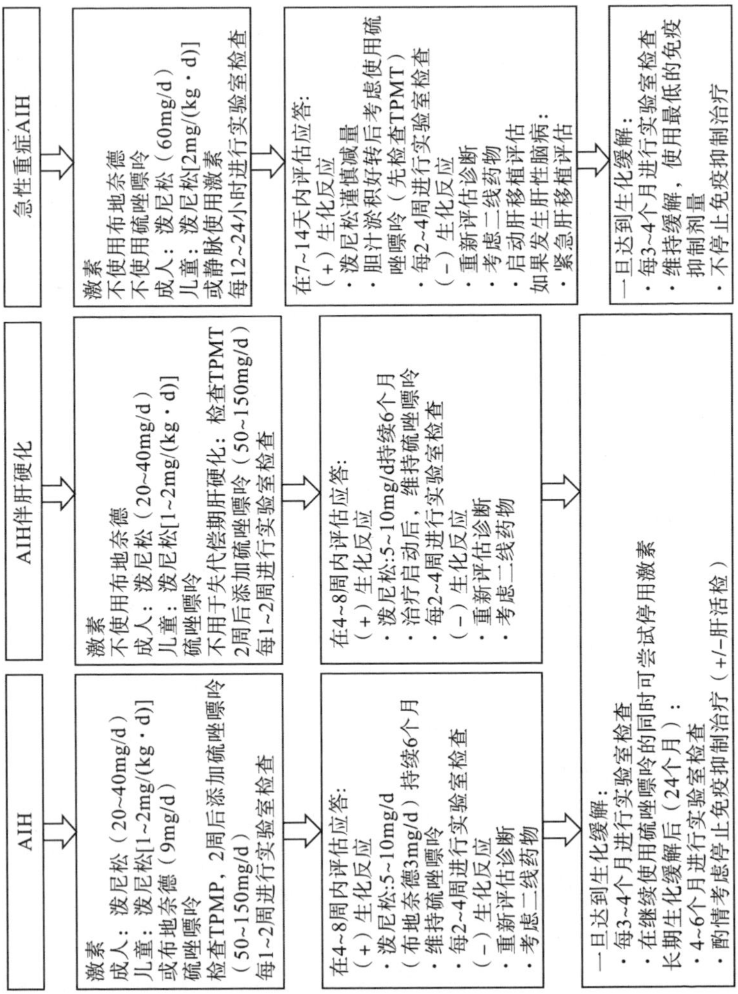

图4-2　AIH治疗方案

1. 对符合下列条件的患者应予以免疫抑制剂治疗：转氨酶水平明显升高（＞正常上限的 10 倍）；转氨酶水平中度升高（＞正常上限的 5 倍）伴血清球蛋白明显升高（＞正常上限的 2 倍）；组织学见桥状坏死或多小叶坏死。对不符合上述条件者，治疗根据临床情况而定。

2. 相对治疗指征：症状轻，AST 为正常的 3～9 倍，或 AST≥正常的 5 倍，伴血清球蛋白＜正常的 2 倍，病理提示为汇管周围炎。

3. 无治疗指征：无症状，试验指标轻度异常，对药物不耐受，重度血细胞减少，AST＜正常的 3 倍，病理示肝硬化，局灶界面炎，汇管区肝炎，失代偿肝硬化伴静脉曲张出血。

4. 联合治疗：运用于 AIH 成年患者，无应用硫唑嘌呤的禁忌，肥胖、绝经期妇女，糖尿病不稳定性高血压，骨质疏松症等患者。

糖皮质激素对本病多有良效，目前美国肝病研究协会推荐治疗方案如表 4-9 所示。

表 4-9　AIH 免疫抑制剂治疗方案

	联合治疗方案		强的松方案
给药时间（周）	强的松（mg/d）	硫唑嘌呤（mg/d）	强的松（mg/d）
1	30	50	60
1	20	50	40
2	15	50	30
维持治疗终点	10	50	20
相对禁忌证	血细胞减少、活动性恶性肿瘤、妊娠或计划妊娠、不能耐受硫唑嘌呤、硫代嘌呤甲基转移酶缺陷、短程（≤6 个月）试验性治疗		绝经期后、骨质疏松、情绪不稳定、疮、库欣综合征、肥胖、高血压、糖尿病

大多数 AIH 患者对治疗有较好的反应，可长期存活。约 20%～40%的患者无效。对上述治疗无效者，有人试用环孢

霉素 A、FK506、西罗莫司、环磷酰胺等治疗。熊去氧胆酸(UDCA)具有免疫调节、保护肝细胞和去除脂溶性胆盐的作用,可用于治疗 AIH/PBC 重叠综合征患者。

少数治疗无效或已发生肝硬化患者最终发展至失代偿期肝硬化;对晚期患者,施行肝移植可提高存活率。

二、原发性胆汁性肝硬化

(一)概　述

原发性胆汁性肝硬化(primary biliary cirrhosis,PBC)是一种病因未明的慢性进行性胆汁淤积性肝脏疾病。其病理改变主要以肝内细小胆管的慢性非化脓性破坏、汇管区炎症、慢性胆汁淤积、肝纤维化为特征,最终发展至肝硬化和肝衰竭。多数病例在明确诊断时可无临床症状。血清抗线粒体抗体(AMA)阳性率很高,但并非 100%。

本病绝大多数见于中年女性,男女比例约为 1∶9,其中 40～60 岁患者占 85%～90%。其起病隐匿、缓慢,无症状的患者约占首次诊断的 20%～60%,其主要通过生化指标筛选做出诊断;随着病情的进展,最终多在 2～4 年内出现症状。早期症状较轻,本病最常见的首发症状为乏力和皮肤瘙痒,乏力的严重程度与肝脏的病变程度不相平行。瘙痒常出现于发现黄疸前数月至 2 年左右,可以是局部性的,也可以是全身性的,多在夜间加剧。少数患者同时出现瘙痒和黄疸,少见先有黄疸后出现瘙痒者。黄疸出现后尿色深黄,粪色变浅,皮肤渐有色素沉着。

其因长期肝内胆汁淤积导致分泌和排泄至肠腔的胆汁减少,影响脂肪的消化吸收,可有脂肪泻和脂溶性维生素吸收障碍,进而出现皮肤粗糙和夜盲症(维生素 A 缺乏)、骨软化和骨质疏松(维生素 D 缺乏)、出血倾向(维生素 K 缺乏)等。由于胆小管阻塞,血中脂类总量和胆固醇水平持续增高,可形成黄瘤,黄瘤为黄色扁平斑块,常见于眼睑内眦附近和后发际,为组织细胞吞噬多量胆固醇所致。当出现肝功能衰竭时,血清脂类水平下降,黄瘤亦逐渐消散。

肝中度或显著肿大，常在肋下 4～10cm 处，质硬，表面平滑，压痛不明显；脾也呈中度以上肿大；晚期出现腹水、门静脉高压症与肝功能衰竭，病变长期发展可并发肝癌。此外，还可伴有干燥综合征、甲状腺炎、系统性硬化、复发性无症状尿路感染、类风湿关节炎等自身免疫性疾病的临床表现。

(二)诊断和鉴别诊断

中年以上女性，慢性病程，有显著皮肤瘙痒、黄疸、肝大，伴有胆汁淤积性黄疸的生化改变而无肝外胆管阻塞证据时，要考虑本病，可做进一步检查以明确诊断。美国肝病研究协会建议的诊断标准如下：①胆汁淤积的生化指标，如碱性磷酸酶等水平升高大于 6 个月；②B 超或胆管造影检查示胆管正常；③ AMA 或 AMA-M_2 亚型阳性；④如血清 AMA/AMA-M_2 阴性，肝穿刺组织学检查结果符合 PBC。

国内诊断要点：①中年女性，瘙痒，倦怠；②血 ALP 或 GGT 正常上限的 4～5 倍；③血胆红素水平正常或升高；④AMA≥1∶40 或 AMA-M_2 阳性；⑤MRCP 或 ERCP 无肝内胆管异常；⑥病理结果符合 PBC。

鉴别诊断：首先应排除肝内外胆管阻塞引起的继发性胆汁性肝硬化，可采用各种影像学检查，如超声、经皮肝穿刺胆管造影、ERCP 等，明确肝内外胆管有无阻塞。此外，还要与原发性硬化性胆管炎、药物性肝内胆汁淤积、肝炎后肝硬化以及其他类型肝硬化等鉴别。部分患者具有 PBC 的典型临床症状、生化特征和组织学的所有表现，但 AMA 持续阴性。需与 AIH 鉴别诊断。

(三)治　疗

本病无特效治疗方法，主要是对症和支持治疗。对所有肝功能异常的患者，均应进行治疗。至今尚无应用免疫抑制剂治疗延长 PBC 患者寿命的报道，熊去氧胆酸(ursodeoxycholic acid，UDCA)可全面改善胆汁淤积的血清生化指标，延缓患者需要进行肝移植的时间，并有可能延长患者寿命。饮食以低脂肪、高热量、高蛋白为主。脂肪泻患者可补充中链甘油三酯,辅以低脂饮食。针对脂溶性维生素缺乏,补充维生素 A、D_3、K,并注意补钙。对瘙痒严重者,可试用离子交换树脂-考来烯胺(消胆胺 3g,每日 4 次)。

UDCA 对本病的疗效已得到肯定;该药可减轻内源性胆汁酸的肝毒性,保护肝细胞膜,增加内源性胆汁酸的分泌,且可减少 HLA Ⅰ类和Ⅱ类抗原分子在肝细胞膜上的异常表达,而兼有免疫调节作用。该药对部分患者能改善临床症状和实验室指标,延迟疾病进展,服用有效的患者宜长期服用。UDCA 的最适剂量尚未确定,目前多主张 13～15mg/(kg・d)。对 UDCA 无效的病例,可视病情试用糖皮质激素、甲氨蝶呤、硫唑嘌呤、环孢素、秋水仙碱等,但这些药物的疗效均未得到肯定。

若进展到肝硬化阶段,则治疗同肝硬化;对晚期患者,可施行肝移植手术,提高存活率。肝移植后,部分 PBC 可能复发。

三、原发性硬化性胆管炎

PSC 多发于中青年男性,70%左右的患者合并炎症性肠病(主要是溃疡性结肠炎)。其特征性病理改变为胆管纤维化性炎症,可累及肝内、肝外胆管,或肝内外胆管同时受累,诊断主要依靠典型的 ERCP 改变。PSC 可并发胆管癌,伴有溃疡性结肠炎的 PSC 更易并发结肠癌。PSC 的主要诊断依据包括:①临床症状和体征病史(乏力、瘙痒、黄疸、肝大、脾大及炎症性肠病的表现);②血清生物化学改变(ALP 水平升高),通常升高 3 倍,如测到自身抗体阳性,为重叠现象;③影像学检查(B 超、MRCP、ERCP 等)胆管造影上有硬化性胆管炎的典型改变(肝内外胆管狭窄与扩张相间,且呈串珠状改变);④除外引起硬化性胆管炎的其他病因。自身抗体检查,特别是 ANCA 阳性支持本病的诊断,但不具有特异性。肝组织病理学检查有助于排除其他病因和进行分期,但是由于病变的局灶性分布及肝活体组织检查取材过小等因素,仅 30%的患者发现典型的 PSC 改变,约 5%～10%的患者肝活体组织检查正常。PSC 治疗同 PBC。

（鹿娟）

参考文献

［1］ Trivedi PJ, Hirschfield GM. Recent advances in clinical practice：epidemiology of autoimmune liver diseases. Gut,2021,70(10):1989－2003.

［2］ Bunchorntavakul C, Reddy KR. Diagnosis and management of overlap syndromes. Clin Liver Dis,2015,19(1):81－97.

［3］ Carbone M, Neuberger JM. Autoimmune liver disease,autoimmunity and liver transplantation. J Hepatol,2014,60(1):210－223.

［4］ Talwalkar JA, Kim WR. Medical and economic impact of autoimmune hepatitis. Clin Liver Dis,2002,6(3):649－667.

［5］杨宁,刘雁声,韩英.原发性胆汁性胆管炎-自身免疫性肝炎重叠综合征的诊治.临床肝胆病杂志,2020,36(3):697－700.

［6］姚定康,谢渭芬.原发性胆汁性肝硬化和原发性硬化性胆管炎的研究现状.肝脏,2004,(S1):81－86.

脂肪性肝病

一、简　述

脂肪性肝病(fatty liver disease,FLD)简称脂肪肝,是由饮酒、肥胖等多种原因所致的,以肝细胞弥漫性脂肪改变为病理特征的一组临床综合征。脂肪肝在我国的患病率高达25%以上,起步年龄趋向于年轻化。脂肪肝起病隐匿,临床症状轻微且缺乏特异性,但若不引起重视,可逐渐进展为肝硬化,部分可发生肝衰竭和肝细胞肝癌,严重危害人们生命健康。脂肪性肝病根据有无过量饮酒史,可分为酒精性脂肪性肝病(alcoholic liver disease,ALD)和非酒精性脂肪性肝病(non-alcoholic fatty liver disease,NAFLD)两大类。ALD已成为我国最主要的慢性肝病之一,患者在初期通常表现为脂肪肝,进而可发展成酒精性肝炎、肝纤维化和肝硬化,严重酗酒时可诱发广泛肝细胞坏死,甚至引起肝功能衰竭。NAFLD是与胰岛素抵抗(IR)和遗传易感密切相关的一种代谢应激性肝损伤,疾病谱包括非酒精性肝脂肪变、非酒精性脂肪性肝炎(NASH)、肝硬化和肝细胞癌(HCC)。NAFLD还与代谢综合征(MetS)、2型糖尿病(T2DM)、动脉硬化性心血管疾病以及结直肠肿瘤等的高发密切相关。2020年,NAFLD更名为代谢相关脂肪性肝病(MAFLD)。随着肥胖和代谢综合征的流行,NAFLD已成为我国慢性肝病的首要原因。

二、诊断要点

(一)酒精性脂肪性肝病

1. 有长期饮酒史(一般超过5年),折合乙醇量,男性≥40g/d,女性≥20g/d;或2周内有大量饮酒史,折合乙醇量>80g/d。但应注意性别、遗传易感性等因素的影响。换算公式:乙醇量(g)=饮酒量(mL)×乙醇含量(%)×0.8。

2. 临床症状为非特异性,可无症状,或有右上腹胀痛、食欲不振、乏力、体重减轻及黄疸等;随着病情加重,可有神经精神性症状、蜘蛛痣、肝掌等表现。

3. 可有肝功能、PT等多项指标升高。其中,AST/ALT>3,血清γ-谷氨酰转肽酶(GGT)升高,MCV升高,为酒精性脂肪性肝病的特点。禁酒后,这些指标可明显下降,通常在4周内基本恢复正常(但GGT恢复较慢)。

4. 肝脏B超、CT、MRI或瞬时弹性成像检查有典型表现。

5. 排除嗜肝细胞病毒现症感染、药物和中毒性肝损伤、自身免疫性肝病等。酒精性脂肪性肝病有轻症酒精性脂肪性肝病、酒精性脂肪肝、酒精性肝炎、酒精性肝纤维化和酒精性肝硬化等临床分型。

(二)非酒精性脂肪性肝病

1. 需要除外酒精性脂肪性肝病、基因 3 型 HCV 感染、自身免疫性肝炎、肝豆状核变性等可导致脂肪肝的特定肝病，并除外药物、全胃肠外营养、炎症性肠病、乳糜泻、甲状腺功能减退症、库欣综合征等导致脂肪肝的特殊情况。

2. 病理学上的显著肝脂肪变和影像学诊断的脂肪肝是 NAFLD 的重要特征，肝脂肪变及其程度与肝脏炎症损伤和纤维化密切相关，并可预测代谢综合征和 2 型糖尿病的发病风险。B 超是脂肪肝影像学诊断的首选工具：①明亮肝：肝近场回声弥漫增强，回声强于肾脏。②肝内结构不清。③肝远场回声逐渐衰减。受控衰减参数(CAP)是肝瞬时弹性成像平台定量诊断脂肪肝的新技术，能够检出 5%以上的肝脂肪变，准确区分轻度肝脂肪变与中-重度肝脂肪变。但 CAP 区分不同程度肝脂肪变的诊断阈值及其动态变化的临床意义尚待明确。CT 和 MRI 检查主要用于弥漫性脂肪肝伴有正常肝岛以及局灶性脂肪肝与肝占位性病变的鉴别诊断。

3. 血清 ALT 正常并不意味着无肝组织炎症损伤，ALT 增高亦未必是 NASH。肝活组织检查至今仍是诊断 NASH 的金标准，可准确评估肝脂肪变、肝细胞损伤、炎症坏死和纤维化程度。肝脂肪变、气球样变和肝脏炎症合并存在是诊断 NASH 的必备条件。

4. 肝纤维化的评估。在 NAFLD 患者中诊断显著肝纤维化和肝硬化对预后判断的价值大于区分单纯性脂肪肝与 NASH。许多因素可以影响 NAFLD 患者肝纤维化的动态变化，应用临床参数和血清纤维化标志物不同组合的多种预测模型，可粗略判断有无显著肝纤维化(≥F2)和进展期肝纤维化(F3，F4)。其中，NAFLD 纤维化评分(NFS)的诊断效率可能最高。基于 FibroScan 的 VCTE 检测的肝弹性值(LSM)对 NAFLD 患者肝纤维化的诊断效率优于 NFS、APRI、FIB-4 等预测模型，有助于区分无/轻度肝纤维化(F0，F1)与进展期肝纤维化(F3,F4),但是至今仍无公认的阈值用于确诊肝硬化。

5.需要全面评估人体学指标和血清糖脂代谢指标及其变化,并进行心血管事件风险评估。

三、治疗要点

(一)酒精性脂肪性肝病治疗

1.戒酒。这是治疗ALD的最主要和最基本的措施。对酒精依赖患者,应坚持心理教育,并可予以药物辅助治疗,提高戒酒率,预防及处理戒酒综合征(可用安定类药物镇静治疗)。

2.营养支持。长期酗酒者常见蛋白质营养不良和维生素缺乏症,需要良好的营养支持,在戒酒的基础上应提供高蛋白低脂饮食,并注意补充维生素B、维生素C、维生素K及叶酸。

3.药物治疗。糖皮质激素可改善重症ALD患者的生存率。美他多辛可加速酒精从血液中清除,有助于改善酒精中毒症状、酒精依赖以及行为异常。S-腺苷蛋氨酸可改善ALD患者的临床症状和生化指标。多烯磷脂酰胆碱对ALD有防止组织学恶化的趋势。甘草酸制剂、水飞蓟素类、多烯磷脂酰胆碱和还原型谷胱甘肽等药物有不同程度的抗氧化、抗炎、保护肝细胞膜及细胞器等作用,临床应用可改善肝脏生化指标。双环醇治疗也可改善酒精性肝损伤。但不宜同时应用多种抗炎保肝药物,以免加重肝脏负担及因药物间相互作用而引起不良反应。ALD患者常伴肝纤维化,因此可适当选用抗纤维化中成药或方剂治疗。

4.积极处理酒精性肝硬化的并发症,如门静脉高压、食管胃底静脉曲张、自发性腹膜炎、肝性脑病及肝细胞肝癌等。

5.肝移植。对严重酒精性肝硬化患者终末期可考虑肝移植,但术前需戒酒3～6个月,且无其他脏器的严重酒精性损伤。

(二)非酒精性脂肪性肝病治疗

治疗NAFLD的首要目标为减肥和改善IR,预防和治疗代谢综合征、2 型糖尿病及其相关并发症，从而减轻疾病负担，改善患者生活质量并延长寿命；次要目标为减少肝脂肪沉积，避免导致 NASH 和慢加急性肝功能衰竭，阻断肝病进展，减少肝硬化、HCC 及其并发症的发生。

1. 改变不良生活方式。通过健康饮食和加强锻炼的生活方式改变不良行为，以控制体重、减小腰围，包括适当控制膳食热量摄入以及调整膳食结构方案，如限制含糖饮料及糕点，增加全谷类食物及膳食纤维摄入，一日三餐定时适量，严格控制晚餐的热量和晚餐后进食行为。避免久坐少动，根据个人兴趣选择能够坚持的体育锻炼方式等。

2. 针对代谢综合征的药物治疗。对于经 3～6 个月生活方式干预未能有效减肥和控制代谢危险因素的，建议根据相关指南与专家共识应用药物治疗，除非患者有肝衰竭或肝硬化失代偿。他汀类药物可安全用于 NAFLD 和 NASH 患者降低血清 LDL-C 水平，以防止心血管事件的发生。二甲双胍尽管对 NASH 并无治疗作用，但可以改善 IR、降低血糖和辅助减肥，建议用于 NAFLD 患者预防和治疗 2 型糖尿病。

3. 减肥手术。国际糖尿病联盟建议，重度肥胖（BMI≥40kg/m^2）的 2 型糖尿病患者，以及中度肥胖（35kg/m^2≤BMI≤39.9kg/m^2）但保守治疗不能有效控制血糖的 2 型糖尿病患者，都应考虑减肥手术。轻度肥胖（BMI 为 30～34.9kg/m^2）患者如果保守治疗不能有效控制代谢和心血管危险因素，也可以考虑减肥手术。亚裔群体的 BMI 阈值应下调 2.5kg/m^2。亚洲国家以袖状胃切除术最为常用。

4. 针对肝损伤的药物治疗。有必要应用保肝药物保护肝细胞、抗氧化、抗炎，甚至抗肝纤维化。在综合治疗的前提下，以下患者可合理选用多烯磷脂酰胆碱、维生素 E、水飞蓟宾、甘草酸制剂、双环醇、还原型谷胱甘肽、腺苷蛋氨酸及熊去氧胆酸等。①肝组织学确诊的 NASH 患者。②临床特征、实验室及影像学检查等提示存在 NASH 或进展性肝纤维化，例如合并代谢综合征和 2 型糖尿病、血清氨基酸转移酶水平持续性升高、肝瞬时弹性检查 LSM 值显著增高的患者。③在应用相关药物治疗代谢综合征和 2 型糖尿病过程中出现肝脏氨基酸转移酶水平升高的患者。④合并药物性肝损伤、自身免疫性肝炎、慢性病毒性肝炎或其他肝病的患者。建议根据肝损伤类型、程度以及药物效能和价格,选择 1～2 种相关药物,疗程一般需要 1 年以上。

5.减少附加打击以免加重肝脏损害。NAFLD 特别是 NASH 患者应避免体重急剧下降,应避免极低热量饮食减肥,避免使用可能有肝毒性的中西药物,慎用保健品,限制饮酒并避免过量饮酒。

6.积极处理肝硬化的并发症。对失代偿期肝硬化、HCC 等患者可考虑肝移植,但需加强等待期的评估和管理,移植术后仍需有效控制体重和防治糖脂代谢紊乱,降低术后并发症的发生率。

（王捷）

参考文献

[1] 中华医学会肝病学分会脂肪肝和酒精性肝病学组.酒精性肝病防治指南(2018 年更新版).实用肝脏病杂志,2018,21(2):170－176.

[2] 中华医学会肝病学分会脂肪肝和酒精性肝病学组.非酒精性脂肪性肝病防治指南(2018 年更新版).临床感到病杂志,2018,34(5):947－957.

[3] 陈灏珠,林果为.实用内科学.北京:人民卫生出版社,2010.

糖皮质激素的临床应用

糖皮质激素属于类固醇激素(甾体激素)。生理剂量的糖皮质激素在体内作用广泛,不仅为糖、蛋白质、脂肪代谢的调控所必需,而且具有调节钾、钠和水代谢的作用,对维持机体内外环境平衡有重要作用。药理剂量的糖皮质激素主要有抗炎、免疫抑制、抗病毒和抗休克等作用。但激素长期应用可引起一系列不良反应，其严重程度与用药剂量及用药时间呈正比。其不良反应主要有以下几个方面。①医源性库欣综合征，如向心性肥胖、满月脸、皮肤紫纹瘀斑、自发性骨折甚或骨坏死（如股骨头无菌性坏死）等。②诱发或加重细菌、病毒和真菌等各种感染。③诱发或加剧胃十二指肠溃疡，甚至造成消化道大出血或穿孔。④高血压、充血性心力衰竭、动脉粥样硬化和血栓形成。⑤高脂血症，尤其高甘油三酯血症。⑥肌无力、肌肉萎缩、伤口愈合迟缓。⑦激素性青光眼、激素性白内障。⑧精神症状如焦虑、兴奋等，甚者可诱发精神失常、癫痫发作。⑨儿童长期应用可影响生长发育。⑩长期外用糖皮质激素类药物可出现局部皮肤萎缩变薄、毛细血管扩张、色素沉着、继发感染、口周皮炎及酒渣鼻样皮损等不良反应。⑪吸入型糖皮质激素的不良反应包括声音嘶哑、咽部不适和念珠菌定植、感染。长期使用较大剂量吸入型糖皮质激素者也可能出现全身不良反应。

一、结核病

结核病是由结核分枝杆菌感染引起的慢性传染病。糖皮质激素用于治疗结核病的有利因素是：糖皮质激素非特异性抗炎作用能抑制病变区毛细血管扩张，降低其血管壁与细胞膜通透性，减少渗出和炎性细胞浸润。糖皮质激素可以稳定细胞内溶酶体膜，保护线粒体，减轻充血、渗出和水肿，减轻机体对结核分枝杆菌的变态反应所致的免疫损伤，同时能缓解支气管痉挛，改善肺通气。但在糖皮质激素使用过程中，也可抑制细胞免疫功能，使结核分枝杆菌得以活跃增殖，导致病情加重。因此，目前主张在达到治疗目的情况下，激素的使用尽可能采取低剂量、短疗程原则。具体情况有以下几种。

(1)结核性心包炎：早期在有心包积液的情况下，在积极抽取心包积液、化疗的同时，应常规予以糖皮质激素治疗，减少心包积液渗出，避免或减轻心包膜纤维粘连及增厚，避免心包缩窄而影响心功能。一般，泼尼松 20～30mg/d；心包积液消失或厚度少于 5mm、体温正常后可采用小剂量递减法，每周减 1～2 次，总疗程不超过 6 周。

(2)结核性脑膜炎或脑膜脑炎：主张早期在全身抗结核治疗的基础上使用糖皮质激素，目的是减少炎症渗出物、降低颅压、减轻脑水肿，并能改善脑脊液循环，减少椎管粘连梗阻，预防脑积水与脑软化。需要注意使用糖皮质激素后出现的机体免疫抑制状态，避免出现结核全身播散。推荐剂量：泼尼松 30～40mg/d，或地塞米松 5mg/d，疗程视脑脊液蛋白及颅压改善情况而定。一般情况下，在脑脊液蛋白＜700mg/L 时，逐渐减少糖皮质激素用量。

(3)结核性胸膜炎及腹膜炎：在全身抗结核治疗、积极抽液后，使用糖皮质激素有助于缩短胸膜渗出的时间，降低胸膜增厚和粘连的风险。可选择泼尼松 20～30mg/d 或地塞米松 5mg/d，待体温正常后可逐渐减量，每周减 1～2 次，总疗程不超过 6 周。

(4)血行播散性肺结核：当肺内炎症渗出导致伴有低氧血症及高热时，化疗药物配伍糖皮质激素有利于消除肺部炎症渗出，改善肺换气功能，缓解低氧状态、高热等中毒症状，保护重要脏器功能。一般为泼尼松 30mg/d，总疗程不超过 8 周，病情好转后逐渐减量。

下列情况下使用糖皮质激素需要慎重，如：耐多药结核病；艾滋病与结核病并发，结核病 HIV 感染者，结核分枝杆菌和 HIV 双重感染者；肺结核并发糖尿病；妊娠肺结核；肺结核合并严重高血压；结核病合并活动性消化性溃疡。

二、严重急性呼吸综合征

严重急性呼吸综合征(SARS)，又称传染性非典型肺炎，是由 SARS 冠状病毒(SARS coronavirus，SARS CoV)引起的具有明显传染性、以肺炎为主要表现、可累及多个器官(系统)的呼吸道传染病。对于重症且达到急性肺损伤标准的病例，应及时规律地使用糖皮质激素，以减轻肺的渗出、损伤和后期的肺纤维化，并改善肺的氧合功能。对成年人，推荐静脉给药，甲泼尼龙 2～4 mg/(kg・d)，具体剂量可根据病情及个体差异进行调整。对少数危重患者，可考虑短期(3～5 天)甲泼尼龙冲击疗法(500mg/d)。当临床表现改善或 X 线胸片显示肺内阴影有所吸收时，应及时减量至停用。一般每 3～5 天减量 1/3，通常静脉给药 1～2 周后可改为口服泼尼松或泼尼松龙，一般用药不超过 4 周，不宜过大剂量或过长疗程使用。

三、高致病性人禽流感(简称人禽流感)

人禽流感患者有相当比例发展至重症肺炎，在短期内出现急性呼吸窘迫综合征(acute respiratory distress syndrome，ARDS)。通过对症支持治疗，早期使用奥司他韦抗病毒治疗以及免疫调节治疗，可以改善预后。治疗中应用糖皮质激素可以抑制肺组织局部的炎性损伤，减轻全身的炎症反应状态，防止肺纤维化等。一般推荐静脉使用：氢化可的松 200mg/d 或甲泼尼龙 0.5～1mg/(kg・d)，5～7 日，在临床状况控制好转后，及时减量至停用。但目前，尚无证据证明应用糖皮质激素对人禽流感患者的预后有益，一般不推荐使用。

四、新型冠状病毒肺炎

新型冠状病毒肺炎(COVID-19)为新发急性呼吸道传染病，目前已成为全球性重大的公共卫生事件。对于氧合指标进行性恶化、影像学进展迅速、机体炎症反应过度激活状态的患者，短期内(一般建议 3～5 日，不超过 10 日)酌情静脉使用糖皮质激素，建议剂量相当于甲泼尼龙 0.5～1mg/(kg・d)，应注意到较大剂量糖皮质激素由于免疫抑制作用，可能会延缓对病毒的清除。

五、手足口病

手足口病是由肠道病毒[以柯萨奇 A 组 16 型(coxsackievirus

A 16,CoxA16),肠道病毒 71 型(enterovirus 71,EV71)多见]引起的急性传染病。其主要症状表现为手、足、口腔等部位的斑丘疹、疱疹;少数重症病例可出现脑膜炎、脑炎、脑脊髓炎、肺水肿及循环障碍等,多由 EV71 感染引起,致死原因主要为重症脑干脑炎及神经源性肺水肿。重症病例有神经系统受累者,可酌情应用糖皮质激素治疗,静脉使用甲泼尼龙 1～2mg/(kg·d),或氢化可的松 3～5mg/(kg·d),或地塞米松 0.2～0.5mg/(kg·d),5～7 日,待病情稳定后,尽早减量或停用。个别病例进展快、病情凶险,可考虑加大剂量,如在 2～3 日内给予甲泼尼龙 10～20mg/(kg·d)(单次最大剂量不超过 1g),或地塞米松 0.5～1mg/(kg·d),待病情稳定后,尽早减量或停用。

六、肺孢子菌肺炎

肺孢子菌肺炎是肺孢子菌引起的肺部感染,是免疫功能低下患者常见的、严重的机会感染性疾病。临床特征为发热、干咳、呼吸急促、呼吸困难和发绀等,症状呈进行性加重,病死率高。患者和隐性感染者为本病传染源,主要通过空气飞沫传播。对于急性重症患者(呼吸空气时 $PaO_2 \leqslant$ 70mmHg),可在抗肺孢子菌治疗的基础上,静脉使用甲泼尼龙 0.5～1mg/(kg·d),或等效剂量口服泼尼松 40mg/d,待临床症状改善后及时减量至停用。

七、中枢神经系统感染

在对细菌、真菌、病毒等各种病原微生物引起的中枢神经系统感染的治疗过程中,经常会用到糖皮质激素。糖皮质激素与通过血脑屏障的药物联合使用,可以起到抑制非特异性炎症、减轻脑水肿、防止脑膜粘连等作用,有利于缩短病程,提高救治成功率。研究认为,对化脓性脑膜炎患者使用激素,并不降低死亡风险,但对神经系统后遗症以及听力缺失有改善作用。临床上,呈暴发型化脓性脑膜炎的患者,中毒症状明显,在有效足量抗生素治疗的基础上,可酌情使用糖皮质激素,以减轻中毒症状,并降低发生脑膜粘连的风险。

病毒性脑膜炎/脑炎是一种自限性疾病，临床短程激素治疗可能有利于缩短病程，可静脉使用地塞米松 5～10mg/d，一般连用 5～7 日，待症状改善后停用。对于起病急骤、病情危重的患者，例如单纯疱疹病毒性脑炎，在伴有严重脑水肿、颅内高压和颅内明显出血灶的情况下，大量糖皮质激素可能有效减轻水肿，控制炎症反应，从而改善预后。针对结核性脑膜炎，在给予正规的抗结核治疗的基础上，短程使用糖皮质激素，可以减轻神经系统的中毒症状，抑制炎症反应，减少脑脊液蛋白渗出而导致的蛛网膜下腔阻塞，缓解脑水肿引起的颅内压增高。对于隐球菌性脑膜炎患者，强调病因治疗，可在诱导期使用两性霉素 B 时联合小剂量地塞米松治疗，以改善药物不良反应。也有文献报道，激素的使用能通过非特异抗炎作用，减轻炎症渗出，改善颅内高压症状。但在隐球菌感染治疗中，若使用两性霉素 B 脂质体、三唑类药物等抗真菌治疗，不常规使用激素。

八、脓毒症

针对脓毒症患者，基础治疗需要给予足量、足疗程、有效浓度的抗生素，为改善毒血症状可临时使用糖皮质激素，不建议常规使用激素，或使用激素退热，避免感染扩散或继发二重感染。在出现脓毒症休克时，对于经液体复苏和血管活性药物治疗后，血流动力学仍不能稳定的患者，可考虑使用小剂量激素，一般选择氢化可的松 200～300mg/d，5～7 日。目前，对激素应用于脓毒症休克的临床疗效，研究结论尚不统一，所以临床应根据患者情况酌情使用。

九、激素应用副作用

短时间内使用短效激素，出现不良反应的风险较小。但长期应用激素，可出现以下一种或多种不良反应。①医源性库欣综合征，如向心性肥胖、满月脸、皮肤紫纹瘀斑、自发性骨折甚或骨坏死（如股骨头无菌性坏死）等。②诱发或加重各种细菌、病毒和真菌等感染。③诱发或加剧胃十二指肠溃疡，甚至造成消化道大出血或穿孔。④高血压、充血性心力衰竭、动脉粥样硬化和血栓形成。⑤高脂血症，尤其高甘油三酯血症。⑥肌无力、肌肉萎缩、伤口愈合迟缓。⑦激素性青光眼、激素性白内障。⑧精神症状，如焦虑、兴奋等，甚者可诱发精神失常、癫痫发作。⑨儿童长期应用可影响生长发育。⑩长期外用糖皮质激素类药物可出现局部皮肤萎缩变薄、毛细血管扩张、色素沉着、继发感染、口周皮炎及酒渣鼻样皮损等不良反应。⑪吸入型糖皮质激素的不良反应包括声音嘶哑、咽部不适和念珠菌定植、感染等局部反应，长期使用也可出现全身不良反应。临床上针对可能的不良反应，可以提前干预，例如调整激素使用时间以接近生理节律，选择代谢快速的激素剂型等；也可以通过使用药物避免不良反应，例如使用护胃以及补充钙质等。同时在激素使用过程中，需密切观察不良反应，一旦出现不良反应，要及时调整或停止用药。

1. 停药反应及反跳现象

糖皮质激素减量应在严密观察病情与糖皮质激素反应的前提下个体化处理，要注意可能出现的以下现象。

(1)停药反应：在长期中或大剂量使用糖皮质激素时，若减量过快或突然停用，患者可出现肾上腺皮质功能减退样症状，轻者表现为精神萎靡、乏力、食欲减退、关节和肌肉疼痛，重者可出现发热、恶心、呕吐及低血压等，危重者甚至可发生肾上腺皮质危象，需及时抢救。

(2)反跳现象：在长期使用糖皮质激素时，若减量过快或突然停用，可使原发病复发或加重，应恢复糖皮质激素治疗并常需加大剂量，待稳定后再慢慢减量。

2. 感染病科激素用药

感染性疾病原则上不使用糖皮质激素治疗，在发热原因不明的情况下严禁盲目使用激素退热，但在某些情况下，如严重感染导致休克、呼吸衰竭及严重炎症反应综合征等，可以适当应用糖皮质激素辅助治疗。某些细菌感染性疾病(如中毒性细菌性痢疾、暴发型流行性脑脊髓膜炎及重型肺炎等）在有效抗感染的基础上，可加用糖皮质激素辅助治疗；病毒性疾病，如严重急性呼吸综合征（severe acute respiratory syndrome，SARS）、重症流行性感冒并发呼吸衰竭等，也可用糖皮质激素辅助治疗。在对所有感染性疾病使用糖皮质激素时，皆应慎重并严格掌握适应证。

十、激素等效转换

糖皮质激素按作用时间可分为短效、中效与长效三类；按给药途径可分为口服、注射、局部外用或吸入。具体等效剂量见表 4-10。

表 4-10　常用糖皮质激素类药物比较

类别	药物	等效剂量(mg)	作用持续时间(h)
短效	氢化可的松	20	8～12
	可的松	25	8～12
中效	泼尼松	5	12～36
	泼尼松龙	5	12～36
	甲泼尼松龙	4	12～36
	曲安西龙	4	12～36
长效	地塞米松	0.75	36～54
	倍他米松	0.6	36～54

注：等效剂量以氢化可的松为标准计。

（陈佳佳）

参考文献

［1］李兰娟，任红. 传染病学. 2 版. 北京：人民卫生出版社，2018.

［2］卫生部办公厅. 糖皮质激素类药物临床应用指导原则. 2011 年 2 月印发.

［3］Dheda K，Barry CE，Maartens G. Tuberculosis. Lancet，2016，387(10024)：1211－1226.

［4］Golden MP，Vikram HR. Extrapulmonary tuberculosis：an overview. Am Fam Physician，2005，72(9)：1761－1768.

[5] 国家卫生健康委办公厅,国家中医药管理局办公室. 新型冠状病毒肺炎诊疗方案(试行第八版). 2020 年 8 月印发.

[6] Brouwer MC, McIntyre P, Prasad K, et al. Corticosteroids for acute bacterial meningitis. Cochrane Database Syst Rev,2015,2015(9):CD004405.

[7] Maras Genç H, Uyur Yalçln E, Sayan M, et al. Clinical outcomes in children with herpes simplex encephalitis receiving steroid therapy. J ClinVirol,2016,80:87—92.

[8] Kamei S,Sekizawa T,Shiota H,et al. Evaluation of combination therapy using aciclovir and corticosteroid in adult patients with herpes simplex virus encephalitis. J Neurol Neurosurg Psychiatry,2005,76(11):1544—1549.

[9] Prasad K, Singh MB, Ryan H. Corticosteroids for managing tuberculousmeningitis. Cochrane Database Syst Rev,2016,4(4):CD002244.

[10] Williamson PR, Jarvis JN, Panackal AA, et al. Cryptococcal meningitis: epidemiology, immunology, diagnosis and therapy. Nature Reviews Neurology,2017,13(1):13—24.

[11] 中华医学会感染病学分会. 隐球菌性脑膜炎诊治专家共识. 中华传染病杂志,2018,36(4):193—199.

[12] Venkatesh B, Finfer S, Cohen J, et al. Adjunctiveglucocorstieoid therapy in patients with septic shoek. N Engl J Med,2018,378(9) :797.

[13] Rhodes A,Evans LE,Alhazzani W,etal. Surviving sepsis campaign: international guidelines for management of sepsis and septic shock: 2016. Critical Care Medicine,2017,45(3): 486.

[14] 王吉耀. 内科学. 北京:人民卫生出版社,2008.

糖皮质激素的临床应用

肝移植

肝移植经过半个多世纪的发展，已成为治疗各种终末期肝病的最有效手段。随着外科手术技术的进步、围手术期管理的成熟和免疫抑制剂的发展，肝移植术后患者存活率也得到了明显提高。2018 年中国肝移植质量报告显示，肝移植术后 1 周，患者死亡率为 2.2%，良性终末期肝病肝移植受者，3 年累积生存率为 78.5%；符合杭州标准的肝癌肝移植受者，3 年累积生存率为 75.8%。

一、肝移植适应证

1. 失代偿期肝硬化

各种病因导致的失代偿期肝硬化是肝移植的主要适应证。

(1)病毒性肝炎后肝硬化：①乙型肝炎后肝硬化：是我国最多见的肝移植适应证。②丙型肝炎后肝硬化：在欧美及日本人中多见。随着核苷类似物和新型抗丙肝药物的出现，肝移植术后病毒性肝炎的复发率已能得到有效控制。

(2)酒精性肝硬化：是仅次于病毒性肝炎后肝硬化的常见肝移植适应证。一般要求患者术前戒酒半年以上，同时有较好的家庭与社会心理支持系统，方能施行手术。部分术前未有效进行酒精戒断的患者，移植术后可能会出现酒精戒断综合征而加重围手术期病情。

(3)自身免疫性肝炎肝硬化：包括原发性胆汁性肝硬化、重叠综合征、原发性硬化性胆管炎等。

(4)胆汁淤积性肝炎肝硬化：包括手术治疗无效的肝内胆管结石、先天性胆道闭锁、Caroli 氏病、家族性胆汁淤积病等。

2. 肝功能衰竭

不同病因导致的肝衰竭，在内科治疗无效后，均可考虑肝移植。在我国，肝衰竭最常见的原因是乙肝，其次为药物，如非甾体类药物、某些中药(如土三七、何首乌等)均被报道可能引起肝衰竭。其他少见原因包括老年戊型肝炎、妊娠急性脂肪肝、肝切除术后肝衰竭等。按病程分类,可分为急性肝衰竭、亚急性肝衰竭、慢性肝衰竭和慢加急性肝衰竭,后两者是最多见的需要进行肝移植的肝衰竭类型。

3. 先天性代谢性肝病

先天性代谢性肝病包括肝豆状核变性(Wilson 病)、糖原累积征、Alagille 综合征、枫糖尿症、α_1-抗胰蛋白酶缺乏症、高同型半胱氨酸血症、酪氨酸血症、血色素沉积症、Crigler-Najjar 综合征、原卟啉血症、Ⅱ型高脂蛋白血症、家族性铁累积性疾病、长短链脂肪酰转移酶缺乏病、Ⅲ型尿素循环酶缺乏症、Ⅰ型高草酸盐沉积症、家族性高胆固醇血症、鸟氨酸转移酶缺乏症、Nieman-Pick 综合征、Neville 综合征等。上述先天性代谢性肝病的病理生理过程复杂,随病情进展可引起一系列并发症,诊断明确后行肝移植多可治愈。因患者多为儿童,故适合活体肝移植或劈离式肝移植。部分代谢性肝病的病肝可作为多米诺移植的供肝。

4. 肝脏肿瘤

(1)肝恶性肿瘤:包括肝细胞癌、胆管细胞癌、肝血管内皮肉瘤、肝囊腺癌、平滑肌肉瘤等。理论上,除外肝外转移的肝恶性肿瘤,均可施行肝移植。肝移植尤其适合肿瘤多发或存在肝硬化无法手术切除的病例。肝移植能同时去除肿瘤和硬化的肝组织,避免残余病肝组织恶变的可能。继发性肝脏肿瘤中,来自类癌肝转移癌者的肝移植后效果较好。肝转移性神经内分泌癌病变广泛,疼痛剧烈或伴严重激素相关症状也可施行肝脏移植,以改善生存质量和(或)延长生存期。国外有对结肠癌肝转移患者行肝移植治疗的报道,但我国供肝资源相对短缺,故较少见。

原发性肝细胞肝癌是肝癌肝移植的主要适应证。但肝移植术后肝癌复发仍是困扰临床医生的棘手问题。随着肝癌的介入治疗、放疗、靶向药物和免疫治疗的进步,对肝癌肝移植适应证的把握需要比以往更严密周全。因此，严格掌握肝癌肝移植的适应证，及术前术后综合治疗，可降低肝移植术后肿瘤的复发率。

目前，临床上常用的肝癌肝移植的标准有以下几种。

①米兰标准(Milan criteria，于 1996 年提出)：单一结节，直径≤5cm；多结节(≤3 个)，每个直径≤3cm；无大血管浸润及肝外转移。符合米兰标准的原发性肝癌患者，肝移植术后 4 年生存率为 85%；超过米兰标准者，肝移植术后 4 年生存率为 50%。米兰标准是第 1 个得到大多数国际移植中心认可或接受的原发性肝癌肝移植的入选标准，也是目前全球应用最广泛的原发性肝癌肝移植的入选标准，其科学性已得到全球广泛实践的证明。然而，米兰标准对于中国较为庞大的肝癌人群来说，似乎过于严格。

②加州大学洛杉矶分校标准(UCSF Criteria，于 2001 年提出)：单一癌灶，直径≤6.5cm；多癌灶(≤3 个)，每个癌灶直径≤4.5cm，累计癌灶直径≤8cm；无大血管浸润及肝外转移。

③杭州标准：是由浙江大学医学院附属第一医院肝移植中心于 2008 年提出的中国的肝癌肝移植标准。内容包括：肿瘤没有大血管侵犯和肝外转移；所有肿瘤结节直径之和不大于 8cm，或所有肿瘤结节直径之和大于 8cm，但是满足术前甲胎蛋白(AFP)水平小于 400ng/mL 且组织学分级为高、中分化。符合该标准的原发性肝癌患者肝移植术后 1 年生存率达 88%，3 年生存率达 75%。杭州标准较米兰标准更适合中国的肝癌人群，扩大了适合肝移植的受者人群，且不增加术后肝癌复发率。

(2)肝良性肿瘤：包括肝巨大血管瘤、肝多发性腺瘤病等。当肝良性肿瘤造成明显腹胀、压迫症状，对生活质量造成明显影响时，也可考虑肝移植。

5. 其他

其他包括肝小静脉闭塞症、布加综合征(Budi-Chiari

syndrome)、先天性肝纤维化、囊性纤维性肝病、多囊肝、肝棘球蚴病(包虫病)、严重的难复性肝外伤等。

再次肝移植的适应证包括移植肝动脉血栓形成、肝静脉狭窄导致的肝流出道梗阻、原发性移植肝无功能、肝移植术后缺血性胆道病、难治性排异反应等。

二、肝移植术前评估与准备

等待肝移植的终末期肝病患者病情重、变化快,术前的病情与术后并发症发生率及存活率密切相关。因此,在移植术前做好针对等待移植受者的全方位评估和准备工作,十分重要。

首先要通过病史采集、体格检查、辅助检查,对患者进行全面、准确的诊断。这个诊断包括对肝脏疾病本身的诊断,还包括对其他重要脏器的功能评估,从而做出是否符合肝移植适应证,是否存在肝移植禁忌证的判断。尤其需要对危重症患者进行全身各个重要脏器的功能评估,必要时进行积极干预,比如人工肝支持治疗、肾脏替代治疗、气管插管机械通气等,为等待合适供肝创造条件。

1. 肾损伤

肾损伤是失代偿期肝硬化和肝衰竭的常见并发症,需判断原因,常见的原因包括肝肾综合征、乙肝相关性肾病、IgA肾病等,出现肾功能不全后应尽快停止使用所有肾毒性药物,纠正诱发肾功能不全的原因,如积极补充血浆等胶体,减少利尿剂的使用。若肾功能继续恶化,应及时行肾脏替代治疗。若肾损伤持续时间较久、肾脏缩小,需考虑肝肾联合移植的可能性。大部分肝肾综合征患者在接受肝移植后,肾功能可以得到恢复或缓解,但也有肝移植术后肾功能仍不能恢复而需要血透维持的情况。

2. 感染

终末期肝病患者常见腹腔感染和肺部感染。腹腔感染大部分为自发性腹膜炎,致病菌大多为条件致病菌,以革兰阴性肠杆菌科为代表。自发性腹膜炎一般不被认为是肝移植禁忌证，术前的病原学诊断有助于选择术后抗感染药物。肺部感染多见于慢性肝衰竭患者，以曲霉菌和念珠菌为代表的真菌感染最为多见。目前，伏立康唑和棘白菌素类抗真菌药物对上述病原体的治疗效果理想，所以病灶较小的轻度肺真菌感染不再是肝移植禁忌证，但具体需根据患者的全身情况进行充分评估。血流感染是肝移植的明确禁忌证。

3.凝血功能障碍

在术前积极纠正凝血功能障碍，给予血浆、血小板，必要时给予凝血酶原复合物和纤维蛋白原，有助于减少术前脑出血等严重并发症，也可减少术中及术后早期腹腔出血。

4.呼吸功能不全

部分终末期肝病患者存在低氧血症，需考虑肝肺综合征的可能。肝硬化门脉高压患者中有13%～24%会发生肝肺综合征，这是由肺内血管扩张致氧弥散受损引起的。因此，肝移植术前肺功能的检测有重要意义。动脉血气分析、胸部X线以及超声心动图（右心声学造影）的检测有助于帮助诊断。肝肺综合征所引起的低氧血症在肝移植后会很快得到改善。部分肝衰竭肝性脑病患者会出现呼吸衰竭，此时需及时进行气管插管机械通气，为等待肝移植争取机会。

5.肝性脑病

肝衰竭患者并发肝性脑病是病情加重的表现，此时需及时对症处理，完善脑CT检查，排除脑出血的可能。4期肝性脑病患者昏迷时间久，出现癫痫、中枢性高热时，需警惕移植后脑功能无法恢复的可能，脑电图检查可帮助判断病情。

6.营养评估

终末期肝病患者大多存在不同程度的营养不良。移植术前营养不良是术后机械通气时间长、ICU停留时间长、切口愈合不良和感染的危险因素。因此，术前应对受者营养状态进行充分评估，并积极纠正营养不良状态。给予适量优质蛋白质以及低脂饮食，并补充足够维生素，有助于缓解病情、防止肝性脑病和保护胃肠道黏膜屏障功能。为了防止发生肝昏迷,氨基酸应以支链氨基酸为主。营养支持的途径包括肠内营养支持和肠外营养支持。

7.心理评估

移植术前需对患者进行全面的精神和心理状态评估,并对患者及其家属进行肝移植方面的专业知识科普教育,并以此来了解患者和家属的心理状态、精神状态、社会经济状态。还必须充分告知患者及其家属移植后可能发生的并发症,及长期存活率的情况。

8.血型不合肝移植

由于供肝资源有限,所以对部分重症患者可考虑行 ABO 血型不合肝移植。围手术期用利妥昔单抗、血浆置换和免疫球蛋白等,可使血型不合肝移植受者的长期存活率达到与血型相合肝移植受者相当的水平。目前普遍认为,术前受者的血型抗体低于 1∶16 是安全的。故对于重症患者,若患者有血型不合肝移植的意愿,建议术前进行血型抗体检测,并可以通过血浆置换的手段降低血型抗体。

三、肝移植手术方式

按供肝来源和类型不同,肝移植可分为全肝移植、活体肝移植、劈裂式肝移植、多米诺肝移植等。按供肝植入方式不同,可分为经典原位肝移植和背驮式肝移植。经典原位肝移植,供肝肝上下腔静脉与受者肝上下腔静脉行端端吻合。背驮式肝移植的门静脉、肝动脉和胆管吻合与经典原位肝移植相同,区别在于肝静脉流出道的吻合方式,目前多采用改良背驮式。以大阻断钳部分阻断受者下腔静脉前侧壁,在其前壁剪开,口径与供肝肝上下腔静脉相仿,与供肝肝上下腔静脉行端侧吻合。背驮式肝移植的优点在于手术过程中只需部分阻断下腔静脉,对受者血流动力学影响小,肾脏回流影响小,有利于保护肾脏及心肺功能,但较易造成流出道狭窄。目前较统一的观点是,经典原位肝移植与背驮式肝移植不存在孰优孰劣,建议根据移植中心及移植外科医师所擅长的术式及相应的配套设备、供肝情况、受者原发病和相应的解剖情况，因人而异地选择比较适宜的移植术式。

四、肝移植术后管理及并发症处理

肝移植术后早期需要进行重症监护管理，此时要关注包括移植肝功能在内的多个重要脏器的功能恢复。而肝移植术后的长期管理也需要引起重视。并发症的及时诊断和积极处理，对改善肝移植受者的存活率有重要意义。

1. 原发性移植物无功能及移植肝功能延迟恢复

原发性移植物无功能（primary graft nonfunction，PNF）是肝移植术后早期最为严重的并发症。与其他并发症比较，肝移植术后 PNF 的发生率并不高，文献报道约为 0.6%～10%；但如果发生，就不得不行再次肝移植。PNF 的危险因素包括供肝脂肪肝、小体积肝、冷热缺血时间过长等。

移植肝功能延迟恢复（delayed graft function，DGF）比 PNF 多见。DGF 的危险因素包括边缘性供肝、冷热缺血时间过长等。大部分 DGF 经过术后积极治疗可以恢复，治疗手段包括糖皮质激素、血浆置换等。当 DGF 不能恢复时，需要考虑行再次肝移植。

2. 出血

出血是肝移植术后常见的并发症之一。在移植肝功能和凝血功能尚未正常时，容易发生肝移植术后出血。常见出血部位有门静脉吻合口、肝静脉吻合口、膈静脉、活体肝移植或劈裂式肝移植断面。此时需积极评估手术止血的可能。

3. 感染

感染是肝移植术后最常见的并发症之一，居移植后早期死亡原因首位。其发生取决于受者免疫抑制状态与暴露于感染源之间的平衡是否被打破。在移植后不同时间段，易罹患的感染病原体也有所不同。近年来，耐碳青霉烯类肠杆菌科感染因致病性和致死率较高，逐渐受到重视。而供体来源的感染也不容忽视。肝移植后感染的防治原则：重视供、受者术前潜在感染情况；术后加强营养支持；充分引流；在保证移植肝功能正常的基础上，免疫抑制剂最小化应用。

4. 血管并发症

血管并发症包括肝动脉血栓形成、肝动脉吻合口狭窄、门静脉血栓形成、门静脉吻合口狭窄、肝静脉流出道梗阻等。移植术后早期需每日进行多普勒超声检查，这样可以帮助及时发现上述血管并发症。处理不及时的肝动脉血栓形成会导致移植肝功能衰竭或慢性胆道并发症。门静脉狭窄或血栓形成则会导致门脉海绵样变，增加消化道出血的可能。肝静脉流出道梗阻则会造成移植肝功能异常及顽固性腹水。治疗手段包括介入、溶栓及手术。手术是早期血管并发症的主要治疗手段。部分血管并发症是再次肝移植的适应证。

5. 胆道并发症

胆道并发症仍是肝移植术后最多见的并发症之一。胆道并发症的发生率为 5%～50%，常影响受者的生活质量，部分导致移植肝失功，受者长期存活率降低。胆道并发症是再次肝移植的最多见原因。

胆道并发症根据发生部位可分为吻合口问题与非吻合口问题。吻合口问题包括吻合口狭窄、吻合口漏、胆总管结石、胆管炎等，此类情况大多可以通过 ERCP、PTCD 等介入手段进行处理，部分患者需要手术治疗。非吻合口问题包括累及肝门部胆管癌胆管甚至肝内胆管的缺血性胆道病、肝内胆管结石。血型不合肝移植术后，血型抗体介导的排斥反应(antibody mediated rejection，AMR)造成的胆管损伤也属于此类。非吻合口问题处理较为棘手，ERCP 等手段往往效果不佳，必要时需行再次移植。

6. 排斥反应

排斥反应是器官移植术后不可避免的病理生理过程，肝移植也不例外。大多数患者术后会发生一次或多次排斥反应，并导致 5%～10% 的移植肝失功。按照发生时间和病理学特征，肝移植术后排斥反应分为超急性排斥反应、急性排斥反应和慢性排斥反应。临床肝功能变化结合病理学检查可以帮助诊断。超急性排斥反应在肝移植中极为少见。急性排斥反应多发生于术后 1 个月，临床表现为转氨酶水平升高，处理不及时则出现胆红素水平升高，病理表现为汇管区炎性细胞浸润、门静脉和(或)中央静脉内皮炎，以及胆管损伤；免疫抑制剂加量通常具有良好的治疗效果，必要时行大剂量糖皮质激素治疗或 ATG 治疗。当上述治疗效果不佳，临床症状迁延不愈时，则可进展为慢性排斥反应，病理学表现为小胆管减少或消失。

ABO 血型不合肝移植术后可能发生血型抗体介导的排斥反应，此时的处理手段包括血浆置换、利妥昔单抗、免疫球蛋白等，目的是降低受者体内的抗供体血型抗体。

7. 代谢并发症

代谢病作为肝移植术后慢性并发症之一，在肝移植术后较为常见，是肝移植术后发生慢性肾病、心血管疾病、感染和非酒精性脂肪肝的重要危险因素，在很大程度上影响着患者的生活质量和长期生存。肝移植术后，糖尿病的发生率为 30%～40%，高血压的发生率超过 50%，血脂异常为 40%～66%，高尿酸血症为 14%～53%、肥胖症为 18%～30% ，且随术后时间的延长呈递增趋势。肝移植术后代谢病与免疫抑制剂关系密切，包括糖皮质激素、他克莫司、环孢素、西罗莫司在内的免疫抑制剂均在不同程度上对代谢病的形成、发生和发展造成影响。而大多数代谢病可以通过早期干预进行预防和治疗。肝移植术后代谢病的管理应在改善饮食结构和生活方式的基础上，根据受者的个体差异选择合适的免疫抑制剂，必要时使用药物治疗。

8. 肾损伤

肾损伤作为肝移植术后常见并发症之一，对受者的生活质量和长期存活产生较大影响。急性肾损伤(acute kidney injury，AKI)和慢性肾脏病(chronic kidney disease，CKD)的发生率分别为 17%～95%和 17.6%～80%。肝移植后第 1 年，终末期肾脏病(end-stage renal disease，ESRD，即 CKD-5 期)的发生率为 5%～8%；而到了肝移植后第 5 年和第 10

年,ESRD的发生率分别达到18%和25%;肝移植后25年,行肾移植的比例达到9%。肝移植术后肾损伤不仅导致患者住院频率增高、住院时间延长、费用增加,并且可能引起感染、高血压、营养不良、贫血、电解质紊乱、骨质疏松等疾病,患者长期存活率显著下降。移植术前已经存在的肾损伤、糖尿病、术中及术后早期出血、以他克莫司和环孢素为代表的钙调磷酸酶抑制剂(CNI)、西罗莫司等,均是造成或加重移植后肾损伤的危险因素。防治手段包括:术前积极处理已经存在的肾损伤,减少术中出血,使用CNI最小化或延迟使用方案,预防及治疗代谢病,必要时行肾脏替代治疗或肾移植。

9. 原发病复发

原发病复发包括肝癌复发和乙肝复发。随着恩替卡韦、替诺福韦酯等新一代核苷类似物药物的普遍使用,肝移植术后乙肝复发已经非常少见。肝癌复发成为最主要的原发病复发问题。肝移植术后肝癌复发率与术前肿瘤负荷密切相关,所以减少复发的关键是把握肝癌肝移植标准,建议将杭州标准作为适合中国人群的肝癌肝移植标准。部分晚期肝癌患者在排除肝外转移后也可行肝移植治疗,此时应充分重视术后肝癌复发的可能性,定期进行影像学和血清学检测,及早发现和诊断,积极采取介入治疗、放疗、靶向药物治疗等手段,选择以西罗莫司为基础的免疫抑制方案,对减少或延迟复发时间有积极作用。

五、肝移植伦理

器官捐献绝大部分来自于公民死亡自愿捐献,少部分来自于亲体间活体捐献。根据我国卫生健康委2019年颁发的《人体捐献器官获取与分配管理规定》,开展器官捐献的医院必须成立由器官移植外科医生、神经科医生、重症医学科医生和护士等组成的人体器官获取组织(Organ Procurement Organization,OPO),而开展肝移植的医院则须成立"人体器官移植技术应用与伦理委员会",负责本院器官移植的伦理审查工作。2011年4月,中国人体器官分配与共享系统

(Chinese Transplant Organ Response System，COTRS)正式运行。该系统包括移植等待者预约名单与器官捐献者登记，及器官匹配两块内容，对等待移植的受体及登记捐献的供体进行医学和社会信息的登记和更新，并对捐献器官进行分配。

（沈括）

参考文献

[1] 中国肝移植注册中心. 2018 年中国肝脏移植医疗质量报告. 中国肝移植注册中心，2019.

[2] 中国医师协会器官移植医师分会，中华医学会器官移植学分会肝移植学组. 中国肝移植受者代谢病管理专家共识(2019 版). 中华移植杂志(电子版)，2019，13(3)：187－194.

[3] 中国医师协会器官移植医师分会，中华医学会器官移植学分会肝移植学组. 中国肝移植受者肾损伤管理专家共识(2017 版). 中华移植杂志(电子版)，2017，11(3)：130－137.

[4] 中国医师协会器官移植医师分会，中华医学会器官移植学分会肝移植学组. 中国肝癌肝移植临床实践指南(2018 版). 中华移植杂志(电子版)，2018，12 (4)：145－150.

肠道微生态稳态在肝病中的价值

一、肠道菌群的组成和功能

肠道菌群在机体出生时便开始形成，随后几天中逐步完善。最初，新生儿的分娩和喂养方式决定菌群的定植模式。最先定植的细菌能够调节宿主肠道上皮细胞基因的表达，创造一个有利于它们定植的环境，同时抑制随后进入该环境的细菌的生长。因此，最初定植的菌群与宿主成年后稳定的菌群模式密切相关。近年来，随着分子生物学技术在感染微生态学上的应用，根据细菌 16S rRNA 序列的分类，发现肠道内寄住的微生物群的种类超过 800 种，主要有拟杆菌属、梭菌、乳杆菌、大肠菌属和双歧杆菌属等；数量超过 10^{14}，约 10 倍于人体细胞,绝大多数为厌氧菌。

人体肠道菌群可以看作机体中的一个细菌器官:由不同的细胞系组成,并且细胞之间以及细胞与宿主之间可以相互沟通;消耗、储存和再分配能量;调节重要的化学转化;通过繁殖进行自身维护和修复。通过对无菌动物的研究,越来越多的发现表明,肠道菌群对宿主的生理、病理过程有着重要的影响,具有十分重要的生理功能。

1.代谢功能

结肠微生物群的主要代谢功能是对食物残渣以及肠道上皮细胞分泌的黏液进行发酵分解。基因的多样性使肠道菌群为宿主提供多种不同的酶与生化途径打下了基础。在结肠,碳水化合物的发酵是主要的能量来源。结肠菌群在维生素的合成和钙、铁、镁等离子吸收方面也发挥重要的作用。

2.营养功能

肠道菌群与肠道上皮细胞的相互作用对上皮细胞的增殖也产生极大的影响,由菌群发酵作用产生的三种主要的短链脂肪酸在刺激肠道上皮细胞的增殖中发挥重要作用。

3.促进机体免疫

肠道黏膜是免疫系统与外环境之间的主要界面。肠道相关淋巴组织是人体最大的免疫细胞群。宿主与肠道黏膜表面菌群的相互作用对机体免疫系统的发育、成熟十分重要。菌群在无菌动物肠道定植后,肠道相关淋巴组织的构成出现改变,肠上皮淋巴细胞增加,滤泡和黏膜固有层生发中心内B淋巴细胞增多,血清中免疫球蛋白浓度升高。

4.屏障保护功能

共栖菌群在抵御外来菌定植肠道、维护肠道生态环境稳定上发挥关键作用。无菌动物缺乏这种保护很容易发生感染。肠道菌群主要通过以下几种机制发挥屏障功能:营养竞争、肠道上皮细胞黏附位点竞争以及产生抗菌物质。

二、肠道菌群与肝脏关系

肝脏与肠道菌群系统在解剖位置上相互关联,并且通过门静脉及肠系膜淋巴系统,肝脏与肠道菌群之间在功能上也存在密切的关系。肠肝循环是肝脏氧化反应和肠道菌群还原反应相互影响的结果。在重型肝炎中,由于肝脏功能严重受损,所以通过改变胆汁的分泌、减少肠道的血供和蠕动等多种因素,导致肠道菌群之间、肠道菌群与机体之间精细的平衡被打破。动物实验结果表明,急性肝衰竭大鼠胃、空肠、回肠存在结肠型细菌,并有细菌过度生长、肠管扩张、肠壁变薄等肠道微生态失衡表现,并且肠道菌群的失调程度随肝功能损害的加重而加重,并随肝功能好转而出现一定程度的恢复。

三、肝病导致肠道菌群失衡的具体机制

1. 营养缺乏

肝病患者消化道症状明显,如恶心、呕吐、胃纳明显下降,相对而言,肠道菌群营养底物不足时,引起肠黏膜萎缩、肠黏膜屏障受损;同时,肝功能不全导致肝脏合成功能下降,血浆中的白蛋白急剧下降,导致肠壁水肿,血供不足,动力功能下降,蠕动减慢。

2. 胆汁分泌减少或成分改变

胆汁能刺激肠道的蠕动功能,胆汁中含有多种抗体和非特异性抗黏附素成分,能抑制肠道细菌过度生长,防止细菌黏附于肠壁,并能中和细菌内毒素。重型肝炎患者肠腔内胆汁量减少,导致肠蠕动减慢,同时不利于肠道菌群的平衡。

3. 肠道 pH 值改变

由于肝脏合成凝血因子减少,加之胃肠道瘀血,临床为防止上消化道出血,预防性或治疗性应用止酸剂等药物,使胃酸分泌减少,上消化道的 pH 升高,易发生机会致病菌过度生长和外来菌定植,导致肠道微生态失衡。

4. 抗生素的不合理应用

抗生素不合理应用导致双重感染,对肠道微生态产生严重影响,导致菌群失衡。

以上几种因素单独或叠加导致肠道蠕动减慢、肠壁屏障

功能受损，引起肠道有益菌(如双歧杆菌等)显著减少、定植抗力下降，肠杆菌科细菌等过度生长，肠道细菌及其代谢产物(如内毒素等)移位，从而引起自发性细菌性腹膜炎、上消化道出血、肝性脑病、脓毒血症、多脏器功能衰竭等一系列临床严重后果。

四、肠道菌群失衡反过来对肝病的影响

肝病患者存在显著的肠道菌群失衡，有肠道兼性厌氧的革兰阴性杆菌过度生长的情况，其血清内毒素升高与肠道微生态失衡有关。失衡的肠道菌群通过细菌移位、内毒素和局部炎症反应导致细胞因子的释放等三个方面对肝损伤进一步产生影响，这也将导致或加重肝病患者的并发症。

1. 继发感染

慢性肝病，尤其肝硬化失代偿期及慢性重型肝炎患者，容易发生继发感染；特别是重型肝炎患者，其继发感染率达80%，主要为自发性腹膜炎或肺部感染。感染原因主要有：肝脏清除肠道源性微生物、内毒素等有害物质的功能下降；机体免疫力减退，中性粒细胞功能异常，血清补体、纤维连接蛋白、调理素等低下；治疗过程中侵入性诊疗操作增加等。肠道菌群失衡，肠杆菌科细菌、真菌过度生长，肠道屏障功能不全，肠道细菌移位等在肝病继发感染中也起非常重要的作用，这一点目前已受到广泛重视。

2. 内毒素血症

很多研究发现，重型肝炎患者肠道微生态失衡后，血浆内毒素水平明显增高，这除与肝脏的解毒能力下降有关以外，还与微生态失衡后肠道内毒素产生增多或肠道屏障功能减弱有关。高内毒素血症还与肠道内毒素过量易位有关。

3. 肝性脑病

肝性脑病是急性或慢性肝细胞功能衰竭引起的大脑功能障碍，也是重型肝炎患者机体营养物质代谢紊乱的必然结果。肝性脑病机制复杂，其发生原因除血氨、假性神经递质升高、氨基酸失衡外，还有水、电解质紊乱、短链脂肪酸增加

等。基因的多样性是肠道菌群为宿主提供多种不同的酶与生物化学途径的基础，使得肠道菌群作为一个环境因素能够调节机体的能量储备：葡萄糖在肠道的吸收增加，及非消化性食物成分中能量的吸收（通过发酵产生的短链脂肪酸）。由此可知，导致肝性脑病的物质主要来自肠道，并与肠道菌群有关。在肝功能衰竭不能清除这些肠源性有毒物质时，调节肠道微生态是否可有效降低血液中这些有毒物质的浓度、降低肝脑病的发生，值得深入研究。

五、肝病患者肠道微生态的调节

在肝病患者中，肠道菌群失衡与肝损伤之间存在密切联系，互为因果。因此，肠道微生态调节治疗必须作为肝病患者综合治疗中不可或缺的一个方面。其着重于预防，兼顾治疗，目前多采用多种调节肠道微生态的方法，并取得了一定的效果。

1. 选择性肠道清污

该疗法采用窄谱抗生素去除肠道革兰阴性杆菌及真菌，尽可能保护肠道专性厌氧菌，抑制革兰阴性杆菌过度繁殖，降低肠道内毒素水平，降低细菌移位的发生。

2. 微生态调节剂的应用

补充益生菌的目的在于恢复肠道微生态平衡，修复肠道菌、膜屏障，提高肠道定植抗力，抑制潜在致病菌过度生长，促进肠上皮细胞黏蛋白分泌及潘氏细胞 SIgA 的分泌。微生态调节剂大致可分为益生菌、益生元和合生元三类。《中华人民共和国药典》2010 版第三部中收录的可用于微生态活菌制品的生产菌种有长型双歧杆菌、青春型双歧杆菌、婴儿型双歧杆菌、保加利亚乳杆菌、嗜酸乳杆菌、嗜热链球菌、粪肠球菌、屎肠球菌、蜡样芽孢杆菌、枯草芽孢杆菌、凝结芽孢杆菌、酪酸梭状芽孢杆菌、地衣芽孢杆菌、德氏乳杆菌；由其中单一菌种或混合制成的微生态活菌制品有 22 种。益生元是一种不被宿主消化的食物成分或制剂，它能选择性地刺激一种或几种结肠内常驻菌的活性或生长繁殖，起到增进宿主健康的作用,主要包括低聚果糖、低聚木糖、低聚半乳糖、大豆低聚糖和低聚葡萄糖等。目前,益生元主要用作食品。合生元是益生菌和益生元的组合制剂,或再加入维生素、微量元素等。它同时具有补充益生菌和促进益生菌生长的功能,作用持久,从而更加有效地维护机体的微生态平衡,防治感染。

(李永涛)

参考文献

[1] Rutayisire E, Huang K, Liu Y, et al. The mode of delivery affects the diversity and colonization pattern of the gut microbiota during the first year of infants' life: a systematic review. BMC Gastroenterol, 2016, 16(1):86.

[2] Arike L, Seiman A, van der Post S, et al. Protein turnover in epithelial cells and mucus along the gastrointestinal tract is coordinated by the spatial location and microbiota. Cell Rep, 2020, 30(4):1077-1087. e3.

[3] Alam M, Midtvedt T, Uribe A. Differential cell kinetics in the ileum and colon of germfree rats. Scand J Gastroenterol, 1994, 29:445-451.

[4] 李兰娟. 感染微生态学. 北京:人民卫生出版社,2002.

[5] Li YT, Wang L, Chen Y, et al. Effects of gut microflora on hepaticdamage after acute liverinury in rats. J Trauma, 2010, 68:76—83.

高通量测序技术在感染性疾病中的应用

当前,感染性疾病防治在卫生保健方面的重要性日益凸显,感染性疾病引起的社会关注逐渐增多,如2020年年初暴发的新型冠状病毒肺炎疫情,给现代人类社会造成了深刻影响。传统的病原体检测方法,如镜检、培养、免疫学,以及分子诊断和基因分型等方法,通常耗时长且提供的信息有限,不能满足疫情暴发和传播调查需求。新技术在人类预防和控制病原体传播方面发挥着巨大作用。高通量测序技术(next-generation sequencing,NGS)在单次序列测定中可确定菌株基因组完整的DNA序列,并从这些数据中得到抗菌药物耐药性、毒力及分型等,有助于疫情调查,能进一步开展疫情特异性筛查等。

在临床感染性疾病诊断工作中,NGS作为一种新型DNA/RNA测序方法,一方面,较老一代测序方法通量更高、测序速度更快;另一方面,通过随机引物扩增样本中的所有核酸序列,理论上能无偏倚地检测出所有潜在病原体。因此,NGS对于早期诊断疑难感染病例具有重大意义,在临床中的应用越来越广泛。

一、高通量测序技术简介

高通量测序技术(NGS)的应用范围包括全基因测序(whole-genome sequencing, WGS)、全外显子测序(whole/exome sequencing, WES)、目标区域测序(targeted regions sequencing, TRS)和宏基因组测序(metagenomics next-generation sequencing, mNGS)。NGS可在一次测试中同时运行多个病原体的WGS,病原体可以是来自不同患者的病原分离物,也可以是来自某一个体的多个菌种临床样本(宏基因组学)。经过10多年的发展,NGS测试成本明显降低。该技术的核心思想是边合成边延伸边测序,通过捕捉合成链末端的信号(荧光信号或氢离子释放所致的pH变化)来获得DNA序列信息。其主要流程是将通用接头连接到适当长度(一般为100～1000bp)片段化的基因组DNA上,然后运用不同方法(油包水微球或固相表面连接等)形成千百万的单分子多克隆聚合酶链反应(polymerase chain reaction, PCR)阵列,继而进行大规模序列扩增并实时检测合成链末端的信号,再通过生物信息学分析得到完整的基因组序列信息。

二、高通量测序技术临床应用

2014年,*N Engl J Med* 报道了全球第一篇用mNGS检

测脑脊液病原体的文献,美国 Chiu 教授首次应用 mNGS 诊断 14 岁小男孩的钩端螺旋体脑病并挽救了他的生命,打开了 NGS 用于感染性疾病临床检测的大门。

理论上,NGS 可以报告所有已知基因组序列的病原体,目前被纳入的病原体已有 8000 多种,其中包括 3000 余种细菌、4000 余种病毒、200 余种真菌和 140 种寄生虫,病原体覆盖面广、准确性高。NGS 已被应用于一些临床微生物实验室,其常用于医院感染性疾病暴发的调查、未知病原体的鉴定、毒力分析及耐药基因组的研究等方面。

1. 医院感染性疾病暴发的调查

2011 年,美国国立卫生研究院临床中心暴发了耐碳青霉烯药物病原疫情,造成 18 例患者感染和 11 例患者死亡。初始使用 PCR 和 PFGE 分析检测到肺炎克雷伯菌,但未能进一步区分患者菌株之间的差异,以及对疫情进行深入研究。Snitkin 等使用宏基因组方法对此次疫情做了调查,测序得到菌株全基因组,序列分析显示其属于肺炎克雷伯菌 NTUH-K2044 型,并且检测到碳青霉烯药物的耐药基因;之后通过分析全基因组序列确定菌株之间的系统发育关系,结合流行病学调查,推测病原在 18 位患者之间的传播路径。值得关注的是,宏基因组分析传播路径结果显示,病原不仅可以在相同病房内传播,而且可以在不同病房之间传播,表明本次疫情可能具有更复杂的传播方式,亟须加强对无症状人员和设备仪器等的监测。

2. 未知病原体的鉴定

2007—2010 年,河南暴发了发热伴血小板减少综合征(fever, thrombocyte-penia and leukopenia syndrome, FTLS)疫情,初始使用聚合酶链式反应(PCR)和免疫荧光血清学分析,检测了黄病毒科、日本脑炎病毒、披膜病毒科等可能微生物,均未能确定致病病原。Xu 等收集了 285 例患者的急性期血清样本,之后将未分离培养的样本直接进行宏基因组测序,检测到了一种新型病毒序列,通过比对和系统发育分析发现其与已知布尼亚病毒科具有遗传相似性，是布尼亚病毒科白蛉病毒属的新成员。随后，根据测得的基因序列设计引物进行 PCR 检测，以及使用免疫荧光血清学分析，结果均呈阳性；并对患者血清进行病毒分离培养，成功分离出此病毒，最终确定了导致此次疫情的就是新型布尼亚病毒。

3. 毒力分析

2011 年，德国暴发了急性肠出血性流行病，疫情初期没有特异性手段检测病原感染，而分离培养耗时长且比较困难。在对此次疫情的回顾性研究中，Loman 等采用宏基因组检测方法，采集 40 例疫情暴发期间的产志贺毒素型大肠杆菌(STEC)阳性粪便样本，并使用 5 例 STEC 阴性腹泻样本作为对照，未经分离培养直接提取 DNA 进行测序。在 STEC 阳性患者的样本中检测到该疾病的致病菌株 STECO104：H4，并且进一步检测到产志贺毒素的基因片段；在 5 例 STEC 阴性对照中也检测到了艰难梭菌、空肠弯曲杆菌和沙门氏菌的感染。这表明了宏基因组使用非培养样本检测病原体并分析其毒力的潜力。

4. 耐药基因组的研究

据 NGS 数据库报道，在生命垂危和住院患者体内发现了质粒黏菌素耐药基因 mcr-1。欧洲国家通过回顾性研究对 NGS 数据库中的 mcr-1 基因进行调查，从而引发丹麦、德国和荷兰的病例检测。在荷兰，2000 多例患者分离的肠杆菌科菌株在数小时内被筛选，以揭示 mcr-1 基因的存在。因此，已经存在的 NGS 数据可用于筛选新的抗菌药物耐药基因。

三、高通量测序技术的适应证

高通量测序技术在临床上的应用是广泛和有潜力的。根据目前的临床经验、研究结果和 mNGS 技术的优势，mNGS 在急危重症感染患者中应用的主要适应证有以下几个方面。①病情危重需要尽快明确病原体。②特殊病患者，如免疫抑制宿主、合并基础疾病、反复住院的重症感染患者，需要尽快明确病原体。③传统微生物检测技术反复阴性且治疗效果不佳。④疑似新发病原体，临床上提示可能有一定的传染性。⑤疑似特殊病原体感染。⑥长期发热和(或)伴有其他临床症状、病因不明的感染。符合以上适应证的患者，应尽快送标本进行检测。

四、标本采集方法及注意事项

样本采集：对感染患者或有不明原因发热患者，采集感染部位样本进行 mNGS 检测。样本类型主要有静脉血、脑脊液、肺泡灌洗液、痰液、胸水和腹水、咽部分泌物、局灶穿刺物、组织等。

为减少样本污染，标本收集需要注意以下原则。

1. 严格无菌操作。在采集无菌标本时，应注意对局部及周围皮肤的消毒。如使用消毒液消毒皮肤，需要作用一定时间，待其干燥后采样。第一管标本，最好不要收集；收集第二管标本送检。采集后的标本须用无菌容器盛装。

2. 无菌部位的标本具有更高的临床价值，应尽量送检无菌部位的标本。对有菌部位采集的标本，应标明采集部位，采集过程应尽可能地减少“有菌部位正常菌群导致标本的污染”，为后续检测结果中的定植菌群的判读提供基础信息。

3. 标本的种类。原则上，送检感染部位的体液或者组织标本敏感性、特异性和可信度更高。如果感染部位的体液或者分泌物不易采集或者标本不理想，可以选择血液标本。目前有研究发现，对于重症肺部感染患者，痰液/肺泡灌洗液和血液标本检测病原体的一致性仅仅为 40%～50%。

4. 及时送检。对于短时间内不能送检的标本，要按照规范保存样本。

五、高通量测序结果解读

NGS 因具有无靶病原检测的特性，理论上可检测到样本中所有微生物信息，但也可能出现检出多种病原体但无法确定致病病原体或无法确定是否与临床相符的情况。究其原因，可能与以下因素有关。

1. 污染与背景核酸的干扰

NGS 检测过程无法避免环境、容器、试剂中的微生物核酸污染以及人体含有的定植微生物干扰，且不同个体、不同样本类型，定植微生物的种类和丰度有很大差异，两者都会导致 NGS 的结果中含有大量非致病性微生物，而真实的病原体则隐藏在定植和背景微生物中。无菌部位样本（比如血液、脑脊液样本）的结果解读通常要比包括多种微生物的样本（比如呼吸道样本、粪便等）容易得多，但有时情况也是复杂的，如穿刺过程中的皮肤菌群污染或支气管肺泡灌洗过程中的口腔菌群污染是难以避免的，污染标本的测序结果可能作为背景“噪声”，加大对致病菌判断的难度。测序后数据库分析可能放大宿主自身标本中定植病原体的片段以及实验操作中混入环境中的微生物基因序列，这些均为非致病病原体的序列数。因此，操作过程中实验人员应严格遵守实验规范和工作流程前质量控制，以保持尽可能无菌和无核酸污染的检测环境。对于 NGS 筛查出的病原体，通常有必要结合患者临床情况并进一步选择实验室检测方法予以验证。

2. RNA 病原体检出率低

DNA 病毒的基因组可以通过直接从样本中提取进行 NGS 检测，而 RNA 病毒需先转化为互补 DNA（cDNA）再进行测序。相比于 DNA，人源 RNA 的丰度和复杂度较高，且易降解，对样本运输和保存的要求更高。因此，对 RNA 病毒的检测率较低。在测序之前对病毒进行富集并严格按流程标准处理标本，或许可以提高 RNA 病毒检测的阳性率。

3. 胞内菌和部分真菌检出率低

胞内感染菌释放到体液中的含量较少，如结核分枝杆菌、布鲁菌、伤寒沙门菌等兼性胞内菌主要聚居在单核细胞中，人体感染后释放到体液内的病原体较少，或在破壁处理后原本的病原体遗传物质受到破坏导致 NGS 检测灵敏度降低。此外，细胞壁较厚的病原微生物，如真菌的核酸提取效率较低，导致临床检出率和敏感性较低。因此，即使检测报告显示某种厚壁菌/胞内菌的检出序列数不高,也要考虑其为致病病原体的可能性。

4. 微生物数据库不完善

NGS 检测的结果需要与已知的微生物参考基因组数据库进行比对分析,但人类对自然界中的微生物知之甚少,已构建的微生物基因文库仍有许多待补充的地方。此外,不同基因检测公司微生物数据库谱参差不齐,可能会导致一些罕见、少见病原体难以测出。因此,了解和扩充微生物组数据库,寻找更具代表性和高质量的微生物基因组信息有利于更好地分析 NGS 检测结果,提高检测的灵敏度和特异度。

5. 检测结果判读缺乏公认的标准

NGS 检测出病原体并报告相应被检测出的序列数,再根据大数据库判定是否为致病病原体。通常,检出序列数最多的病原体考虑系主要致病病原体,少数毒力高、致病性强但检出序列数很低的病原体会被强调为可疑致病病原体。然而,不同的测序平台采用不同的数据库,再由不同的研发、临床和检验专家解读,缺乏统一标准,最终结果也会出现差异。因此,仍需将 NGS 检测数据与临床更好地结合,从而更准确地鉴定致病病原体。

六、发展方向

mNGS 技术已经逐步向着成熟化的临床病原体检测应用方向发展,在不断提高临床应用价值的同时,其仍存在需进一步优化的方面。技术层面,如根据 mNGS 检测结果无法完全区分致病和定植病原体,不同病原体的 mNGS 检测报告的阈值如何确定,人源核酸去除技术对最终 NGS 检测结果的影响如何等,都需要在大数据层面进行一定的划分和进一步验证。

在病原体耐药预测方面,目前的难点为耐药基因无法精确定位到具体的病原体,以及耐药基因的存在和耐药表型一致性问题,这也是 mNGS 技术下一步亟须突破的方向之一。生物信息层面,病原体全基因组数据库、分析软件都需要不断完善和实时更新、升级。此外，实验室从事 mNGS 病原体检测项目的性能确认和质量保证体系的建设尚待完善。目前，国内外权威认证机构尚未发布 mNGS 病原体检测相关指南或指导原则，这需要多专业的人员合作才能完成。

（吴炜）

参考文献

[1] Ma L, Jakobiec FA, Dryja TP. A review of next-generation sequencing (NGS): applications to the diagnosis of ocular infectious diseases. Semin Ophthalmol, 2019, 34(4): 223－231. doi: 10.1080/08820538.2019.1620800. Epub 2019 Jun 6. PMID: 31170015.

[2] Muzzey D, Evans EA, Lieber C. Understanding the basics of NGS: from mechanism to variant calling. Curr Genet Med Rep, 2015, 3(4): 158－165. doi: 10.1007/s40142－015－0076－8. Epub 2015 Sep 4. PMID: 26566462; PMCID: PMC4633438.

[3] Boers SA, Jansen R, Hays JP. Understanding and overcoming the pitfalls and biases of next-generation sequencing (NGS) methods for use in the routine clinical microbiological diagnostic laboratory. Eur J Clin Microbiol Infect Dis, 2019, 38(6): 1059－1070. doi: 10.1007/s10096－019－03520－3. Epub 2019 Mar 5. PMID: 30834996; PMCID: PMC6520317.

[4] Wilson MR, Naccache SN, Samayoa E, et al. Actionable diagnosis of neuroleptospirosis by next-generation sequencing. N Engl J Med, 2014, 370(25): 2408－2417.

[5] 宏基因组分析和诊断技术在急危重症感染应用专家共识组. 宏基因组分析和诊断技术在急危重症感染应用的专家共识. 中华急诊医学杂志, 2019(2): 151－155.

[6] 中华医学会检验医学分会. 高通量宏基因组测序技

术检测病原微生物的临床应用规范化专家共识.中华检验医学杂志,2020,43(12):1181－1195.

噬血细胞综合征

噬血细胞综合征(hemophagocytic syndrome,HPS)又称噬血细胞性淋巴组织细胞增多症(hemophagocytic lymphohistiocytosis,HLH),是一种危及生命的侵袭性免疫过度活化综合征。该病最常见于婴幼儿,但任何年龄个体均可受累,成人比儿童发生继发性 HLH 的可能性更大,且发生继发性 HLH 的成人更有可能存在恶性肿瘤的基础病因。

大多数 HLH 患者呈现多脏器受累,常见表现包括发热、肝大、脾大、皮疹、淋巴结肿大、神经系统症状、血细胞减少、血清铁蛋白水平较高和肝功能异常。

一、临床特征

HLH 表现为发热伴多器官受累,其初始症状和体征可能类似于一般感染、不明原因发热、肝炎或脑炎。

血细胞减少:80%以上的患者存在血细胞减少,尤其是贫血和血小板减少。

血清铁蛋白升高:血清铁蛋白水平极高的现象常见于 HLH 患者,这种现象有较高的敏感性和特异性。血清铁蛋白水平>10000ng/mL 对诊断 HLH 的敏感性和特异性分别为 90%和 96%;而脓毒症、感染和肝衰竭时,铁蛋白极少达到这一水平。铁蛋白水平≥2000ng/mL 对诊断 HLH 的敏感性和特异性分别为 70%和 68%。虽然铁蛋白水平极高有助于提示 HLH 的可能,但铁蛋白水平较低(例如<500ng/mL)也并不能排除存在 HLH 的可能性。

肝功能及凝血功能异常:几乎所有 HLH 患者都有肝功能异常,表现为肝酶(AST、ALT、GGT)、乳酸脱氢酶(lactate dehydrogenase,LDH)及胆红素水平升高。也常见弥散性血管内凝血以及肝功能异常导致的甘油三酯水平升高和凝血参数异常。

神经系统表现:1/3 的 HLH 患者有神经系统异常,但表现有很大差异,可能包括癫痫发作、神志改变和共济失调等。

其他临床表现:HLH 可累及其他器官系统,包括呼吸系统、心脏和皮肤,如表现为急性呼吸窘迫综合征、低血压、肾功能障碍甚至肾衰竭。皮肤病变可表现为泛发性皮疹、红皮病、水肿、瘀斑和紫癜。

二、评估与诊断性检查

初步评估:大多数 HLH 患者为急性发病,伴有多器官受累、血细胞减少、肝功能异常和神经系统症状。在临床怀疑 HLH 之前,患者可能已经历了长时间住院治疗或病情恶化。首先应迅速评估器官受累情况,包括检查是否存在骨髓造血异常、肝功能异常、神经系统受累以及免疫激活的征象,目的是在确诊(或高度怀疑为)HLH 后尽快开始治疗。

体格检查应着重于观察有无皮疹、出血、淋巴结肿大、肝大、脾大和神经系统异常。同时,还需要全面检查是否有其他器官受累(如心脏、呼吸系统)的征象。

血清学检查包括:全血细胞计数和分类计数;凝血功能检查,包括 PT、APTT、纤维蛋白原、D-二聚体;血清铁蛋白;肝功能,包括 ALT、AST、GGT、总胆红素、白蛋白及 LDH;血清甘油三酯;血液、骨髓、尿液、脑脊液和其他可能受感染的体液送培养;检测 EBV、CMV、腺病毒和其他可疑病毒的滴度及定量 PCR。

特殊检查

骨髓评估——对所有患者都应行骨髓穿刺活检,评估血细胞减少的原因,寻找噬血现象。送培养,检查有无微生物感染和恶性肿瘤。在 HLH 中,骨髓造血细胞增生程度可高、低或正常。不能通过噬血现象诊断 HLH,但噬血细胞吞噬有核细胞或多个有核细胞,高度提示 HLH。25%～100% HLH 病例的骨髓检查显示噬血现象。

其他特殊检查包括:心电图;胸片及超声心动图;腰椎穿

刺检查,包括培养和病毒检测;脑部 MRI 平扫+增强扫描;颈、胸、腹、骨盆 CT 检查,或 PET-CT 扫描,评估隐匿恶性肿瘤。

特异性检查

免疫学和细胞因子检查:①sIL-2Rα(即 sCD25)。②NK 细胞功能/脱颗粒检测,例如通过流式细胞计检测 CD107α 在细胞表面的表达情况。③用流式细胞计检测穿孔素和颗粒酶 B 蛋白在细胞表面的表达情况。④用流式细胞计检测男性患者中 SAP 和 XIAP 蛋白在细胞表面的表达情况。⑤血红蛋白-结合珠蛋白清道夫受体(sCD163)的可溶性水平。⑥免疫球蛋白水平(例如 IgG、IgA、IgM)。⑦淋巴细胞亚群(有时可发现基础免疫缺陷疾病)。

提示 HLH 的表现包括 sIL-2R 升高,NK 细胞功能或细胞表面 CD107α 表达下降,sCD163 升高,以及穿孔素、SAP 或 XIAP 表达下降。

三、诊断标准

儿童诊断标准:有 PRF1、UNC13D、STX11、STXBP2、Rab27A、SH2D1A、BIRC4、LYST、ITK、SLC7A7、XMEN、HPS 等明确的 HLA 相关基因的纯合或复合杂合型突变,或行 WES 发现其他免疫调节基因的缺陷。

成人诊断标准:有上述一个基因的杂合型突变,且有 HLH 相关临床表现,或者满足以下 8 项中的 5 项:①发热,体温≥38.5℃。②脾大。③外周血细胞减少,并至少有以下两项:血红蛋白<9g/dL(小于 4 周龄的婴儿,血红蛋白<10g/dL),血小板<100×10^9/L,中性粒细胞绝对计数<1×10^9/L。④高甘油三酯血症(空腹甘油三酯>265mg/dL)和(或)低纤维蛋白原血症(纤维蛋白原<150mg/dL)。⑤骨髓、脾脏、淋巴结或肝脏中有噬血现象。⑥NK 细胞活性减低或缺失。⑦铁蛋白大于 500ng/mL。⑧sCD25(sIL-2R)升高:比按年龄校正的特定实验室参考标准高 2 个标准差以上。

应注意的是,在没有及时治疗的情况下,HLH 患者的死亡率很高，因此不能要求满足所有诊断标准才开始治疗。通常，4 项临床表现（发热、脾大、血细胞减少、肝损）中有 3 项，且 4 项免疫指标中有 1 项异常（噬血现象、铁蛋白升高、低纤维蛋白原血症、NK 细胞功能极低或丧失），即可启动治疗。

四、鉴别诊断

1. 感染/脓毒症

全身性感染/脓毒症与 HLH 有许多相同特征，包括发热、血细胞减少和肝脏受累。脓毒症和 HLH 都可出现弥散性血管内凝血和广泛性炎症伴细胞因子异常。HLH 通常由病毒感染引起，而脓毒症通常由细菌或真菌引起，且脓毒症患者通常不出现淋巴细胞持续激活。铁蛋白水平在感染患者中往往比较稳定，但在 HLH 患者中容易出现大幅升高。

2. 肝病/肝衰竭

原发性肝病和 HLH 均可表现为肝大和 LFT 指标升高。这两者都可能导致凝血功能异常，表现为 PT 和 APTT 延长、纤维蛋白原水平低和 D-二聚体升高，并且都可引起脑病。与肝病不同，HLH 是一种多系统疾病。HLH 患者通常存在更广泛的器官受累、血细胞减少、铁蛋白水平极高和神经系统表现。HLH 患者的细胞因子检测结果不同于原发性肝病的典型表现。

3. 多脏器功能衰竭

多脏器功能衰竭（multiple organ dysfunction syndrome，MODS）是指急性病患者出现进行性脏器功能障碍。MODS 也可累及任何器官系统，但铁蛋白水平极高或正在大幅上升更符合 HLH 而不是 MODS。

4. 自身免疫性淋巴细胞增生性综合征

自身免疫性淋巴细胞增生性综合征（autoimmune lymphoproliferative syndrome，ALPS）是一种免疫失调综合征，由 FAS 介导的细胞凋亡机制的遗传缺陷引起，可导致一些自身反应性淋巴细胞群增生。ALPS 患者可出现肝脾肿大、皮疹、自身免疫性血细胞减少，但通常没有多器官功能衰竭和过度炎症征象,例如铁蛋白水平极高和重度肝功能衰竭。

5. 药物反应伴嗜酸性粒细胞增多和全身性症状

药物反应伴嗜酸性粒细胞增多和全身性症状(drug reaction with eosinophilia and systemic symptoms, DRESS)是一种由药物引起的重度超敏反应,可能因病毒再活化而启动。DRESS 的特点是发热和肝功能检查结果异常,也可伴有噬血现象,但比较罕见。DRESS 的特点是其与药物有明显的时间关系,以及有嗜酸性粒细胞增多和皮疹,且不太可能导致铁蛋白水平极高或血细胞减少。

五、治　疗

1. 病因治疗

临床情况稳定的患者如有 HLH 诱因,则单纯治疗诱因即有可能缓解。其主要诱因有感染、风湿性疾病和淋巴系统恶性肿瘤等。对于感染,应快速诊断,并针对怀疑的病原体进行经验性抗细菌、抗真菌、抗病毒或抗寄生虫治疗。如果发现活动性 EB 病毒感染(细胞中 EBV DNA＞10000 拷贝/μg),建议给予利妥昔单抗治疗,一次 375mg/m^2,一周 1 次,疗程 1～4 周,视 EBV DNA 水平下降的快慢而定。

2. 特异性治疗

若在治疗基础疾病的过程中,患者出现心血管、肺、肾、肝或神经系统等器官功能恶化,或血液系统恶性肿瘤患者的 HLH,需要立即开始 HLH-94 特异性治疗。疗法为 8 周的地塞米松加依托泊苷(VP-16)诱导治疗,对 CNS 受累的患者还要给予鞘内治疗。鞘内治疗时,在甲氨蝶呤的基础上需增加氢化可的松。

地塞米松能通过血脑屏障,是优选的皮质类固醇。地塞米松可以静脉给药,也可以口服给药,在为期 8 周的诱导阶段逐渐减停:第 1～2 周,每天 10mg/m^2;第 3～4 周,每天 5mg/m^2;第 5～6 周,每天 2.5mg/m^2;第 7 周,每天 1.25mg/m^2;第 8 周,减停。

对于成年患者,依托泊苷(VP-16)的剂量为 150mg/m^2;

对于体重小于 10kg 的患儿，剂量为 5mg/kg。第 1～2 周，每周 2 次；第 3～8 周，每周 1 次。

如果患者在最初疗效良好，之后在化疗减量过程中恶化，则重新给予原药物治疗通常可以获得成功。

如果采用该方案治疗 2～3 周内无临床状态和疾病指标改善，则应考虑补救性治疗。补救性治疗建议使用干扰素 γ 阻断抗体＋地塞米松治疗，若没有干扰素 γ 阻断抗体，则可采用阿仑单抗（抗 CD52 单克隆抗体）治疗；在开始阿仑单抗治疗前，需根据反应停用依托泊苷并逐渐减少地塞米松的剂量。

六、预　后

如不治疗，HLH 患者的死亡率很高。例如，存在遗传性 HLH 基因突变的患者如不治疗，生存期约为 2 个月。

血清铁蛋白水平高的患者，预后差；治疗期间血清铁蛋白水平下降缓慢的患者，预后也较差。其他提示预后较差的因素包括基础恶性肿瘤、年龄较大等。

与早期死亡相关的特征包括：基础淋巴瘤、血小板计数低、AST 升高、LDH 升高，以及年龄在 50 岁以上。

（胡飞枢）

参考文献

［1］ Chinn IK, Eckstein OS, Peckham-Gregory EC, et al. Genetic and mechanistic diversity in pediatric hemophagocytic lymphohistiocytosis. Blood, 2018, 132(1):89.

［2］ Weiss ES, Girard-Guyonvarc'h C, Holzinger D, et al. Interleukin-18 diagnostically distinguishes and pathogenically promotes human and murine macrophage activation syndrome. Blood, 2018, 131(13):1442.

［3］ Girard-Guyonvarc'h C, Palomo J, Martin P, et al. Unopposed IL-18 signaling leads to severe TLR9-induced macrophage activation syndrome in mice. Blood, 2018, 131(13):1430.

第5章　基本操作及检查必读

腰椎穿刺

一、简　述

腰椎穿刺术(lumbar puncture)简称腰穿，是临床医师必须掌握的临床技能之一，对中枢神经系统疾病的诊治有重要价值。其操作简便易行，相对较安全；但如果操作不当，也可能引起损伤，严重时可能危及患者生命。腰椎穿刺术常用于检查脑脊液的压力、性质，对脑膜炎、脑血管病变、脑瘤等中枢神经系统疾病的诊断有重要意义，同时也可鞘内注射药物用于治疗。

二、腰穿适应证

1. 诊断性腰穿

诊断性腰穿用于各种类型的中枢神经系统感染的诊断，包括脑脊液压力(必要时进行脑脊液动力学检查)、脑脊液常规、生化、细胞学、免疫学和病原学等检查。在某些特殊情况下，还可以向蛛网膜下腔注入造影剂，行脊髓造影检查等。

2. 治疗性腰穿

对中枢神经系统感染、肿瘤等疾病，可以向蛛网膜下腔注入某些药物；对脑脊液压力不稳定的患者，可以通过适量放取脑脊液或注生理盐水等调节颅内压力；对于某些手术，可以考虑蛛网膜下腔注入利多卡因、丁卡因等麻醉药进行麻醉、止痛治疗。

三、腰穿禁忌证

1. 穿刺部位的皮肤、皮下软组织或脊柱有感染、外伤者，通过穿刺可能引起中枢神经系统感染。

2. 考虑颅内占位的患者，建议完善头颅 CT 或者 MRI 等检查，如果第四脑室扩张，大脑大静脉池受压，则禁忌腰椎穿刺。严重高颅压患者，或有脑疝形成可能时，不能直接进行腰穿，直接腰穿可能诱发或加重脑疝，尤其是枕骨大孔疝形成的可能，引起心搏停止而死亡；如果必须腰穿，则可予以甘露醇降低颅内压后进行腰穿。

3. 严重凝血功能异常、血友病患者没有充分补充血小板、凝血因子时，腰穿可能引起穿刺部位血肿形成，压迫相应血管神经。

4. 确定腰穿进针路径。有骨折、手术、重症强直性脊柱炎或韧带明显钙化者，正常方式进针困难，不适宜常规方式穿刺。可请神经内科或麻醉科协助，考虑旁路途径或骶管穿刺。

5. 病情危重、败血症及呼吸循环衰竭时，也不宜进行腰穿。

四、穿刺分类

1. 根据患者体位可以分为侧卧位或坐位穿刺。临床以侧卧位常见，此时患者需要保持屈髋屈膝侧卧位，使背部与床面垂直，收腹使脊柱尽量后凸以增宽椎间隙，便于进针。部分肥胖患者或者需要骶尾部麻醉的患者可以考虑坐位穿刺。患者反向坐立，胸部贴近椅子靠背，双手放置椅子靠背，背向医生。

2. 根据进针路径可以分为正路途径和旁路途径。正路途径解剖结构清晰，组织损伤相对较小；而旁路途径多用于棘间韧带钙化、强直性脊柱炎等不能正常弯腰的患者，也可以作为正路途径穿刺失败后的补救穿刺途径。

3. 根据是否需要解除 B 超引导定位，可以分为常规穿刺和超声引导下穿刺。超声引导下穿刺主要用于解剖结构异常或常规穿刺失败的患者。

五、穿刺步骤

(一)器械准备

常见的腰穿物品包括腰穿包1个(内包含7号和9号腰穿针各1支、测压管2支、无菌洞巾1张、无菌纱布3张)、5mL的2%利多卡因1支、5mL注射器2支、无菌试管4支、培养瓶1～2个、消毒棉球、胶布及无菌手套1副。

(二)患者准备

告知患者腰穿时需配合取屈髋屈膝侧卧位,并告知腰穿的基本步骤,腰穿时尽量保持静止以减少患者紧张情绪,使其配合穿刺,同时穿刺前嘱患者排便排尿。

(三)具体操作过程(很少采用旁路途径穿刺,此处主要以常规穿刺路径进针)

1. 体位

常规体位是屈髋屈膝侧卧位,使背部与床面垂直,收腹使脊柱尽量后凸以增宽椎间隙,便于进针。

2. 定位

确定穿刺点位置,一般取第3～4腰椎棘突间隙为穿刺点(髂后上棘连线与棘突交界处),有时也可在上一或下一腰椎间隙进行。

3. 消毒

以穿刺点为圆点,15cm为半径从内向外消毒。

4. 进针

术者持腰椎穿刺针(套上针芯),沿腰椎间隙垂直(垂直于背面)进针,推进2～6cm深度或感到阻力突然消失时,表明针头已进入硬膜外腔;再进针0.2～0.5cm后可进入蛛网膜下腔,拔出针芯,脑脊液自动流出。此时让患者全身放松,平静呼吸,双下肢和头部略松弛,接上压力管,可见液面缓缓上升,到一定平面后可见液平面随呼吸而波动,此读数为脑脊液压力。如压力明显增高,则针芯不能完全拔出,使脑脊液缓慢滴出，以防脑疝形成。

5. 留取标本

接取脑脊液 3～5mL 于无菌试管中，分别送检脑脊液常规、生化、找抗酸杆菌、墨汁染色找隐球菌和脑脊液培养。如需做鞘内注射，则将药液缓慢注入（注意药物浓度）。

6. 术毕拔针

术后套入针芯，拔出腰椎穿刺针，针孔以碘伏消毒，覆盖无菌纱布，以胶布固定，3 天内勿沾湿穿刺处。嘱患者去枕平卧 4～6 小时。记录脑脊液量、颜色、性质，立即将采集的标本送检。

六、穿刺过程中注意事项

1. 穿刺后，患者去枕平卧 4～6 小时，颅压高者平卧 12～24 小时，穿刺后 3 天内尽量避免剧烈活动，注意观察患者有无头痛、恶心及腰痛等反应。

2. 穿刺后，最常见的并发症是头痛，发病率约为 40%，大部分轻微，但在较瘦的女性、既往有反复头痛的患者等更易出现。防止低颅压性头痛，其主因穿刺针过粗、穿刺次数过多、过早起床或脑脊液自穿刺孔处外漏所致。低颅压性头痛的主要表现为患者站立时头痛加重，平卧后缓解，经 1～3 天可消失，症状持续时间长者可达 7～10 天。一旦发生低颅压性头痛，患者应平卧，多饮水；如果饮水效果不理想，可考虑静脉点滴生理盐水 500～1000mL；如顽固性头痛经过饮水或者静脉补液后仍不能缓解，可考虑穿刺间隙或下一个间隙予以硬膜外注射自身全血 15～20mL，以达到局部封闭，减少脑脊液外渗，注射速度一般推荐每分钟 2mL 左右。

3. 对单纯颅压过高者，不宜立即行腰椎穿刺，以避免脑脊液动力学的突然改变使颅腔与脊髓腔之间的压力不平衡，导致脑疝形成，可快速静脉滴注甘露醇 1g/kg，30～60 分钟后再行腰椎穿刺。

4. 鞘内注射药物时，需放出等量脑脊液，药物要以生理盐水稀释，注射应极缓慢，每分钟 1～2mL。

5. 穿刺过程中，若原有椎间隙穿刺失败，则可选上一个或下一个椎间隙为穿刺点(成人不要高于腰2、3椎间隙水平，儿童不要高于腰3、4椎间隙水平)。

6. 穿刺过程中如出现瞳孔不等大、意识不清、呼吸异常等脑疝症状，应立即停止放液，患者去枕平卧，静脉注射20%甘露醇250mL，必要时请脑外科紧急会诊。

7. 有躁动不安和不能合作者，可在镇静剂或基础麻醉下进行穿刺，需有专人辅助。

8. 腰穿过程中，在穿刺位置、方向和进针深度都正确的情况下，如拔出腰穿针芯仍无脑脊液流出，可考虑予以5mL注射器缓慢抽吸，明确是否因为脑脊液压力过低或者脑脊液流速过慢所致。

(赵宏)

参考文献

[1] Cooper N. Lumbar puncture. Acute Med, 2011, 10: 188－193.

[2] Ellenby MS, Tegtmeyer K, Lai S, et al. Videos in clinical medicine. Lumbar puncture. N Engl J Med, 2006, 355: e12.

[3] Engelborghs S, Niemantsverdriet E, Struyf H, et al. Consensus guidelines for lumbar puncture in patients with neurological diseases. Alzheimers Dement (Amst), 2017, 8: 111－126.

[4] Schulga P, Grattan R, Napier C, et al. How to use lumbar puncture in children. Arch Dis Child Educ Pract Ed, 2015, 100: 264－271.

[5] Millington SJ, Silva Restrepo M, Koenig S. Better With Ultrasound: Lumbar Puncture. Chest, 2018, 154: 1223－1229.

腹腔穿刺检查必知

一、适应证

1. 抽液化验和病理检查，以帮助诊断。

2. 进行诊断性腹腔穿刺，以明确腹腔内有无积脓、积血。

3. 腹腔内注射药物。

4. 大量腹水引起严重腹胀、胸闷、气短者，适量放液以缓解症状。

二、禁忌证

1. 躁动、不能合作或肝性脑病先兆。

2. 妊娠。

3. 严重肠胀气。

4. 既往手术或炎症导致腹腔内广泛粘连者。

5. 弥散性血管内凝血。

三、准备工作

机械准备：腹腔穿刺包、无菌手套、治疗盘（碘伏、乙醇、棉签、胶布、利多卡因）；如腹腔穿刺置管，还需要备引流管（比如 ARROW 管）；如留置腹腔引流管，可不用腹腔穿刺包，单独备一次性无菌洞巾即可，操作人员需要熟悉本单位引流管的放置方法。

四、操作方法

1. 穿刺前嘱患者排尿，以免刺伤膀胱。

2. 患者取平卧位或者斜坡卧位。如放腹水，背部先垫好腹带。

3. 穿刺点选择：①脐和髂前上棘间连线中外 1/3 交点为穿刺点（麦氏点），放腹水时通常选用右侧穿刺点；②脐和耻骨联合连线的中点上方 1cm，偏左或右 1～1.5cm 处；③若行诊断性腹腔灌洗术，则在腹中线上取穿刺点；应避免从皮肤感染、明显充盈的皮下静脉、手术疤痕或腹壁血肿等部位穿刺进针。对脏器肿大、小肠梗阻或有腹腔粘连的患者以及孕妇,在实施穿刺时要格外小心,如条件允许,建议B超引导下进行腹腔穿刺以最大限度地降低脏器损伤的风险。

4. 常规消毒皮肤,术者戴无菌手套,铺无菌巾,并用利多卡因作局麻,须深达腹膜。

5. 做诊断性抽液时,可用静脉留置针或者注射器针头,直接由穿刺点自上向下斜行刺入,或者Z字形进针(所谓Z字形进针方法是指一只手向尾侧绷紧皮肤,让皮肤和皮下组织位移2cm左右,然后垂直进针,退针后松开皮肤),抵抗感突然消失时,表示针已经进入腹腔。抽液后拔出穿刺针,揉压针孔,局部涂以碘伏,盖上无菌纱布,用胶布固定。

6. 如腹腔内积液不多,腹腔穿刺不成功,为明确诊断,在家属知情同意的情况下可行诊断性腹腔灌洗,采用与诊断性腹腔穿刺相同的穿刺方法,把有侧孔的塑料管置入腹腔,塑料管尾端连接一盛有500mL无菌生理盐水的输液瓶,倒挂输液瓶,使生理盐水缓缓流入腹腔。当液体流完或者患者感腹胀时,把瓶放正,移至床下,使腹腔内洗液借虹吸作用流回瓶中。灌洗后取瓶中液体做检验。拨出穿刺针,局部碘伏消毒后,盖无菌纱布,用胶布固定。

7. 腹腔放液减压时,用胸腔穿刺针的长针(腹壁薄的可以用针头代替)外连一长的消毒的橡皮管(可以用输液器代替),用血管钳夹住橡皮管,从穿刺点自下向上斜行徐徐刺入;进入腹腔后,腹水自然流出,再接乳胶管放液于容器内,放液不宜过多、过快,一般每次不超过3000mL(在补充白蛋白的情况下可以增加,每放1000mL腹水补充白蛋白10g)。放液完毕后拔出穿刺针,用力按压局部,碘伏消毒后盖上无菌纱布,用胶布固定,缚上腹带。

五、腹穿注意事项

1. 放腹水后要严密观察患者病情。因为大量放腹水后,可导致患者水电解质失衡,血浆蛋白丢失,甚至发生虚脱、休克、肝性脑病,所以大量放腹水的患者需要补充白蛋白。并注意观察脉搏、血压、心率。

2. 若诊断性腹穿时抽出全血样液体，必须及时告知上级医师，需鉴别是腹腔内出血还是穿刺引起的出血。如果是腹腔内出血，因腹膜的去纤维化作用而使血液不凝，亦可将全血样液体放置在玻片上观察。若血液迅速凝固，多系穿刺针误刺血管所致；若血液不凝固，即为腹腔内出血，并需做必要的处理。

3. 如何防止穿刺后腹水外渗？①构建迷路穿刺：斜行进针或者 Z 字形进针；②蝶形胶布固定弥合针路；③术后局部按摩；④用涂火棉胶固定或者医用耳脑胶（又名 EC 胶）固定。

4. 接受腹腔穿刺的患者会出现凝血功能障碍或者血小板减少，但是腹腔穿刺中大量出血的概率很低，且不推荐常规应用新鲜冰冻血浆或浓缩的血小板。如患者有弥散性血管内凝血，应避免腹腔穿刺。

5. 漏出液与渗出液的鉴别见表 5-1。

表 5-1　漏出液与渗出液的鉴别

鉴别项目	渗出液	漏出液
外观	不定，可脓性、血性、乳糜性等	淡黄，浆液性
透明度	大多浑浊	透明或微浊
比重	＞1.018	＜1.018
凝固	能自凝	不自凝
黏蛋白定性	阳性	阴性
蛋白含量	＞30g/L	＜25g/L
葡萄糖	低于血糖	与血糖相近
腹水/血清 LDH	＞0.6	＜0.6
腹水/血清白蛋白比值	＞0.5	＜0.5
白细胞数	$>0.5\times10^9/L$	$<0.1\times10^9/L$

续表

鉴别项目	渗出液	漏出液
细胞分类	急性感染时以中性粒细胞为主,慢性感染时以淋巴细胞为主	以淋巴细胞与间皮细胞为主
细菌	可找到病原菌(有感染时)	一般无细菌
肿瘤细胞	反复检查可见肿瘤细胞(恶性腹水时)	无
病因	70%炎性、恶性腹水	肝硬化、心源性、肾源性等腹水

6. 良与恶性腹水的鉴别(腹水检验)见表 5-2。

表 5-2　良性与恶性腹水的鉴别

项目	良性腹水	恶性腹水
血清腹水白蛋白梯度(SAAG)	>11g/L(门脉来源)	<11g/L(非门脉来源)
胆固醇	一般为阴性	>1.15mmol/L
磷脂	一般为阴性	>0.6mmol/L
LDH 及其同工酶	(254 ± 130) U,LDH2 升高	(480±2881)U,LDH 3~5 升高
腹水/血清 LDH	<0.6	>0.6,尤其是>1
铁蛋白	<100μg/L	>500μg/L
纤维连接蛋白(Fn)	<85mg/L	>85mg/L
纤维蛋白原	(0.12±0.09)g/L	(0.22±5.15)mg/L
酸稳定蛋白酶抑制物	<3.8×10³U/L	>8.2×10³U/L
铜蓝蛋白	<(101±54.9)mg/L	>(262.9±143)mg/L
溶菌酶	(31.25±6.93)mg/L	(14.50±5.15)mg/L
淀粉酶及其同工酶	除胰性腹水外,应为阴性	卵巢癌、胰癌增加
CEA	<(6.63±2.87)μg/L	>(31.14±27.73)μg/L

续表

项目	良性腹水	恶性腹水
AFP	<100μg/L	>100μg/L
CA125	正常	增高
细胞学检查	阴性	阳性率 40%～60%
流式细胞仪检查	良性细胞 DNA 指数<1	恶性细胞 DNA 指数>1
染色体核型分析	无异常核型	异常核型

（连江山）

参考文献

［1］吴钟琪. 医学临床“三基”训练医师分册. 长沙：湖南科学技术出版社，2007.

［2］李宗明. 临床症状鉴别诊断. 上海：上海科学技术出版社，1998.

［3］关玉盘. 腹水诊疗学. 北京：人民军医出版社，2007.

［4］孙自镛. 实验诊断学. 北京：科学出版社，2005.

肝组织活检必知

肝脏活组织检查的目的是获得肝脏的组织学评价，可对肝脏炎症和（或）纤维化的类型与程度进行定性评估，也能帮助检测治疗效果并确诊肿瘤，是肝病患者诊断或治疗评价的金标准。

肝穿刺活检有 3 个主要目的：①用于诊断；②评价疾病阶段，决定治疗方案，提示预后；③治疗。肝穿刺亦可有助于鉴别自身免疫性肝炎与非酒精性脂肪肝，以及查明丙型肝炎与脂肪变性或血色病，或查明 PBC 与 AIH 并存的重叠症等。

一、肝穿刺标本要求

1. 建议穿刺针规格在 18G 以上（可选择 18G 或 16G 穿

刺针)。

2. 肝组织至少为15mm长,包含6～8个完整的汇管区,以获得准确信息。标本更长可提高对肝组织学炎症活动性分级及纤维化程度的可靠性,但可能增加出血的风险。

二、肝穿刺适应证

1. 诊断性评估。

(1)影像学检查提示肝脏弥漫性或局灶性异常。

(2)肝实质病变。

(3)长期(超过6个月)肝功能异常,在全面无创评估后仍不能明确病因。

(4)发热待查。

2. 对已知的肝实质病变进行分期。

3. 根据组织学分析结果制订治疗计划。

三、肝穿刺禁忌证

1. 未纠正的凝血功能异常者,包括未停用抗凝药物者、血友病患者、海绵状肝血管病患者,及凝血时间延长(一般患者INR＞1.8;慢性肝病患者INR＞2.5)、血小板明显减少(60×10^9/L以下)的患者等。

2. 存在大量腹水的患者。

3. 严重肝外阻塞性黄疸的患者。

4. 疑为肝包虫病、肝血管瘤或其他肝脏血管肿瘤的患者。

5. 严重心、肺、肾疾病或其功能衰竭者。

6. 右侧脓胸、膈下脓肿、胸腔积液或其他邻近脏器有急性疾病的患者,穿刺处局部皮肤软组织感染者。

7. 未纠正的严重高血压(收缩压＞180mmHg)患者。

8. 在操作过程中无法配合的患者。

9. 拒绝签署知情同意书者。

10. 拒绝输血或存在输血禁忌的患者。

11. 无法通过叩诊及超声定位到合适穿刺点的患者。

四、术前准备

1. 在肝穿刺术前 1～2 天行血常规（包括血小板）、血型、肝功能、凝血功能（包括凝血酶原时间、国际标准化比值及活化部分凝血活酶时间等）、胸片及 B 超等检查，排除肝穿刺禁忌证。

2. 充分告知肝穿刺目的、过程、风险以及可能的替代操作，了解肝穿刺的注意事项，练习吸气、屏气等动作以消除恐惧和紧张。患者术前半小时测血压、脉搏，排空小便，并签署知情同意书。

3. 如患者服用可延长出血时间的药物（如阿司匹林、氯吡格雷、非甾体类抗炎药、银杏叶片、鱼油等），建议在医学条件允许的前提下，至少停药 1 周再行活检以减少出血的风险。

4. 如服用抗凝药物（如华法林），则需要停药 5 天以上；如为肝素，则停用 12～24 小时；如为利伐沙班，则需停药 24 小时。

5. 肝穿刺前 6 小时禁食，如肝穿刺在早晨进行，也可在肝穿刺前 2 小时进食含有少量脂肪的清淡早餐，有助于排空胆囊，减少穿刺时损伤胆囊的风险。

6. 准备 16G 或 18G 一次性穿刺针 1 根（建议采用带触发装置的弹簧式角针，缩短穿刺针在肝内的时间，减低出血的风险）、无菌铺巾（洞巾）1 块、2％利多卡因 1 支、5mL 注射器 1 支、消毒棉签、无菌纱布 1 块、无菌手套 1 副、腹带 1 根、10％中性甲醛固定液 5mL、病理申请单，及操作助手 1 人。

五、术中操作步骤

1. 安排相对独立空间，保持环境安静，患者取仰卧位，身体右侧近床缘，右臂屈置于头后。抽脓液时可取侧卧位、坐位或半卧位等。

2. B 超定位并标记穿刺部位。非靶向肝活检穿刺点可取腋前线至腋中线间的第 6～9 肋间隙（通常是第 7、8 肋间）。建议穿刺前进行 B 超定位标记，明确可选择穿刺的部位、深度及进针方向等，减少出血、气胸、胆道损伤等并发症发生的风险;遇到肥胖、血管变异等情况,而在常规穿刺点定位困难者,可在超声实时引导下进行穿刺活检术。

3.在患者背部铺好腹带,常规消毒皮肤,铺无菌洞巾,并进行局部利多卡因浸润麻醉。

4.检查肝穿针。检查各部是否完整,切割器及弹簧装置弹性是否正常。如正常,将穿刺长度设为2cm,在B超定位点的肋骨上缘刺入0.5～1cm。然后嘱患者深吸入后,深呼气,在呼气末屏气片刻。在患者屏气开始时,将穿刺针与皮肤垂直,迅速刺入肝脏组织,并立即触发切割弹簧,然后迅速拔出肝穿针,绝对不能搅动穿刺针,进针深度一般为2～4cm左右(包含穿刺针切割部分),具体以B超定位时测量长度为准。

5.拔出肝穿针后以无菌纱布覆盖伤口,按压穿刺部位数分钟,用胶布或敷贴固定,缚紧腹带,将取得的肝组织注入标本瓶内固定。

6.穿刺完毕,安置好患者,绝对卧床4小时(可在穿刺后右侧卧位2小时,随后仰卧2小时),清理用物,标本送检。

六、肝穿刺术后管理

1.肝穿刺术后1小时内,15分钟测量血压1次。

2.术后2～4小时,30分钟测量血压1次。

3.术后5～8小时,1小时测量血压1次。12～24小时内如出现血压下降,可复查血常规,了解是否有活动性出血,必要时行B超复查。如有活动性出血,内科无法控制,应及时请外科会诊。

4.术后24～48小时,伤口请勿接触水。

5.如术前有服用抗血小板药物,则术后48～72小时可恢复服药;华法林、肝素、利伐沙班等抗凝药物可在术后第2天开始继续服用。

6.术后1周忌举重物或进行剧烈活动,如出现腹痛、发热、乏力、呼吸困难或出血,立即就诊。

七、肝穿刺并发症

1. 出血

出血是最常见的严重并发症，大部分出血会在活检后的 3 小时内发生，但只有约 0.01%～0.5%的极少数患者在穿刺活检后会出现有临床意义的出血。出血可发生在腹腔内、胸腔内或者肝脏内，严重者可导致死亡。

2. 肝脏胆汁外漏或者穿透胆囊引起胆汁性腹膜炎

肝脏胆汁外漏或者穿透胆囊引起胆汁性腹膜炎多发生在合并肝外胆管系统梗阻的肝穿刺活检后患者中，症状轻重程度因人而异。对于疑似患者，应进行 CT 检查或诊断性腹腔穿刺，并给予广谱抗生素、静脉输液等住院诊疗措施，必要时需采取外科干预措施。

3. 疼痛

疼痛是经皮肝穿刺活检最常见的并发症，常表现为短暂的右上腹活检部位不适、疼痛，有时可放射至右肩，疼痛多为钝痛，程度较轻，呼吸运动的吸气相可加重疼痛感，一般在几小时内可完全消失，可以适当给予 NSAIDs、哌替啶或曲马多等镇痛治疗，并加强观察，如出现中至重度疼痛或伴有血流动力学不稳定的情况，应立即进行实验室检查(血常规、凝血功能)和影像学检查(腹部 B 超或 CT)。

4. 气胸、血气胸等邻近器官损伤

气胸的发生率约为 0.0078%，血气胸的发生率约为 0.063%。若发生，建议密切观察。此类损伤通常可自发消退，很少需要胸腔引流干预。

5. 感染

约 6%～14%的患者可观察到一过性菌血症，无须预防性或术后抗感染治疗。但在胆道梗阻或胆道感染患者，偶尔可发生败血症、感染性休克等。

6. 其他

在皮下气肿、膈下脓肿、类癌危象、心律失常以及肿瘤患者，可能发生穿刺针道的种植转移等情况。

八、肝组织标本的观察、染色技术及免疫组化技术

1. 肉眼观察

标本呈碎块状,提示肝硬化;标本呈竹节状,提示慢性肝炎;标本松软不成形,提示重症肝炎;标本火焰红,提示血色素沉着症;标本红色,提示下腔静脉/肝静脉阻塞症;标本绿色,提示瘀胆;标本苍白漂浮在液面,提示脂肪肝;标本白色、干燥颗粒状,提示肿瘤。

2. 染色技术

肝组织通常进行三种常规染色技术,包括苏木精-伊红(H&E)染色、Masson 染色和 Gomori 染色,用于观察肝脏结构、评价炎症程度及纤维化程度;特殊染色包括 Perls 染色(普鲁士蓝铁染色),可筛查血色素沉着症。

3. 免疫组化技术

PAS 染色(碘酸-希夫糖类染色),显示脂褐素及枯否氏细胞功能;针对肝豆状核变性的铜染色,评估有无大块肝坏死网硬蛋白染色;以及检测病毒抗原,如乙肝、丙肝、EB 病毒及巨细胞抗原等的相应免疫组化染色;检测细胞成分或判断肿瘤来源,常用 CK7、CEA、AFP 等;核酸原位检查:测病毒核酸细胞定位。

(俞亮)

参考文献

[1] Bravo AA, Sheth SG, Chopra S. Liver biopsy. N Engl J Med, 2001, 344:495.

[2] Tapper EB, Lok AS. Use of liver imaging and biopsy in clinical practice. N Engl J Med, 2017, 377:756.

[3] Rockey DC, Caldwell SH, Goodman ZD, et al. Liver biopsy. Hepatology, 2009, 49: 1017－1044.

[4] Boyum JH, Atwell TD, Schmit GD, et al. Incidence and risk factors for adverse events related to image-guided liver biopsy. Mayo Clin Proc, 2016, 91:329.

[5] Huang JF, Hsieh MY, Dai CY, et al. The incidence and risks of liver biopsy in non-cirrhotic patients: an evaluation of 3806 biopsies. Gut, 2007, 56: 736.

[6] Van Thiel DH, Gavaler JS, Wright H, et al. Liver biopsy. Its safety and complications as seen at a liver transplant center. Transplantation, 1993, 55: 1087.

[7] 庞保军，付春生. 肝病诊断新技术. 北京：人民军医出版社，2005.

[8] 叶维法. 临床肝胆病学. 天津：天津科学技术出版社，1985.

中心静脉置管必知

中心静脉通路是指导管尖端位于上腔静脉、下腔静脉或右心房的导管。通常是在不同解剖部位经皮肤穿刺进行深静脉置管，可通过体表标记法或动态超声引导置管操作。中心静脉导管可根据置管使用时间分为短期、中期、长期置管；根据置管插入位置分为颈静脉置管、股静脉置管、锁骨下静脉置管、肱静脉置管；根据管腔数量分为单腔、双腔、三腔；根据植入程度分为隧道式植入或完全植入（即输液港）。导管类型和植入方式的选择需根据患者中心静脉留置的指征和预期使用时间因人而异。

一、适应证

1. 外周静脉通路不足

例如外周血管情况差，无法获得通路；或消化道大出血患者，单位时间输注量外周静脉无法负荷；以及特殊疾病治疗时输注方案复杂。

2. 不适合通过外周静脉输注

一些类型的药物如果需要长期间歇或持续给药，包括门冬氨酸鸟氨酸、乙酰半胱氨酸、血管加压药、特殊的抗生素（如两性霉素、多黏菌素）、全肠外营养（TPN）药物以及化疗药物等，往往需要通过中心静脉导管完成，因为通过外周静脉导管给药可能会引起严重的静脉炎。

3. 血流动力学监测

对于重症患者，中心静脉通路有利于测量中心静脉压(CVP)、静脉血氧饱和度($ScvO_2$)和通过肺动脉导管检测心脏参数。

4. 体外治疗

许多体外治疗需要大口径静脉通路来支持所需的大容量血流，例如人工肝血液净化治疗、血液透析、持续肾脏替代治疗以及体外膜肺氧合治疗(ECMO)等。

二、禁忌证

中心静脉置管无绝对禁忌证，应用与否取决于建立静脉通路的紧急程度和有无替代方案(如骨髓腔补液通路)。相对禁忌证主要为凝血功能障碍，但现有的循证医学证据表明凝血功能异常的严重程度与出血风险无明确相关性，且在置管前预防性给予血液制品改善凝血功能也不会明显减少出血的发生。目前认为血小板减少的出血风险似乎较 INR 升高更大。回顾性研究表明，PLT$>20\times10^9$/L 且 INR<3 时，无须额外干预。

三、术前准备

1. 签署知情同意书

详细告知操作的必要性、操作风险、可选择的穿刺部位及各自利弊。

2. 确定穿刺部位

对血小板明显降低和(或)凝血功能明显异常患者，建议首选股静脉，因为此处可以直接按压止血；紧急穿刺或患者无法配合时，同样优先选择股静脉置管；如拟进行人工肝治疗，建议保留股静脉通路作为人工肝治疗穿刺部位，可选择颈内静脉置管、锁骨下静脉置管或 PICC 置管；对呼吸道感染危重症患者，建议保留右侧颈内静脉和股静脉作为体外膜肺氧合治疗通路，可选择锁骨下静脉或腋静脉穿刺置管。

3. 监测

术前、术中及术后需要监测心电、血氧饱和度，并随时准备好供氧。尤其在手术过程中用洞巾覆盖头部时建议给予鼻导管吸氧。

4. 体位

股静脉穿刺时，患者取仰卧位，穿刺侧下肢外展；颈内静脉穿刺时，如患者耐受，则可采取头低脚高仰卧位，头尽可能偏向非穿刺侧；锁骨下静脉和腋静脉穿刺时，患者取仰卧位，可在患者后背穿刺侧肩胛骨下方垫小枕头。

5. 置管部位准备

备皮，建议使用氯己定乙醇进行皮肤消毒，可显著减少短期内导管相关性感染的发生。

6. 无菌穿刺包

无菌穿刺包包含最大无菌屏障、无菌手套、无菌手术服/隔离衣、帽子、面屏/面罩。

7. 镇静、镇痛

根据患者病情选择静脉麻醉、局部浸润麻醉或表面麻醉(儿童)药品。通常采用 2%利多卡因局部麻醉；对躁动患者，可采用小剂量苯二氮䓬类药物。

8. 超声

建议穿刺前通过超声检查评估置管目标静脉通畅性，排除血管变异、畸形。建议通过超声实时引导进行穿刺操作，可有效缩短穿刺时间、提高穿刺成功率以及降低并发症风险。

三、具体操作步骤

1. 锁骨下静脉穿刺

(1)用氯己定乙醇消毒胸部前面，上至下颌骨下缘，下至乳头水平，肩部及上臂前面均应包括在内。此消毒范围适用于一侧穿刺不成功可换至对侧，锁骨下静脉穿刺不成功可换为颈内静脉穿刺的情况。

(2)确定穿刺点。沿锁骨由内向外走行有一自然弯曲点,此转弯处可作为体表标志,其下1～2cm即为穿刺点。

(3)用2%利多卡因局部浸润麻醉。

(4)将非持针手的拇指按在锁骨下缘以固定穿刺部位皮肤,示指放于胸骨上窝作方向指示。

(5)从定位点穿刺皮肤,针尖指向胸骨上窝方向,穿刺针与胸廓呈15°～30°角,在持续负压吸引下沿锁骨下后缘缓慢进针,密切注意有无回血。如估计针尖已接近锁骨下静脉,但未见回血,则须将穿刺针尖退至皮下,向上或向下调整穿刺方向,重复操作。

(6)一旦有溢血,应立即停止移动,固定穿刺针,放入测压管,从流出血液的颜色和速度判断是否为静脉血。确认后放入导引钢丝(若有X线,应再次确认导丝在腔静脉系统或右心房或右心室内),拔出穿刺针,置入扩张管和鞘管,将导引钢丝连同扩张管一并拔出,固定鞘管。

(7)用肝素生理盐水冲洗鞘管。

(8)敷贴固定。

2.颈内静脉穿刺

(1)用氯己定乙醇消毒胸部前面,上至下颌骨下缘,下至乳头水平,肩部及上臂前面均应包括在内。此消毒范围适用于一侧穿刺不成功可换至对侧,颈内静脉穿刺不成功可换为锁骨下静脉穿刺的情况。

(2)确定穿刺点:①前路:将左手示指和中指放在胸锁乳突肌中点、颈总动脉外侧,右手持针,针尖指向同侧乳头,针轴与冠状面呈30°～40°角,常于胸锁乳突肌的中点前缘入颈内静脉。②中路:胸锁乳突肌的胸骨头、锁骨头与锁骨上缘构成颈动脉三角,在此三角形顶点穿刺。针轴与皮肤呈30°角,针尖指向同侧乳头,一般刺入2～3cm即入颈内静脉。③后路:在胸锁乳突肌外侧缘的中下1/3交点,约锁骨上5cm处进针,针轴一般保持水平位,针尖于胸锁乳突肌锁骨头的深部指向胸骨上切迹。

(3)用2%利多卡因局部浸润麻醉。

(4)将非持针手的拇指按在穿刺点上方以固定穿刺部位皮肤。

(5)从定位点穿刺皮肤,针尖指向同侧乳头方向,穿刺针与穿刺部位皮肤呈 15°～30°角,在持续负压吸引下缓慢进针,密切注意有无回血。

(6)一旦有溢血,应立即停止移动,固定穿刺针,放入测压管,从流出血液的颜色和速度判断是否为静脉血。确认后放入导引钢丝(若有 X 线,应再次确认导丝在腔静脉系统或右心房或右心室内),拔出穿刺针,置入扩张管和鞘管,将导引钢丝连同扩张管一并拔出,固定鞘管。

(7)用肝素生理盐水冲洗鞘管。

(8)敷贴固定。

3. 股静脉穿刺

(1)用氯己定乙醇消毒患者外阴及穿刺侧腹股沟周围,上至平脐,下至穿刺侧大腿下 1/3 处。

(2)确定穿刺点,将腹股沟韧带中心的内下方 1.5～3.0cm股动脉搏动内侧作为穿刺点。

(3)用 2%利多卡因局部浸润麻醉。

(4)将非持针手的拇指按在穿刺点下方,以固定穿刺部位皮肤,将食指和中指按压在腹股沟韧带下方股动脉波动点处,避免穿刺误伤动脉。

(5)从定位点穿刺皮肤,针尖指向脐方向,穿刺针与穿刺部位皮肤呈 15°～30°角,在持续负压吸引下缓慢进针,密切注意有无回血。

(6)一旦有溢血,应立即停止移动,固定穿刺针,放入测压管,从流出血液的颜色和速度判断是否为静脉血。确认后放入导引钢丝,拔出穿刺针,置入扩张管和鞘管,将导引钢丝连同扩张管一并拔出,固定鞘管。

(7)用肝素生理盐水冲洗鞘管。

(8)敷贴固定。

四、术后注意事项

1. 确认导管位置

可通过 X 线平片、超声检查确认导管位置。一般来说，导管头端位于任何一主要静脉或右心房中均有良好的静脉通路功能。

2. 导管护理

目的是防止导管感染和血栓形成，以及处理机械并发症。包括：对导管部位进行常规视诊检查，定期更换敷料，处理导管时使用无菌术，以及尽可能缩短临时导管的留置时间，在必要时更换导管等。

3. 监测及预防并发症

中心静脉置管的并发症发生率因解剖位置、超声引导的应用以及术者经验而异。常见并发症主要有：导管相关感染，导管诱发血栓形成，导管相关静脉狭窄，心律失常，血管损伤，气胸，静脉空气栓塞以及出血。其中，机械性并发症(如气胸)往往在插入导管时即可发现，而感染性和血栓性并发症通常更晚发生。静脉空气栓塞和出血是中心静脉拔管时最易发生的并发症。这些并发症主要通过在中心静脉置管术时，需注意摆位、采用无菌操作和局部镇痛。尽可能优选有经验的术者在超声引导下实施并做术后导管护理督导加以预防。

(俞亮)

参考文献

[1] Infusion Nursing Standards of Practice 2016. J InfusNurs. https://www.ins1.org/Default.aspx? TabID=251&productId=113266 (Accessed on December 20,2020).

[2] American Society of Anesthesiologists Task Force on Central Venous Access, Rupp SM, Apfelbaum JL, et al. Practice guidelines for central venous access: a report by the American Society of Anesthesiologists Task Force on Central

Venous Access. Anesthesiology,2012,116:539－573.

[3] Bodenham Chair A, Babu S, Bennett J, et al. Association of Anaesthetists of Great Britain and Ireland: Safe vascular access 2016. Anaesthesia ,2016,71:573－585.

[4] Fisher NC,Mutimer DJ. Central venous cannulation in patients with liver disease and coagulopathy—a prospective audit. Intensive Care Med,1999,25:481－485.

[5] van de Weerdt EK, Biemond BJ, Baake B, et al. Central venous catheter placement in coagulopathic patients: risk factors and incidence of bleeding complications. Transfusion,2017,57:2512－2525.

[6] Mimoz O, Lucet JC, Kerforne T, et al. Skin antisepsis with chlorhexidine-alcohol versus povidone iodine-alcohol, with and without skin scrubbing, for prevention of intravascular-catheter-related infection (CLEAN): an open-label, multicentre, randomised, controlled, two-by-two factorial trial. Lancet,2015,386:2069－2077.

[7] Biffi R,Pozzi S,Bonomo G,et al. Cost effectiveness of different central venous approaches for port placement and use in adult oncology patients: evidence from a randomized three-arm trial. Ann SurgOncol,2014,21:3725－3731.

三腔二囊管的使用

1. 适应证

食管胃底静脉曲张破裂出血,药物止血治疗效果不佳,或伴有大量呕血,也可作为内科治疗效果不佳准备手术的过渡。

2. 三腔管的作用

通过胃底气囊及食管气囊压迫而达到止血目的。三腔管之一是胃减压管,为胃减压或鼻饲用。三腔管之二是胃囊管,经充气后可压迫胃底,发挥止血作用。三腔管之三是食管囊管,经充气后可压迫食管下段,发挥止血作用。

3. 应用物品准备

(1)治疗盘、治疗巾:盘内放三腔二囊管、20mL 及 50mL 注射器各 1 支、止血钳 3 把、弯盘 1 个、液状石蜡、纱布数块、听诊器、胶布、测压计。

(2)床边牵引装置有 0.5kg 的砂袋或重物、滑车牵引固定架、牵引线,另应备好吸引设备,以防插管过程中误吸。

4. 操作注意事项

(1)操作流程:

①向患者及其家属说明插三腔管的目的,取得患者及其家属的配合,并签署知情同意书。

②检查三腔管充气后有无漏气及囊壁是否充气均匀:用 50mL 注射器分别向胃气囊和食管气囊充气,检查是否漏气,并测定充盈后两者气体的容量和气压,记录之。

③将三腔管之前端及气囊涂以液状石蜡,用注射器抽尽气囊内的气体。

④协助患者取半卧位,清洁鼻腔,将管经鼻腔缓慢插入,至咽部嘱患者做吞咽动作以通过三腔管。至深度约 60~65cm 时,用 20mL 注射器抽吸胃减压管,吸出胃内容物,表示管端确已入胃。如无胃内容物抽出,可向胃管内打气,用听诊器听胃内是否有气过水声;如有气过水声,确定置管成功。

⑤用 50mL 注射器分别向胃囊管注气 200~300mL,囊内压力 2.67~5.34kPa(20~40mmHg)。以止血钳夹住胃囊管,随后改用管钳。缓慢向外牵拉三腔管遇有阻力时,表示胃气囊已压向胃底贲门部,用胶布将管固定于患者鼻孔外。

⑥再用 50mL 注射器向食管气囊管注气 100~150mL,囊内压力 4.67~6kPa(30~40mmHg),即可压迫食管下段。用止血钳夹住食管囊管,然后改用管夹。胃气囊管和食管气囊管末端外露处须分别标记。

⑦用牵引线缚住三腔管分叉部的末端,附以 0.5kg 的砂

袋或重物，用滑车固定架牵引三腔管。

⑧冲洗胃减压管，然后连接于胃肠减压器，观察胃内是否继续出血。

⑨出血停止 24 小时后，可放去食管气囊内的气体，放松牵引，继续观察 24 小时，确无出血时再将胃气囊放气。拔管时将气囊内之余气抽净。嘱患者口服液体石蜡 20～30mL，再缓慢地拔出管子。

(2)注意事项：

①用前应该检查管和囊的质量。橡胶老化或气囊充盈后囊壁不均匀者不宜使用。

②防止三腔管失控被牵拉出来，必须先向胃气囊内充气，再向食管气囊充气。若其充气量太少，达不到止血目的；若充气量过多，食管易发生压迫性溃疡。

③为了避免食管与胃底发生压迫性溃疡，食管气囊每隔 12 小时放气 1 次，同时将三腔管向内送入少许。若出血不止，30 分钟后仍按上法充气压迫。

④观察气囊有无漏气，每隔 2～3 小时测食管气囊压力 1 次，胃气囊只要向外牵拉感到有阻力即可初步断定无明显漏气。

⑤气囊压迫期间，须密切观察患者脉搏、呼吸、血压及心率的变化。如食管气囊压力过高或胃气囊向外牵拉过大压迫心脏，可能出现频繁性期前收缩（早搏），此时应放出囊内气体，将管向胃内送入少许后再充气。胃气囊充气不足或牵引过大，会出现双囊向外滑脱，压迫咽喉，出现呼吸困难甚至窒息，应立即剪断三腔管放气处理。

拔管指征：三腔管压迫 2～3 天后如无活动性出血可考虑拔管。

（严冬）

参考文献

郭雅丽，宋丽，辛莘，等. 三腔二囊管在内镜治疗肝硬化食管胃静脉曲张出血中的应用研究.北京医学,2018,40(1):77－79.

肝脏影像学检查

一、简　述

肝脏常见的检查方法包括X线、超声、CT、MRI、选择性造影、ECT及PET/CT等。普通X线检查价值有限;CT和超声是肝脏病变检查的首选方法,可以在无创的情况下了解肝内结构并显示肝内病变;肝动脉造影对诊断肝脏富血供病变和血管病变有较大价值,但目前主要用于肿瘤的早期诊断和介入治疗;肝脏超声下的弹性成像能够无创性评估肝脏纤维化程度,对肝脏疾病评估具有重要参考价值。MRI相对而言成像较慢,受心脏、血管波动、胃肠蠕动、呼吸运动影响大,但其拥有软组织分辨率高、多平面成像、多参数成像和无辐射等优点,主要用于B超和CT不能定性的肝内占位性病灶的检查。ECT和PET/CT主要用于某些特殊检查。

二、影像学检查注意事项

在影像学检查过程中,增强CT或MRI需要静脉注射造影剂,而造影剂对部分特殊人群可能存在相应风险,因此需要特别处理。普通肝脏超声检查、CT检查等相对不需要特别关注。

(一)CT增强检查

CT增强检查需静脉注射含碘造影剂。但碘剂可引起不良反应,严重时甚至危及生命。

1.有下列情况时不宜进行CT增强检查:碘过敏、甲状腺功能亢进、重症肌无力。由于CT有电离辐射,所以妊娠期间绝对禁止检查。

2.有以下情况时,临床医师在充分评估病情后谨慎考虑行增强CT检查:①肾功能不全;②肺动脉高压、心力衰竭等严重心肺疾病；③昏迷或神志不清；④糖尿病肾病；⑤癫痫或急性神经系统疾病；⑥骨髓瘤和副球蛋白血症；⑦高胱氨酸尿；⑧酒精中毒；⑨自身免疫性疾病；⑩一般情况很差，如循环呼吸不稳定、恶性肿瘤伴全身衰竭。临床上，支气管哮喘和嗜铬细胞瘤也应被列为严格禁止范围。

3. 患者准备：①日常服用二甲双胍、苯乙双胍等双胍类药物的患者需在检查前 48 小时停用此类药物，并一直持续到检查后 48 小时。②检查当日早上勿进食。③检查前 1 周不宜行胃肠造影检查，不宜服用钡剂、钙剂、硫糖铝、硫酸亚铁及果胶铋等含金属的药物，以免伪影影响成像的判定。

(二)MRI 检查

1. 有下列情况的患者，绝对禁止进行 MRI 检查：①装有或使用电、磁及机械有源植入物（如心脏起搏器、神经刺激器）的患者；②体内存有磁性材料的动脉瘤夹、栓塞物或眼球内存有金属异物的患者。对于心脏冠脉支架、人工瓣膜等，做 MRI 时都是安全的，可以在 3.0T 及以下的 MRI 设备上完成检测。2007 年以前的外周动脉支架可能存在弱磁性，需要手术 6 周后才可以做 MRI 检查。

2. 有下列情况的患者，如病情确实需要，则在充分评估病情并在患者或家属签字同意后方可进行检查：①体内外有金属异物；②从事可能导致铁磁材料、金属碎片意外进入体内的职业或活动；③新生儿、婴幼儿，昏迷、神志不清、精神异常、易发癫痫、心搏骤停、严重外伤、幽闭症患者及其他不配合的患者，必要时可予以镇静后进行检查；④体温调节系统失调的患者，如新生儿、出生体重低的婴儿；⑤有永久刺纹眼线及纹身的患者；⑥急性鼓膜损伤的患者；⑦妊娠期妇女。

3. 患者准备：①患者检查前须穿棉质衣物，必须去掉随身携带的所有电子产品、磁卡和金属物品。②检查应空腹，即检查前 4 小时禁食、禁饮水。③患者如需吸氧，需另外备 2 个氧气袋，病床、推车和氧气钢瓶禁止携带入室。

三、影像学结果判定

肝脏影像学检查的目的主要包括:①了解肝脏及邻近器官的形态结构,如肝脏肿大、缩小、肝硬化、门静脉高压的原因及其侧支循环形成的情况;②确定肝内占位性病变(肝肿瘤、肝脓肿和囊肿等)的有无、大小、数目、位置、性质,及与邻近血管、脏器的关系;③鉴别腹腔包块的来源。以下主要介绍肝硬化、肝癌、肝脓肿和肝血管瘤的影像学特点。

(一)肝硬化

肝硬化早期,B 超检查表现为肝脏增大,肝内弥漫不均的光点图像;浅层回声常增强而深层常减弱,肝内部各种管腔结构失去正常排列,显示不清。病变进一步发展,肝内可出现异常回声的结节。后期,肝缩小,轮廓凹凸不平,肝内回声不均,肝脏多见右叶缩小,左叶和尾叶增大,可出现门静脉高压、脾大和腹水等并发症。肝脏弹性成像通过测量肝硬度来判断肝纤维化程度,同时测量脂肪衰减来判断脂肪肝程度,具有无创、快捷、简单等优点,是目前无创性评估肝脏纤维化、肝硬化、脂肪肝程度的重要辅助手段,在一定程度可以替代肝穿刺活检。肝脏弹性成像虽然在评估肝脏纤维化、肝硬化、脂肪肝等方面有很多优势,但也受到肝功能、肝脏瘀血、腹水等因素的影响,因此对检测结果需要进一步综合评估。

CT 对肝硬化诊断的价值相对较小。早期肝脏肿大,密度减低,肝裂血管间隙水肿;晚期肝脏的纤维瘢痕使肝脏缩小,而再生结节和脂肪浸润又使肝脏增大。肝右叶和左内叶缩小,而左外叶和尾状叶增大,结果造成肝叶比例失调。肝尾状叶与右叶横径比值正常为 0.37±0.16,而肝硬化时可达 0.83±0.20。肝硬化再生结节使肝脏外形呈结节状和分叶状改变。肝叶萎缩使肝裂间隙增宽,肝门和胆囊位置移动。不同病因肝硬化造成的肝脏局部变化可不同:病毒性肝炎后肝硬化常出现肝右叶和左叶内段明显萎缩,以及左叶外段明显肥大;酒精性肝硬化的典型变化为肝尾叶明显肥大;而原发性胆汁性肝硬化常出现左叶外段或右叶后段萎缩。肝硬化时，由于发生不同程度的脂肪变性，所以可导致肝密度减低，范围可能是全肝、一叶或灶性分布。再生结节一般呈等密度，偶可呈高密度。肝硬化的继发性改变主要为门脉高压导致的静脉曲张、脾大和腹水。静脉曲张表现为门静脉、脾静脉和侧支静脉扩张。扭曲、增粗的侧支静脉见于食管、胃底贲门、圆韧带和后腹膜间隙，CT 表现为一团类圆形或条状扭曲的软组织影，强化明显。脾大多采用肋单元来衡量，正常脾外缘一般为 5 个肋单元，如超过 5 个肋单元可诊断为脾大。腹水在 CT 上表现为肝外围和腹腔内低密度影。

肝硬化 MRI 形态学表现与 CT 相似，肝硬化再生结节在 T_1W_1 序列上呈等信号，部分结节由于甘油三酯含量增高而呈高信号改变；在 T_2W_1 序列上，再生结节呈低信号，这与结节上铁沉积有关。相对而言，MRI 对肝硬化的诊断准确率要优于 CT。

CT 血管造影和 MRI 血管造影都可为脾腔静脉分流术和肝移植前提供重要信息，可部分替代血管造影，评价术后血管是否通畅，吻合口是否有假性动脉瘤。

(二)肝　癌

普通平片对肝癌诊断价值有限。选择性肝动脉影是诊断肝癌的有效方法之一，能查出直径 2cm 的肝癌，并确定其范围与数目，供血是否丰富，门脉、肝静脉和下腔静脉内是否有血栓，是否存在肝动脉-门脉瘘或肝动脉-肝静脉瘘，还可以了解癌灶周围肝实质内有无小的转移子灶。由于血管造影为有创性检查且费用高，所以目前很少用于普通诊断，主要用于 B 超、CT 或 MRI 不定性的可疑肝癌的诊断或肝癌介入治疗前的进一步确诊。

肝癌的动脉造影可有以下表现：①肿瘤血管表现为肿瘤区内大小不均、形状不规则的血管影或呈“湖样”充盈，其供血动脉增粗；②动脉拉直和移位，动脉边缘不规则且僵硬，系因肿瘤包绕所致；③毛细血管期可见肿瘤染色，呈高密度的结节影；④有时可形成动静脉瘘，使相邻的门静脉分支或肝静脉属支早期显影;⑤静脉期门脉、大的肝静脉或下腔静脉内出现癌栓可见充盈缺损,门脉可见推移、狭窄和闭塞等改变。

B超检查时,肝癌表现为聚集成团的强回声区,光团强弱分布不均,边缘不规则,光点常粗糙明亮,与正常肝组织有明显差别。肿瘤区下方的正常肝组织回声强度降低。

原发性肝癌的CT表现不仅取决于肿瘤的病理和血流动力学特点,而且与周围未受肿瘤侵犯的肝组织状况有关。CT平扫绝大多数是低密度病灶,少数可以是低密度、等密度与高密度混合的病灶;高密度者少见,常伴脂肪肝或肿瘤内出血。肿瘤可以是单个或多个结节,也可呈巨块状。肿瘤边界多不清,癌灶内可有纤维分隔,呈条状低密度影;少数边界清楚并有包膜,包膜表现为肿瘤周围一圈低密度影,厚度可从几毫米到1厘米不等,尤其小肝癌中常见。病理上,包膜由纤维组织构成。CT增强扫描时,大部分肝癌表现为轻度强化或不强化。采用团注法动态扫描时,即快速静脉注射造影剂并于开始注射后15～25秒内进行扫描,由于肝癌有动脉供血且供血丰富、快速,而造影剂经胃肠循环后滞后,尚未达到门脉并进入肝内门静脉形成实质期,故肝癌结节在低密度未强化的肝实质背景下呈现高密度强化灶,甚至显示出高密度的异常肿瘤血管,类似于肝动脉造影中的肿瘤染色。但肝癌的增强时间短暂,2～3分钟后即恢复为原来的低密度状态。绝大多数肝癌增强后内部密度不均匀,这与肿瘤局部坏死、脂肪变性、胆管内胆红素栓形成以及瘤内纤维间隔强化等有关。肿瘤包膜增强后,表现为高密度或略高密度环。肝癌常侵犯门静脉系统,很少侵犯动脉。CT表现为门脉内瘤栓所致的腔内低密度影,门脉周围出现增强的小动脉影,形成"车轨征",这些增强的血管为门脉的滋养血管。当肝癌侵犯门脉出现动静脉瘘时,表现为动脉期中门静脉和肝动脉同时显影,而此时下腔静脉、远侧脾静脉和肠系膜上静脉尚未显影,静脉分支供应的肝实质区域因造影剂灌注减少而呈低密度改变。

MRI检查时，原发性肝癌在 T_1W_1 序列上可呈低信号、等信号或高信号改变，境界常不清楚，有时难以辨认出。在 T_2W_1 序列上，癌瘤较易识别，其信号高于正常肝组织，常不均匀。癌瘤中心由于坏死常有不规则的更高信号区，肿瘤边缘有时有一低信号影改变。若门静脉、下腔静脉内有瘤栓，可于低信号的门静脉或下腔静脉中出现高信号块影。在常规泛影葡胺造影下难以鉴别时，可以用普美显等造影，进一步鉴别肝癌或者渐变结节。

（三）肝脓肿

B超检查时，肝脓肿表现为球形液性暗区，脓腔内成点状或线状回声，脓肿边缘较厚而不规则。肝脓肿尚未充分液化时，可表现为边界不清的低回声区，与实质性病变难以区别。脓肿可单发，也可多发。

肝脓肿在CT上的表现取决于其形态学上的特点和其构成的组织成分。较大的细菌性肝脓肿，早期(炎症期)CT平扫边缘模糊。脓肿形成后，病灶中央出现接近水样密度的坏死区，周边可出现等密度或稍高密度环状脓肿壁影像，脓肿密度低而均匀；增强后，中央坏死区不强化，仍呈低密度，脓肿壁可呈环状强化，密度高于周围正常肝实质。有时，低密度脓腔有强化壁环绕，其外围又有一圈低密度带，呈“双环”征。此低密度带的病理基础为炎症周围水肿区。在CT下，肝内小脓肿可为多发、散在分布或聚集成“簇”(“簇状”征)。“簇状”征是肝内小脓肿的特征之一，也是大肠杆菌性肝脓肿的特点，其代表脓肿液化的早期阶段，如不治疗，这些病灶可融合成较大分隔的脓腔。少数肝脓肿内可见低密度的气体影，表现为多发小气泡后形成较大的液气面。

在MRI T_1W_1 序列上，急性肝脓肿呈圆形或卵圆形低信号区，信号强度可不均匀，脓肿壁的信号强度略高于脓腔，低于周围正常肝实质，呈厚度为3～5mm的环状低信号带，壁的外侧有一圈低信号水肿带。在 T_2W_1 序列上，急性肝脓肿可呈大片高信号区,脓肿中央出现更高信号区。慢性肝脓肿信号趋向均匀,水肿减轻并消失,脓肿壁边界较清楚,并呈同心环状,内层代表肉芽组织,外层代表胶原增生。肉芽组织在 T_1W_1 序列上呈等信号,在 T_2W_1 序列上呈高信号;胶原组织在 T_1W_1 和 T_2W_1 序列上均呈低信号。某些情况下,当普通影像学检查难以对肝脓肿定性时,可考虑进行肝脏 MRE、PET/CT 检查,以明确占位病灶代谢情况,帮助进行定性判断。

(四)肝血管瘤

肝血管瘤是肝内最常见的良性肿瘤,CT 平扫一般呈单发、多发圆形或卵圆形低密度影,边界清楚,密度均匀,其密度与门静脉密度类似。在脂肪肝时,血管瘤可呈等密度或稍高密度影。造影剂注射增强扫描,血管瘤边缘就出现结节状、片状或连续环状强化,其密度与腹主动脉和肝动脉密度类似。随着时间的延迟,血管瘤边缘的强化灶逐渐融合、扩大,向中央区域扩展,而低密度逐渐减低。最终,整个病灶被造影剂填充呈等密度或稍高于周围正常肝实质的密度。某些较大的血管瘤,中央由于血栓形成或机化、纤维化,造影剂难以充填而始终呈低密度改变。

肝血管瘤的 MRI 检查表现较为典型,在 T_1W_1 序列上多呈均匀的低信号,如瘤内囊变时呈极低信号;在 T_2W_1 序列上,病灶一般呈均匀的高信号,并随着回波时间的延长,信号强度增高,边界更为清楚。增强后,T_1W_1 序列上的表现与增强后 CT 表现相似。肝血管瘤动脉造影表现为早期显示"血湖",其典型表现呈爆玉米花状或结节状,边界清楚而毛糙,常呈丛状或半弧状分布,其显影早而排空延迟。在某些情况下,肝血管瘤难以定性时,可行肝脏血池 ECT 检查,明确包块血供情况以做出定性诊断。

(赵宏　钟百书)

参考文献

[1] Suh CH, Kim KW, Kim GY, et al. The diagnostic value of Gd-EOB-DTPA-MRI for the diagnosis of focal nodular hyperplasia: a systematic review and meta-analysis. Eur Radiol, 2015, 25: 950－960.

[2] Villanueva A. Hepatocellular carcinoma. N Engl J Med, 2019, 380: 1450－1462.

[3] Wang Z, Zhang C, Jiao T, et al. Fully automatic segmentation and three-dimensional reconstruction of the liver in CT images. J Healthc Eng, 2018, 2018: 6797102.

[4] Newsome PN, Sasso M, Deeks JJ, et al. FibroScan-AST (FAST) score for the non-invasive identification of patients with non-alcoholic steatohepatitis with significant activity and fibrosis: a prospective derivation and global validation study. Lancet Gastroenterol Hepatol, 2020, 5: 362－373.

解读肝功能

一、蛋白质代谢功能检测

1. 血清总蛋白和白蛋白、球蛋白比值测定

90%以上的血清总蛋白及全部白蛋白、多种凝血因子由肝细胞合成，部分球蛋白也主要由肝脏合成。当肝细胞受损时，这些血浆蛋白合成减少，尤其白蛋白，导致低白蛋白血症，出现胸水和腹水。由于肝功能有很大的代偿能力，所以肝脏疾病往往达到一定程度和一定病程后才能出现血清总蛋白及白蛋白量的改变。因此，血清总蛋白及白蛋白可用于检测慢性肝损害，并可反映肝实质细胞储备功能(见表 5-3)。

表 5-3 血清总蛋白和白蛋白、球蛋白临床分析

结果	临床分析	参考指标
TP 及 A 均增高	急性失水或肾上腺皮质功能减退	正常成人
TP 及 A 均减退	重症肝炎,肝硬化,慢性肝炎,肝癌	TP 60～80g/L
TP 及 G 增高	慢性肝病,M 蛋白血症(如多发性骨髓瘤),自身免疫病(如 SLE),风湿热,结核病,疟疾	A 40～55g/L G 20～30g/L A/G(1.5～2.5):1
A/G 倒置	严重肝损害,M 蛋白血症(如多发性骨髓瘤),持续性肝炎,肝硬化,肝癌	

TP:总蛋白;A:白蛋白;G:球蛋白。

2. 血清蛋白电泳

参考值(醋酸纤维素膜法):

白蛋白 0.62～0.71(62%～71%)。

α_1 球蛋白 0.03～0.04(3%～4%)。

α_2 球蛋白 0.06～0.10(6%～10%)。

β 球蛋白 0.07～0.11(7%～11%)。

γ 球蛋白 0.09～0.18(9%～18%)。

(1)骨髓瘤:在 γ 球蛋白或 β 球蛋白处出现尖峰,称 M 蛋白。

(2)肾病综合征:α_2 球蛋白及 β 球蛋白水平增高,白蛋白及 γ 球蛋白水平降低。

(3)肾炎:急性肾炎时 α_2 球蛋白增高,或 γ 球蛋白轻度增高;慢性肾炎时,γ 球蛋白中度增高。

(4)肝硬化:γ 球蛋白明显增高,白蛋白降低。

(5)急性重型肝炎:白蛋白明显下降,球蛋白显著增高。

(6)炎症感染:急性时,α_1 或 α_2 球蛋白;慢性炎症或感染后期,γ 球蛋白增高。

3. 铜蓝蛋白(Cp)

铜蓝蛋白(Cp)主要作为 Wilson 病的辅助诊断指标。

Wilson 病是一种常染色体隐性遗传病，因血浆 Cp 减少，血浆游离铜增加，游离铜沉积在肝脏可引起肝硬化，沉积在脑基底核的豆状核则导致豆状核变性，因此该病又被称为肝豆状核变性。

4. 血浆凝血因子测定

凝血因子几乎都在肝脏合成，且半衰期短，尤其维生素 K 依赖因子（Ⅱ、Ⅶ、Ⅸ、Ⅹ）。因此，在肝脏受损早期，白蛋白检测完全正常，而维生素 K 依赖的凝血因子却显著减少。凝血酶原时间（PT）测定反映血浆因子Ⅱ、Ⅶ、Ⅸ、Ⅹ含量，能判断肝病预后，肝细胞损害越严重，PT 延长越明显。PT 是判断重型肝炎预后的一项重要指标。在严重肝病时，凝血因子Ⅸ、Ⅹ、Ⅺ、Ⅻ合成减少，致使活化部分凝血活酶时间（APTT）延长；当维生素 K 缺乏时，凝血因子Ⅸ、Ⅹ不能激活，APTT 亦可延长。

凝血酶原活动度（PTA）和 PT 意义相同，且能更准确地反映凝血因子的活性，与病情轻重程度密切相关，可作为诊断重型肝炎的重要指标。计算公式：PTA(%)＝(正常人 PT－8.7)/(患者 PT－8.7)×100%。

急性肝炎患者 PTA 小于 40%常是肝细胞大片坏死的暴发性肝炎先兆。慢性肝炎及肝硬化时，如果 PTA 显著延长，且不能为维生素 K 所纠正，则提示远期预后差，患者病死率高。长期胆道阻塞、胆汁淤积也可使 PT 延长，PTA 下降，与胆道阻塞、胆汁淤积影响维生素 K 的吸收有关。但在阻塞时间不长、无肝细胞损害时，PT 及 PTA 正常。

5. 血氨测定

肠道中未被吸收的氨基酸及未被消化的蛋白质在大肠埃希菌的作用下脱去氨基生成的氨，以及血液中的尿素渗入肠道，经大肠埃希菌分解作用生成的氨，经肠道吸收入血，经门静脉进入肝脏。氨对中枢神经系统有高度毒性。肝脏是唯一能解除氨毒性的器官，大部分氨在肝内通过鸟氨酸循环生成尿素，经肾脏排出体外；一部分氨在肝、肾、脑等中与谷氨酸合成谷氨酰胺；肾脏分泌氨，中和肾小管腔中 H^+，形成铵盐，随尿排出体外。肝脏利用氨合成尿素，是保证血氨正常的关键。在肝硬化及暴发性肝衰竭等严重肝损害时，如果80%以上的肝组织被破坏，氨就不能被解毒，氨在中枢神经系统聚集引起肝性脑病。

二、胆红素代谢

1. 血清胆红素

当总胆红素>17.1μmol/L，但<34.2μmol/L 时，为隐性黄疸或亚临床黄疸；34.2～171μmol/L，为轻度黄疸；171～342μmol/L，为中度黄疸；>342μmol/L，为高度黄疸。不同黄疸类型血清胆红素升高程度及比值见表 5-4。

表 5-4　不同黄疸类型血清胆红素升高程度及比值

	直接胆红素	间接胆红素	直接胆红素/总胆红素
正常人	0～6.8μmol/L	1.7～10.2μmol/L	0.2～0.4
梗阻性黄疸	明显增加	轻度增加	>0.5
溶血性黄疸	轻度增加	明显增加	<0.2
肝细胞性黄疸	中度增加	中度增加	>0.2，<0.5

2. 胆汁酸

胆汁酸在肝脏中由胆固醇合成，随胆汁分泌入肠道，经肠道细菌分解后由小肠重吸收，经门静脉入肝，被肝细胞摄取，少量进入血液循环。因此，胆汁酸测定能反映肝细胞合成、摄取及分泌功能，并与胆道排泄功能有关。它对肝胆系统疾病诊断的灵敏度和特异性高于其他指标，可行空腹或餐后 2 小时胆汁酸测定，且后者更灵敏。

三、靛氰绿排泄试验

靛氰绿(ICG)是一种感光材料，注入血液后迅速与白蛋白及 α_1-脂蛋白结合，随血流经过肝脏时，90%以上被肝细胞摄取，再以原型从胆道排泄，不经过肝外组织清除，也不随肝内转化。清除率主要取决于肝血流量、正常的肝细胞数量以及胆道排泄的通畅程度。在发生上述功能障碍时，ICG 在血中滞留率增加。

四、血清酶检查

1. 谷丙转氨酶（ALT）和谷草转氨酶（AST）

谷丙转氨酶（ALT）主要分布于肝脏，其次是骨骼肌、肾脏、心肌等。谷草转氨酶（AST）主要分布在心肌，其次是肝脏、骨骼肌、肾脏等。在肝细胞中，ALT 主要存在于非线粒体中，而大约 80％的 AST 存在于线粒体内。当肝细胞受损时，肝细胞膜通透性增加，胞浆内的 ALT 与 AST 释放入血。在中等度肝细胞损伤时，ALT 漏出率远大于 AST，且因 ALT 与 AST 的血浆半衰期分别为 47 小时和 17 小时，因此 ALT 反映肝细胞损伤的灵敏度较 AST 高。但在肝细胞严重损伤时，线粒体膜亦受损，可导致线粒体内的 AST 释放，因此血清中 AST/ALT 比值升高。

2. 碱性磷酸酶（ALP）

碱性磷酸酶（ALP）主要分布于肝脏、骨骼、肾、小肠及胎盘中。血清中大部分 ALP 来源于肝脏和骨骼，因此常作为肝脏疾病的检查指标之一。在各种肝内、外胆管阻塞性疾病患者，如胆道结石引起的胆管阻塞、原发性胆汁性肝硬化、肝内胆汁淤积等，ALP 均会明显升高。而在累及肝实质细胞的肝胆疾病患者（如肝硬化），ALP 仅轻度升高。另外，在骨骼疾病患者、儿童、中晚期妊娠妇女，ALP 均会升高。血清 ALP 增高常见原因见表 5-5。

表 5-5　血清 ALP 增高常见原因

肝胆疾病	骨骼疾病	其他
阻塞性黄疸　↑↑↑*	纤维性骨炎　↑↑↑	愈合性骨折　↑
胆汁性肝硬化　↑↑↑	骨肉瘤　↑↑↑	生长中儿童　↑
肝内胆汁淤积　↑↑↑	佝偻病　↑↑	后期妊娠　↑
占位性病变（肉芽肿、脓肿、转移癌）↑↑	骨软化症　↑↑	

续表

肝胆疾病	骨骼疾病	其他
传染性单核细胞增多症 ↑↑	骨转移癌 ↑↑	
病毒性肝炎 ↑	甲状旁腺功能亢进↑↑	
酒精性肝硬化 ↑		

* 箭头数量代表增高程度。

3. 谷氨酰转肽酶(GGT)

谷氨酰转肽酶(GGT)在肾脏、肝脏和胰腺含量丰富,但血清中GGT主要来自肝胆系统。GGT在肝脏中广泛分布于肝细胞的毛细胆管一侧和整个胆管系统。因此,当肝内合成亢进或胆汁排出受阻时,血清中GGT会增高。在急性病毒性肝炎、酒精性肝炎、药物性肝炎中,GGT可中等度升高,但妊娠及骨病时不升高。在胆汁性肝硬化、急性血吸虫病、酒精性肝损伤、肝外胆道梗阻及肝癌的患者,GGT升高可超过10倍。

4. 胆碱酯酶

血浆胆碱酯酶(CHE)是肝实质细胞合成而分泌入血的水解酶,它和血浆白蛋白(Alb)一样,是肝合成蛋白功能的指标,并与白蛋白的合成代谢相平行。

五、肝纤维化血清学指标

血清学指标中透明质酸(HA)、Ⅲ型胶原(PCⅢ)、层粘连蛋白(LN)及Ⅳ型胶原(Ⅳ-C)能不同程度地反映肝纤维化程度及炎症活动度,其中HA最为敏感。随病情发展,从急性→慢性→肝硬化,HA逐步增高。

ALT和血小板比率指数(APRI)是基于慢性HCV感染者数据研发的用于评估HCV相关肝纤维化程度的指标。计算公式:(ALT/正常值上限×100)/血小板计数($\times 10^9$/L)。成人APRI≥2,提示肝硬化;APRI<1,则排除肝硬化。但近期研究显示,该指数用于评估HBV相关肝纤维化程度的准确性较低。

(张旋)

参考文献

［1］韩硬海，李树桐. 临床肝脏病学. 济南：山东科技出版社，2004.

［2］李承鹏. 诊断学速证. 11 版. 北京：中国医药科技出版社，2010.

［3］Kim WR，Berg T，Asselah T，et al. Patrick Marcellin. Evaluation of APRI and FIB-4 scoring systems for non-invasive assessment of hepatic fibrosis in chronic hepatitis B patients. Journal of Hepatology，2016，64(4)：773—780.

［4］Dong XQ，Wu Z，Zhao H，et al. China HepB-Related Fibrosis Assessment Research Group. Evaluation and comparison of thirty noninvasive models for diagnosing liver fibrosis in chinese hepatitis B patients. Journal of Viral Hepatitis，2019，26(2)：297—307.

肝炎系列解读

一、病毒性肝炎简述

病毒性肝炎（viral hepatitis）是由多种肝炎病毒引起的，以肝的炎症和坏死病变为主的一组全身性传染病。目前明确的病原学有 5 种，即甲型、乙型、丙型、丁型、戊型五型肝炎病毒。各型病毒性肝炎临床表现相似，以疲乏、食欲减退、厌油、肝功能异常为主，部分病例出现黄疸，无症状感染者较常见。甲型和戊型主要表现为急性感染，经粪-口途径传播，可出现暴发流行，引起急性肝炎或隐性感染；乙型、丙型、丁型肝炎多呈慢性感染，少数病例可发展至肝硬化或肝细胞癌，主要经血液、体液等胃肠外途径传播。

二、常见的病毒性肝炎系列解读

(一)甲型肝炎

1. 抗-HAV IgM

抗-HAV IgM 是早期诊断甲型肝炎(简称甲肝)的简便而可靠的血清学标志,在流行病学上是新近感染的证据。其在感染后数天即可出现,阳性率几乎 100%,效价可维持 3～6 个月,25%的患者可维持 1 年。

2. 抗-HAV IgG

抗-HAV IgG 属于保护性抗体,具有免疫力的标志。其出现稍晚,于 2～3 个月达到高峰,可持续数年或终生。在急性后期和恢复期,可有抗-HAV IgM 和抗-HAV IgG 同时阳性。仅单份抗-HAV IgG 阳性表示受过 HAV 感染,不能区分现症感染或既往感染。如果急性期和恢复期双份血清抗-HAV IgG 滴度有 4 倍以上增长,亦是诊断甲肝的依据。

(二)乙型肝炎

1. HBsAg 和抗-HBs

HBsAg 在感染 HBV 2 周后即可为阳性,急性感染一般持续 1～6 周,最长可达 20 周。只要 HBsAg 阳性,就可诊断 HBV 感染;但 HBsAg 阴性不能排除感染。HBsAg 也不能反映 HBV 复制情况及预后。抗-HBs 是保护性抗体,阳性表示对乙肝有免疫力。注射过乙肝疫苗者,也可出现抗-HBs 阳性,表示对 HBV 具有特异性免疫(一般血清抗-HBs≥10mIU/mL 才具有保护作用)。HBV 感染后,可出现 HBsAg 和抗-HBs 同时阴性阶段,即所谓的窗口期(是指急性乙肝病毒感染,HBsAg 消失后,经过一段时间才出现抗-HBs 阳性,在此间隔期两者都不能检出,称为“窗口期”),但少部分病例始终不产生抗-HBs。HBsAg 和抗-HBs 同时阳性可出现在 HBV 感染恢复期,此时 HBsAg 未消失,抗-HBs 已产生;另一种情况为 S 基因区发生异常,原型抗-HBs 不能将其结合清除。

2. HBeAg 和抗-HBe

急性 HBV 感染时，HBeAg 的出现时间略晚于 HBsAg。HBeAg 滴度与 HBV DNA 的复制有良好的相关性。90%左右的 HBeAg 阳性者可检测到 HBV DNA。因此，HBeAg 的存在提示病毒复制活跃且具有较强的传染性。HBeAg 消失而抗-HBe 产生称为血清转换，每年约有 15%病例发生自发血清转换。抗-HBe 阳转后，病毒复制多处于静止状态，传染性降低，是既往感染的标志，但长期抗-HBe 阳性并不代表病毒已清除。研究显示，20%～50%抗-HBe 阳性者仍可检测到 HBV DNA，部分可能由于前区 C 基因变异而导致不能形成 HBeAg。

3. HBcAg 和抗-HBc

在血清中一般不能检测出 HBcAg，因其只存在于受感染细胞的胞核中。血清抗-HBc 阳性，提示感染过 HBV，可能为既往感染，也可能为现症感染。抗-HBc 包括抗-HBc IgM 和抗-HBc IgG。抗-HBc IgM 是 HBV 感染后较早出现的抗体，持续时间差异较大，多数在 6 个月内消失。急性肝炎和慢性肝炎急性发作时，均可出现抗-HBc IgM，但急性乙肝的抗-HBc IgM 滴度较高。抗-HBc IgG 在血清中可长期存在，高滴度的抗-HBc IgG 表示现症感染，常与 HBsAg 并存；低滴度的抗-HBc IgG 提示过去感染，常与抗 HBs 并存。单一抗-HBc IgG 阳性者往往是既往感染。如果抗-HBc IgM 阳性，抗-HBc IgG 阴性，提示为急性感染；如果抗-HBc IgM 和抗-HBc IgG 均为阳性，则为慢性乙肝急性发作。HBV 血清标志检查见表 5-6。

4. HBV DNA

HBV 基因组又称 HBV DNA，全长 3182bp，为环状部分双股 DNA，分为长的负股(L)和短的正股(S)。负股有 4 个开放读码框架(S、C、P、X 区)。

表 5-6 HBV 血清标志检查

	HBsAg	HBeAg	抗-HBc IgM	抗-HBc IgG	抗-HBs	抗-HBe	HBV DNA *
急性乙肝							
潜伏期	+	+	—	—	—	—	—
急性早期	+	+	+	—	—	—	+
急性后期	+	—	+	+	—	—	+/—
恢复期	—	—	—	+	+	+	—
慢性乙肝							
复制期	+	+	+/— * *	+	—	—	+
低(无)复制期	+	—	—	+	—	+	—/± * *
前 C 基因变异	+	—	—	+	—	+	+
慢乙肝急性发作	+	+/—	+/— * *	+	—	+/—	+
曾感染过乙肝							
已恢复	—	—	—	—	+	+/—	—
接种乙肝疫苗后	—	—	—	—	+	—	—

注：* 杂交法，不是扩增(PCR)；* * 大多为低滴度

S 区：全长 1167bp，分为前 S_1、前 S_2 及 S 区，分别编码薄膜上的前 S_1($preS_1$)、前 S_2($preS_2$)蛋白及 HBsAg，三者合称大分子蛋白；前 S_2 蛋白与 HBsAg 合称中分子蛋白；HBsAg 为小分子蛋白或主蛋白。HBV 复制时，HbsAg 可出现于受染肝细胞质、肝细胞膜和血液循环中。由于 HBsAg 与 Dane 颗粒常同时存在，故被认为是传染性标志之一。根据 HBV 全基因序列差异≥8%或 S 区基因序列差异≥4%，将 HBV 分为 8 个基因型(A～H)，各基因型又可分为不同基因亚型。在美国和欧洲，主要是 A 和 D 基因型；在我国和东南亚主要是 B 和 C 基因型。

C 区：全长 636bp，由前 C 基因和 C 基因组成，编码 HBeAg 和 HBcAg。前 C 基因开始编码(含前 C 基因和 C 基

因)的蛋白质经加工后分泌到细胞外即为HBeAg,C基因开始编码(仅含C基因)的蛋白质为HBcAg。

P区:全长2496bp,是最长的读码框,编码多种功能蛋白,包括具有反转录酶活性的DNA聚合酶、RNA酶等,参与HBV的复制。

X区:全长462bp,编码X蛋白,即HBxAg(hepatitis B x antigen)。HBxAg具有反式激活作用(transactivation),可激活HBV本身的、其他病毒或细胞的多种调控基因,促进HBV或其他病毒(如艾滋病病毒)的复制。另外,HBxAg在原发性肝细胞癌(hepatocellular carcinoma,HCC)的发生中可能起重要作用。

HBV进入细胞后,首先在病毒和(或)细胞来源的DNA聚合酶作用下,病毒核衣壳内的松弛环状的双链DNA被修复成共价闭合环状DNA(covalently closed circular DNA,cccDNA)。随后以cccDNA为模板,通过肝细胞酶的作用转录成前基因组RNA。再以此为模板通过反转录酶的作用,形成第一代和第二代DNA,此双链DNA部分环化,即完成HBVDNA的复制。cccDNA是乙肝病毒前基因组复制的原始模板,虽然基因含量较少,每个肝细胞内约有5～50拷贝,但其存在对病毒复制以及感染状态的建立十分重要。cccDNA从肝细胞核的清除,意味着HBV感染状态的中止。

(三)丙型肝炎

HCV Ag和抗-HCV:血清中HCV Ag含量很低,检出率不高。抗-HCV不是保护性抗体,而是HCV感染的标志(包括抗-HCV IgM和抗-HCV IgG)。抗-HCV IgM在发病后即可检测到,一般持续1～3个月。如果抗-HCV IgM持续阳性,则提示病毒持续复制,易转为慢性。

(四)丁型肝炎

HDV Ag和抗-HDV:因HDV是缺陷病毒,故只有在感染HBV后,才会共同感染或重叠感染HDV。

HDV Ag是诊断HDV感染的重要标志,发病早期滴度很快下降;2 个月后很少检出 HDV Ag,但不等于没有 HDV Ag,这是由于 HDV 感染后与血清中逐渐产生的抗-HBs 和抗-HDV 结合成复合物。

抗-HDV 不是保护性抗体,而是感染的标志,包括抗-HDV IgM 和抗-HDV IgG。抗-HDV IgM 有助于早期诊断,表示急性或新近感染 HDV,其在慢性活动期也可呈阳性,但效价较低,是区别现症感染与既往感染的唯一指标。急性 HBV-HDV 共同感染时,一般血清抗-HDV IgM 出现较早(在起病后数周内即可检出),但滴度低且持续时间较短(2～4 周)。在 HBV 携带者伴 HDV 重叠感染时,抗-HDV IgM 可持续较长时间,反映 HDV 持续性复制。

抗-HDV IgG 没有保护作用,可作为 HDV 感染的重要指标。在急性感染时,抗-HDV IgG 出现较慢,多出现于发病的 3～8 周,且滴度较低。HDV 感染终止时,滴度下降至阴性。

HDV 感染后最早出现 HDV Ag,然后分别是抗-HDV IgM 和抗-HDV IgG,三者一般不会同时存在。

(五)戊型肝炎

抗-HEV IgM 和抗-HEV IgG:抗-HEV IgM 阳性是近期感染的标志,急性肝炎患者抗-HEV IgM 阳性,可诊断为戊型肝炎。抗-HEV IgG 滴度在急性期较高,在恢复期则明显下降。如果抗-HEV IgG 滴度较高,或由阴性转为阳性,或由低滴度升为高滴度,或由高滴度降至低滴度甚至阴转,均可诊断为 HEV 感染。少数患者始终不产生抗-HEV IgM 和抗-HEV IgG,两者均为阴性时不能完全排除戊型肝炎。

(胡建华)

参考文献

[1] 李兰娟,任红. 传染病学. 9 版. 北京:人民卫生出版社,2018.

[2] 李兰娟. 传染病学. 3 版. 北京:高等教育出版社,2018.

几种肝脏储备功能的检查及其意义

肝脏的主要生理功能包括代谢功能、排泄功能、解毒功能以及合成功能等，肝脏功能的不同方面都可以用于评估肝脏储备功能，但临床上实际可以应用的却为数不多。目前，肝储备功能的评估方法包括传统的血液检查、Child-Pugh 评分、MELD 评分、吲哚菁绿清除试验、超声检测、CT 体积法、普美显 MRI 及核医学等。由于临床医学与计算机技术及数理统计的相关渗透，所以引入了数学模型及一些算式来评估肝功能，尤其对潜在的肝脏储备状态有了量化的客观指标(如 MELD 模型及 Child-Pugh 模型)，以下介绍几种较为常用的评估方法。

一、临床系统评估

(一)终末期肝病模型(MELD)评分

终末期肝病模型(model for end-stage liver disease，MELD)评分系统主要应用血清胆红素、凝血酶原时间国际标准化比值(INR)和血清肌酐 3 个指标的自然对数(e)，再加上病因后，进行 cox 风险分析，来评价终末期肝病。该评分系统考虑了肾功能状况，能对病情的严重程度做出精细的评估，能对终末期肝病患者的病情严重程度及预后进行较为准确的评估，其在预测终末期肝病患者的死亡率及肝移植中的应用已渐趋成熟，应用范围也开始扩大到重型肝炎、肝癌。2000 年，Malinchoc 等首先应用 MELD 评分系统来预测终末期肝病行经颈静脉肝内门-体分流术后患者的死亡率，证实用 MELD 评分系统可以预测终末期肝病患者的死亡率及术后的生存时间。其计算公式为：R＝0.957×ln(肌酐 mg/dL)＋0.378×ln(胆红素 mg/dL)＋1.120×ln(INR)＋0.643×(病因：胆汁淤积性和酒精性肝硬化为 0，其他原因为 1)。R 值越高，其风险越大，生存率越低。后为计算方便，Kamath 等将公式改良为 R＝3.8×ln[胆红素(mg/dL)]＋11.2×ln(INR)

+9.6ln[肌酐(mg/dL)]+6.4×(病因:胆汁性或酒精性肝硬化为0,其他原因为1)。

意义:MELD是目前最有效的终末期肝病模型之一,在评价肝病严重程度、判断预后方面有重要的临床价值,主要表现在:①可预测不同病因、不同病情的终末期肝病患者的生存率;②可有效评估移植前患者等待供肝期间的死亡率及预测患者移植术后的死亡率;③重型肝炎患者内科治疗效果较差,人工肝及肝移植为这部分患者提供了生存的希望。但血浆缺乏、治疗费用昂贵,使得做出是否做人工肝的选择非常重要,所以也急需一个评分系统来协助做出决定。MELD的提出也为重型肝炎患者提供了一个有效的评价指标。

不足之处:MELD中使用的血清肌酐、胆红素、INR等指标容易受非肝病因素的影响,这将直接影响对真实肝病病情的判断。另外,如腹水、出血、肝性脑病等肝硬化门脉高压的并发症可以直接危及患者生命,虽然有资料显示其对MELD分级的判断功能无明显影响,但这与临床实际明显不符。为了更好地预测肝脏疾病的预后,基于MELD评分系统提出了多种改良的评分系统,如英国末期肝病(United Kingdom End Stage Liver Disease,UKELD)、MELD/Na+(MESO)等。

(二)Child-Pugh 评分系统

Child-Pugh分级标准是临床上常用的一种用以量化评估肝硬化患者肝脏储备功能的分级标准(见表5-7)。该标准最早由Child于1964年提出。当时,Child根据患者5个指标(包括一般状况、腹水、血清胆红素、人血白蛋白浓度及营养)的不同状态,将肝脏储备功能分为A、B、C三级,预示三种不同严重程度的肝脏损害。但由于患者的营养状况项常常不易计分,所以Pugh等随后提出用有无肝性脑病及其程度和凝血功能代替一般状况及营养,即如今临床常用的Child-Pugh改良分级法(A级为5～6分;B级为7～9分;C级为10～15分。A级为早期肝硬化,代偿期肝硬化;B级及以下为中晚期肝硬化,失代偿期肝硬化)。

表 5-7　Child-Pugh 分级

项目	分值		
	1 分	2 分	3 分
血清胆红素(μmol/L)	<34.2	34.2～51.3	>51.3
血浆白蛋白(g/L)	≥35	30～35	<30
凝血酶原时间延长(s)	≤1～4	4～6	>6
腹水	无	轻	中～重
脑病(期)	无	1～2 期	3～4 期

意义:估计肝功能状况,具有经典、简单、实用的优点,是目前国内外肝功能分级最常用的方法。对合并慢性肝功能不全患者进行肝切除手术时,有文献报道的选择标准为:对 Child-Pugh A 级患者,须行肝脏储备功能检查后进行大量肝切除手术;对 Child-Pugh B 级患者,只能进行小量肝切除手术;对 Child-Pugh C 级患者,只能进行局限性肝切除手术;Child-Pugh C 级的肝硬化患者是肝切除手术的绝对禁忌证。但是研究发现,即使术前肝功能 Child-Pugh 评分为 A 级,患者术后仍有一定的发生 PHLF 的风险。

不足之处:①腹水为非量化指标,评估较困难,受主观因素影响较大。②将相关指标分别列出,独立对待,以一项指标确定整个肝功能分级不够全面。白蛋白、腹水是并存和相关的,不宜简单重复。③未能针对不同病因予以考虑,胆汁性肝硬化、肝炎后肝硬化及酒精性肝硬化在上述指标上有不同的反映,采用相同的标准不全面。④血浆白蛋白、血清胆红素不敏感,白蛋白的半衰期为 2～3 周,不能及时反映肝功能变化。同时,血浆制品的广泛应用易造成临床假象,影响对肝功能的准确评估。

二、吲哚菁绿滞留率

吲哚菁绿(indo cyanine green,ICG)是一种有机染料，可以被肝脏快速摄取后经胆道排入肠道,且不能被肠道再吸收,也不能回到肝淋巴系统。传统吲哚菁绿滞留率(indocyanine green rentention rate,ICGR)测定方法:过夜禁食后静脉注射 ICG 0.5mg/kg 体重,分别于 0、5、10、15、20 分钟抽取静脉血,用分光光度计测定 ICG,计算血中 ICGR。日本学者 Aoyagi 等提出新的方法——PDDG 法,其原理是在血液中存在两种不同的吸光物质时,用两个不同的波长照射组织获得透过光的脉冲,可以求出血液中的这两种吸光物质的浓度比,这被称为脉冲分光光度测定法(pulse spctrophotometry),简称为脉冲光度法(pulse photometry)。通过检测在 805nm、940nm 两波长下的吸光度比值,利用脉冲光度法原理就可以求得 ICG 和 Hb 浓度比,将外周血测得的 Hb 浓度值代入就能得到 ICG 浓度。相对于传统分光光度法而言,PDDG 法创伤小、操作简单、准确性更高,目前临床上一般采用此法。正常人以一级速率代谢,一般人静注 20 分钟后约 97%从血中排除。临床上以 15 分钟 ICGR-15 来衡量肝脏储备功能,正常 ICGR-15 为 3.5%~10.6%。

意义:可作为估计具有功能的肝细胞量的指标。ICG 潴留试验目前被认为可以较好地反映肝储备功能,可用于评估肝脏手术及肝衰竭预后。对评估有慢性肝炎或肝硬化的患者选择手术非常有意义:①当 ICGR-15 低于 10%时,可以耐受右半肝切除术。②20 世纪 90 年代以前,可以安全进行大量肝切除术的标准为 ICGR-15 低于 14%;现在将大量肝切除术的安全标准提高至 ICGR-15 不超过 20%,对 ICGR-15 在 15%~20%的临界患者需要特别注意残肝量和肝硬化的严重度,以避免术后发生肝衰竭。③ICGR-15 超过 30%的患者不宜进行任何类型的肝切除术。

不足之处:①在肝细胞转运过程中,ICG 和胆红素与同一载体结合,存在竞争性抑制,当血清胆红素>3mg/dL 时,ICGR-15 一般降低 10%~20%。对于血清胆红素水平明显升高的患者,ICGR-15 不能作为肝脏储备功能的判断指标。②ICG 的排泄试验受很多方面的影响,例如慢性肝病的恶化将会导致肝纤维化加重、侧支循环生成、肝内分流形成、胆红素急剧升高等，而这些将会干扰肝血流，从而影响 ICG 清除试验的结果。③在心力衰竭患者中，肝血流量减少及肝脏摄取 ICG 受到延迟，从而导致 ICG 滞留率提高，使读数不准确。并且 ICG 清除试验反映的是整个肝脏的功能，并不能准确反映某一肝段的功能，因此临床上也不能单纯依靠 ICG 来决定是否可行手术治疗及手术切除肝脏的范围。为此，基于 ICG 清除试验，提出了未来肝脏血浆 ICG 清除率（future liver remnant plasma clearance rate of ICG，ICGK-FLR）、白蛋白-吲哚菁绿（albumin-indocyaninegreenevaluation，ALICE）等评估肝脏储备功能的方法。

注意事项：①检查单上须注明身高、体重、血红蛋白值，来计算 ICG 的用量。②须进行碘试验。ICG 含有 5％碘成分，因此对碘过敏的患者可能会产生一些副作用，如恶心、呕吐、瘙痒等，严重时可发生过敏性休克。ICG 一般禁用于有碘过敏史、其他药物过敏史、肝病和因慢性肾功能衰竭而进行血液透析的患者。

三、影像学方法评估

（一）超声扫描技术

超声扫描通过测量肝体积、肝实质回声以及血流情况等指标，进而评估肝脏储备功能。近年来，非侵入性肝纤维化评估方法成为临床研究的热点，瞬时弹性成像（transient elastography，TE）、超声弹性成像的声辐射力脉冲成像（acoustic radiation force impulse，ARFI）、超声造影（contrast-enhanced ultrasound，CEUS）等已经成为新型的非侵入性肝纤维化评估方法。

意义：TE 是利用超声波测量肝组织中剪切波的传播，经转换后推测肝脏硬度的一种新技术，其对肝硬化的诊断评估具有一定的应用价值。将 TE 与血清肝纤维化指标（如 fibrosis-4 等）相结合，可明显提升对肝纤维化测定的准确性。目前，将 ARFI 应用于肝纤维化的评估尚处于临床研究阶段，其效果被认为与 TE 相当,对肝纤维化的评估有一定前景。CEUS 不仅可以用于肝脏局灶性病变的定性诊断,还可以用于对肝脏弥漫性病变(如常见的肝纤维化、肝硬化等)的评估。

不足之处:①由于传统二维超声诊断肝纤维化的标准纷繁复杂,并且机器型号、医师主观判断等存在差别,所以 TE 在肝纤维化评估中的临床实用性欠缺。②CEUS 用于肝纤维化的诊断已取得一定进展,但 CEUS 的应用仅限于对重度肝纤维化、肝硬化的诊断,对早期肝纤维化的诊断及分期尚无可靠的指导意义。

(二)磁共振扫描技术(MRI)

MRI 评估肝脏储备功能主要从灌注加权成像(perfusion weighted imaging,PWI)、弥散加权成像(diffusion weighted imaging,DWI)、波谱分析(magnetic resonance spectrum,MRS)等方面进行分析。近年来,普美显 MRI 作为一种新兴技术不断发展,有望成为术前肝储备功能评估的一站式技术。普美显 MRI 是将造影剂钆塞酸二钠(gadolinium-ethoxybenzyl-diethylenetriamine-pentaacetic acid,Gd-EOB-DTPA)经静脉注入人体内,这是肝脏 MRI 特异性造影剂,进入人体内后大部分被肝细胞摄取,从胆管、肾脏排泄,并且排泄之前不存在生物转化,其摄取量与肝纤维化的严重性和肝硬化程度相关。普美显 MRI 最初用于肝癌的定性诊断,对于肝功能异常的患者,肝脏对 Gd-EOB-DTPA 的吸收量会降低,因而通过强化程度或测量肝实质增强前后的 T_1 和 T_2,可判断肝实质对普美显的摄取标准,对肝功能进行评估。通过普美显 MRI 的 T_1 弛豫时间测量所得的相关参数,可定量评估肝储备功能。Gd-EOB-DTPA 是一种顺磁性对比剂,可增加 T_1 弛豫率,有效缩短组织的 T_1 弛豫时间。肝纤维化会导致正常肝细胞数目减少,阻碍 EOB 的转运,从而导致 T_1 弛豫时间缩短,故测量 Gd-EOB-DTPA 增强前后肝实质的信号强度或通过 T_1 成像获取 T_1 弛豫时间,可定量反映肝实质对

Gd-EOB-DTPA 的摄取能力，从而评估肝功能及肝纤维化严重性。

意义：将普美显 MRI 得到的对比增强比（contrast enhancement ratio，CER）和肝脏体积参数［如总肝体积（total liver volume，TLV）、RLV、RLV/SLV］相结合，可评估功能肝体积（functional liver volume，FLV）及预测 PHLF 的发生风险，从而反映肝储备功能。作为一种新型的磁共振造影剂，普美显能够在较大程度上反映病灶的性质，同时该造影剂兼具非特异性细胞外对比剂与肝胆特异性对比剂的双重特性，可有效地缩短检查时间，并获得较为准确的检查结果，为临床医生提供可靠的检查数据保障。

不足之处：虽然普美显 MRI 既提供准确的解剖信息，又能提供整个肝脏和各段肝脏的肝储备功能情况，但是由于其造影剂 Gd-EOB-DTPA 经胆道、肾排泄，所以高胆红素血症及肾功能障碍会影响其准确性。

四、凝血酶原时间（PT）

凝血酶原时间（PT）主要反映外源性凝血是否正常。其测定原理是在抗凝血中加入足够量的组织凝血活酶（组织因子，TF）和适量的钙离子，满足外源性凝血条件，从加入钙离子到血浆凝固所需的时间即为 PT。它主要由肝脏合成的凝血因子Ⅰ、Ⅱ、Ⅴ、Ⅶ、Ⅹ的水平决定，是反映肝脏合成功能、储备功能、病变严重程度及预后的一个非常重要的指标。在慢性重型肝炎预后评价中，PT 尤有重要的临床应用价值。一般来说，PT 越高，病死率越高。在 MELD 及 Child-Pugh 评估系统里均有提及。

肝脏储备功能的测定方法有很多。肝功能评估的传统方法有 Child-Pugh 评分、MELD 评分、ICG 清除试验等，对肝储备功能的评估有重要的意义，但是它们都只反映了整个肝脏的功能，很难用于评估各节段肝脏储备功能。MRI 可以提供辨析度极高的解剖图像，在引入 Gd-EOB-DTPA 后可同时获取肝功能信息，且其为无创检查方式，能够避免对患者造成不良损伤,目前看来具有广阔的临床应用前景。但每种评估方法都有一定的局限性,只有综合多种评估方法,才能在术前对患者的肝储备功能做出精准评估,从而制定高度个体化的治疗方案,提高患者的远期生存率。

(盛吉芳　涂盛)

参考文献

［1］Barber K, Madden S, Allen J, et al. Elective liver transplant listmortality: development of a United Kingdom end-stage liver diseasescore. Transplantation, 2011, 92(4): 469－476. doi: 10.1097/TP.0b013e318225db4d.

［2］Wang YY, Zhao XH, Ma L, et al. Comparison of the abilityof Child-Pugh score, MELD score, and ICG-R15 to assesspreoperative hepatic functional reserve in patients withhepatocellular carcinoma. J SurgOncol, 2018, 118(3): 440－445. doi: 10.1002/jso.25184

［3］Yokoyama Y, Nishio H, Ebata T, et al. Value of indocyanine greenclearance of the future liver remnant in predicting outcome afterresection for biliary cancer. Br J Surg, 2010, 97(8):1260－1268. doi: 10.1002/bjs.7084.

［4］Honmyo N, Kobayashi T, Hamaoka M, et al. Comparison of newprognostic systems for patients with resectable hepatocellularcarcinoma: Albumin-Bilirubin grade and Albumin-IndocyanineGreen Evaluation grade. Hepatol Res, 2019, 49(10):1218－1226. doi: 10.1111/hepr.13393.

［5］Rassam F, Zhang T, Cieslak KP, et al. Comparison between dynamicgadoxetate-enhanced MRI and (99m)Tc-mebrofeninhepatobiliaryscintigraphy with SPECT for quantitative assessment of liverfunction. EurRadiol, 2019, 29(9): 5063－5072. doi: 10.1007/s00330－019－06029－7.

FibroScan检查及其结果解读

慢性肝病由于长期肝组织的慢性损伤，所以肝脏纤维化是其共同的病变特点。对慢性肝病纤维化程度的早期发现与评估是判断病情、决定治疗及随访疗效的关键环节。肝纤维化的一般诊断方法包括肝穿刺活检检查及肝脏彩色B超、CT或MRI等影像学检查，但这些诊断方法各有利弊，不足以全面准确地对肝纤维化进行诊断。

近年，FibroScan（瞬时弹性成像系统）技术已被广泛用于肝纤维化的无创诊断和评估。它以超声检查为基础，利用瞬时弹性成像技术测量肝脏硬度，对慢性肝病患者做出肝纤维化的分期诊断。FibroScan由三个关键部分组成：能产生超声波并作为超声波接收器的换能器；位于换能器上发出低频振动波的探针；可以记录数据的软件程序。脉冲回声超声能测出低频弹性在肝脏组织中的传导速度，通过计算可以得到肝硬度测量（liver stiffness measurement，LSM）值，以千帕（kilo Pascal，kPa）表示。弹性数值越大，表示肝组织硬度值越大。新版TE（transient elastography）设备配有检测肝肾超声信号强度衰减的可控衰减参数（controlled attenuation parameter，CAP）技术，可间接反映肝内脂肪含量。

FibroScan诊断快速、精确度高、重复性好，为肝纤维化早期诊断提供了可能，而且该技术无创、无痛，完全避免了肝穿刺带来的创伤，患者很容易接受。

检查医师需严格执行操作流程。受试者检查前需空腹4小时以上，因进食可增加入肝血流量，从而增加肝脏硬度。TE优势为操作简单、使用方便；不足之处在于缺少超声图像参照，难以有效避开血管和肿块。肥胖、腹水、肝外胆汁淤积等会影响诊断的准确性。另外，TE不适于孕妇、使用心脏起搏器患者的检测。

肝纤维化程度是影响肝脏硬度的主要因素，但仍有一些混杂因素可能造成假阳性的诊断结果。不同的弹性成像技术,影响因素相同。肝脂肪变对 LSM 值的影响尚无定论。对严重肥胖和脂肪肝患者,应谨慎解释 LSM 值。

一、慢性乙型病毒性肝炎

对于血清转氨酶水平不高或者无症状的慢性乙型肝炎患者,在长期管理和随访中,可以使用瞬时弹性技术来检测其纤维化程度,如发现有进展性肝纤维化,可及时予以抗病毒治疗,从而避免发展成肝硬化和肝癌,对于提高疗效、指导治疗均有重要意义。

现阶段,何时开始抗病毒治疗多数取决于 ALT 水平、HBV DNA 载量和肝纤维化程度的无创评估结果。对 LSM 值达到肝硬化水平的患者,需随访筛查肝细胞癌和门静脉高压并发症。在大多数乙型肝炎患者,口服核苷酸类似物抗病毒治疗可以有效减轻肝脏炎症反应,从而使 ALT 水平恢复正常,并在随访中 LSM 值常显著下降,但肝纤维化分级在病理组织学上并无明显改变。现有证据表明,LSM 值下降并不代表肝硬化程度减轻。但其严重门静脉高压及其并发症的发生率可降低。目前,对接受核苷酸类似物治疗的肝硬化患者,尚不推荐依据 LSM 值的变化来改变随访策略。临床仍需定期随访及筛查 HCC 和门静脉高压的严重病情。

二、非酒精性脂肪性肝病(non-alcoholic fatty liver disease, NAFLD)/非酒精性脂肪性肝炎(non alcoholic steatohepatitis, NASH)

NAFLD 已逐渐成为慢性肝病和 HCC 最常见的病因。在 NAFLD 患者中,严重肝脂肪变性是影响 LSM 值的混杂因素。TE 技术中 M 探头和 XL 探头推荐不同的参考界值。M 探头诊断显著肝纤维化($\geqslant F_2$)、严重肝纤维化($\geqslant F_3$)和肝硬化($\geqslant F_4$)的临界值分别为 5.8~9.0kPa,7.9~9.6kPa,10.3~11.5kPa(敏感度 90%,特异度 90%);XL 探头的相应临界值分别为 4.8~8.2kPa,5.7~9.3kPa,7.2~11.0kPa(敏感度 90%,特异度 90%)。

三、酒精性肝病(alcoholic liver disease,ALD)

饮酒者停止酒精摄入后,LSM 值会明显下降;戒酒一段时间后,LSM 值会更为准确。有研究指出,当 ALD 患者 AST<100U/L 时,应开始接受肝弹性检测。应用 TE 技术评估 ALD 患者的肝硬度准确度好,但各研究临界值不尽相同。有专家认为,诊断显著肝纤维化的理想临界值在 7.5kPa 左右(敏感度 94%,特异度 89%);诊断严重肝纤维化的推荐界值为 9.5kPa 左右(8～11kPa)(敏感度 92%,特异度 70%);诊断肝硬化的推荐临界值则为 12.5kPa(敏感度 95%,特异度 71%)。

四、其他因素

与其他病因造成的肝纤维化相比,不同弹性成像技术(TE、p-SWE 和 2D-SWE)诊断自身免疫性肝炎(autoimmune hepatitis,AIH)纤维化分级的临界值均相对更高,这可能源于 AIH 患者活动性炎症。TE 可应用于评估 AIH 患者肝纤维化分级,随访的最佳时间间隔是 6 个月。

五、肝硬化及其并发症

LSM 值有助于评估代偿期肝硬化患者的预后。LSM 值越高,发生肝硬化并发症的风险越高。

对于进展期慢性肝病或代偿期肝硬化患者,LSM 值与肝静脉压力梯度(HVPG)呈较强正相关。通过 TE 技术测得的 LSM 值,也可预测其他肝脏相关事件的发生(如肝硬化并发症、HCC 或其他相关死亡事件)。LSM 值≥21kPa 对患者进入肝硬化失代偿期预测的准确度与 HVPG≥10mmHg 相同。

六、儿童相关肝脏疾病

与成年人相比,影响儿童 LSM 值的因素更多。患儿的年龄、肝脏体积和特定解剖结构可能导致不同的检测深度;不同的检查技术和要求,比如清醒和镇静状态,患儿的屏气配合等,都是影响 LSM 值的重要因素,导致不同的肝纤维化分级界值。个体化的随访也非常重要。

七、肝脂肪变的评估和分级

NAFLD 逐渐成为慢性肝病的主要病因。TE 技术中，CAP 可应用于定量无创评估肝脂肪变的分级。

一项前瞻性研究表明,CAP 测值失败率为 7.7%。测试失败的独立因素是女性、肥胖和代谢综合征。另一项研究表明,根据不同腹壁厚度选择探头,失败率可明显降低。

多篇研究报道,CAP 值与病理组织学肝脂肪变分级相关,但是相邻分级间 CAP 值重叠较多。不同研究得出的临界值不同,但评估显著肝脂肪变(脂肪变范围>33%)的临界值均在 250dB/m 左右。一篇 Meta 分析文献给出了评估肝脂肪变分级的 CAP 临界值：S>0. 248dB/m(237～261),AUC 82%,敏感度 69%,特异度 82%;S>1. 268dB/m(257～284),AUC 86%,敏感度77%,特异度 81%;S>2. 280dB/m,AUC 88%,敏感度 88%,特异度 78%。CAP 值受多个因素的影响,包括 NAFLD、糖尿病和 BMI。有研究者建议,对于 NAFLD/NASH 患者,将参考临界值增加 10dB/m(4. 5～17dB/m);对于糖尿病患者,增加 10dB/m(3. 5～16dB/m);每 BMI 值增加4. 4dB/m(3. 8～5. 0dB/m)。CAP 值不受肝纤维化和肝硬化的影响。肝脂肪变 3 级和高 CAP 值是影响 CAP 诊断性能的独立因素。

对于 NAFLD 患者,当 CAP 值>300dB/m 时,若采用 TE 技术测量,LSM 值会偏高,这在肝纤维化分级较低的患者中更明显。

与常规超声比较,CAP 对肝脂肪变的诊断和分级优于常规超声,但是也更易导致高估肝脂肪变的程度。CAP 是应用于评估肝脂肪变程度的很有价值的参数,相关测值技术重复性好,成功率高。但定量评估肝脂肪变分级的临界值及测量质控标准仍有待进一步研究。

CAP 与肝脂肪变分级较相关：诊断显著肝脂肪变,AUC 为 0. 94(0. 91～0. 97);诊断严重肝脂肪变,AUC 为 0. 95(0. 90～0. 99)。对于显著肝纤维化人群,CAP 评估肝脂肪变的诊断效能优于常规超声。在超重或肥胖的儿童,CAP 诊断效能优于常规超声,确诊肝脂肪变的 CAP 临界值是 249dB/m(特异度 98%)。

评估肝纤维化分级的 LSM 界值之间有较大重叠。尽管所有弹性技术区分正常肝和肝硬化的准确度较高,但这两种情况的 LSM 值仍有交叉。

（王捷）

参考文献

中国肝炎防治基金会,中华医学会感染病学分会.中华医学会肝病学会和中国研究型医院学会肝病专业委员会.瞬时弹性成像技术诊断肝纤维化专家组织(2018 年更新版).中华肝脏病杂志,2019(3):182－191.

血氨检查的注意事项

氨是人体蛋白质代谢的终产物,来源于肠道产氨、肾脏泌氨及肌肉产氨等。机体可通过合成尿素、谷氨酸、谷氨酰胺,以及经肾脏排出、肺脏呼出,清除多余的氨来保持体内含量稳定。氨升高的临床意义:①肝性昏迷、肝性脑病、重型肝炎及尿毒症都可引起血氨升高;②大量食入蛋白质,食管静脉曲张造成的上消化道大量出血也可导致血氨升高。

严重肝病时,由于肝脏合成尿素以清除氨的能力减退或消失,或由于门体侧支循环的建立,以致来自肠道的氨不经肝脏解毒,而直接进入体循环,使血氨增高。高血氨的神经毒性作用可引起肝性脑病。关于肝性脑病的发生机制,目前主要有氨假说、假性神经递质学说和 GABA 能神经递质假说。近期研究认为,氨水平和 GABA 能神经递质升高均对肝性脑病的发生起重要作用。同时,氨假说和 GABA 能神经递质假说之间并不独立。实际上,急性或慢性肝衰竭患者血氨浓度过高,通过对 GABA 能神经递质的潜在促进作用和对苯二氮䓬受体促效剂的协同增进作用，导致肝性脑病的发生。因此，血氨升高是肝性脑病诊断的重要依据；对于重型肝炎患者，血氨动态测定对诊断、评估预后和指导治疗都具有重要的临床意义。

血氨测定容易受到各种因素的干扰，一是外在因素的干扰，如含氨的抗凝剂、未去氨材质做的试管、分析过程中受到氨的污染等；二是标本放置过程中氨的逸出，即内在因素的干扰，血样离体后血浆中谷氨酰氨和多肽易水解释放出氨，且红细胞中氨浓度高于血浆，故标本应禁止溶血。

因此，在血氨检测前需要进行前处理，以解决外在因素干扰，降低内在因素的影响。

一、检测前注意事项

1. 禁烟

采集血氨检测标本前一天的午夜后应禁止吸烟。

2. 饮食

采血前过多进食高蛋白食物，可引起血氨浓度升高。

3. 药物

治疗水平的头孢西丁和英托利匹特注射液可使血氨浓度升高和降低。

4. 运动

长时间高强度的运动会导致血氨浓度升高。

二、样本采集

1. 采血管

应选择去氨材质制备的试管。

2. 抗凝剂

抗凝样本应采用非铵盐的肝素、EDTA 抗凝剂，不宜使用枸橼酸钠、氟化钠、肝素铵抗凝。

3. 采集时间

宜清晨空腹采集标本。

4. 采血部位

建议采集静脉血。

5. 规范操作

标本采集时应规范操作，混匀动作轻柔，避免标本溶血而导致血氨假性增高。

三、样本运输及保存

1. 标本采集后应标明采集时间，立即送检，避免剧烈震荡。

2. 采样后样本应置于 4℃保存，最好 30min 内完成检测。

3. 如不能及时测定，应分离出血浆，低温避光密闭保存，样本检测无须恢复至常温。4℃保存时，应在 2 小时内完成检测；－20℃保存时，应在 24 小时内完成检测。

四、标本状态对结果的影响

1. 溶血

红细胞内血氨浓度高于血浆，样本溶血会导致血氨浓度增加。

2. 高胆红素血症、脂血症

血浆中的高浓度胆红素、脂浊会干扰酶法血氨的测定，影响检测结果的准确度。

五、环境对血氨的影响

实验室空气中的氨是标本氨污染的原因。为减少标本和器皿受空气中氨的污染，应保障实验室内空气的质量，医院应严格禁烟，限制人员进出实验室，试验器皿使用前须经过特殊清洗。

（沈晓敏）

参考文献

［1］ 尚红，王毓三，申子瑜. 全国临床检验操作规程. 4 版. 北京：人民卫生出版社，2015.

血培养检测注意事项及结果解读须知

一、概　述

血培养是指将新鲜离体的血液标本接种于一个或多个培养瓶或培养管中,在一定温度、湿度等条件下,使微生物生长繁殖的一种人工培养法,以此来确定导致患者感染的微生物(细菌或真菌)是否已经侵入患者的血液。标本的正确采集是保证血培养结果的基础。标准化的血培养采集方法能在很大程度上提高血培养检测的质量和临床价值,减少标本污染、假阴性和假阳性的出现。血培养结果直接影响临床医师对患者状态的评估、对抗生素应用与否的选择以及抗生素的选择,对感染性疾病的诊断、治疗和预后有重要的临床意义。

二、血标本采集

(一)采血指征

一般患者出现以下一种特征时,应进行血培养检查。

(1)不明原因的发烧(>38℃)或体温过低(<36℃)。

(2)寒战。

(3)白细胞计数增多(计数$>10.0\times10^9/L$,特别有"核左移"时)或减少(计数$<4.0\times10^9/L$)。

(4)呼吸频率>20 次/分钟或动脉血二氧化碳分压($PaCO_2$)<32mmHg。

(5)心率>90 次/分钟。

(6)皮肤黏膜出血、昏迷、多器官衰竭。

(7)血压降低。

(8)炎症反应参数,如 C 反应蛋白、降钙素原(PCT)、1,3-β-D-葡聚糖(G 试验)升高等。

(9)血小板减少。

或同时具备上述几种特征而临床可疑菌血症,应采集血液培养。

对感染者应在未进行抗菌药物治疗之前即时做血培养。

(二)采血时机

在出现临床症状之后，应该尽早采血培养，尽量在使用抗菌药物之前采血。入院前 2 周接受抗菌药物治疗的患者，连续 3 天，每天采集 2 份，可选择能中和或吸附抗菌药物的培养基，对间歇性寒战或发热应在寒战或体温高峰到来之前 0.5～1 小时采血，或在寒战、发热后 1 小时内采血。通常推荐在短时间内(例如 1 小时)连续采血 2 次，每次 2～3 套(2 瓶/套，分别为需氧和厌氧)。留有时间间隔的采血(例如 1～2 小时分开采集)适合于连续监测疑有感染性心内膜炎或其他血管内感染(导管相关性)的菌血症或真菌血症患者。

不同临床症状情况下血培养的采集参见表 5-8。

表 5-8　不同的临床症状情况下血培养的采集

症状	推荐方法
可疑的急性初期菌血症或真菌血症，脑膜炎，骨髓炎，关节炎，肺炎	从不同的解剖学位置连续地采集 2～3 份标本做血培养
不明原因的发热(例如：隐匿的脓肿，伤寒，布鲁氏杆菌病或其他诊断不明的发热综合征)	从不同的解剖学位置连续采集 2～3 份标本做血培养。如果经 24～48 小时培养后结果是阴性，则从不同的解剖学位置再次连续采集 2 份以上标本做血培养
血培养持续阴性的可疑菌血症或真菌血症	考虑转换血培养方法，使其能够提高对分枝杆菌、真菌或苛养菌的覆盖检出率
可疑细菌性心内膜炎	在 1～2 小时内采集 3 份血标本，如果经 24 小时培养后为阴性，则再采集 3 份以上血标本进行培养

(三)采血流程

1. 皮肤消毒

三步法：

(1)75%乙醇擦拭静脉穿刺部位,待干30秒以上。

(2)1%~2%碘酊作用30秒或1%碘伏作用60秒,从穿刺点向外画圈消毒,消毒区域直径达3cm以上。

(3)75%乙醇脱碘60秒,待挥发干燥后采血。

对碘过敏的患者,在第(1)步基础上再用75%乙醇消毒60秒,待酒精挥发干燥后采血。

一步法:

0.5%葡萄糖酸洗必泰作用30秒(不适用于2月龄以内的新生儿);或70%异丙醇消毒后自然干燥(适用于2月龄以内的新生儿)。

2.培养瓶消毒

(1)用75%酒精擦拭血培养瓶橡皮塞60秒。

(2)用无菌纱布或无菌棉签清除橡皮塞表面残余酒精。

3.静脉采血和血培养瓶接种程序

(1)为防止滑动,穿刺前或穿刺时可戴橡胶手套固定静脉,不可接触穿刺点。

(2)注射器无菌穿刺取血后,勿换针头(如果行第二次穿刺,应换针头),直接注入血培养瓶(厌氧瓶先注入),也可按厂商推荐采血法;如果同时采两套血标本,须在不同部位采血。

(3)血标本接种到瓶后,轻轻颠倒混匀以防血液凝固,立即送检,切勿冷藏。

(四)采血量

采血量通常应是培养基的1/5或1/10。

对于大多数成年患者,送1份血培养,最好采集20~30mL血液,分注在2个血培养瓶内(需氧瓶和厌氧瓶),每个血培养瓶的血液量如少于10mL,培养阳性率会显著下降;但若血培养瓶中注入的血液量过多,血液中的抗菌成分或抗菌药物不能得到适当的稀释从而会抑制细菌的生长,降低血培养阳性率。

对于儿童患者,最好每个血培养瓶至少抽血1~5mL,但没有确切规定。然而，资料显示，当血培养血量增加时，病原体的检出率也呈线性增长。推荐的采血量应以患者的体重为根据。对婴儿和儿童血培养采血量的建议参见表 5-9。

表 5-9　婴儿和儿童血培养采血量的建议

患儿体重(kg)	患儿总血量(mL)	推荐培养血量(mL)		培养总血量(mL)	占患儿总血量的百分比(%)
		培养瓶 1	培养瓶 2		
≤1	50～99	1～2(需氧)	建议不做	1-2	1～4
1.1～2	100～200	1～2(需氧)	1～2(需氧)	2～4	2～4
2.1～12.7	＞200	1～3(需氧)	1～3(需氧)	2～6	1～3
12.8～36.3	＞800	5～10(需氧＋厌氧)	5～10(需氧＋厌氧)	10～20	1.3～2.5
＞36.3	＞2200	20～30(需氧＋厌氧)	20～30(需氧＋厌氧)	40～60	1.8～2.7

(五)注意事项

在血培养过程中，标本采集是决定性的步骤。在整个操作过程中必须采取严格标准的无菌措施。

(1)先检查血培养瓶是否有损坏或污染迹象。不要用表现出浑浊或超出气压的瓶子，这些可能是污染的迹象；检查培养瓶的有效日期，避免使用已经过期的。

(2)每一对血培养瓶应从不同部位采取。

(3)标本采集前的皮肤消毒非常重要。

(4)推荐直接采集静脉血，不推荐采集导管血用于血培养(除非需评估该导管导致的相关性血流感染的情况)。推荐单独采集静脉血进行血培养，如果与其他检测项目同时采血，应首先采集血培养，以避免污染。

(5)为了避免采集者手部污染采集区域(即使戴着手套)，在患者静脉穿刺点皮肤消毒后，就不要接触采集部位。在穿刺前或穿刺期间，如需固定静脉，可戴无菌手套操作，以防止静脉滑动。

(6)将血液直接注入血培养瓶，中途不要更换针头。不可将抗凝血注入血培养瓶。

(7)应按照血培养瓶上标注的采血量采集血标本。

(8)因为血培养瓶的负压较大，容易造成过量采集，所以采集者在使用蝶翼针采血时需将血培养瓶直立，并实时观察采集量，切勿过量采集。

(9)在进行厌氧菌培养前，需先排空注射器前段空气，再将血液注入厌氧血培养瓶。

(10)尽快(最好在2小时内)将标本送到临床微生物实验室进行培养。如不能及时送达，应暂时在室温下保存。

三、血培养结果的影响因素

(一)血标本采集时的影响

标本采集的整个过程应严格遵循无菌原则，以防标本污染，出现假阳性。抽取的标本量应严格按照操作规程去做，标本量的不足将影响细菌生长，甚或导致假阴性的结果。

(二)药物对细菌培养的影响

抗生素使用后抽取的标本，因药物抑制作用，使细菌难以生长，导致培养的假阴性结果。

(三)细菌培养基及培养过程中的影响

培养基的配方、pH值及温度均是影响细菌生长的因素。

细菌常规培养时间应为7天，不要过早丢弃标本。如怀疑亚急性细菌性心内膜炎患者，标本应培养2周时间方可放弃，观察有无细菌生长；疑为军团菌感染时，应培养10天以上；疑为布氏杆菌感染时，应培养28天。

四、如何看待阳性结果

对于阳性结果，首先要区分真正的致病菌和污染菌。皮肤消毒，静脉穿刺过程中的无菌操作，是避免污染的重要环节。污染物的来源有多种：患者的皮肤，用于采样的器材，采血样人员的手，或是环境。常见的污染菌有：芽孢杆菌属(除外炭疽杆菌)、棒状杆菌属、丙酸杆菌属、凝固酶阴性葡萄球菌、草绿色链球菌、气球菌、微球菌等。但在一定条件下它们仍能引起严重的感染,如从两份或两份以上血培养中分离到同一种细菌或真菌,即便是最常见的污染菌,也应结合临床表现分析判断,做出是否为病原菌的诊断。凝固酶阴性葡萄球菌存在于健康人体皮肤,也可以定植在侵入装置上,形成生物被膜,因此其既是最常见的污染菌,也是首要的导管相关性败血症的病原菌。对于怀疑为污染菌的微生物,不需要做常规药敏试验,但是所有的分离菌株应该保存,以备该患者后续的血培养中再次分离出该菌时进行进一步研究,在这种情况下,应该对前后的分离菌株都进行详细的鉴定和药敏试验。

血培养污染的判定见图 5-1。

如何阅读血培养的检测报告:当培养到细菌时,经鉴定后,会告知相关细菌名称,并写明 MIC(minimal inhibitory concentration,即抑制细菌生长所需最低浓度)(纸片法,抑菌圈大小)。一般抑菌圈大者,其抑菌作用越强。抑菌圈大小与药物浓度对数呈线性关系。

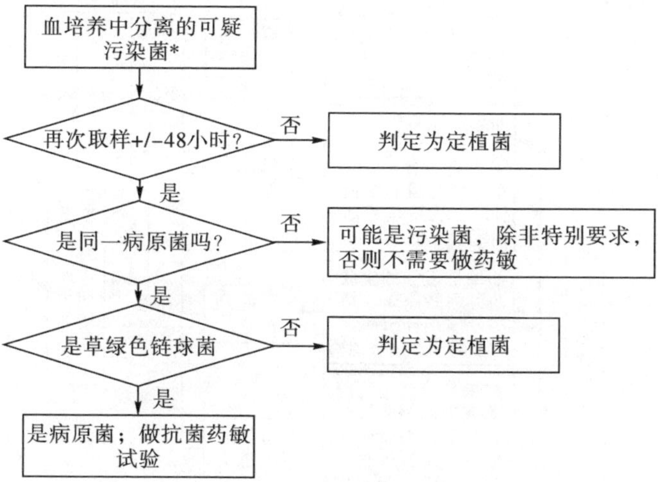

图 5-1　血培养污染的判断

临界浓度(break points):根据 MIC 结合常用药物时的血药浓度来划定敏感和耐药的界限。

药敏结果的判断：

(1)S(高度敏感)：常用剂量时，其血药浓度可达 5 倍 MIC。常用剂量有效。

(2)I(中度敏感)：常用剂量时，其血药浓度略高于 MIC。高剂量才有效。

(3)R(耐药)：使用高于 MIC 的治疗剂量时，血内可能达到的浓度。

注意：对葡萄球菌，如药敏示对甲氧西林或苯唑西林耐药，即对所有 β-内酰胺类抗生素耐药。超广谱 β-内酰胺酶(extended spectrum β-lactamase, ESBLs)是超广谱酶 TEM、SHV 酶基团发生 5 个以下点突变衍化而来的系列酶，该 ESBLs 可水解青霉素类及 1～4 代头孢菌素和氨曲南。该 ESBLs 能被酶抑制剂所抑制。

血培养阳性结果的判定见图 5-2。

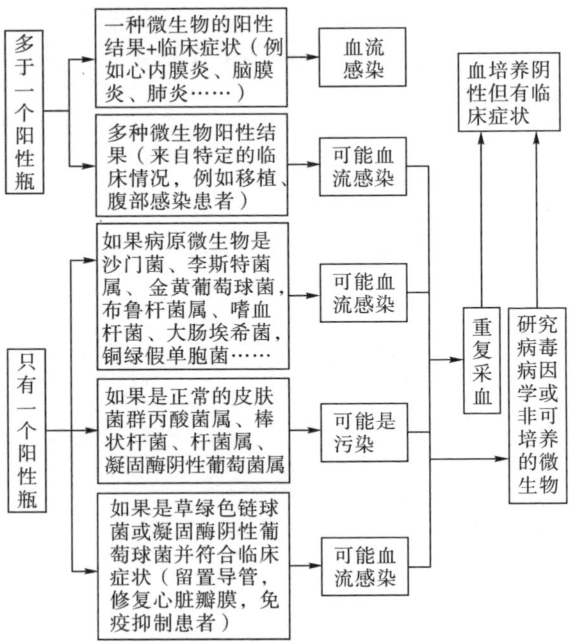

图 5-2　血培养阳性结果的判断

(胡建华)

参考文献

[1] 中国医师协会检验医师分会儿科疾病检验医学专家委员会. 儿童血培养规范化标本采集的中国专家共识. 中华检验医学杂志,2020,5(43):547－552.

[2] 中华人民共和国国家卫生和计划生育委员会. 临床微生物实验室血培养操作规范. 2017.

[3] 中华人民共和国国家卫生健康委员会. 抗菌药物敏感性试验的技术要求. 2018.

常用炎症指标的意义

一、中性粒细胞碱性磷酸酶(NAP)

中性粒细胞碱性磷酸酶(NAP)是中性粒细胞的标志酶，主要存在于成熟中性粒细胞内，其显示的方法有偶氮偶联法和钙钴法。偶氮偶联法的染色原理为细胞内的碱性磷酸酶在 pH 为 9.4～9.6 的条件下，将基质中的 α 磷酸萘酚钠水解，产生 α 萘酚和重氮盐偶联形成灰黑色沉淀，定位于细胞质内酶活化处。钙钴法染色是碱性磷酸酶在碱性条件下将基质液中的 β 甘油磷酸钠水解，产生磷酸钠；磷酸钠依次与硝酸钙、硝酸钴、硫化胺发生反应，形成不溶性棕黑色的硫化钴，定位于酶活性之处。NAP 活力可反映粒细胞的成熟程度和功能，随着细胞的成熟，酶的活性也逐渐增强。正常人的白细胞碱性磷酸酶除成熟中性粒细胞可见阳性外，其他细胞均呈阴性。

1. 判断标准及分级

－(0 分)：胞质中无阳性染色颗粒。

＋(1 分)：胞质中含少量颗粒或弥漫浅色。

＋＋(2 分)：胞质中含中等量颗粒或弥漫深色。

＋＋＋(3 分)：胞质中含较多颗粒或弥漫较深色。

＋＋＋＋(4 分)：胞质充满粗大颗粒或弥漫深色。

2. 计算积分值

油镜下计数100个中性粒细胞,分别记录其分级情况,全部阳性反应之和即为阳性率。将各种积分的百分率乘以该积分数,然后相加,即为总积分值。正常人阳性细胞平均为20%～40%,以"+"阳性反应为主,阳性积分值<80。

3. 临床意义

(1)生理变化:①年龄:新生儿NAP活性增高,以后下降。儿童期各年龄大致相似,成年期较儿童期活性减低,老年期更低。②应激:紧张、恐惧、激烈运动等时,NAP活性可增高。③月经周期:NAP活性在经前期增高,行经后降低,经后期恢复。④妊娠期:妊娠2～3个月,NAP积分值轻度增高,以后逐月增高,分娩时达高峰,产后则恢复正常。⑤垂体:肾上腺皮质功能亢进或应用皮质激素时,NAP活性可增强。

(2)病理变化:①感染:细菌性感染时,NAP积分值增高。在细菌性感染中,球菌感染较杆菌性感染高;在球菌性感染中,急性感染较慢性感染高。病毒性感染时,NAP积分值一般无明显变化。②血液病:NAP活性增高可见于类白血病反应、再生障碍性贫血、急性淋巴细胞白血病、慢性粒细胞白血病急变时及多发性骨髓瘤;NAP活性减低可见于急慢性粒细胞白血病、绿色瘤、红白血病、阵发性睡眠性血红蛋白尿、骨髓增生异常综合征等。故在临床上,它主要用于以下疾病的鉴别诊断。慢性粒细胞性白血病与中性粒细胞性类白血病反应的鉴别:前者如无继发感染,NAP活性明显减低,积分常为零;后者NAP活性明显增高。阵发性睡眠性血红蛋白尿与再生障碍性贫血的鉴别:前者NAP活性减低,后者增高。急性白血病类型的鉴别:急性淋巴细胞白血病时,NAP积分增高;急性粒细胞白血病时,NAP积分减低。真性红细胞增多症与继发性红细胞增多症的鉴别:前者的NAP积分升高,而后者的NAP积分无明显变化。③其他:神经母细胞瘤,应用肾上腺皮质激素、雌激素和ACTH后,NAP积分增高。

二、C 反应蛋白

C 反应蛋白(C reaction protein,CRP)是一种能与肺炎链球菌 C 多糖发生反应的急性时相反应蛋白,主要由肝脏合成,炎症局部也可产生少量巨噬细胞。CRP 的主要生物学作用是在 Ca^{2+} 存在的条件下,与凋亡坏死细胞膜脂质双层结构破坏时暴露的磷脂或外部侵入的细菌、真菌、寄生虫的细胞壁磷酸胆碱、DNA、组蛋白等结合,激活补体,调理吞噬功能,促进内源性或外源性配体物质的清除。CRP 相对分子质量为 129000,循环中的半衰期为 19 小时,正常合成率为 1～10mg/d,急性炎症时每天可合成 10mg 以上,其含量的变化对炎症、组织损伤、恶性肿瘤等疾病的诊断及疗效观察有重要意义。CRP 不能通过胎盘,在体内分布甚广,除血液外,胸水、腹水、心包液及关节液中均可检出。

1. 检测方法

CRP 常用单向免疫扩散法、免疫比浊法进行检测。免疫比浊法参考值:新生儿,CRP＜0.6mg/L;婴儿,CRP＜1.6mg/L;成人,CRP＜8.2mg/L。

2. 疾病时 CRP 的变化

(1)CRP 与感染性疾病:血清 CRP 在感染发生后 5～8 小时即开始升高,48 小时达到峰值,高峰值可达正常的数百倍。随着感染控制,它可在 24～48 小时迅速下降,1 周内恢复正常。CRP 水平和持续时间与感染程度呈正相关,CRP 持续升高或再度升高提示临床应重视病情的变化。

(2)感染的鉴别:CRP 在细菌感染与病毒感染的患者之间存在明显的差异。在绝大多数病毒感染时,CRP 的血清浓度变化不大或不变;而在直接创伤和多数细菌感染时,CRP 水平升高。但在腺病毒和疱疹病毒等极少数病毒感染时,CRP 升高明显,与这些病毒感染症状严重,广泛地破坏组织、触发 CRP 的产生有关。在 G^+ 脑膜炎脑脊液(CSF)中,CRP 变化不明显;而在 G^- 脑膜炎 CSF 中,CRP 明显升高,CSF 与血清 CRP 比值升高。CRP 对脑膜炎感染 G^+ 和 G^- 的病原菌有一定鉴别意义。

(3)评估疾病活动性:CRP与抗核抗体有相同的靶抗原,可以结合染色质、核小体和小细胞核糖体蛋白,并将其从循环中清除。在狼疮患者肾脏组织中可以检测到CRP,局部的CRP可能比循环中的CRP在病理生理过程中发挥的作用更重要。在系统性红斑狼疮(SLE)合并感染时,大部分患者的CRP明显升高;在SLE活动时,CRP大多数正常或略高。

(4)监测手术后恢复状况:术后4～6小时,CRP开始升高;48～72小时,达最高峰。这是因为组织对损伤刺激的反应。如无并发症,CRP应在术后3天下降,并在术后5～7天降至正常水平。相反,如CRP保持高水平,则视为炎症反应。

(5)预测心脑血管病危险:持续的CRP轻度升高说明炎症存在持续,可用于预测动脉粥样硬化的发生。CRP可作为缺血性脑卒中预后的独立预报指标。

(6)炎症性肠病:在发生克罗恩病和溃疡性结肠炎时,CRP皆可升高,但克罗恩病时CRP更高,在治疗后可恢复。CRP持续升高,则对治疗反应差。

(7)移植:CRP用于监测排斥反应。脏器移植后8天,CRP下降至正常;如发生排斥反应,则血清肌酐、尿素氮及CRP皆升高。CRP升高在排斥反应发生之前4天出现。但是,感染也可发生CRP升高。移植物抗宿主病(graft versus host disease)也有CRP升高。

(8)细菌感染抗生素疗效的判定:CRP可作为观察抗生素疗效的参考指标。在用抗生素治疗细菌感染时,动态检测CRP是有必要的,它能比临床体征更早做出并发症警报和治疗效果的判定,在粒细胞缺乏症或机体免疫状态抑制时更有临床意义。总之,CRP值的升高滞后于炎症活动变化12小时左右,但要早于临床症状的变化。在急性炎症和感染时,CRP与疾病活动性有良好的相关性。CRP值在10～50mg/L,表示轻度炎症,比如局部细菌性感染(如膀胱炎、支气管炎、脓肿)、手术和意外创伤、心肌梗死、深静脉血栓、非活动性风湿性疾病、许多恶性肿瘤和多数病毒感染。CRP 值升至 100mg/L 左右，表示疾病较严重，根据疾病严重程度，必要时需静脉注射。CRP 值大于 100mg/L，表示疾病过程严重，并常表示存在细菌感染。

三、降钙素原

降钙素原（procalcitonin，PCT）是一种新型的感染性疾病指标。它是一种没有激素活性的糖蛋白，生成非常快。内毒素是 PCT 诱导的主要刺激物，PCT 对内毒素刺激反应 2～6 小时内即可升高，半衰期大约为 20～24 小时。感染严重时，PCT 水平在 8～24 小时可明显升高，可超过 100ng/mL；感染控制后，很快降至正常。正常生理状态下，PCT 在特异性蛋白酶作用下，经过细胞内蛋白水解过程，产生具有生物活性的降钙素，并由甲状腺 C 细胞分泌产生。正常人血清 PCT＜0.1ng/mL，目前大多数研究以 0.5μg/L 为阳性阈值。但甲状腺不是唯一能分泌 PCT 的组织，病理情况下的 PCT 来自于甲状腺以外的器官，主要是各种器官（比如肝）在巨噬细胞、单核细胞对细菌感染反应中造成 PCT 合成和释放。新生儿出生后 24～30 小时，血浆 PCT 达到生理性高峰（21ng/mL）；3 天后，很快减低至成人水平。血浆中的 PCT 较为稳定，收到标本 24 小时后，PCT 浓度在室温下大约下降 12%，在 4℃时大约下降 6%。

疾病时，PCT 的变化如下。

1. 早期检测败血症，并快速评估严重程度。严重脓毒血症患者的 PCT 值显著升高。有研究提到，降钙素原联合 C 反应可提高脓毒血症的诊断准确性。

2. 病毒性与细菌性感染的鉴别。在有全身表现的大范围严重细菌感染时，PCT 水平会增高到 100ng/mL。相比之下，病毒血症造成的炎症反应只导致 PCT 轻度升高或维持正常水平（0.1～0.5ng/mL）。

3. 真菌感染、疟疾和热带病。目前，PCT 在真菌感染中的作用尚有些争议。真菌感染时，PCT 升高不明显。严重疟疾患者的血浆 PCT 浓度增高。在治疗过程中,PCT 水平在几天内下降。在疑有疟疾的患者中,PCT 的高特异性和阴性预测值提示 PCT 可以作为急性疟疾的快速排除性检查。类鼻疽患者的 PCT 血浆浓度明显增高(高达 1000ng/mL)。类鼻疽是一种由 G^- 杆菌假鼻疽单胞菌引起的热带病。PCT 的血浆浓度与疾病的严重程度和死亡率有很好的相关性。

4. 血液疾病和肿瘤。PCT 可用于监测免疫抑制患者,监测化疗中白细胞减少的患者。在肿瘤患者中,PCT 可鉴别是由肿瘤分解或化疗引起的发热还是由感染所致的发热,是病毒感染引起的发热还是细菌感染引起的发热。中性粒细胞减少症和存在确定原因的系统感染患者,PCT 值显著性升高;在局部感染、肿瘤溶解或化疗所致的发热患者中,PCT 值未显著升高。

5. 器官移植。PCT 为移植后尤其移植早期鉴别细菌感染、病毒感染或急性排斥反应提供了有用的工具。在感染发生后几小时内,PCT 值就升高了。如果 PCT＞10ng/mL,往往提示有脓毒血症和严重的细菌感染。相反,在病毒感染或急性排斥反应中,PCT 值并不显著升高。

6. 外科疾病和 ICU。在无细菌污染或内毒素释放的简单外科术后,PCT 在正常范围内;在巨大手术后,PCT 血浆浓度在术后 2～3 天中度升高,通常不高于 2～3ng/mL,但有时上升到 10ng/mL;在无并发症的术后时期和正常的伤口愈合期,PCT 在第 2 或 3 天后迅速下降至正常值;在有炎症或复杂伤口愈合的并发症时,PCT 仅有轻度下降;在系统性炎症或败血症的情况下,PCT 浓度明显升高,并呈持续性上升。因此,通过对术后患者 PCT 的监测,可以密切观察患者恢复情况或采用抗生素治疗。如果将 PCT 用作外科的诊断性指标,推荐从术后第 1 天起进行常规检测。

7. 自身免疫性疾病和肿瘤性疾病。SLE 和全身性抗中性粒细胞胞浆抗体(ANCA)相关性血管炎的患者如果没有全身感染,则血清 PCT 水平处于正常范围(即＜0.5ng/mL)。

处于这些疾病活动期的患者，IL-6 和 CRP 水平都会增高，但 PCT 水平多正常，故推荐把 PCT<1ng/mL 作为 ANCA 阳性血管炎患者发生侵袭性感染的取舍点。一些恶性肿瘤，如甲状腺的 C 细胞髓样癌和肺小细胞癌，能合成降钙素和 PCT，有副肿瘤样表现。在这些恶性肿瘤患者血浆中，两者的浓度增高。

（相代荣）

参考文献

［1］万学红，卢雪峰．诊断学．8 版．北京：人民卫生出版社，2013.

［2］Ruan L，Chen GY，Liu Z，et al. The combination of procalcitonin and C-reactive protein or presepsin alone improves the accuracy of diagnosis of neonatal sepsis：a meta-analysis and systematic review. Crit Care，2018，22(1)：316. doi：10.1186/s13054－018－2236－1.

肝脏穿刺活检组织的病理解读

◆ 肝脏及免疫组织化学染色

一、肝脏穿刺检查的临床应用价值

肝穿刺活组织检查(liver biopsy，LB)能准确可靠地反映肝脏的病理状态，被公认为是判断肝实质损害程度、评价预后及疗效的“金标准”，已被广泛应用于各种类型肝脏疾病的诊断。肝穿刺活组织检查是在局部浸润麻醉下，应用活检穿刺针穿刺肝脏抽取少许组织，进一步行病理组织学和免疫组织化学检测的一种操作技术，可直接了解肝组织的病理变化，是较客观、精准诊断肝脏疾病的检查方法。

肝穿刺活组织检查以 16G 穿刺针在 B 超引导下，经皮穿刺取出 2～3 条肝组织。一份完整的肝穿刺样本，长度至少保证在 1.5cm,并在显微镜下要能观察到 6 个汇管区。如果样本量不够,会大大影响病理诊断质量,降低“金标准”的含金量。临床医生穿刺的组织样本长度如能够保证 2.5cm,显微镜下能观察到 11 个汇管区,则病理诊断的确诊率可以达到 90%以上。

穿刺肝组织取出后,平放在滤纸上,不要让标本暴露于空气中使标本干枯而影响制片质量,应即刻将标本固定于适量的 10%中性福尔马林溶液,如疑为肝糖原累积病,应将标本固定于 100%乙醇固定液,以保证肝糖原不会丢失。注意标本必须全部浸泡于固定液中,并立即送至病理科。由于肝穿刺标本较细小,所以标本应单独脱水,而且脱水的时间也应相应缩短。由于大多数医院病理科把肝穿刺标本与其他手术标本同样处理,所以往往产生一些人为假象,给病理诊断带来困难。

肝穿刺样本细小,所以一次性连续切片 10 张,分别置于不同的载玻片上,以供常规 HE 染色和各种特殊染色需要。因第二次切片时,需要对蜡块进行修改,在切片过程中会削去一些肝组织,所以难以获得像第一次切片时完整的肝组织,这就不利于病理诊断。每张玻片上应放置 6 个连续组织切片,因为深浅不同切片的肝组织可显示不同病变,尤其间隔性连续切片有助于病理诊断。

二、肝脏常用的特殊染色

肝脏病理研究中常用的组织化染色技术包括特殊染色、免疫组织化学染色、电子显微镜技术及分子生物学技术等。近年来,随着免疫组织化学染色新抗体的不断问世及分子生物学技术的迅猛发展,它们在肝脏病理学诊断中的应用日益广泛,但特殊染色仍具有简便快捷、低成本的特点,能将常规 HE 染色不明显的成分充分显示出来。本节简要介绍肝脏病理诊断中常用的特殊染色方法及其病理意义。

(一)结缔组织染色

构成结缔组织的细胞间质主要含有胶原纤维、弹力纤维和网状纤维三种成分。对纤维成分的染色可用于判断组织、器官的损伤及其修复情况，有时也有助于鉴别肿瘤细胞的起源。

1. 胶原纤维染色

常见的胶原纤维染色方法有 Masson 三色染色法及 Van Gieson(VG)染色法。Masson 三色染色法可将Ⅰ型胶原纤维染成蓝色，细胞核染为蓝黑色，细胞质和肌纤维染成红色，神经纤维也染成蓝色，故对于慢性肝炎以及肝硬化时的间质纤维化程度与范围的判断很有帮助。Masson 三色染色法还可将酒精性肝炎时细胞质内出现的 Mallory 小体染成浅绿色。VG 染色法可将胶原纤维染成红色，细胞核染成蓝黑色，细胞质和肌纤维染成黄色。

2. 弹力纤维染色

弹力纤维又称弹性蛋白，广泛分布于机体的各个部位，富于弹性易伸展，由随机交联盘绕的肽链组成，富含二硫键糖蛋白。

3. 网状纤维染色

网状纤维又称网织纤维，是构成组织的支架。网状纤维具有很强的嗜银性，能将硝酸银还原沉淀在纤维上，故又称为嗜银纤维。HE 染色此纤维着色很浅，必须借助 Gomori Wilder 银染法、Foot 银染色法及 Gordon-Sweets 银染色法等将其显示出来。正常肝脏网状纤维沿肝窦分布，网状纤维染色可以清楚地显示肝窦网状支架和肝细胞板轮廓。当各种原因导致肝细胞发生大面积坏死时，可显示肝细胞坏死和肝板塌陷的范围。肝纤维化或肝硬化时，网状纤维染色可显示增生结节的轮廓。在肝细胞增生或肝细胞癌(hepatocellular carcinoma，HCC)时，可显示肝板增厚。观察网状纤维在肿瘤组织中的分布形态，有时有助于判定肿瘤的组织来源，如鉴别癌与肉瘤。

(二)糖原染色

显示糖原及黏多糖最常用的特殊染色方法为过碘酸-希

夫(periodic acid-Schiff,PAS)染色法。此法可将肝细胞内的糖原染成紫红色,再经淀粉酶消化后行 PAS 染色(D-PAS),此时阳性物质如消失,表明胞浆内所含为糖原,否则即为非糖原成分。如肝细胞近期发生损伤,肝细胞或 Kupffer 细胞内出现的脂褐素经 D-PAS 染色也仍呈淡紫红色。

(三)铁及铜的染色

正常肝细胞内含有的少量铁以铁蛋白的形式存在。组织内沉着的铁质主要以含铁血黄素的方式存在。常用普鲁士蓝(Prussian blue)染色法将铁染成蓝色颗粒。故在遗传性色素病、继发性血色病、系统性红斑狼疮、酒精性肝病、新生儿血色病以及色素性肝硬化等病变时,因肝内铁增多,故在肝细胞及 Kupffer 细胞内可见铁蛋白色素颗粒增多。铜在正常组织中含量极少,体内的铜绝大部分与蛋白质相结合。常用罗丹宁(Rhodanine)染色法将铜及铜结合蛋白染成砖红色颗粒状。红氨酸染色法则将铜染成墨绿色。正常肝细胞不含铜染色颗粒,在发生原发性胆汁性肝硬化、肝豆状核变性以及其他淤胆性疾病时,肝细胞内铜堆积量增高,铜颗粒可明显增多。

(四)胆色素染色

胆色素的化学成分是胆红素和橙色血质,它是不含铁的血红蛋白的分解产物。常用 Hall 染色法将胆色素染成墨绿色。Gmelin 反应法染色快但颜色消退亦快,故不易保存。用苦味酸——酸性品红法也能将胆红素染成鲜艳绿色,此法较其他方法简单可靠。在慢性病毒性肝炎、慢性胆汁淤积、原发性胆汁性肝硬化、原发性硬化性胆管炎等情况下,肝细胞及毛细胆管内胆色素增多。肝细胞腺瘤及 HCC 的肿瘤性肝细胞内通常也含有胆色素。

(五)淀粉样物质染色

淀粉样物质又称淀粉样蛋白,好发于 50 岁以上中老年人,根据病变部位可分为局限性和系统性淀粉样变。系统性淀粉样变又可进一步分为原发性、继发性。无论原发性病变还是继发性病变，肝脏常常受累及。淀粉样物质在 HE 染色中呈均质红染无结构嗜伊红物，常位于肝窦和 Disse 间隙内，常用 Freudenthal 改良刚果红染色法，淀粉样蛋白对刚果红有选择性的亲和力，当偶氮染料的刚果红的氨基与淀粉样的羟基结合时，会平行地附着在淀粉样蛋白的原纤维上，将淀粉样物质染成砖红色，在偏振光显微镜下呈苹果绿双折光。电镜下，淀粉样物质由长短不一、粗约 10nm 的疏松的纤维丝构成，排列无序，充满肝窦周间隙，邻近的肝细胞萎缩，微绒毛可消失。

（六）病原微生物染色

Gram 染色法可将一般细菌分为革兰阳性菌及革兰阴性菌两大类，结合细菌培养有助于对肝脓肿等肝脏感染性病变进行病原菌检测。肝结核病的病原菌结核杆菌及肝麻风病的病原菌麻风杆菌均为抗酸杆菌，体内含脂质，应用 Ziehl-NeeLsen 法可将抗酸杆菌染成红色。在油镜下，结核杆菌呈细长弯曲杆状；麻风杆菌较粗短，数量较多，在麻风细胞内聚集成堆。真菌种类很多，只有少数致病，对于常见的真菌（如隐球菌、曲菌、毛霉菌、念珠菌、组织胞浆菌等）可用六胺银染色显示病原体。

（七）黏液染色

最常用的为阿辛蓝（Alcian blue，AB）染色法，此法可将黏液物质染成蓝色。若将 AB 染色与过碘酸-希夫（PAS）染色组合，则为 AB-PAS 染色法，可将酸性黏多糖染成蓝色，将中性黏多糖染成红色，利用该染色有助于鉴别肿瘤细胞内的空泡是黏液还是糖原或脂肪。

三、肝脏免疫组织化学染色

免疫组织化学染色或免疫细胞化学染色是组织化学染色中的一种，是在组织或细胞上进行的一种化学反应。它利用已知的特异性抗体与组织或细胞上相应抗原能够特异性结合的特点,通过化学反应使标记于特异性抗体上的酶、金属离子与同位素等显示剂显示出一定的颜色或形状,使之能借助光学显微镜、荧光显微镜加以观察,从而确定发生抗原抗体结合的细胞的组织来源及病变性质,以达到诊断的目的。随着新的特异性抗体的不断问世,免疫组织化学染色技术已成为肝脏病理诊断中重要的辅助诊断技术之一。下面简要介绍肝脏病理诊断中常用的抗体种类以及它们在肝脏病变诊断中的价值。

(一)免疫组织化学染色时的注意事项

对于活检及手术切除的标本,应使用准确配制的10%中性福尔马林溶液尽快地固定以获得满意的抗原保护效果。常选用一端带有磨砂的玻片以便于标记号码;同时,为防止组织在染色过程中脱片,可选用白胶、聚赖氨酸等防脱片载玻片。在对常规石蜡切片进行免疫组化染色时,应先进行抗原修复,使抗原决定簇得以最大限度地暴露。常用的抗原修复方法有酶消化法及热处理法。前者常用的酶有胰蛋白酶、胃蛋白酶等,后者常用微波法及高压煮沸法。染色方法有经典的ABC三步法染色及EnVision二步法染色。

(二)肝脏病理诊断中常用的抗体及价值

1. 乙型肝炎表面抗体(Anti-HBsAg):用于检测乙型肝炎表面抗原,阳性定位于胞质或胞核(如图5-3所示)。

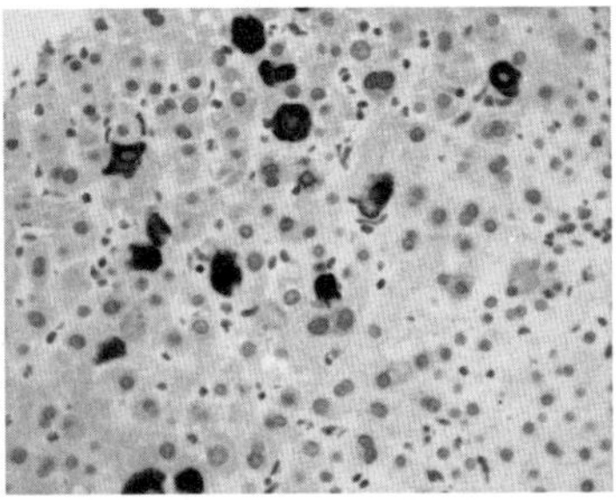

图5-3 HBsAg抗体染色

2. 乙型肝炎核心抗原(Anti-HBcAg):用于检测乙型肝炎核心抗原,阳性定位于胞核或胞质。

3. 丙型肝炎抗原(Anti-HCV):用于检测丙型肝炎抗原,阳性定位于胞质。

4. 巨细胞病毒抗体(Anti-CMV):用于检测巨细胞病毒,受感染的内皮、间质或上皮细胞核阳性,偶尔胞浆阳性。

5. 单纯疱疹病毒抗体(Anti-HSV1 或 Anti-HSV2):用于检测单纯疱疹病毒,定位于感染细胞的胞核或胞浆。

6. Hep Par-1:对成人和胎儿肝细胞呈高度特异性。阳性信号定位于细胞质,呈粗颗粒状,是肝细胞特异性标记(如图 5-4 所示)。

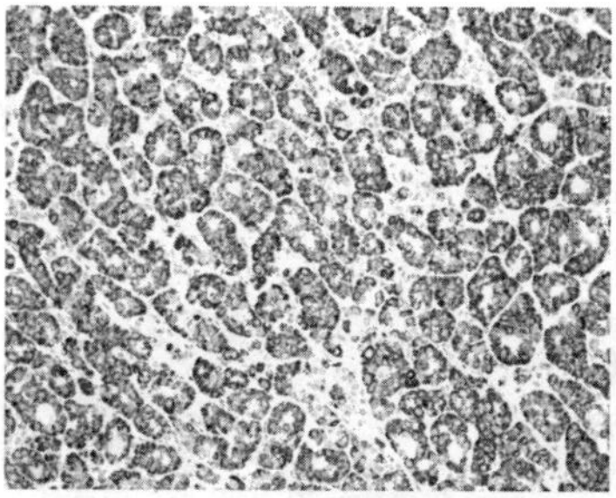

图 5-4　Hep Par-1 染色

7. 甲胎蛋白(AFP):是一种肝胚胎性蛋白,阳性定位于胞质内,用于原发性、转移性 HCC 和肝样腺癌的诊断和鉴别诊断。

8. CD34:属于Ⅰ型跨膜蛋白的磷酸糖蛋白,是血管源性肿瘤特异性标记物之一。在孤立性纤维性肿瘤及间质瘤、淋巴造血系统肿瘤也呈阳性表达。在 HCC 组织中,CD34 呈微血管特征性的阳性分布形式,有诊断价值(如图 5-5 所示)。

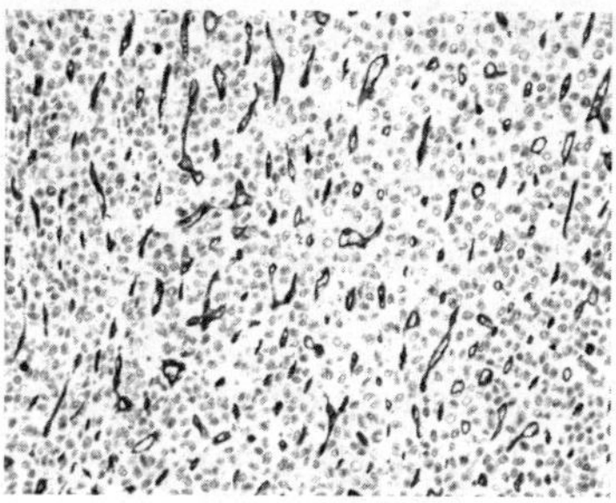

图 5-5　CD34 染色

9. 多克隆癌胚抗原(pCEA):HCC 细胞 pCEA 染色可以清楚显示由肝细胞膜转化形成的细胆管结构。PCEA 是 HCC 特异性标记物之一,其检测 HCC 的敏感性高于 AFP 但低于 Hep Par-1。

10. CK18:为一种低相对分子质量(45000)的角蛋白,存在于肝细胞和胃肠道腺上皮,可用于肝细胞癌和胆管癌等大多数腺癌的诊断。

11. CK19:为一种低相对分子质量的角蛋白(45000),与 CK7 一起被称为胆管型 CK,在肝细胞一般不表达。CK19 对胆管上皮和肝内胆管癌(intrahepatic cholangiocarcinoma, ICC)具有特异性染色,是诊断 ICC 最特异的免疫组织标记物。在混合细胞型肝癌中,Hep Par-1 HCC 成分阳性,CK19 对 ICC 成分阳性(如图 5-6 所示)。

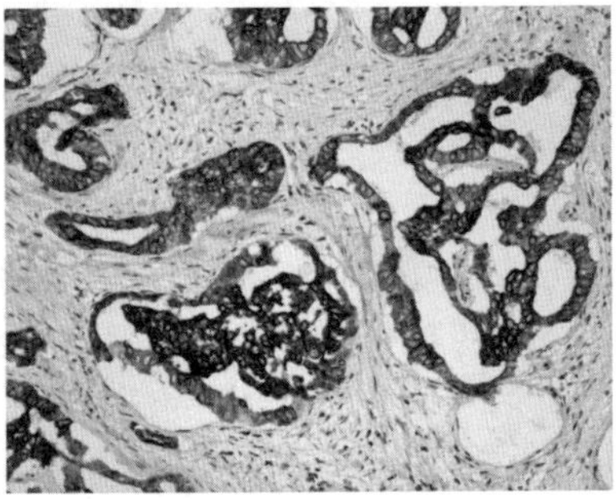

图 5-6　CK19 染色

12. CK20:为一种低相对分子质量(46000)的角蛋白,主要存在于胃肠道上皮,在肝的转移性腺癌中表达的阳性率高。CK20 与 CK7 联合检测对 ICC 和转移性腺癌有鉴别诊断意义。

13. 突触素(synaptophysin, Syn):存在于神经元突触前囊泡膜,对肝脏神经内分泌肿瘤的诊断有较高的敏感性和特异性。

14. 嗜铬粒蛋白 A(chromogranin A, CgA):广泛存在于神经内分泌细胞内,与 Syn 联合用于神经内分泌细胞肿瘤的诊断。

◆ 肝脏病变的肝脏病理

一、肝脏的基本病理变化

(一)肝细胞的变性

肝细胞水样变性（hydropic degeneration）为最常见的病变，因肝细胞内水分增加，使肝细胞明显肿大，胞质疏松呈网状，称为胞质疏松化。病变严重时，肝细胞进一步肿大变圆，胞质几乎完全透明（如图 5-7 所示），称“气球样变”（ballooning degeneration）。电镜下，肝细胞内线粒体和内质网肿胀、扩张，溶酶体增多。除去病因可恢复正常，亦可发展至细胞破裂、溶解消失。

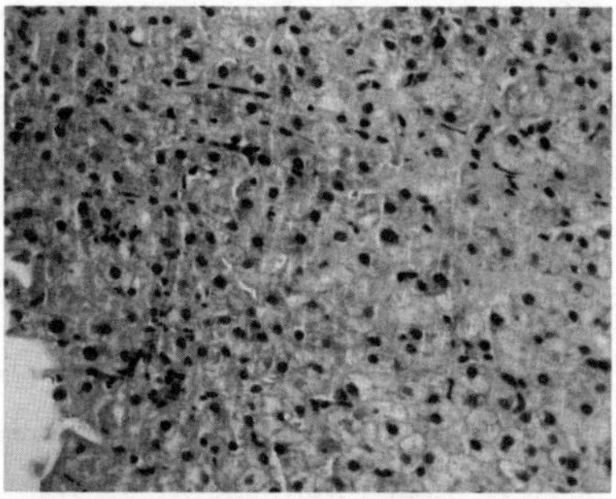

图 5-7 肝细胞呈“气球样变”（100×）

肝细胞羽毛样变性（feathery degeneration）亦称胆盐淤积，为慢性淤胆时的一种肝细胞变性。肝细胞肿胀，核固缩、居中，胞质稀疏呈细网状，并伴有胆色素沉积。电镜下主要是毛细胆管旁膜相关肌动蛋白微丝结构破坏，胞质表面形成许多小水泡，线粒体肿胀，内质网和高尔基体扩张。

肝细胞嗜酸性变性（acidophilic degeneration）一般仅累及单个或数个肝细胞，变性肝细胞内水分减少，胞质浓缩使肝细胞体积变小，胞质嗜酸性增强，呈深伊红染色，胞核染色亦较深，此种改变实为细胞死亡前驱病变，即凋亡前期，但此期仍可恢复。

肝细胞脂肪变性（steatosis degeneration）为肝细胞胞质

内脂质聚集,形成脂肪空泡。根据肝细胞内脂肪空泡的大小可分为小泡性脂肪变性和大泡性脂肪变性。小泡性脂肪变性的空泡直径约为 3～5μm,均匀分布于肝细胞胞质内,细胞核仍居中,多见于急性妊娠性脂肪肝及药物和毒物的损害等。大泡性脂肪变性的空泡直径大于 25μm,胞质内出现单个或少数圆形大脂滴,可将胞核挤向细胞边缘,多见于酒精性肝炎、肥胖、糖尿病、慢性丙型病毒性肝炎等。根据肝细胞脂肪变性所占比例的多少,肝细胞脂肪变性可分为轻度(脂肪变性肝细胞少于 30%)、中度(脂肪变性肝细胞为 30%～70%)及重度(脂肪变性肝细胞在 70%)(如图 5-8 所示)。

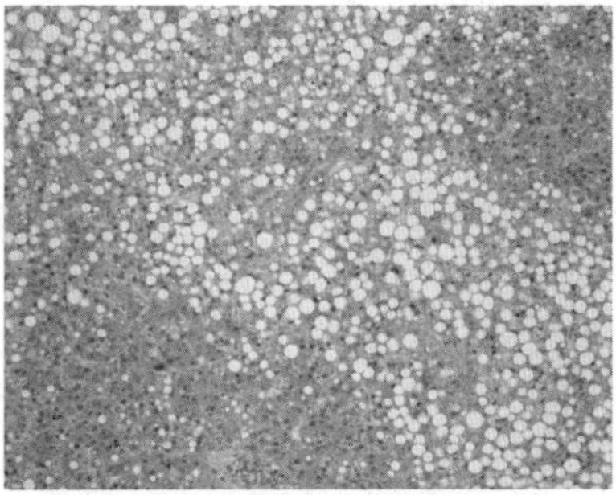

图 5-8　肝细胞呈大泡性脂肪变性(100×)

肝细胞毛玻璃样变性(ground glass degeneration)指肝细胞胞质部分或全部呈均匀淡伊红色,如毛玻璃样,核亦位于细胞周边部。肝细胞毛玻璃样变性是慢性乙型肝炎病毒感染的表现,最常见于慢性乙型病毒性肝炎、乙型肝炎病毒携带者及乙型肝炎后肝硬化患者肝组织内。地衣红染色呈深棕色。免疫组织化学染色可证实 HBsAg 的存在。电镜下见滑面内质网显著增生,其中可见大量管状或颗粒状 HBsAg。

(二)肝细胞坏死

嗜酸性坏死:由嗜酸性变性发展而来,胞质进一步浓缩,核也浓缩消失,最终形成深红色浓染的圆形小体,称为嗜酸性小体(acidophil body),为单个肝细胞死亡所形成的凋亡小体(如图 5-9 所示)。

点状坏死(spotty necrosis):又称局灶性坏死,指单个或数个肝细胞的坏死。坏死处可以没有肝细胞残存,而表现为一簇聚集的炎症细胞(常为淋巴细胞浸润)。多见于病毒等感染所致的急性病毒性肝炎(如图 5-10 所示)。

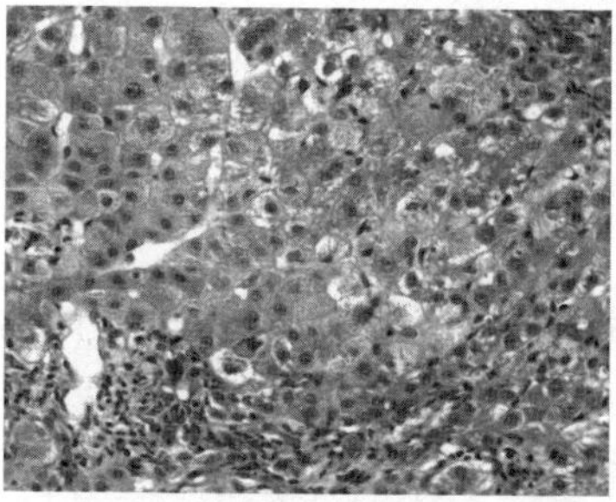

图 5-9　凋亡小体

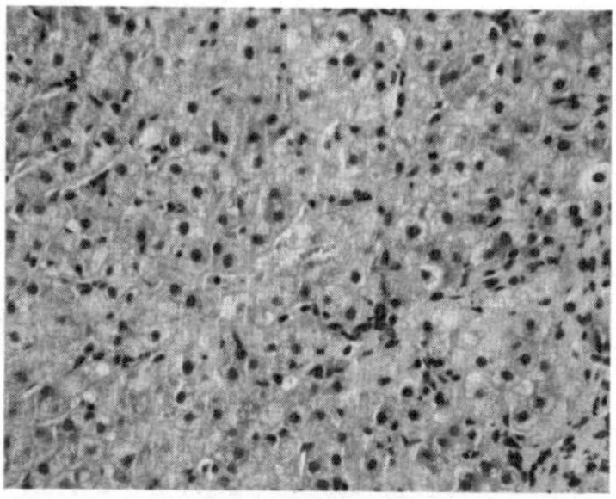

图 5-10　点状坏死

碎屑样坏死(piecemeal necrosis):又称界板性肝炎(interface hepatitis),指肝小叶周边部界板肝细胞的灶性坏死和崩解,呈单个或小簇状坏死、脱落,导致小叶界板呈"虫蚀"状,最常见于慢性病毒性肝炎(如图 5-11 所示)。

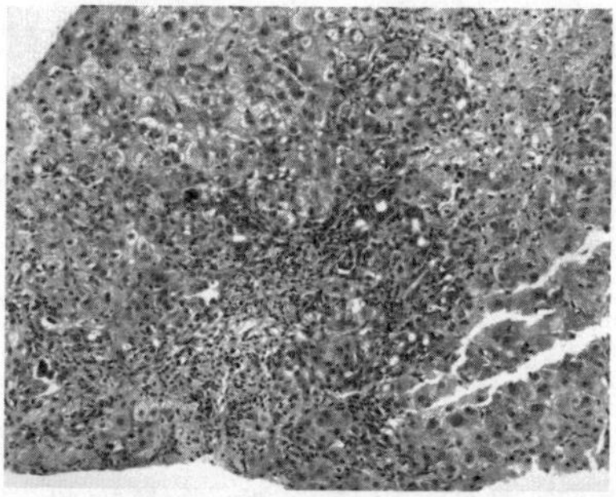

图 5-11　碎屑样坏死

桥接样坏死(bridging necrosis):是广泛性融合性坏死的结果,指中央静脉与汇管区之间,两个汇管区之间或两个中央静脉之间出现的相互连接的坏死带,常见于重度与中度慢性肝炎。

带状坏死(zonal necrosis):坏死区局限于肝小叶的某一带,可分为小叶中央带坏死、中间带坏死和周边带坏死。

全小叶和多小叶坏死(panacinar hepatitis, multiacinar necrosis):属溶解性坏死,广泛性坏死使正常肝组织结构破坏,可见汇管区集中及单个核细胞浸润,常见于重度慢性活动性肝炎及活动性肝硬化。

大块坏死和亚大块坏死:肝实质弥漫性溶解性坏死累及肝小叶 2/3 以上,称大块坏死;肝实质弥漫性溶解性坏死累及整个肝小叶 1/4～1/2,称亚大块坏死,见于急性重症肝炎、亚急性重症肝炎、重度慢性活动性肝炎等病变。

(三)炎症细胞浸润

炎症细胞浸润主要指淋巴细胞和单核细胞呈散在、灶状浸润于肝小叶内或汇管区。

中性粒细胞浸润:大胆管梗阻及胆小管增生时,汇管区可见多量中性粒细胞浸润;化脓性胆管炎时,中性粒细胞浸润见于胆管腔内或胆管壁上;淋巴-浆细胞和中性粒细胞混合浸润可见于任何原因引起的急性肝炎。肝实质内局灶性中性粒细胞浸润常见于非酒精性脂肪性肝炎、酒精性肝炎。广泛性肝组织损伤可出现肝实质内弥漫性中性粒细胞浸润。

淋巴细胞浸润:正常汇管区可有少量淋巴细胞浸润,大量淋巴细胞浸润伴明显生发中心形成,见于丙型肝炎。原发性胆汁性肝硬化、自身免疫性肝炎及其他慢性肝脏疾病也可出现淋巴细胞浸润。

浆细胞浸润:汇管区和肝实质内浆细胞浸润最常见于自身免疫性肝炎,急性和慢性病毒性肝炎也可出现较多的浆细胞浸润。

嗜酸性粒细胞浸润:见于药物或毒物性肝损伤,全身嗜酸性粒细胞疾病及寄生虫感染等病变。

肉芽肿性炎症:许多疾病在肝内可引起肉芽肿性炎症,原因包括感染性、免疫性、药物性、化学性、异物性及肿瘤性(如霍奇金淋巴瘤)等。

(四)肝细胞再生

肝细胞再生(hepatocellular regeneration)是肝脏损伤修

复中的一个重要环节，肝细胞坏死后由周围的肝细胞通过直接或间接分裂再生而修复。再生性肝细胞体积较大，胞质略呈嗜碱性，细胞核大深染，可见核分裂象，及双核、多形性、假腺腔形成、肝板增厚等。再生的肝细胞可沿原有的网状支架排列，但若坏死严重，原小叶内的网状支架塌陷，再生肝细胞呈团块状排列，称为结节状再生。

（五）间质反应性增生和小胆管增生

间质反应性增生包括 Kupffer 细胞增生和肥大，呈梭形或多边形，胞质丰富，并可突入窦腔内成为游走的吞噬细胞。间叶细胞和成纤维细胞增生，肝星状细胞也称贮脂细胞，为间叶细胞来源的含有脂质的细胞，正常散在分布于 Disse 腔，参与维生素 A 的储藏和代谢。在肝炎或其他原因导致的慢性肝损伤时，肝星状细胞可演化为成纤维细胞，合成胶原纤维，长期大量的纤维组织增生可导致肝纤维化及肝硬化。慢性且坏死较严重的病例在汇管区或大片坏死灶内可见小胆管增生。

二、急性肝炎

各型肝炎病毒所致的急性肝炎，虽然病原不同，但许多病理改变是相同的。临床上，肝炎可分为黄疸型和无黄疸型两种，我国多为无黄疸型，其中多为乙型肝炎，部分为丙型肝炎。黄疸型肝炎病变略重，多见于甲型、丁型和戊型肝炎。

镜下经典的急性肝炎的病变为全小叶性，主要表现为肝细胞变性、坏死，炎细胞浸润同时伴有明显的肝细胞再生。肝细胞变性以胞浆疏松化和气球样变最为普遍。坏死轻微，肝小叶内有散在的点状坏死及嗜酸性小体。同时，可见肝细胞呈活跃再生，胞核增大，双核增多或出现多核，肝窦的 Kupffer 细胞亦活跃增生（如图 5-12 所示）。由于坏死灶内的肝细胞索网状纤维支架保持完整而不塌陷，所以该处通过再生的肝细胞可完全恢复原来的结构和功能。汇管区呈轻至中度炎症反应，主要为淋巴细胞、单核细胞浸润，偶见中性及嗜酸性粒细胞，小胆管结构正常。黄疸型者坏死灶较多、较重,肝毛细胆管管腔中有胆栓形成。

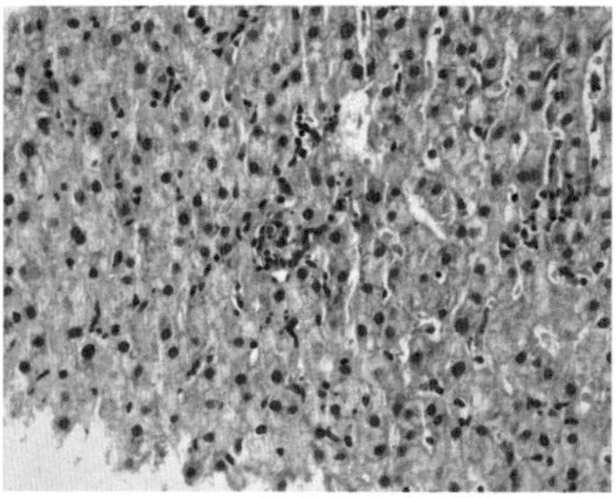

图 5-12 Kupffer 细胞增生

急性病毒性肝炎经过早期阶段、病变发展阶段,逐渐消退,残留病变可持续数月,最终多恢复正常。坏死的肝细胞可完全再生修复,一部分病例(多为乙型、丙型肝炎)恢复较慢,需半年到一年,有的病例可发展为慢性肝炎。其中,乙型肝炎有 5%~10%可转变成慢性肝炎,丙型肝炎有 50%可转变成慢性肝炎。

三、慢性肝炎

慢性肝炎指的是一种肝内慢性坏死炎症性病变,炎症至少持续 6 个月而无任何改善。病理特点是原发性肝细胞损伤、汇管区炎症及肝纤维化。慢性肝炎由多种不同病因引起,最常见的是肝炎病毒感染,主要为乙型、丁型及丙型肝炎病毒感染,也可由自身免疫性及药物性引起,少数原因不明。

(一)慢性肝炎的基本病变

慢性肝炎的基本病变包括肝细胞的变性坏死,汇管区及汇管区周围炎症以及纤维化。

肝细胞的病变特点:慢性肝炎常见的变性有肝细胞水样变性、气球样变、嗜酸性变及脂肪变性,变性大多可恢复,进一步发展可致肝细胞死亡。慢性肝炎肝细胞常见的坏死有点、灶状坏死,碎屑样坏死(界板性肝炎)及桥接坏死和多小叶坏死,其中碎屑样坏死和桥接坏死与预后密切相关,是判断炎症活动度的重要形态学指标(如图 5-13 所示)。碎屑样坏死分为轻度、中度(界板破坏范围可达 50%)、重度(界板破坏广泛,50%以上),是判定小叶炎症活动度的一个重要指标。桥接坏死常导致桥接纤维化,桥接坏死的多少是诊断中、重度慢性肝炎的另一个重要依据,与预后密切相关。

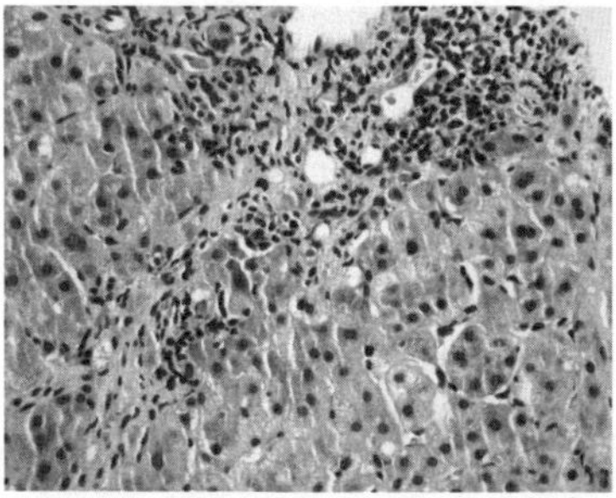

图 5-13　汇管区与汇管区之间的桥接坏死(200×)

汇管区及汇管区周围炎症:所有类型慢性肝炎均可见汇管区炎症,汇管区内可有不同程度的淋巴细胞、浆细胞及嗜酸性粒细胞浸润,炎症也可限于汇管区或浸润于汇管区周围肝实质,形成界板性肝炎(碎屑坏死)。

纤维化:是指肝内有过多胶原沉积。Ⅰ型、Ⅲ型胶原是肝内主要的纤维性胶原。肝纤维化早期主要是Ⅲ型胶原合成量明显增多,逐渐发展造成以Ⅲ型胶原为主的细胞外基质的过度沉积,使病变难以逆转,形成早期肝硬化。根据胶原纤维沉积部位、范围、程度和对肝微循环影响的大小,慢性肝炎可划分为 1～4 期(S1～4),见表 5-10。

表 5-10　慢性肝炎分级分期标准

炎症活动度(G)			纤维化程度(S)	
分级	汇管区及周围	小叶内	分期	纤维化程度
0	无炎症	无炎症	0	无
1	汇管区炎症	变性或少数点灶性坏死	1	汇管区扩大,纤维化,局灶窦周及小叶内纤维化
2	轻度 PN	变性,点灶状坏死或嗜酸性小体	2	汇管区周围纤维化,纤维间隔形成,小叶结构保留

续表

炎症活动度(G)			纤维化程度(S)	
分级	汇管区及周围	小叶内	分期	纤维化程度
3	中度 PN	变性,融合坏死或见桥接坏死	3	纤维间隔伴小叶结构紊乱,无肝硬化
4	重度 PN	桥接坏死范围广,累及多个小叶,小叶结构失常(多小叶坏死)	4	早期肝硬化

注:PN:piecemeal necrosis,碎屑样坏死

(二)慢性肝炎炎症活动度及纤维化程度

为了客观评价病变程度,国内外学者们试图建立半定量评分系统来反映病变活动的程度,如 Knodell 等提出的 HAI 记分系统,Scheuer 等提出的简化的慢性肝炎评分系统,及 Ishaki 等提出的炎症活动度和纤维化分级及分期系统见表 5-11和表 5-12。

表 5-11　不同肝脏炎症分级标准对照表

Knodell 评分系统			
评分	汇管区炎症伴或不伴桥接坏死	小叶内变性及灶性坏死	汇管区炎症
0	无	无	无
0	轻度 PN	轻度(嗜酸小体、气球样变和散在肝细胞坏死累及＜1/3 小叶)	轻度(少量炎症细胞浸润＜1/3 汇管区)
3	中度 PN(多数汇管区周围累及＜50%)	中度(累及 1/3～2/3 小叶)	中度(炎症细胞增多在 1/3～2/3 汇管区)
4	重度 PN(多数汇管区周围累及＜50%)	重度(累及＞2/3 小叶)	重度(炎症细胞密集＞2/3 汇管区)
5	中度 PN 并桥接坏死	—	—
10	重度 PN 并桥接坏死或多小叶坏死	—	—

续表

Scheuer 评分系统		
评分	汇管区及汇管区周围活动度	小叶内活动度
0	无或轻微	无
1	仅汇管区有炎症	有炎症细胞浸润但无肝细胞损伤
2	轻度 PN	灶性坏死或出现嗜酸小体
3	中度 PN	严重灶性肝细胞损伤
4	重度 PN	出现融合坏死

王泰龄评分系统		
评分	汇管区及周围	小叶内
0	无炎症	无炎症
1	汇管区炎症	变性及少数坏死灶
2	轻度 PN	汇管区周围纤维化，纤维隔形成，小叶结构保留
3	中度 PN	
4	重度 PN	纤维隔伴小叶结构紊乱
	无肝硬化	
	早期肝硬化	

Ishak 评分系统				
评分	汇管区炎症	汇管区周围及界面炎症	灶性坏死、凋亡或灶性炎症	融合性坏死
0	无	无	无	无
1	部分或所有汇管区有轻度炎症	轻度（局部或少数汇管区）	每 10 倍镜视野下＜1 个或没有	
2	部分或所有汇管区中度炎症	轻中度(局部或少数汇管区)	每 10 倍镜视野下 2～4 个	部分小叶内可见中央静脉旁肝细胞坏死
3	所有汇管区中重度炎症	中度(炎症范围＜50％汇管区或界板周围)	每 10 倍镜视野下 5～10 个	大量小叶内可见中央静脉旁肝细胞坏死
4	所有汇管区重度炎症	重度(炎症范围＞50％汇管区或界板周围)	每 10 倍视野下＞10 个	中央静脉旁肝细胞坏死＋偶见汇管区-中央区桥接坏死
5	—	—	—	中央静脉旁肝细胞坏死＋严重汇管区-中央区桥接坏死
6	—	—	—	全小叶或多小叶坏死

注：PN ：碎屑样坏死。“—”为无内容

表 5-12 国内外肝纤维化分期标准对照表

分值	Krodell 评分系统	scheer 评分系统	Metavir 评分系统
0 分	无纤维化	无纤维化	无纤维化
1 分	汇管区纤维性扩大	汇管区纤维性扩大	汇管区纤维性扩大、无间隔
2 分	—	汇管区周围纤维化，汇管区纤维间隔	汇管区纤维扩大＋少数间隔
3 分	出现在汇管区-汇管区，汇管区-中央静脉	桥接纤维化。伴小叶结构紊乱，无肝硬化	大量间隔，伴结构紊乱，无肝硬化
4 分	静脉纤维间隔肝硬化	可能/肯定肝硬化	肝硬化

分值	王秦龄评分系统	lshak 评分系统
0 分	无纤维化	无纤维化
1 分	汇管区扩大纤维化	伴短纤维间隔
2 分	汇管区周围纤维化纤维隔形成。小叶结构保留	部分汇管区纤维性扩大伴或不伴短纤维间隔
3 分	纤维间隔伴小叶结构紊乱，无肝硬化	大部分汇管区纤维性扩大，偶见汇管区-汇管区纤维间隔
4 分	早期	大部分汇管区纤维性扩大，显著汇管区-汇管区或汇管区-中央静脉纤维间隔
5 分	—	显著纤维化，偶见结节(不完全分割性肝硬化)
6 分	—	可能或明确的肝硬化

四、肝硬化

肝硬化(liver cirrhosis)是一种常见的慢性病，是各种慢性肝病长期发展到晚期的不可逆的形态改变。肝硬化的病理形态学特点如：①弥漫性全肝性的小叶结构破坏；②弥漫的纤维组织增生；③肝细胞再生形成不具有正常结构的假小叶。此时，这三种改变反复交错进行，结果使肝小叶结构和血液循环逐渐被改建，使整个肝脏变形、变硬而形成肝硬化。

(一)肝硬化的分类

肝硬化是各种原因所致的慢性肝脏疾病终末阶段。近年来,随着诊断方法的提高及治疗手段的进步,《美国病理学杂志》于 2012 年推荐了关于肝硬化的分类和命名。

1. 形态学分类

(1)小结节型肝硬化:肝内结节大小较一致,结节直径小于 3mm,镜下结节内罕见汇管区。

(2)大结节型肝硬化:结节直径大于 3mm,但结节大小不等,部分结节直径大于 1cm,甚至数厘米。镜下结节可含一个以上汇管区及中央静脉。

(3)混合型肝硬化:小结节与大结节数量相当,不能明确归为上述两型者称混合型。

2. 病因学分类

(1)病毒性肝炎,包括乙型、丁型、丙型等。

(2)酒精中毒。

(3)代谢性疾病,如血色病、Wilson 病、α_1-抗胰蛋白酶缺乏病、Ⅳ型糖原累积病、半乳糖血症、糖尿病等。

(4)肝内及肝外长期胆汁淤积。

(5)肝静脉流出受阻(如静脉阻塞病)、缩窄性心包炎、Budd-Chiari 综合征。

(6)毒素及某些药物性肝炎。

(7)肠道旁路(全肠外营养)。

(8)自身免疫性肝炎。

(9)隐源性肝硬化。

(二)肝硬化的形态与特征

1. 巨检:肝脏表面呈结节状,包膜增厚,硬度增加。肝炎后肝硬化多数为大结节型肝硬化,少数病例为小结节型肝硬化,最大结节的直径可达 5cm 以上,一般在 1～3cm,有些病例的结节间被不完整的纤维分隔开。胆汁性肝硬化肝脏体积常增大,表面平滑或呈细颗粒状,硬度中等,呈绿色或绿褐色。酒精性肝硬化形态上以小结节为主,结节直径一般小于

3mm,也见于混合结节型或大结节型的不全分隔型。

2. 镜下:正常肝小叶结构被破坏,由广泛增生的纤维组织将肝细胞再生结节分割包绕,呈大小不等、圆形或椭圆形的肝细胞团,即假小叶。假小叶内肝细胞索排列紊乱,肝细胞较大,核大,染色深,可见双核肝细胞。小叶中央静脉缺如偏位或有两个以上,有时包绕汇管区。假小叶外周增生的纤维组织中也有多少不一的慢性炎症细胞浸润,并常压迫和破坏小胆管,引起小胆管内淤胆。在增生的纤维组织中还可见到新生的小胆管和无管腔的假胆管。胆汁性肝硬化者肝细胞肿大,胞浆疏松呈网状,核消失,称网状或羽毛状坏死。毛细胆管淤胆,胆栓形成,坏死区胆管破裂,胆汁外溢。酒精性肝硬化者肝细胞出现中度或重度肝脂肪变,酒精性透明小体(Mallory 小体),肝细胞嗜酸性变及嗜酸性小体,桥接坏死,胆管增生等改变。血吸虫性肝硬化分隔不全,汇管区及肝实质内可见血吸虫虫卵,并见嗜酸性粒细胞浸润。血色素性肝硬化纤维间隔中有明显的铁质沉积。肝豆状核变性者突出的病理变化是有明显碎片样坏死,伴肝脂肪变及肝细胞核内出现糖原空泡(如图 5-14 所示)。Lacennec 肝硬化(Metavir 4)细分为 4A、4B 和 4C 三级。

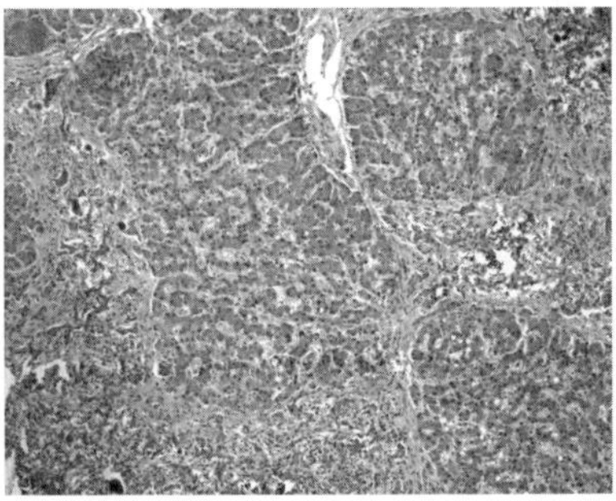

图 5-14　肝硬化

(程锦霖)

参考文献

[1] Geller SA, Petrovic LM. Biopsy Interpretation of the

Liver. 2nd ed. Philadelphia: Lippincott Williams & Wilkins, 2009.

[2] Mac Sween RNM, Burt AD, Portmann BC, et al. Pathology of the Liver. 4th ed. London: Elsevier, 2002.

[3] 周晓军,张丽华. 肝脏诊断病理学. 南京:江苏科学技术出版社,2006.

[4] 丛文铭,朱世能. 肝胆肿瘤诊断外科病理学. 上海:上海科技教育出版社,2002.

[5] 王宝恩,张定风. 现代肝脏病学. 北京: 科学出版社,2003.

[6] Knodell RG, Ishak KG, Black WC, et al. Formulation and application of a numerical scoring system for assessing histological activity in asymptomatic chronic active hepatitis. Hepatology, 1981, 1(5): 431-435.

[7] Bedossa P, Poynard T. An algorithm for the grading of activity in chronic hepatitis C. The METAVIR Cooperative Study Group. Hepatology, 1996, 24(2): 289-293.

[8] 王泰龄,刘霞,高琳,等. 对慢性肝炎分类、分级、分期的探讨. 中华肝脏病杂志,1995,3: 130-133.

[9] Ishak K, Baptista A, Bianchi L, et al. Histological grading and staging of chronic hepatitis. J Hepatol, 1995, 22: 696-699.

[10] Scheuer PJ, Standish RA, Dhillon AP. Scoring of chronic hepatitis. Clin Liver Dis, 2002, 6: 335-347.

[11] Hytiroglou P, Snover DC, Alves V, et al. Beyond "cirrhosis": a proposal from the international liver pathology study group. Am J Clin Pathol, 2012, 137(1): 5-9.

第6章　护理相关

感染病科护理常规

一、入院护理

各类传染病按病种分类隔离，防止交叉感染。凡疑似传染病者，应单独隔离观察，待确诊后再进行隔离。

进行入院护理评估，详细询问流行病学资料，包括评估心理、生理及社会状况，测量生命体征、身高、体重等，并按要求书写入院护理记录。

给予入院指导，解释消毒隔离制度，指定活动范围，并进行安全告知。

二、病情观察

根据各种传染病的临床特征及发生、发展、转归的规律，密切观察传染病的各期病情变化。评估患者有无发热(发热的程度、热型、持续时间、伴随症状等)、皮疹(皮疹的种类、分布部位、出疹时间、出疹顺序、消退情况及伴随症状等)、黄疸、呕血黑便(呕血的速度、量，大便颜色)等。

了解血常规、血生化全套、血培养、骨穿、腰穿、B超、CT检查等阳性结果。

三、标准预防

医务人员在为所有患者实施诊断、治疗、护理等操作的全过程中，不论患者是否确诊或可疑有传染病，都要采取标准预防。强调双向防护，既要防止疾病从患者向医务人员传播，又要防止疾病从医务人员向患者传播。主要措施有：实施手卫生；规范使用防护用品；安全注射，安全处置锐利器具；对所有器具严格消毒；安全处置废弃物。

四、隔　离

隔离的实施应遵循“标准预防”和“基于疾病传播途径的预防”原则，具体隔离方式和隔离措施参见《医院隔离技术规范》。

五、用药护理

掌握传染科常用药物的剂量、方法、作用及副作用。

六、休息与活动

急性期卧床休息，慢性期可适当活动，症状改善后根据患者体力制订相应的活动计划，遵循循序渐进原则。

七、饮食管理

根据病情及医嘱选择合适的饮食。

八、心理护理

关注患者及家属的心理变化，加强沟通交流，帮助患者树立信心，促进其康复。

九、传染病报卡

一经确认为疑似或确诊病例，及时报卡。甲类传染病和乙类传染病中的肺炭疽、传染性非典型肺炎、新型冠状病毒肺炎的患者或疑似病例，或发现其他传染病和不明原因疾病暴发时，应于 2 小时内通过网络和电话报告；对其他乙类、丙类传染病患者、疑似病例和规定报告的传染病病原携带者在诊断后，应于 24 小时内进行网络报告。

十、出院指导

宣教自我监测、休息与活动、饮食、用药及复诊等注意事项。

附:感染性疾病常见症状护理

1. 发热

发热期分为体温上升期、高热持续期、退热期。

(1)卧床休息,注意安全。

(2)监测生命体征,特别是体温的变化。遵医嘱予以物理降温或药物降温,评价降温效果。

(3)观察伴随症状,采取相应的对症护理。当患者出现发冷寒战时,注意保暖;对发热感明显的患者,及时采取散热措施。

(4)每日口腔护理2~3次,保持口腔清洁,可用碱性漱口水或制霉菌素甘油预防口腔霉菌感染。

(5)注意皮肤清洁卫生,及时更换衣裤。

(6)给予高热量、高蛋白、清淡、易消化饮食。若病情允许,鼓励多饮水。

2. 皮疹

(1)观察皮疹的形状、颜色、分布部位、压之是否褪色、出疹时间、出疹顺序、消退情况,询问是否伴有瘙痒、关节肌肉疼痛等。

(2)保持皮肤清洁,用温水轻擦皮肤,禁用肥皂水、乙醇擦拭皮肤。

(3)穿柔软宽松的棉质衣物,保持床褥清洁、松软、平整、干燥。

(4)剪短指甲,可戴棉质手套,避免瘙痒时抓破皮肤继发感染,必要时遵医嘱使用止痒、止痛药物。

(5)遵医嘱使用外用药膏,预防感染。

(6)对于口腔溃疡患者,加强口腔护理,遵医嘱使用利多卡因稀释液漱口减轻疼痛,联合交替使用康复新、口腔溃疡薄膜和促表皮生长因子,促进溃疡愈合。

(7)对眼部皮疹患者,每日用生理盐水清洁眼部,保持较暗的房间光线或戴眼罩,避免强光刺激引起流泪。如有眼部炎症,应遵医嘱涂抗生素眼膏。

(8)饮食应清淡易消化，避免进食辛辣、油炸等刺激性食物。对麻疹、水痘患者，应进食温凉软食，避免刺激口腔和消化道。

3. 黄疸

(1)观察患者皮肤、巩膜黄染的程度，有无尿、粪的颜色改变，有无伴随寒战、高热、恶心、呕吐、腹痛、皮肤瘙痒等情况。

(2)遵医嘱使用护肝、退黄药物。

(3)给予高热量、高蛋白、高维生素、低脂肪饮食，肝性脑病患者应遵医嘱限制蛋白质摄入。禁烟酒。

(4)室内温度适宜，保持皮肤清洁湿润，可用温水擦浴或洗浴，外涂润肤霜，避免使用碱性肥皂或沐浴液，着棉质柔软衣服，剪短指甲，避免搔抓，必要时戴棉布手套，严重瘙痒者遵医嘱使用止痒药物。

(5)保持大便通畅，必要时遵医嘱使用通便药物。

4. 呕血与黑便

(1)严密观察患者呕血、黑便的量、颜色、形状，是否伴随胸闷、心慌、出冷汗、腹痛等情况。

(2)密切监测生命体征，特别是血压、脉搏的变化。

(3)绝对卧床休息，必要时取休克卧位。呕血时可将头偏向一侧，防止窒息。

(4)保持呼吸道通畅，床边备吸引器。

(5)立即开通两路以上的大静脉通路，遵医嘱补液、止血治疗；必要时输血，并观察疗效和不良反应。

(6)对食管胃底静脉曲张破裂出血者遵医嘱备三腔二囊管。

(7)遵医嘱做好内镜治疗和外科手术前的准备。

(8)记录 24 小时出入量。

(9)急性大出血者应禁食，少量黑便且无明显活动性出血者可遵医嘱进温凉流质，出血停止后可逐渐过渡到正常饮食。

（王晓燕）

参考文献

[1] 李小寒,尚少梅. 基础护理学. 6版. 北京:人民卫生出版社,2017.

[2] 李兰娟,任红. 传染病学. 9版. 北京:人民卫生出版社,2018.

[3] 中国研究型医院学会出血专业委员会与中国出血中心联盟. 致命性大出血急救护理专家共识(2019). 介入放射学杂志,2020,29(3):221-227.

感染病科标本采集方法和注意事项

一、真空采血管一般采集顺序

血培养瓶→枸橼酸钠血凝管(蓝头管)→血清采血管(黄头/红黄头管)→肝素抗凝采血管(绿头管)→EDTA 抗凝采血管(白头管)→葡萄糖酵解抑制采血管(灰头管)→其他管。

二、专科常用特殊标本试管及采集注意事项

见表6-1。

表6-1 专科常用特殊标本试管及采集注意事项

项目	试管颜色	采血量	注意事项
血培养	需氧—绿头试管;厌氧—棕头试管	静脉血 成人每个培养瓶采血量为8~10mL	1. 发热患者怀疑菌血症时,立即采集,尽量在使用抗生素前采集。 2. 双侧双臂,每侧需氧、厌氧各一套。 3. 不在静滴抗生素的静脉处采血,不在留置静脉导管处采血。 4. 采血后不能放入冰箱冷藏。 5. 如使用注射器采血,注入培养瓶前不需要更换针头,选定穿刺点后打开瓶盖,用75%乙醇消毒,自然待干60秒,如开盖时间过长或有污染要更换培养瓶
血氨	绿头试管	静脉血 3~5mL	需立即送检

续表

项目	试管颜色	采血量	注意事项
血沉	黑头试管	静脉血1.6～2mL	血沉管细长，粘贴标签时注意保持条形码处于PDA可识别状态
凝血功能	蓝头试管	静脉血2.7mL	采血量不能超过2.7mL
肝炎系列	黄头血清试管	静脉血5mL	采血量必须≥5mL
乙肝DNA	白头试管	静脉血5mL	
直接抗球蛋白试验	一支紫头试管，一支红黄头试管	静脉血，紫头试管2mL，红黄头试管3mL	分开打标签
结核感染T细胞检测	两支绿头试管	静脉血每管2.7mL	检测需要48小时，送检需关注实验室开放时间
血药浓度	紫头试管	静脉血2mL	
血疟原虫	紫头试管	静脉血2mL	最佳采血时间为寒战发作时
血交叉	白头试管	静脉血3mL	需打印交叉配血单
呼吸道病毒(咽拭子)	病毒采样管	收集咽部和扁桃体处的黏膜细胞	1.用拭子反复擦拭3～5次。 2.喝水15～30分钟内避免采样

（邵丽芳）

参考文献

中华人民共和国国家卫生健康委员会. WS/T 661—2020 静脉血液标本采集指南. 2020-4-15.

防护与隔离

一、手卫生

1. 定义

手卫生是医务人员洗手、卫生手消毒和外科手消毒的总称。

2. 洗手与卫生手消毒原则

(1)戴手套不能代替手卫生，摘手套后需要手卫生。

(2)当手部有可见的污染时，应用洗手液和流动水洗手。手部没有肉眼可见污染时，可用速干手消毒剂消毒双手代替洗手。

3. 手卫生时机

(1)接触患者前，无菌操作前，离开隔离病房前。

(2)接触患者后(包括从同一患者身体的污染部位移动到清洁部位，及摘手套后)。

(3)体液暴露后(包括接触患者的血液、体液、分泌物、排泄物、伤口敷料等)。

(4)接触患者周围环境后，脱隔离衣后。

(5)在接触传染性疾病患者的体液、血液、分泌物后，先洗手再进行手卫生消毒。

4. 洗手与手卫生消毒方法

在流动水下淋湿双手，把可见的污染物冲洗干净；取适量洗手液，认真揉搓双手至少 15 秒，清洗双手所有皮肤。具体方法如下(不分先后步骤)。

(1)掌心相对，手指并拢相互揉搓。

(2)手心对手背沿指缝相互揉搓。

(3)掌心相对，双手交叉沿指缝相互摩擦。

(4)弯曲手指关节在掌心旋转揉搓。

(5)大拇指在掌心旋转揉搓。

(6)五指并拢，指尖在对侧掌心旋转揉搓。

(7)最后洗手腕及裸露的手臂。

5. 卫生手消毒的方法

取适量手消毒剂于手掌之中,按照洗手方法揉搓直至手部干燥。

二、职业暴露

1. 定义

医务人员在职业活动中接触有毒、有害物质,或传染病病原体,从而损害健康或危及生命的一类职业暴露。

2. 预防职业暴露的措施

(1)医院配备各种防护用品:乳胶手套、口罩(一次性外科口罩、N95口罩)、一次性隔离衣、防护服、一次性帽子、面屏、护目镜、鞋套等,以及发生职业暴露后的处理用品(如洗眼器等),还配备安全型留置针、安全型采血针等以减少针刺伤的机会。

(2)医务人员按血液、体液(含气溶胶)暴露的风险等级,按标准预防原则合理选择防护用品,使用方法正确。

对高危医务人员加强疫苗接种,如新员工,及急诊、发热门诊、手术室、感染病科等医务人员。定期自我检查,及时发现破损的皮肤和黏膜,及时处理并采取防护措施。

(3)侵袭性操作时,锐器盒随车携带,使用后的锐器直接放入锐器盒,避免二次处理。禁止将使用过的针头重新套上针帽;采血液体液后或注射后的针头不能徒手分离。锐器盒内物品不能超过容器的3/4,有效期不超过24小时。

(4)操作时保证光线充足。在为不能配合的患者注射时,应取得他人的协助,避免刺伤、划伤。

(5)如发生锐器伤,保持镇静,脱去手套,按《医疗锐器伤的职业防护及处理》《医务人员艾滋病暴露处理报告流程》处理。

3. 暴露后紧急处理

尽快脱离危险场所,去除污染物(如挤出受伤部位的血),用流动水或生理盐水冲洗,消毒(用碘伏或其他有效消毒剂)，尽快就医。特殊感染性病原暴露，除完整皮肤暴露外，需观察随访(必要时隔离观察)。

4. 职业暴露后的特殊处理

(1)乙型肝炎感染者：HBsAg(－)和 HBsAb(－)的人员暴露于 HBsAg(＋)的患者，在了解血液制品有潜在血源传播的风险下，在 24 小时内可自愿注射乙肝高价免疫球蛋白，在暴露 3 个月后复查 ALT、AST 及乙肝三系。

(2)丙型肝炎感染者：如果患者 HCV RNA 为阳性或抗-HCV 阳性，或 HCV 感染状态未知，在暴露后 3～6 周进行 HCV RNA 检测。如检测结果为阴性，暴露后 4～6 个月进行抗 HCV 抗体的最终检测。若检测结果为阳性，应及时治疗。不推荐直接预防性使用抗病毒药物。

(3) HIV：暴露于 HIV(＋)的患者后，感染科 HIV 专家会诊后评估暴露风险再决定是否需要预防性用药。如需用药，尽可能在最短时间内(2 小时内)进行预防性用药；但即使超过 24 小时，也应实施预防性用药，用药的疗程为连续服用 28 天。暴露后的监测：发生暴露后即刻、4 周、8 周、12 周、6 个月和 1 年检测 HIV 抗体。

(4)不明体液：应努力查找相关人员，待知道化验结果后做相应处理；若无法查到化验结果，暴露者本人 HBsAb(－)，则注射一次乙肝高价免疫球蛋白针(参照乙肝处理流程)。

三、消毒隔离

1. 定义

消毒隔离是指采用各种方法、技术，防止病原体从患者及携带者传播给他人的措施。

2. 隔离原则

隔离原则包括以下几个方面。①在标准预防的基础上，根据疾病的传播途径(接触传播、飞沫传播、空气传播)采取隔离与预防措施，当有多种传播途径时，应结合相应的隔离措施。②有隔离标识，包括病历、病床、腕带，单人病房门口挂隔离牌，病区公示板上有隔离患者清单。隔离标识：接触隔离，蓝色；飞沫隔离，粉红色；空气隔离，黄色。③隔离患者尽量安排单间病房；条件限制时，同病种收治同病室或床边隔离，避免与免疫力低下、有开放伤口、有管道等的患者同置一室。④限制隔离患者的活动范围，限制人员进出，严格探视制度，探视人员与患者保持安全距离，按规定做好防护措施。⑤病室门口或床边备口罩、手套、隔离衣、防护服、卫生手消毒用品等。备专用垃圾桶，患者的所有垃圾按医疗垃圾处理。⑥医疗仪器设备能专用的，放患者床边专用；不能专用的，常规放在最后使用，用后消毒。⑦减少转运，如必须转运患者，应采取有效措施，以减少对其他人员和周边环境的污染。检查尽量预约在当天诊疗的最后一个进行，转运前预先通知接收部门做好隔离准备。转运前，患者洗手，换干净衣服、被服，呼吸道传播疾病者戴外科口罩。转运结束后，立即对转运车或轮椅以及诊疗器械进行清洁、消毒。⑧隔离的解除要按管理规定进行。传染病患者按隔离期的要求进行隔离，并根据传染病的管理规定予以解除隔离。多重耐药菌感染或定植患者，临床症状好转或治愈后可解除隔离；耐万古霉素肠球菌、泛耐药细菌感染患者需连续 2 次标本送检阴性（间隔时间大于 24 小时），可解除隔离。⑨出院或转科后做好终末消毒，清洗更换床帘，房间开窗通风或空气净化消毒。

3. 接触隔离

经接触传播的疾病需要接触隔离，如肠道感染、狂犬病、疥疮、多重耐药菌感染、手足口病，以及可能发生血液污染的经血传播疾病，如乙肝、丙肝、HIV、发热伴血小板减少综合征等。隔离防护措施的重点有以下几个方面。①单间隔离为宜；条件受限时，同病种收治同病室；或床边隔离，床间距大于 1.1 米。②接触患者前戴好手套，离开隔离病房时摘除手套，避免手套对周围环境的污染。③在进行可能污染工作服的操作时，穿隔离衣、防护服。④对于经虫媒传播的疾病，如疟疾、登革热等，需开展相应媒介的灭除和预防工作，如灭蚊、挂蚊帐等。

4. 飞沫隔离

经飞沫传播的疾病有流行性感冒、病毒性腮腺炎、流行性脑脊髓膜炎等。隔离防护措施重点有以下几个方面。①单间隔离为宜;条件受限时,同病种收治同病室;或床边隔离,床间距大于1.1米。病室加强通风或进行空气的净化消毒。②患者病情允许时戴外科口罩,嘱患者注意呼吸礼仪和咳嗽礼节。③进病室前戴外科口罩。近距离(1米以内)操作时,戴N95医用防护口罩,戴帽子。有飞沫喷溅传播可能时,加戴护目镜或防护面罩,穿防护服。在接触患者的体液、分泌物前戴手套。

5. 空气隔离

经空气传播的疾病,如开放性肺结核、水痘、麻疹。

隔离防护措施重点:①无负压病房时收住单间,关闭中央空调的回风系统,空气净化消毒。②患者病情允许时,戴外科口罩;不能戴口罩时,与其近距离(1.2米以内)接触的人员戴N95医用防护口罩。接触水痘、麻疹患者时,明确得过的健康人可不戴口罩。③工作人员进入病房前戴N95医用防护口罩、帽子。④病人外出就诊时戴外科口罩,确保掩住口鼻。

6. 甲类传染病管理

按甲类传染病管理的有甲类传染病鼠疫、霍乱,还有按甲类传染病管理的急性传染性非典型肺炎、新型冠状病毒肺炎、人感染高致病性禽流感等。

隔离防护措施要点:①予以单独区域隔离治疗,尽量安排在负压病房。条件限制时,单间隔离;或同种疾病同病室,空气净化消毒。不能与不同病种患者同置一室。②严格门禁,限制患者的活动区域,禁止入病房探视,可以视频探视。③工作人员相对固定,必须经过专门培训,掌握正确的防护技术,严格按照防护规定着装。④减少转运。患者离开隔离区域时,戴外科口罩;护送的工作人员做好防护。⑤若出现患者死亡,及时通知殡仪馆人员就地处置。

(邵丽芳)

参考文献

[1] 医院隔离技术规范.北京:人民卫生出版社,2019.

[2] 李六亿,巩玉秀.经空气传播疾病医院感染预防与控制规范 WS/T 511—2016.中国感染控制杂志,2017,16(5):490-492.

[3] 病区医院感染管理规范 WST 510—2016.中国感染控制杂志,2017(3):289-292.

感染病房特殊药物

感染病房特殊药物见表 6-2。

表 6-2 感染病房特殊药物

药物分类	代表药物	注意事项
止血药	注射用生长抑素	1.单独一路静脉通路给药。 2.本品首次使用时应通过慢速冲击注射(3~5 分钟)250μg(静注),连续给药时应调节为每小时 250μg 泵注或按医嘱。 3.本品半衰期极短,间隔给药大于 3~5 分钟时,应重新给予首剂量
	醋酸奥曲肽注射剂	1.药液复温后皮下注射,以减轻局部不适感,避免同一部位短期多次注射。 2.2~8℃保存
	凝血酶冻干粉剂	1.严禁注射,常规用于消化道出血口服止血用。 2.4~10℃保存
护肝退黄药	多烯磷脂酰胆碱胶囊	1.严禁用电解质溶液(生理盐水、林格液等)稀释。 2.2~8℃保存
	前列地尔注射液	1.出现不良反应时,应减慢给药速度或停止给药。 2.避免与血浆增溶剂(右旋糖酐、血浆、蛋白等)混用。 3.稀释后必须在 2 小时内使用完。 4.避光,0~5℃冷藏

续表

药物分类	代表药物	注意事项
抗肝性脑病	门冬氨酸鸟氨酸注射剂	1. 输液速度应缓慢，以免引起恶心和呕吐。 2. 每500毫升溶液中不要溶解6安瓿以上的该药物。输入速度最高不要超过每小时5g门冬氨酸鸟氨酸
抗乙肝病毒药	拉米夫定、替诺福韦、恩替卡韦片、替比夫定	1. 应提醒患者注意：抗病毒药不是一种可以根治乙肝的药物，不能自行停药，如果自行停药会有病毒反跳、病情加重的风险。 2. 需定期监测ALT、HBV-DNA和HBeAg。 3. 恩替卡韦应空腹服用(餐前，或餐后至少2小时)
激素	注射用甲泼尼龙琥珀酸钠	以30mg/kg静注时应不少于30分钟，此剂量在医院内可每4～6小时重复一次
脱水利尿类	呋塞米	1. 观察有无低钾血症。 2. 预防体位性低血压引起跌倒
	甘露醇注射液(每瓶250mL)	1. 甘露醇遇冷易结晶。如有结晶，可置于热水中或用力振荡待结晶完全溶解后再使用。 2. 用作脱水剂时应快速滴注，250mL应在30分钟内滴完
抗真菌药	两性霉素B	1. 化药时注射用水稀释溶解后加入500mL 5%葡萄糖溶液内。 2. 该药局部刺激严重，需中心静脉给药，缓慢避光滴注，每剂滴注时间至少6小时，静滴过程中应不时摇动瓶身，以防大分子颗粒聚集。 3. 贮藏于2～10℃冰箱内避光
抗菌药	万古霉素、去甲万古霉素	输注速度过快可造成"红人综合征"，缓慢静滴至少1小时
	莫西沙星、左氧氟沙星等	1. 注意观察有无恶心、头晕、皮疹等不良反应。 2. 莫西沙星能延长一些患者的心电图QT间期，老年人应用时尤其要注意
	多黏菌素E/B	有严重的中枢神经系统副作用和肾毒性，不能与已知的肾毒性药物(如氨基糖苷类或神经肌肉阻断剂)联合施予。 2. 多黏菌素B不可雾化吸入

(邵丽芳)

肝硬化门脉高压上消化道出血的护理

一、急性期的护理

（1）气道管理：呕血时头偏向一侧，保持呼吸道通畅，床边备吸引器及抢救车，通知医生，稳定患者情绪。

（2）禁食：禁食、禁饮。

（3）建立循环通道：迅速建立两条以上大静脉通路补液，留置 20～22 号静脉留置针，有条件者尽早建立中心静脉通道。

（4）止血：遵医嘱使用止血药物。

（5）监护（monitor）：立即予以心电监护，监测心率、心律、血压、呼吸、血氧饱和度，同时严密观察意识、瞳孔、尿量、出血量等变化。

（6）检验（test）：急检血常规、凝血功能、肾功能、电解质、血型、交叉配血、输血前四项，送检大便及呕吐物潜血试验，床边快速测血糖，必要时监测动脉血气分析。

（7）配合医生留置三腔二囊管，协助做好内镜下治疗准备或术前准备。

二、综合救治护理

严密观察病情变化，动态监测血压、心率、呼吸、意识等生命体征变化，监测呕血、黑便、血便的次数和量，监测尿量、血红蛋白变化，监测患者皮肤黏膜变化和肠鸣音、腹部体征，评估出血量和出血趋势，及时向医生反馈和汇报，根据医嘱及时采取有效护理措施并评价效果。对于 MEWS 评分高危者，建议收治于重症监护室。鼓励、安慰患者和家属，做好心理护理。

三、三腔二囊管护理

1. 置管前准备

（1）检查三腔二囊管的有效期及外观质量。根据三腔二囊管的材质准备适用的润滑油。

(2)检查气囊,用 50mL 注射器向气囊充气,放水盆内检查有无漏气。

(3)抽瘪气囊,用润滑油均匀涂抹三腔二囊管。

(4)准备所有置管用物并推至患者床旁。

2. 置管时配合

清醒患者取半坐位(昏迷患者取平卧位),床边备吸引器随时准备吸引,安抚患者,协助医生完成插管。

3. 三腔二囊管置管后护理

(1) 协助医生往胃气囊注气 150~250mL,胃管接负压引流袋持续引流;病情需要时再向食管气囊注气 100mL。

(2) 保持有效的牵引,牵引重物 0.5kg,牵引角度 45°,重物距地面 10~15cm。

(3) 用记号笔标记置管深度。气囊充气牵引状态时,无须用胶布固定。

(4) 密切观察生命体征及出血情况,评估止血效果,发现问题及时处理。床尾备剪刀。如气囊漏气,发生窒息,立即剪断三腔二囊管。剪导管时,注意另一手拉住导管,防止断端导管划入食管内。

(5)鼻唇部垫溃疡贴预防压力性损伤。

(6)做好口鼻腔的护理,口腔护理至少一日两次;鼻腔可每日两次滴入润滑油。

(7)做好患者及家属的健康教育,禁食、禁饮。平卧位绝对卧床,避免大幅度改变体位,可增加小幅度翻身频次,肢体适当活动。不得随意移动牵引架位置,保持牵引物处于凌空状态。如患者突发胸闷、心慌等不适,及时呼叫医护人员。

(邵丽芳)

参考文献

[1] 中国研究型医院学会出血专业委员会与中国出血中心联盟.致命性大出血急救护理专家共识(2019).介入放射学杂志,2020,29(3):221-227.

人工肝治疗前后护理

一、人工肝治疗前护理

1. 患者评估

评估患者的基本信息、现病史、既往史、过敏史，拟定人工肝治疗模式；评估有无活动性出血；对女性患者还需了解月经情况。

2. 饮食指导

治疗前无须禁食，避免过饱、过量。

3. 药物管理

治疗当天，患者所使用的降压药、降糖药、利尿剂、脂肪乳、维生素 K_1、纤维蛋白原等需在与人工肝医护人员沟通后，视情况使用。

4. 皮肤护理

人工肝治疗期间，患者需制动，需及时评估患者皮肤情况，可根据压力性损伤风险评估结果采取预防措施；指导患者锻炼床上大小便。

5. 完善治疗前检查

术前协助患者完成相关检查，如血生化、血常规、凝血功能全套、血浆 D-二聚体测定、内毒素（第一次治疗前后）；部分人工肝治疗模式需要血浆，故还应完成输血相关检查，如血交叉、血型单特异性抗体鉴定（第一次治疗前）。

6. 腿围的监测

在置管前，护士需指导并协助记录基础腿围；分别标记患者双侧髌骨中点向上 15cm 和向下 10cm 处，用皮尺测量肢体周径并记录；测量时定人、定体位、定部位；测量时需同时记录置管侧肢体皮肤颜色、温度、足背动脉搏动情况。

7. 静脉通路的准备

至少准备一路可供输液用的静脉通路。

8. 心理护理

护士及时评估患者的心理状态及家庭社会支持系统；可给予人工肝治疗宣教册或口头宣教，提供人工肝治疗费用相关解释，以减轻或缓解患者紧张、焦虑情绪。

9. 填写转运交接单

治疗当日及时、真实填写人工肝转运交接单。

二、人工肝治疗后护理

1. 饮食指导

在行人工肝治疗后，部分患者消化功能会较治疗前改善，但由于患者的胃肠功能、肝功能尚未完全康复，如果过量饮食，易产生腹泻、腹胀、肝性脑病以及消化道出血等严重后果，所以护理人员应指导患者避免过量饮食。

2. 活动指导

避免患者因为人工肝置管而限制自身活动；病情允许下，鼓励适当活动；可指导患者在活动时自己用手按压置管穿刺处。

3. 人工肝置管护理

人工肝置管属于中危导管，护理人员需每班评估及记录；如发生渗血、出血等情况，及时更换敷料，人工肝专岗护士至少每72小时进行专科维护；需指导患者及其家属置管意外滑出时的处理方法；如为下肢静脉置管，还应动态监测双侧肢体周径及皮肤情况，如有异常，及时与人工肝医护人员联系。

4. 人工肝治疗迟发型并发症的观察和处理

人工肝治疗的不良反应主要发生在治疗过程中；但根据不同方法或个体差异，约10%的不良反应发生在术后24～48小时，如迟发过敏反应、失衡综合征、低血钙等。

5. 预防下肢静脉血栓护理

人工肝留置管多为下肢静脉置管，护理人员应指导和协助患者积极预防下肢静脉血栓，可根据VTE风险评估结果采取物理预防、机械预防和药物预防。①物理预防：主要鼓励患者在病情允许下尽早活动，指导和督促患者进行踝泵运动。②机械预防：可采用压力梯度袜和充气性压力泵。③药物预防：护士应关注患者的出血倾向。

6. 人工肝疗效评估

护士及时关注患者治疗前后症状和体征变化，如意识水平、消化道症状、实验室检查等。

（章华芬）

参考文献

[1]中国静脉介入联盟与中国医师协会介入医师分会外周血管介入专业委员会. 下肢深静脉血栓形成介入治疗护理规范专家共识. 介入放射学杂志，2020，29(6)：531－540.

[2]中华医学会感染病学分会肝衰竭与人工肝学组. 非生物型人工肝治疗肝衰竭指南(2016 年版). 中华临床感染病杂志，2016，9(2)：97－103.

[3]中国医院协会血液净化中心分会血管通路工作组. 中国血液透析用血管通路专家共识(第 2 版). 中国血液净化，2019，18(6)：365－381.

[4]中华医学会外科学分会血管外科学组. 深静脉血栓形成的诊断和治疗指南(第三版). 中国血管外科杂志(电子版)，2017，9(4)：250－257.

艾滋病的护理

【护理】

一、入院护理

参见感染病科护理常规。

二、护理评估

1. 个人基本情况和疾病相关情况，包括一般资料、主诉、现病史、既往史、输血史、用药史、过敏史、个人史、婚姻史等。

2. 生活状况和自理程度评估，包括饮食型态、排泄型态、睡眠型态和活动/运动型态。

3.运用自己的感官或借助简便的工具(如耳温仪、血压计、听诊器等)客观地评估患者身体状况。

4.评估患者心理状态,评估其家庭及社会支持系统是否完善。

5.实验室检查包括血常规、血液生化、HIV病毒载量、T淋巴细胞亚群检测等。

6.评估患者症状和体征,是否有各系统的机会性感染,如:有无胸闷、咳嗽;有无发热;有无口腔炎、食管炎;有无腹泻;有无疱疹病毒感染;有无视物模糊;有无头晕、头痛、认知障碍等。并按照临床各个系统的常见症状客观评估患者身体状况。

三、护理措施

(一)隔离措施

在标准预防的基础上,还应针对患者并发症的不同病原,做好空气、飞沫及接触隔离。病房除常规地面及物表消毒隔离、空气消毒、限制人员探视外,在条件允许的情况下,对化疗等易引起全身免疫功能低下的患者可采用单间隔离或层流床等保护性隔离措施。

(二)用药护理

良好的依从性是长期抗病毒治疗的关键,服药前做好依从性教育,讲解与治疗方案相关的服药注意事项,如依非伟伦可引起头晕等,以便服药后观察有无骨髓抑制、恶心、呕吐、腹泻、失眠、多梦等不良反应。国内现有主要抗反转录病毒(ARV)药物介绍和抗反转录病毒药物常见毒副反应及处理措施见本书附表。

(三)症状护理

1.发热护理

参见感染性疾病常见症状护理。

2. 腹泻护理

(1)评估要点：①观察腹泻次数，粪便颜色、性状、量、气味，是否伴有黏液、脓血、未消化食物等。如蛋清样便见于白色念珠菌性肠道感染。②观察腹泻的伴随症状。如：腹泻与便秘交替常见于肠结核、肠激惹综合征、慢性肠炎、结肠癌、结肠不完全梗阻等。腹泻时脐周或右下腹腹痛，排便后不缓解，多见于小肠疾病。

(2)护理措施：①原发病允许时，患者应进食清淡、少渣、易消化、富有营养的高蛋白、高热量、高维生素和矿物质饮食。②按医嘱使用止泻药，观察药物疗效。用药原则：以病因治疗为重点，轻泻可以不用止泻药；诊断不明而又未能排除严重疾病时，慎用止泻药；尽量避免服用可成瘾的药物，必要时只能短暂使用。③维持水、电解质及酸碱平衡。④减轻肛周刺激，保护局部皮肤。⑤对于传染性疾病，要做好消毒隔离，防止交叉感染。⑥保持情绪稳定，注意合理休息。

3. 皮疹护理

参见感染性疾病常见症状护理。

4. 口腔黏膜损害护理

(1)评估要点：①评估患者口腔黏膜完整性、症状，有无出血、疼痛不适。②评估口腔黏膜损伤对患者的影响，患者是否有进食及吞咽困难，语言沟通是否受影响，是否造成社交功能障碍。

(2)护理措施：①保持口腔清洁，养成及保持良好的口腔卫生习惯，戒烟酒。②选择合适的漱口液。有真菌感染时，选择碳酸氢钠漱口液能有效中和口腔酸碱度，减少酵母种植。漱口液中不能含有酒精，以免对口腔黏膜产生刺激作用。③对于真菌感染鹅口疮，首选制霉菌素局部涂抹；对于溃疡，选用溃疡贴等口腔黏膜保护剂；对于口腔黏膜毛状白斑，需进行规范抗病毒治疗，促进患者免疫功能重建。④指导患者进食清淡、易消化、高蛋白饮食，避免刺激性食物，若口腔黏膜损伤严重，选用温凉流质饮食，进食前可含漱 2%利多卡因液缓解疼痛。⑤对口腔黏膜损伤有严重疼痛的患者，可使用冰块减轻症状；对黏膜出血的患者，可使用无菌棉球、明胶海绵局部压迫，也可使用云南白药局部敷药。

（四）心理护理

陪伴或守护患者，耐心倾听患者诉说，评估患者的焦虑水平，对患者提出的问题要给予明确、有效和积极的答复，建立良好的治疗性联系。对患者的激动、自责等异常情绪予以理解、安慰，进行健康教育和指导，及时提供正确的知识，用患者可以理解的方式讲解相关的医学知识。

（五）病情观察

做好病情观察，及时发现并发症。

（六）动员家庭和社会的支持

家人的支持对患者坚持治疗能起到非常重要的作用。医务人员可动员患者家人及朋友参与其治疗计划，为患者的日常服药及生活提供支持与帮助。另外，可培训一些依从性良好的患者作为同伴宣教员，也可与一些社会公益组织合作，为患者提供依从性和治疗支持的相关咨询服务。

（七）参见相关疾病护理

当发生机会性感染和机会性肿瘤时，参见相关疾病护理。

【健康宣教】

1. 自我监测

若出现不明原因的发热或明显的头痛、恶心、呕吐、咳嗽、咳痰、腹泻等，应及时就诊。

2. 休息与活动

症状明显的患者应卧床休息；在病情稳定的前提下，劳逸结合，做一些力所能及的工作，以不疲劳为度。

3. 饮食指导

进食高热量、高蛋白、高维生素、清淡、易消化饮食，少量多餐。注意食品和饮用水卫生，避免生冷、刺激性食物。

4. 用药指导

遵医嘱用药，坚持长期的抗病毒治疗，不可擅自停药或随意增减剂量。若因严重药物不良反应而无法继续服药，应及时反映。

5. 居家消毒隔离

(1)告知消毒隔离的重要性及方法。HIV 在人体外环境中生存时，对外界抵抗力弱，对热敏感，56℃经 30 分钟即可灭活，对许多化学品也十分敏感(如常用的含氯消毒剂)，但对乙醇和紫外线不敏感。坚持正确有效的洗手是控制感染传播的重点。

(2)在家庭护理患者、接触患者血液和体液时，可穿防水隔离衣、戴手套和口罩。当有可能发生血液、体液喷溅时，应戴护目用具。在处理污物、利器时，要防止皮肤刺伤。当感染者或者患者血液外溅时，戴手套用湿巾纸或餐巾纸擦拭外溅血液后，再用含氯消毒湿巾覆盖 3～5 分钟，将污染物包裹丢弃于双层塑料袋。

(3)在被诊断为 HIV 感染后，无论有无症状，都应以适当的方式通知其配偶或性伴侣。性行为时建议使用避孕套。

(4)剃须刀、牙刷、毛巾、指甲钳、梳子等个人生活用品单独使用。

(5)HIV 感染的母亲不建议母乳喂养。

(6)保持口腔清洁，使用软毛牙刷。

6. 定期复诊，密切随访

定期复查血常规、肝肾功能、HIV 病毒载量、$CD4^+$ T 淋巴细胞等，维护自身治疗及个案护理记录的完整性，自我观察，及时发现用药后的疗效及副作用并做出正确的应答。

国内现有主要抗反转录病毒(ARV)药物介绍见表 6-3。抗反转录病毒药物常见毒副反应及处理措施见表 6-4。

(徐燕)

表 6-3 国内现有主要抗反转录病毒(ARV)药物介绍

药物名称	缩写	类别	用法与用量	主要不良反应	ARV 药物间相互作用和注意事项	备注
齐多夫定(Zidovudine)	AZT	NRTIs	成人:300mg/次,2 次/天 新生儿/婴幼儿: 2mg/kg,4 次/天 儿童:160mg/m^2 体表面积,3 次/天	1. 骨髓抑制、严重的贫血或中性粒细胞减少症 2. 胃肠道不适,如恶心、呕吐、腹泻等 3. 磷酸肌酸激酶(CPK)和 ALT 升高;乳酸酸中毒和(或)肝脂肪变性	不能与司他夫定(d4T)合用	进口和国产药
拉米夫定(Lamividine)	3TC	NRTIs	成人:150mg/次,2 次/天或 300mg/次,1 次/天 新生儿:2mg/kg,2 次/天 儿童: 4mg/kg,2 次/天	不良反应少且较轻微,偶有头痛、恶心、腹泻等不适	—	进口和国产药
阿巴卡韦(Abacavir)	ABC	NRTIs	成人:300mg/次,2 次/天 新生儿/婴幼儿:不建议用本药 儿童: 8mg/kg,2 次/天,最大剂量 300mg,2 次/天	1. 高敏反应,一旦出现高敏反应应终身停用本药 2. 恶心、呕吐、腹泻等	有条件时应在使用前查 HLA-B5701,如阳性不推荐使用	进口和国产药
替诺福韦(Tenofovir disoproxil)	TDF	NRTIs	成人:300mg/次,1 次/天,与食物同服	1. 肾脏毒性 2. 轻至中度消化道不适,如恶心、呕吐、腹泻等 3. 代谢如低磷酸盐血症,脂肪分布异常 4. 可能引起酸中毒和(或)肝脂肪变性	—	进口和国产药
齐多夫定/拉米夫定(AZT+3TC)		NRTIs	成人:1 片/次,2 次/天	见 AZT 与 3TC	见 AZT	进口和国产药
恩曲他滨替诺福韦片(FTC/TDF)		NRTIs	1 次/天,1 片/次,口服,随食物同服或单独服用均可	见 FTC/TDF		进口药

续表

药物名称	缩写	类别	用法与用量	主要不良反应	ARV 药物间相互作用和注意事项	备注
恩曲他滨丙酚替诺福韦片(FTC/TAF)		NRTIs	成人和 12 岁及以上且体重至少 35kg 的青少年患者,每日一次 ,每次一片 (1)200mg/10mg(和含有激动剂的 PI 联用); (2)200mg/25mg(和 NNRTIs 或 INSTIs 联用)	1. 腹泻 2. 恶心 3. 头痛	利福平、利福布丁会减少丙酚替诺福韦的吸收,导致丙酚替诺福韦的血药浓度下降 。不建议合用	
奈韦拉平(Nevirapine)	NVP	NNRTIs	成人:200mg/次,2 次/天 新生儿/婴幼儿:5mg/kg,2 次/天 儿童:<8 岁,4mg/kg,2 次/天;>8 岁,7mg/kg,2 次/天 注意:奈韦拉平有导入期,即在开始治疗的最初 14 天,需先从治疗量的一半开始(1 次/天),如果无严重的不良反应才可以增加到足量(2 次/天)	1. 皮疹。出现严重的或可致命性的皮疹后应终身停用本药 2. 肝损害。出现重症肝炎或肝功能不全时,应终身停用本药	引起 PI 类药物血药浓度下降;与茚地那韦(IDV)合用时,IDV 剂量调整至 1000mg,3 次/天	国产药
依非韦伦(Efavirenz)	EFV	NNRTIs	成人:体重>60kg,600mg/次,1 次/天,体重<60kg,400mg/次,1 次/天 儿童:体重 15~25kg:200~300mg,1 次/天;25~40kg,300~400mg,1 次/天;>40kg:600mg,1 次/天,睡前服用	1. 中枢神经系统毒性,如头晕、头痛、失眠、抑郁、非正常思维等;可产生长期神经精神作用;可能与自杀意向相关 2. 皮疹 3. 肝损害 4. 高脂血症和高甘油三酯血症		进口和国产药

续表

药物名称	缩写	类别	用法与用量	主要不良反应	ARV 药物间相互作用和注意事项	备注
利匹韦林（Rilpivirine）	RPV	NNRTIs	25mg/次，1 次/天，随进餐服用	主要为抑郁、失眠、头痛和皮疹	妊娠安全分类中被列为 B 类药物，与其余 ARV 药物无明显相互作用；不应与其他 NNRTIs 合用	进口药
洛匹那韦/利托那韦（Lopinavir/Ritonavir）	LPV/r	PIsDRV/c	成人：2 片/次，2 次/天（每粒含量：LPV200mg，RTV50mg） 儿童：7～15kg，LPV 12mg/kg 和 RTV 3mg/kg，2 次/天；15～40kg，LPV 10mg/kg 和 RTV 2.5mg/kg，2 次/天	主要为腹泻、恶心、血脂异常，也可出现头痛和转氨酶升高		进口药
达芦那韦/考比司他（Darunavir/Cobicistat）		PIs	成人：每次 800mg 达芦那韦/150mg 考比司他（一片），1 次/天，口服。随餐服用，整片吞服，不可掰碎或压碎	腹泻、恶心和皮疹	尚未在妊娠期女性中开展充分的、良好对照的研究	进口药
拉替拉韦（Raltegravir）	RAL	INSTIs	成人：400mg/次，2 次/天	常见的有腹泻、恶心、头痛、发热等，少见的有腹痛、乏力、肝肾损害等		进口药

续表

药物名称	缩写	类别	用法与用量	主要不良反应	ARV 药物间相互作用和注意事项	备注
多替拉韦(Dolutegravir)	DTG	INSTIs	成人和 12 岁以上儿童:50 mg/次,1 次/天,服药与进食无关	常见的有失眠、头痛、头晕、异常做梦、抑郁等精神和神经系统症状,及恶心、腹泻、呕吐、皮疹、瘙痒、疲乏等,少见的有超敏反应,包括皮疹、全身症状及器官功能损伤(包括肝损伤),降低肾小管分泌肌酐	与 EFV、NVP 联用时,按 2 次/天给药	进口药
阿巴卡韦/拉米夫定/多替拉韦(ABC/3TC/DTG)		INSTI+NRTIs		见 ABC、DTG 和 3TC	如果条件允许,建议对即将使用包含阿巴卡韦治疗方案的感染者在治疗前进行 HIVHLA-B * 5701 的筛查。HLA-B*5701 阳性的 HIV 感染者不应使用含有阿巴卡韦的方案,不建议和利福平、利福布丁合用	进口药

续表

药物名称	缩写	类别	用法与用量	主要不良反应	ARV 药物间相互作用和注意事项	备注
丙酚替诺福韦/恩曲他滨/艾维雷韦/考比司他(TAF/FTC/EVG/c)		INSTIs+NRTIs	成人及年龄为 12 岁及以上且体重至少为 35kg 的青少年,1 片/次,1 次/天,随食物服用(每片含 150mg 艾维雷韦,150mg 考比司他,200mg 恩曲他滨和 10mg 丙酚替诺福韦)	1. 腹泻 2. 恶心 3. 头痛	进口药	
艾博韦泰(albuvirtide)		长效融合抑制剂	160mg/针,1 周静脉滴注 1 次,1 次 2 针(320mg)		由于其不经细胞色素 P450 酶代谢,所以与其他药物相互作用小	国产药

注:"—"表示无相关数据;NRTIs,核苷类反转录酶抑制剂;NNRTIs,非核苷类反转录酶抑制剂;PIs,蛋白酶抑制剂;INSTIs,整合酶抑制剂;服用方法中 2 次/天=每 12 小时服药 1 次,3 次/天=每 8 小时服药 1 次。

表 6-4 抗反转录病毒药物常见毒副反应及处理措施

ART 药物	常见的毒副反应	危险因素	建议处理措施
AZT	贫血，中性粒细胞减少	CD4 计数低于 200/μL	用 TDF 或 ABC 替代； 使用低剂量的 AZT
	乳酸酸中毒或肝脂肪变性引起的肝大 脂肪萎缩 脂肪代谢障碍 肌病	BMI＞25(或体重＞75kg)长期使用核苷类药物	用 TDF 或 ABC 替代
TDF	慢性肾损害 急性肾损害、范可尼综合征	潜在肾脏疾病 BMI＜18.5 或低体重(＜50kg)，女性明显 未治疗的糖尿病及高血压 合并使用其他肾损害药物或蛋白酶抑制剂	用 AZT 或 ABC 替代； 避免用于 eGFR＜65mL/(min·1.73m²)的患者
	骨密度减少	成人软骨病、儿童佝偻病或骨折病史 存在骨质疏松或骨密度减少的高危因素维生素 D 缺乏	
	乳酸酸中毒、肝脂肪变引起的肝大	长期暴露于核苷类药物 肥胖 肝脏疾病	
ABC	超敏反应	HLA-B5701 阳性	避免用于 HLA-B5701 阳性的患者；用 AZT 或 TDF 替代
3TC	副作用小；但在合并 HBV 感染患者中，停用 3TC 可致急性肝衰竭		
EFV	中枢神经系统毒性(头晕、失眠、多梦等)或精神症状(焦虑、抑郁或精神错乱)	具有抑郁症或精神疾病病史者	晚上服药 减少剂量为 400mg/d 如减少剂量无效，可用 LPV/r 替代 有经济条件的患者可以选择 INSTIs

续表

ART 药物	常见的毒副反应	危险因素	建议处理措施
	肝毒性	潜在肝脏疾病;合并使用其他肝毒性药物	考虑 LPV/r,经济条件允许,患者可以选择 INSTIs
	皮疹或超敏反应	不详	
	男性乳房发育	不详	考虑 LPV/r,经济条件允许,患者可以选择 INSTIs
NVP	肝毒性 皮疹及超敏反应,包括 Stevens-Johnson 综合征	合并 HCV 感染;合并使用其他肝毒性药物基线 CD4 计数>250/μL 者	如出现轻度肝损伤,可选用 EFV 替代(包括 3 岁以上儿童);如重度肝损伤或超敏反应,或 3 岁以下儿童,选用其他种类药物(整合酶或蛋白酶抑制剂)
LPV/r	心电图异常(PR 和 QRS 间期延长)、尖端扭转型室性心动过速	既往存在心脏传导系统疾病者;同时使用其他引起长 PR 或 QRS 间期的药物;先天性长 QT 间期综合征;低钾血症	存在上述高危因素者应谨慎使用 LPV/r
	胰腺炎	AIDS 进展期;酗酒	
血脂异常	心血管危险因素,如肥胖及糖尿病等	考虑降脂治疗;或者更换为其他 PIs,具体参考相关疾病指南	
	腹泻		考虑止泻治疗;或者更换为其他 PIs,具体咨询当地,参考相关疾病指南

续表

ART 药物	常见的毒副反应	危险因素	建议处理措施
RAL	横纹肌溶解、肌病或肌痛	合并使用其他具有增加横纹肌溶解或肌病风险的药物，包括他汀类药物	使用其他类别抗 HIV 药物替代（如 PIs）
	肝炎、肝衰竭	不详	
	皮疹及超敏反应		
DTG	肝毒性、超敏反应、CNS 毒副作用	合并 HBV 或 HCV 感染，其他肝脏疾病 妊娠早期和未采取有效避孕的育龄期女性应避免使用包含 DTG 的方案	改用其他 INSTIs 或 PIs

参考文献

[1] 刘中夫，卢洪洲. 艾滋病护理实用手册. 北京：人民卫生出版社，2018.

[2] 吴惠平，付方雪. 现代临床护理常规. 北京：人民卫生出版社，2018.

[3] 中华医学会感染病学分会艾滋病丙型肝炎学组，中国疾病预防控制中心. 中国艾滋病诊疗指南(2018 版). 新发传染病电子杂志，2019，4(2)：65－84.

[4] AIDS and Hepatitis C Professional Group，Society of Infectious Diseases，Chinese Medical AssociationChinese Center for Disease Control and Prevention. Chinese guidelines for diagnosis and treatment of HIV/AIDS (2018edition). Electronic Journal of Emerging Infectious Diseases，2019，4(2)：65－84.

[5] 李兰娟. 传染病学. 3 版. 北京：高等教育出版社，2018.

肺结核的护理

一、流行病学

1. 传染源

排菌的肺结核患者，尤其是痰涂片阳性、未经治疗者。

2. 传播途径

空气及飞沫传播。

3. 易感人群

机体免疫功能低下、婴幼儿、老年人、HIV 感染者、免疫抑制剂使用者、慢性疾病患者、血糖控制不理想的糖尿病患者，及生活贫困、居住拥挤、营养不良等人群。

二、护　理

1. 评估流行病学史

是否有结核病接触史，尤其与排菌肺结核患者密切接触者。

2. 症状体征

(1)午后低热、乏力、消瘦、盗汗、食欲不振等全身毒性症状。

(2)咳嗽、咳痰、咯血、胸痛、呼吸困难等呼吸系统表现。

(3)可有肺损害体征,听诊闻及支气管呼吸音和细湿啰音等。

3. 辅助检查

了解痰结核菌检查(是确诊肺结核的主要依据)、胸片及CT 检查、结核菌素试验、纤维支气管镜检查、γ-干扰素释放试验、结核分枝杆菌核酸检测、结核分枝杆菌耐药检测、分枝杆菌菌种鉴定等阳性结果。

附:结核菌素皮肤试验方法(PPD)

注射方法:在左前臂掌侧前 1/3 中央皮内注射 5U 的PPD,以局部出现 7～8mm 大小的圆形橘皮样皮丘为宜。

查验反应:72 小时(48～96 小时)检查反应。以皮肤硬结为准。

阴性(－):硬结平均直径＜5mm 或无反应者为阴性。

阳性反应(＋):硬结平均直径≥5mm 者为阳性。硬结平均直径≥5mm,＜10mm,为一般阳性;硬结平均直径≥10mm,＜15mm,为中度阳性;硬结平均直径≥15mm 或局部出现双圈、水疱、坏死及淋巴管炎者为强阳性。

结核菌素皮肤试验的假阴性反应:

(1)变态反应前期:从结核分枝杆菌感染到产生反应需1 个多月,在反应前期,结核菌素皮肤试验无反应。

(2)免疫系统受干扰:急性传染病,如百日咳、麻疹、白喉等,可使原有反应暂时受到抑制,呈阴性反应。

(3)免疫功能低下:重症结核病、肿瘤、结节病、艾滋病等结核菌素反应可降低或无反应,但随着病情好转,结核菌素皮肤试验可又呈阳性反应。

(4)结核菌素试剂失效或试验方法错误,也可出现结核菌素皮肤试验阴性。

结核感染判断标准：

(1)一般情况下，在没有卡介苗接种和非结核分枝杆菌干扰时，结核菌素皮肤试验反应硬结≥5mm应视为已受结核菌感染。

(2)在卡介苗接种地区和(或)非结核分枝杆菌感染流行地区，以结核菌素皮肤试验反应硬结≥10mm为结核感染标准。

(3)在卡介苗接种地区和(或)非结核分枝杆菌流行地区，对HIV阳性、接受免疫抑制剂时间>1个月、结核菌素皮肤试验反应硬结≥5mm为结核感染。

4)与涂片阳性肺结核有密切接触的5岁以下儿童，结核菌素皮肤试验反应硬结≥5mm为结核感染。

5)结核菌素皮肤试验反应硬结≥15mm，或存在水疱、坏死、淋巴管炎等，为结核感染强反应。

4. 隔离措施

还应采用空气隔离和飞沫隔离的方式至痰菌阴性。

5. 休息与活动

活动期或咯血时，患者应卧床休息；恢复期，患者可以参加户外活动并适当进行体育锻炼，以不引起心悸、气促、呼吸困难为原则。注意保暖，避免受凉。加强安全防护措施，防止坠床/跌倒。

6. 饮食管理

遵循高热量、高蛋白、高维生素饮食原则，以优质蛋白为主。宜易消化饮食，忌辛辣刺激性食物，禁饮酒。

7. 用药护理

遵医嘱用药，观察抗结核药物的不良反应。异烟肼主要不良反应有周围神经炎、中枢神经系统中毒和肝损害等；利福平主要不良反应有胃肠道不适、肝功能损害、皮疹和药物热等；吡嗪酰胺主要不良反应有药物性肝炎和高尿酸血症等；乙胺丁醇主要不良反应有球后视神经炎、过敏反应、药物性皮疹等。

8.发热护理

见感染病科护理常规。

9.咯血护理

(1)评估要点

1)评估咯血的量，咯血按量分以下 3 类：小量咯血(24 小时内，咯血量＜100mL)、中等量咯血(24 小时内，咯血量在 100～500mL)、大量咯血(一次咯血量＞300mL；或 24 小时内，咯血量＞500mL)。

2)评估大咯血时有无窒息先兆表现，如胸闷气促、情绪紧张、喉部有痰鸣音、喷射性大咯血突然中止等。

3)评估意识、面色、生命体征、经皮氧饱和度等，评估有无表情恐怖、张口瞠目、双手乱抓、抽搐、大汗淋漓、牙关紧闭或意识突然丧失等窒息表现。

(2)护理措施

1)根据病变部位取合适卧位，病灶明确者取患侧卧位，未明确者取去枕平卧位。大咯血期间应绝对卧床休息。

2)建立静脉通道，吸氧，床边备吸引器。

3)大咯血者暂时禁食，小量咯血者可进少量温凉流质。

4)加强口腔护理，鼓励患者轻轻将血咯出，咯血时避免屏气、下咽等动作，及时清除血污。

5)遵医嘱使用止血药物，观察药物的疗效及不良反应。

6)监测血常规、血电解质等，必要时做好输血和支气管动脉栓塞术准备。

7)做好心理护理，安慰患者，解除患者的恐惧感。

8)窒息抢救：①俯卧，取头低脚高位，头向下倾斜 45°～50°，叩击背部以利于血块排出。②口内放张口器，用吸引器粗口径管吸出口内血块。③高流量吸氧或呼吸皮囊加压给氧，如无效立即气管插管。④如心跳呼吸停止，立即实施心肺复苏进行抢救。

三、出院指导

1. 自我监测

若出现咳嗽咳痰加剧、发热、乏力、咯血等，应及时就诊。

2. 疾病知识宣教

呼吸道隔离至痰菌阴性。在痰菌阴性前，患者的日常生活用品应与家人分开使用，餐具煮沸消毒15分钟以上。注意通风，勤晒衣被，阳光下暴晒2小时以上。患者的分泌物应焚毁或消毒。告知患者不可随地吐痰，避免对着他人咳嗽或打喷嚏。合理安排生活，保证充足的睡眠和休息。

3. 用药指导

遵医嘱用药，不得擅自停药或随意增减剂量，注意药物不良反应。

4. 定期复诊

定期复查血常规、肝肾功能、痰结核菌病原学检查、CT检查等。

（徐敏）

参考文献

[1] 中华人民共和国卫生行业标准：WS/288－2017，肺结核诊断.

[2] 王秀华. 现代结核病护理学. 北京：中国医药科技出版社，2017.

[3] 徐九云，汪苗，潘陈丽，等. 联合营养管理在肺结核住院患者中的应用. 中华护理杂志，2017，52(1)：67－71.

[4] 李兰娟. 传染病学. 3版. 北京：高等教育出版社，2018.

[5] 万学红，卢雪峰. 诊断学. 9版. 北京：人民卫生出版社，2018.

中枢神经系统感染的护理

1. 隔离措施

在标准预防的基础上，根据不同病原体采取相应的隔离措施。

2. 发热护理

(1)遵医嘱物理降温或药物降温，评价降温效果。

(2)维持体液平衡，遵医嘱记录 24 小时出入量。

(3)保持皮肤清洁，及时更换衣裤。

(4)保持口腔清洁。

(5)保持合适的环境温度和湿度。

(6)进高热量、高蛋白、清淡、易消化饮食。若病情允许，鼓励多饮水。

3. 头痛护理

(1)避免诱因，告知患者可能诱发或加重头痛的因素，如情绪紧张、饮酒、用力性动作等；保持环境安静舒适、光线柔和。

(2)指导缓解头痛的方法，如缓慢深呼吸、听轻音乐、按摩、冷热敷及指压止痛法等。

(3)用药护理遵医嘱使用止痛剂，观察止痛药物的作用及不良反应。如有病情变化，及时告知医生。

4. 惊厥护理

(1)保持呼吸道通畅，及时清除口腔分泌物，松开衣领和裤带，取下义齿，将缠有纱布的开口器或压舌板置于上下臼齿之间，必要时用拉舌钳将舌拉出。

(2)专人护理，床栏保护，必要时使用约束带。

(3)不可强行按压或扭动患者的肢体；患者意识不清时禁止服药、饮水、进食等。

(4)遵医嘱予以镇静、抗惊厥、脱水、降温等治疗。

(5)必要时协助医生气管插管或气管切开机械通气。

5.颅内压增高的护理

(1)密切观察意识、瞳孔、血压、脉搏、呼吸及肢体活动情况等,如有异常及时通知医生。

(2)卧床休息,避免剧烈活动,病情允许抬高床头15°～30°。

(3)予以合理的氧疗,保持呼吸道通畅,机械通气者可适当过度通气。

(4)遵医嘱正确使用脱水剂、激素、白蛋白等药物,观察药物疗效和不良反应。

(5)遵医嘱记录24小时出入量,保持大便通畅,必要时使用缓泻剂,对尿潴留者及时导尿,禁止按压膀胱。

(6)对高热者,及时降温;对癫痫患者,遵医嘱控制癫痫发作;对躁动者,遵医嘱适当镇静,注意安全防范措施的落实。

(7)控制补液速度,一般每分钟小于60滴,量出为入。一般情况下,补液量不超过2500mL。

(8)防止颅内压增高的诱因,注意保暖,防止感冒,保持大便通畅及情绪稳定,避免用力咳嗽、打喷嚏,避免过度曲颈。

(9)重视患者主诉,注意脑疝前期症状,如头痛加重、剧烈呕吐、烦躁不安、血压升高、脉搏缓慢洪大、呼吸深慢等,应及时通知医生,警惕颅内高压危象的发生。

附见脑疝的急救护理

(1)立即采取正确卧位:如患者为小脑幕切迹疝,可抬高床头15°～30°;如患者发生枕骨大孔疝影响呼吸,应立即使患者平卧并开放气道,保持呼吸道通畅。

(2)立即使用脱水剂:20%甘露醇250mL快速静脉滴注或推注,呋塞米20～40mg静脉推注。

(3)氧供:若出现呼吸变化或呼吸停止,立即用加压面罩给氧,并行气管插管、呼吸机辅助通气,必要时过度通气($PaCO_2$降至30mmHg最佳,不低于25mmHg)。

(4)其他途径:减少脑脊液,降低颅内压,准备脑室穿刺包行脑室穿刺放液。有外引流患者放低引流袋加速引流。

(5)病因检查和治疗准备:做好头颅 CT/MRI 检查的准备,必须由医生、护士陪同备齐抢救药品、器械。必要时做好急诊手术准备。

6. 意识障碍护理

意识障碍是人对外界环境刺激缺乏反应的一种精神状态,表现为觉醒度改变(嗜睡、昏睡、浅昏迷、中昏迷、深昏迷)、意识内容改变(意识模糊、谵妄状态)、意识范围改变(朦胧状态和漫游性自动症)和特殊类型(最低意识状态、去大脑皮质状态)的意识障碍。

(1)评估意识障碍状态及程度(GCS 评分):评估生命体征是否异常,有无伴随神经系统症状(瞳孔的大小、对光反应和眼球的位置、肢体肌力和病理征等)。了解血生化、血常规,及脑电图、头部 CT、脑磁共振等阳性检查结果。

(2)保持呼吸道通畅:及时清除口鼻分泌物或吸痰,防止舌根后坠、窒息、误吸和肺部感染,遵医嘱选择合适的氧疗。

(3)陪护:专人陪伴,防止跌倒或走失;对谵妄躁动者,加床栏,适当进行肢体约束,防止坠床、自伤及伤人;正确佩戴腕带,便于身份确认;防止烫伤。

(4)病情监测:严密监测并记录生命体征及意识、瞳孔变化;观察有无恶心呕吐、皮肤弹性情况;辨别有无消化道出血和脑疝的早期表现。

(5)饮食护理:留置胃管予以鼻饲营养液,补充足够的水分,准确记录出入量。

(6)遵医嘱用药:遵医嘱使用脱水、降颅压、抗感染等治疗,观察药物疗效及不良反应。

(7)预防并发症:预防肺部感染、压力性损伤、尿路感染、深静脉血栓形成。

7. 呼吸衰竭护理

(1)保持呼吸道通畅:是最基本、最重要的治疗措施。

(2)氧疗护理：原则上，对Ⅱ型呼吸衰竭，应给予低浓度持续吸氧；对Ⅰ型呼吸衰竭，应给予较高浓度持续吸氧。

(3)增加通气量、减少二氧化碳潴留：使用呼吸兴奋剂，必要时机械通气。

(4)休息与活动：急性呼吸衰竭患者应绝对卧床休息，取半卧位或坐位。

(5)呼吸功能锻炼：指导患者进行缩唇呼吸、腹式呼吸锻炼，以增强胸、膈呼吸肌肌力和耐力，改善呼吸功能。

(6)用药护理：遵医嘱使用抗生素、呼吸兴奋剂、支气管扩张药物、糖皮质激素、利尿剂等，观察疗效及不良反应。

8. 饮食管理

进高热量、高维生素、易消化流质或半流质饮食，保证足够的水分摄入。对昏迷者，遵医嘱予以鼻饲。

9. 用药护理

遵医嘱用药，观察药物疗效及不良反应。如使用激素时，观察血糖、血压、睡眠情况，及有无应激性溃疡、水电解质酸碱平衡失调等；使用脱水剂时，观察患者尿量、电解质、肾功能变化及有无静脉炎等。

10. 康复护理

对有后遗症者，进行语言、吞咽、运动等康复锻炼。

（徐敏）

参考文献

［1］李兰娟. 传染病学. 3版. 北京：高等教育出版社，2017.

［2］尤黎明，吴瑛. 内科护理学. 6版. 北京：人民卫生出版社，2017.

［3］冯志仙，黄丽华. 内科护理常规. 杭州：浙江大学出版社，2012.

感染科新发突发传染病应急预案

一、目　的

为科学、规范、有序地开展传染病防治工作，落实“早报告、早隔离、早治疗”的防治原则，根据《中华人民共和国传染病防治法》《突发公共卫生事件应急条例》《突发公共卫生事件应急预案》，结合上级单位对新发突发传染病疫情防治工作的总体部署，为有效提高感染病科医护人员对新发突发传染病的应急反应效率和能力，平战结合，制定感染科新发突发传染病应急预案，以保证感染病科及时、有序、安全、高效地执行紧急救护任务，确保接诊传染病患者或接诊疑似传染病患者后，做到疫情不扩散、院内“零感染”。

二、适用范围

感染病科医护人员。

三、应急预案

1. 组织管理

感染病科成立医疗护理防控指挥小组，形成网格化管理结构。组长由感染病科主任担任，并指定一名科室副主任和科护士长为具体责任分管。组员包括感染病科各位副主任和护士长。组长负责管理督导、把控全局，住院总医师负责人员梯队调配，科护士长负责护理人员梯队调配；组员负责应急培训演练、质量控制、物资准备等。

建立感染病科疫情诊治专家组，建立感染病科护理质量专项小组，积极参与医院多学科联合诊治专家组讨论。

疫情期间，首先选派应急梯队医护人员承担门诊、病房一线工作岗位。科室有按患者临床分型及数量分级合理配置医护人员人力资源的排班预案。

由应急备用病区科室副主任和护士长负责，保证拟收治新发突发传染病患者的病房空间布局合理，细化各项和空间布局相关的临床工作流程，使其能符合隔离规范要求。

建立应急人力储备库，储备库人员准入标准：相关专业工作年限≥2 年；年龄＜50 岁；身心健康；有一定新突发疫情处置经验，有重症医学相关工作经验的优先。

在应急病房建立应急设备物资储备库，做好物资协同管理，每季度盘点物资，巡查设备设施，做好后勤保障任务。

2.质量控制

(1)建立健全科室各项规章制度，并确保其真正得到落实。结合临床实际制定符合应用的院感制度和流程；制定适合隔离一线人员的防护用品穿脱流程。

(2)遴选优秀师资力量，定期对本科室梯队人员进行培训。内容分别采用线上自学、线下面授、工作坊相结合的方式。用分阶段层层递进式培训方法，有序部署培训、演练、考核、反馈工作，目标是为应急任务储备防护有备、专业过硬的人员梯队。

(3)时刻保持警惕性，当班医护人员能对患者进行相应新发突发传染病鉴别，并及时采取正确的救治措施，将确诊和疑似患者及时转诊至隔离病房，将排除的患者及时分诊至相应科室。

(4)严格按照《医院感染管理规范》和《消毒技术规范》对感染性疾病科的设施、设备、医用物品等进行消毒。工作人员在感染性疾病门诊工作区采取标准预防措施；医护人员每诊疗、护理一名患者和接触污染物品后，应严格按照手卫生规范进行手的清洗、消毒；必要时戴手套。感染门诊工作人员在患者情况允许的条件下，应为就诊的呼吸道发热患者提供医用口罩。

(5)严格执行《医疗废物管理条例》，认真做好医疗废物的分类收集、登记、转运、处理等工作。

(6)认真贯彻执行《传染病防治法》和《突发公共卫生事件应急条例》，指定专人负责传染病报告工作。感染性疾病门诊医务人员必须了解、掌握传染病病种及分类、不同传染病的报告时限和内容要求，及时、准确地报告传染病。要及时将传染病报告卡和传染病信息报保健科。

(7)与疾病预防控制机构密切配合，开展有关传染病的宣传教育工作。

3. 工作职责

(1)认真履行医护人员的义务，熟练掌握传染病诊治标准，在诊疗护理工作中规范执业。尊重患者的知情权和选择权，注意保护患者隐私。

(2)遵守医院各项规章制度，并能熟练掌握传染病防治的法律、法规、规章和规定。

(3)落实首诊负责制，首诊医生做好传染病筛查工作，正确诊疗和转诊传染病患者。

(4)首诊医生须认真填写传染病报告卡，并按规定的时限和内容及时、准确报告传染病。不允许误报、漏报、瞒报。

(5)严格执行消毒隔离制度，在做好自身防护工作的同时，医护配合做好消毒隔离工作。

(6)护理人员加强对就诊患者及陪同家属的感染性疾病健康教育。

4. 疫情报告

(1)严格遵守《传染病防治法》《突发公共卫生事件应急预案》及新突发疫情防治工作相关规定中疫情报告的要求。对疑似甲类传染病患者，要将情况汇报至疫情控制领导小组，经相关专家组讨论后由保健科在 2 小时内向有关单位报告。

(2)对突发事件不得瞒报、缓报、谎报，或者授意他人瞒报、缓报、谎报。需根据要求由专人报告，做好相应宣传工作。

(3)新突发疫情期间，在做好现场控制并服从突发事件应急指挥部的统一指挥前提下，安排开展疫情相关的科学研究工作。

(4)对就诊患者，首诊医生负责填写传染病报告卡，并协助填写流行病调查表，并按要求对病情及信息进行保密。

(5)对同时就诊的新发突发传染病密切接触者，采取医学观察措施。做到对传染病早发现、早报告、早隔离、早治疗，切断传播途径，防止扩散。

(6)增加专设相应新发突发传染病报告登记本，并予妥善保管。

(7)对住院期间确诊新发突发传染病的患者，应做好疫情报告工作，同时转诊至符合隔离要求的病房、诊室，并对原病房、诊室做好洗消工作，对密切接触者进行隔离筛查。

（徐燕　王晓燕　俞亮　黄建荣）

参考文献

[1] 李兰娟，任红. 传染病学. 9版. 北京：人民卫生出版社，2018.

[2] 中华人民共和国国务院. 突发公共卫生事件应急条例. 2019.